供实习医生、住院医师规范化培训使用

妇产科手册

（修订版）

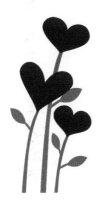

献给所有妇产科患者，
没有她们，也没有我们。

人民卫生出版社

图书在版编目（CIP）数据

妇产科手册/郑勤田,刘慧姝主编. —北京:人民卫生出版社,
2016

ISBN 978-7-117-23021-6

Ⅰ.①妇… Ⅱ.①郑… ②刘… Ⅲ.①妇产科病—诊疗—手册
Ⅳ.① R71–62

中国版本图书馆 CIP 数据核字（2016）第 181734 号

| 人卫智网 | www.ipmph.com | 医学教育、学术、考试、健康,
购书智慧智能综合服务平台 |
| 人卫官网 | www.pmph.com | 人卫官方资讯发布平台 |

妇产科手册

主　　编:郑勤田　刘慧姝
出版发行:人民卫生出版社（中继线 010-59780011）
地　　址:北京市朝阳区潘家园南里 19 号
邮　　编:100021
E - mail:pmph@pmph.com
购书热线:010-59787592　010-59787584　010-65264830
印　　刷:北京盛通印刷股份有限公司
经　　销:新华书店
开　　本:889×1194　1/32　印张:13.5
字　　数:719 千字
版　　次:2016 年 8 月第 1 版　2019 年 1 月第 1 版第 2 次印刷
标准书号:ISBN 978-7-117-23021-6/R·23022
定　　价:68.00 元

妇产科手册

主编

郑勤田　刘慧姝

副主编

黄　峥　石　琨　王雪峰　方大俊

编委 (按拼音排序)

陈微微	程　曦	狄小丹	董涛威	范佳颖	范　祎	冯　艳
付一元	黄洁贞	黄　倩	李秋芬	林宝华	刘　璁	刘　磊
卢燕玲	罗艺洪	潘秀玉	钱雪雅	秦　爽	沈青丽	苏慧琳
苏向辉	王乐乐	王佩芝	魏　明	吴天梅	吴颖怡	杨金英
易莉莎	曾慧倩	张璐希	张　婧	张伟强	张秀兴	张　寅
郑　峥	赵伟娥	赵　莹	钟俊敏	周　洁	邹先翔	

编者简介

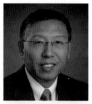

郑勤田
西安医科大学外科硕士毕业，曾在广州市儿童医院任主治医师。在美国出色地完成了妇产科住院医师培训，留在凤凰城Maricopa医学中心从事妇产科临床和教学，现任亚利桑那大学医学院副教授。主要兴趣是医学教育、循证医学研究和中美医学交流。

刘慧姝
中山大学附属广州妇女儿童医院妇产科教研室主任，教授、主任医师、博士研究生导师。中山大学与墨尔本大学联合培养博士，从事妇产科医教研26年，擅长高危妊娠管理及危重症孕妇的围分娩期管理，热心于妇产科住院医师规范化培训。

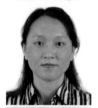

黄 峥
中山大学附属广州妇女儿童医院妇科副主任、副主任医师。曾在美国亚利桑那大学的多家附属医院学习妇产科临床。擅长于盆底功能障碍性疾病及子宫内膜异位症的微创手术治疗。

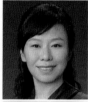

石 琨
中山大学附属广州妇女儿童医院妇产科部副主任，妇科学术带头人，主任医师、教授、博士研究生导师。日本滋贺医科大学获得医学博士学位，曾就职于哈尔滨医科大学附属肿瘤医院、附属第二医院。擅长妇科疑难疾病及妇科肿瘤的诊治。

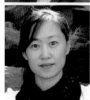

王雪峰
南方医科大学珠江医院妇产科主任医师、副教授、硕士研究生导师。南方医科大学本硕连读，之后获博士学位。曾在美国亚利桑那大学附属医院和Boston IVF合作的多家生殖中心学习，擅长不孕不育及生殖内分泌系统疾病的诊治。

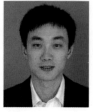

方大俊
中山大学附属广州妇女儿童医院妇产科主治医师，妇产科教研室教学秘书，博士在读。毕业于华中科技大学同济医学院七年制临床医学全英班。曾于美国亚利桑那州St.Joseph's医学中心和辛辛那提儿童医院胎儿医学中心学习，主攻胎儿医学。

从医学生到医生

—《妇产科手册》序言

我和郑勤田教授相识已经20多年了。早在2009年，他曾给我看过他在美国出版的Comprehensive Handbook Obstetrics & Gynecology一书。该书把他在美国20多年的临床经验由一颗颗沙砾打磨成一粒粒闪闪发光的珍珠，为妇产科住院医生照亮了一条通向医者的道路。

今天，郑教授与广州市妇女儿童医疗中心40多名医生一起，结合国内外最新的妇产科知识，历时两年的反复字斟句酌完成了中文版《妇产科手册》的撰写。

虽然我不是妇产科专业，但我依然对此书爱不释手，此书非常实用。以他的临床成长经历为模板，从临床诊疗常规入手，简练地概括了妇产科常见疾病的临床诊断、检查方法、常规治疗、急诊处理、手术步骤等，甚至和病人谈什么、怎么谈都一一道来，给人如临其境般的真实和深刻。

书中他还分享了他在国内和国外做住院医师和带教的体会，让读者一开卷就像在与一位和蔼睿智的前辈交流，从而不仅能得到专业上的提升和巩固，更得到做人、做事等方面的帮助和启发。

更值得一提的是，本书比较了中美住院医师培训的差异：美国的医师有严格的准入考核、目标明确的培训体系，统一的评估认证系统，崇尚精英培养、宁缺毋滥。国内则准入门槛低、培养目标不明确、培训内容宽泛，缺乏专业特点，以致从医者众，素质参差不齐。正是这样不争的事实，再次唤起了我们对国内医师规范化培训现状的担忧和焦急，恰逢今年国家卫生计生委提出住院医师规范培训改革，我们亟须建立一个更规范、更严格、更系统、更专业的培训体系。这也是这本书诞生的另一个重要意义。

我相信本书不仅是我们医路上的垫脚石，也将以其独特的视角给予妇产科专业甚至是其他专业一个很好的借鉴和影响。是为序。

广州市妇女儿童医疗中心院长

夏慧敏

前言

随着国内外医学交流不断深入，我国妇产科医生迫切需要了解国外进展。不论国外著作多么经典和畅销，直接翻译到国内后都不能被读者广为接受。国情、语言和文化差异毫无疑问地导致直译的失败。

此手册由美国妇产科医生郑勤田(Thomas Zheng)和广州市妇女儿童医疗中心妇产科医生共同撰写，一扫语言文化之障碍。执笔者每天都奋战在临床和教学的战壕，书中内容正是他们一线经验的总结。写作风格基于郑勤田在美国出版的 *Comprehensive Handbook Obstetrics & Gynecology*。该手册自2009年出版后很快成为美国最流行的妇产科手册，已被150多个妇产科和全科医学(familiy medicine)住院医师培训中心采用。读者可到www.amazon.com查寻此书。

妇产科工作繁忙，年轻医生能平心静气读书的时间不多。手册构思充分考虑到妇产科工作性质，文字简单精练，紧扣循证医学。常见病详细描述，罕见病简单概括，将当代妇产科精华全部融入这一口袋书中。作者万分珍惜读者的宝贵时间，希望读者能真正开卷有益。

章节布局反映美国妇产科各个专业处理的常见疾病。手册主要对象是妇产科住院医师及医学生，内容紧密结合国内实情和国内外最新教科书及指南。重点放在疾病诊断及治疗，有助于日常工作及考试，所有医务人员均可借鉴。

作为年轻的住院医师和医学生，一定记住不要迷信学术权威或教科书。所有教科书里面都有错误，每章每页都有与循证医学不符之处。这本手册同其他教科书一样，无论作者多么倾心努力，都不能完全反映现代医学日新月异的发展。手册出版那一天可能就是知识老化那一天。

当你读这本手册时，请不断地问自己：手册写的对吗？这一点为什么与其他书不一样呢？永远保持好奇的心(curiosity)，这样你才会去创造新的知识财富。我们都不是"海绵"，不只是被动地吸收，我们每个人都是知识的"加工厂"，这本手册只是送给你一些原始材料，你加工后才能服务病人，并为将来医学的发展做出贡献。

书中内容多来自最新的循证医学研究、杂志和参考书，每章都经过多个作者反复审阅。有些内容属作者本人的看法，不代表任何学会和官方机构的观点。读者若发现错误，请发电子邮件至 zhengqintian@outlook.com，作者非常欢迎你的批评和建议。只有你的参与，这本书的再版才会更成功，多谢！

郑勤田　刘慧姝

黄　峥　石　琨

王雪峰　方大俊

目录

医学教育及住院医师培训

医学生/住院医师的成功秘诀

- 基础医学是一门科学，临床医学是一门艺术。只有掌握待人艺术的医生才能成为好医生。以下内容是作者在国内和国外做住院医师和带教的体会。

理想的医学生/住院医师[1]

- 从不叫苦、叫累、叫渴、叫饿，不抱怨。
- 从不迟到！第一个到医院，最后一个离开。
- 永远充满热情和朝气。
- 永远带着微笑。
- 从不说"不"，总是说"好！我马上做！"
- 经常说"谢谢！"和"对不起！"
- 尊敬所有的人，包括比自己级别低的人。
- 诚实。做错了事马上承认，不找任何理由去掩盖错误。
- 谦虚。知道要学的东西很多，每个人都是老师。
- 细致。遗忘的事及时补上。
- 遵守等级规定，不越级汇报。
- 及时公开地表扬下级和同事，好的工作应给予赞赏。
- 答应的事一定马上做，自己不能解决的问题请人帮忙。
- 愿意做别人不愿做的事。
- 经常问同事有哪方面需要改进，对批评和建议无抵触情绪[2]，从内心深处感激别人的批评和建议。
- 别人指出你做的不妥之处时，仅需要说："对不起，我今后一定注意。"过多解释会给人一种不虚心甚至狡辩的感觉(defensive)。

服饰和个人卫生[3]

- 衣着整齐干净。
- 什么场合穿什么样的衣服，不穿着华丽。
- 在医院里不戴耳环，不留长指甲，不用香水。
- 及时理发。
- 口中无臭味。
- 身上无异味(烟味、油味、汗味和狐臭味)。

查房

- 第一个到病房，第一个看病人。
- 询问值班护士病人的情况。
- 详细收集病情，包括生命体征、尿量、液体量、化验影像结果和病理报告。
- 了解病人情况比任何人都多，但不炫耀医学知识比其他人都多。
- 陈述病例简练，包括术后或产后第几天、主诉，不正常的体检、化验影像结果及下一步处理方案。
- 回答问题时看着人的眼睛，充满信心。
- 若不知道，回答"我不知道，我一定去查/去做。"有结果后告诉上级医生。例如，上级医生问病人肠鸣音如何，你若没听肠鸣音，清楚地回答不知道，千万不能说肠鸣音正常。屡犯类似错误可被开除，谎报病情是不能容忍的。
- 只回答你的问题，不抢答别人的问题，不让同事难堪。
- 在不影响病人安全前提下，绝不挑战上级医生决定。
- 学生要给带教的住院医师增光，住院医师要给主治医师增光。
- 在适当场合问真正的问题，但不以此显示自己。

门诊和产房
- 病人是你最好的老师，她们的话你一定要听。
- 平等对人，尊重患者。她们学历也许没你高，但不一定比你笨。
- 做人谦恭。你的学历高低和论文多少与成为好医生无太大关系。
- 和蔼可亲。多数诉讼纠纷与服务态度有关。
- 保护病人隐私，征得病人同意后才给家属讲病人情况。
- 不在公众场合谈病人情况。
- 做盆腔检查时必须有护士或医助陪伴。
- 外阴和阴道检查必须戴手套，临产后宫颈指检需用无菌手套。

手术室
- 术前复习盆腔解剖，细读手术图谱。上级医生术中提问多与解剖有关。
- 进手术室后，帮助抬病人摆体位。若有X光片，马上挂到读片灯上。
- 不要大声讲话，气管插管时更要安静。
- 不错过麻醉后盆腔检查机会，能真正体会子宫和卵巢大小和位置。
- 上台后不从托盘上拿器械，托盘是器械护士的领地，不可侵犯。
- 术后马上写手术记录并护送病人到观察室。
- 不抢手术，做好分配的工作。
- 珍惜每一次手术机会，包括拉钩。
- 台下苦练基本功，把基本技术变成身体的本能；既然我们选择手术专业谋生，使用手术器械的熟练程度就应跟筷子夹菜一样不用想。基本功是在台下练得，而不是在病人身上练得。
- 耐心是成功之母，永不动摇信心。最终你会从"持续性拉钩，阵发性挨训"的实习生爬到妇产科的顶峰。

1. 美国住院医师训练过去非常残酷，几乎不近人情。目前工作时间限制在平均每周80小时。住院医师上班很早，经常5AM 开始查房。
2. 如何对待批评和建议是决定一个住院医师能否健康成长的重要指标。没有人愿意去批评他人，愿意批评你的人往往是最爱你的人，他/她们是经过再三考虑才给你提出建议。数一数，从小到大，谁批评我们最多？我们的父母！
3. 美国医生上班时不准穿短裤、牛仔裤、牛仔衣和露脚趾的鞋。保守的医院甚至不允许穿短袖衬衫。若留胡子，要修剪整齐。很多美国人上班前洗头冲凉，给人一种清新的感觉。美国人非常注意口腔卫生，牙齿保护的很好。吸烟在美国跟老鼠过街一样，如果医生吸烟，身价更会一跌百丈。

美国医学教育及妇产科培训

在美国读医学院是了不起的事，只有优秀大学毕业生才有机会。进医学院前，一半医学生都有工作和科研经历，所以医学生相对成熟，独立工作能力强。医学院毕业后就等于拿到高等教育的最高学位(Doctor of Medicine, MD)，一个令人敬仰的高等学位。下一步进入严格的住院医师训练，不同专业要求的训练时间长短不同，一般为3～7年。内科、儿科和家庭医学多为3年，神经外科多为7年。住院医师结束后还可进行1～4年的专科训练(fellowship)。

妇产科住院医师培训为4年。一年大约1200人进入妇产科专业，约20%的妇产科住院医师进入专科训练(fellowship)。妇产科专科训练分为妇科肿瘤(gynecologic oncology)、母胎医学 (maternal-fetal medicine)、内分泌/不孕症(reproductive endocrinology & infertility)和盆底医学(female pelvic medicine & reconstructive surgery)，专科训练多为3年，有些妇科肿瘤培训要求4年。微创专科(minimally invasive gynecology)较新，一般为2年。

妇产科训练有严格的量化标准。每个住院医师都必须在规定时间内完成一定的手术、操作和接生数目，否则不能毕业。住院医师培训不仅有技术评估，对个人行为(behavior)的评估更加强调。住院医师不会因考试不及格或误扎输尿管出麻烦，出事原因多是行为问题。每做完4～8周轮转后，住院医师都有一个书面评估，指出问题，讲明下一步努力方向。每半年和一年，再进行一次全面评估。

住院医师结束后可申请各州的行医执照，成为独立开业医生(attending physician)。美国医生不分主治、副主任和主任医师，所以不需要晋升，没有科研和论文的压力。收入常与病人多少有关，大城市同行竞争激烈，这要求美国医生对病人有极好的服务态度，紧跟循证医学。教学医院根据年资和科研成绩授予教授、副教授职称，但开业医生之间无上下级关系。美国医生都独担风险，责任重大，必须全力以赴、兢兢业业地工作。科室主任负责处理行政事务或宏观发展方向，并不一定代表业务权威。美国多数医院为社区医院，科主任属义务性质的工作，并无什么权利和报酬。

住院医师完成严格培训后处理一般妇产科疾病多无困难，若遇难题则咨询有关专科医生。如术中发现恶性肿瘤可咨询妇科肿瘤医生；术中损伤输尿管，咨询泌尿或妇科盆底专业医生。术业有专攻，在美国60岁的老妇科医生请30多岁的专科医生上台解决难题是常事，不存在丢面子问题。

美国医学教育受美国文化、经济、法律和宗教的影响，不断变化更新。很多国家模仿美国住院医师培训体制，但这种体制能否在中国的土壤里生根开花，尚需时间的检验。

中国医学教育及妇产科培训

我国医学教育及住院医师培训的模式在一定程度上与欧洲国家和日本近似，而与美国差异很大。医学院的新生直接从优秀的高中毕业生中录取，临床医学本科学习时间为5年。入校后，医学生需付出很多时间和精力学习医学理论。医学院的最后一年到医院各科进行临床实习。

国内刚开始住院医师规范化培训，各省和直辖市的具体要求可稍有不同，时间一般为3年。住院医师规培结束后还需进行2年的专科医师培训，但目前还没有正式启动。临床医学本科毕业生可以考取医学专业的硕士研究生，学位类型分为专业学位及科学学位。专业学位研究生进行33个月的住院医师规范化培训，并且通过研究生培养过程，毕业获得硕士专业学位、研究生学历、执业医师资格证书和住院医师规范化培训合格证书，毕业后直接工作，不再进入住院医师规范化培训。科学学位研究生在研究生培养期间，临床轮转6个月，毕业后若从事临床工作，必须进行住院医师规范化培训，时间一般为3年。

国内妇产科住院医师培训为3年。与国外一样，妇产科住院医师规范化培训有严格的量化标准，中美医学教育和妇产科住院医师培训的比较见表1-1和表1-2。每轮转结束一个科室，住院医师都有一个书面评估及出科考核，每一年再进行一次全面评估。3年培训结束后进行结业考核，妇产科住院医师完成培训后，回到各医院进行临床工作。对于妇产科专科设置，目前还没有统一标准，大致可分为产科学、妇科肿瘤、内分泌/不孕症、盆底医学和计划生育。专科培训目前为2年(二阶段培训)，其中半年到1年需担任总住院医师的工作，参与科室管理。完成二阶段培训后参加二阶段临床技能考核。国内专家建议妇产科临床医师不宜过早确定专科。住院医师培训1年后在相应培训基地报名参加执业医师资格考试，通过获得执业医师考核，在相应培训基地完成注册。《住院医师规范化培训合格证书》是参加中级临床医学专业资格考试和聘用中

表1-1 中美医学教育和妇产科住院医师培训的比较		
比较项目	中国	美国
医学生来源	高中毕业生	大学毕业生
医学院教学方法	理论课	自学为主，很少上课，2～2.5年在临床轮转
妇产科住院医师培训时间	3年	4年
住院医师轮转科室及时间	妇科病房10个月、产科病房11个月、计划生育4个月、妇产科门诊6个月、急诊1个月、麻醉科1个月(每个培训中心可不同)	门诊和病房概念不明确，住院时间很短，可能无固定病区或住院病人。4年间需长期随访一定量的门诊病人(continuity care)。除轮转所有专科外，第一年在急诊、ICU和家庭科各轮转1个月，不要求麻醉科
专科培训时间	2年(第二阶段培训)	3～4年
住院医师毕业后职称	主治医师，将来需晋升副主任和主任医师	独立开业医生，无上级医师监督，不再晋升

级专业技术岗位的必备条件之一。

住院医师规范化培训对提高一个国家的整体医疗水平和服务质量极为重要。国内住院医师规范化培训尚处于起步阶段，完善这一体系需要很多代人的努力。培训基地的建设能否成功取决于医院的大力支持和带教医生的无私奉献。带教医生要重新平衡临床和教学的重任，不但对病人提供优质服务，还要花很多时间手把手地教住院医生，并为他们创造学习和手术的条件。

住院医师规范化培训对外科和妇产科等手术科室影响很大，如何无私地、尽快地把技术传给下一代是我们每个手术医生面临的新挑战。一个称职的外科医生敢在难处下刀，住院医师规范化培训无疑是我们面临的新难处，相信我们的同行会征服这一难题并为下一代树立模范榜样！

表1-2 妇产科住院医师培训期间最低手术数目要求		
比较项目	**中国**	**美国***
接生数目要求	50例	200例
会阴侧切、裂伤缝合数目要求	25例	无具体要求
剖宫产数目要求	20例	145例
外阴、阴道及宫颈小手术数目要求	外阴、阴道小手术10例，宫颈小手术25例	无具体要求
附件手术要求	16例	无具体要求，腹腔镜手术要求60例
子宫切除数目要求**	5例	75例，包括35例经腹子宫全切、15例阴式子宫全切、25例腹腔镜子宫切除
* Accreditation Council for Graduate Medical Education (ACGME)是美国管理住院医师培训的机构，网站www.acgme.org可以查阅所有关于住院医师培训的最新信息。 **中美手术数目要求差异很大。美国培训基地为达到要求，常需要送住院医师到多家医院参加手术。		

产科

Obstetrics

产科急诊分诊

- 美国孕20周以后的急诊都在产科急诊分诊处(OB triage)进行评估和处理，孕20周之前的急诊在一般成人急诊科处理。多数病人不需入院。有些产科特殊检查和治疗，如羊水穿刺或外转胎位，也在产科急诊分诊处进行。急诊分诊处与产房和产科手术室多在一个区域，便于急救。
- 美国医院不为正常孕妇设置待产病区，临产病人直接进入产房，假临产病人从急诊分诊处出院，回家待产。
- 产房(labor & deliver, L&D)在美国可分为labor, delivery and recovery (LDR) 和 labor, delivery, recovery and postpartum (LDRP)。
- 产房、急诊分诊和产后病房见图2-1。产科急症分诊处理的常见问题见以下章节。

足月临产

- 临产(labor)的定义是规律性宫缩伴随宫颈管缩短和宫口扩张。观察宫缩和宫口扩张多能鉴别临产和假临产(表2-1)。
- 美国孕妇多在进入活跃期(active phase)后入院/进入产房。如果不能确定病人是否临产，可在分诊处留观1~2小时，再做评估。
- 高危妊娠(如瘢痕子宫、高血压或糖尿病)以及住处偏远的孕妇，应放宽入院指征。
- 孕24周后都需胎心监测，出院前应保证胎心监测正常。

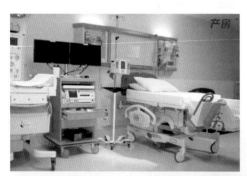

产房配置产床、胎儿监护仪、新生儿复苏台、洗手间和沙发床。

分娩后病人可到产后病区，也可在产房住到出院。作者所在的美国医院有20间产房，1年接生3千~5千孕妇。

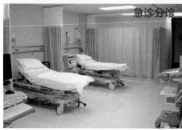

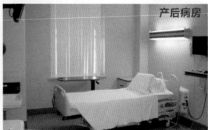

图2-1 美国产房、产科分诊处和产后病房

表2-1 临产与假临产的鉴别诊断	
临产	假临产
• 规律宫缩(阵痛)	• 宫缩不规律
• 宫缩间隔时间短，如5～6分钟	• 宫缩间隔时间长
• 宫缩逐渐增强，可持续30秒～1分钟	• 宫缩强度不增加
• 宫口扩张或宫颈管缩短/消失	• 宫颈管不缩短、宫口不扩张
• 镇静药物不能抑制宫缩	• 镇静药物可能抑制宫缩
引自: Williams Obstetrics 23版, 390页	

美国生理妊娠入院标准

1. 宫口扩张≥3～4cm，伴痛感的规律宫缩
2. 胎膜破裂(破膜，rupture of membranes, ROM)
3. 见红(bloody show)或宫颈管消失(complete effacement)，伴痛感的规律宫缩。

国内生理妊娠入院和进入产房的标准

- 何时入院待产和入产房分娩，各个医院有不同的标准和习惯。
- 一般来讲，足月初产妇有规律宫缩伴宫口扩张≥2cm、胎膜早破或经产妇有规律宫缩伴宫口扩张≥1cm可入院待产。宫口扩张4～5cm后可转入产房分娩。
- 广州市妇女儿童医疗中心的待产病房、产房和产后病房见图2-2。

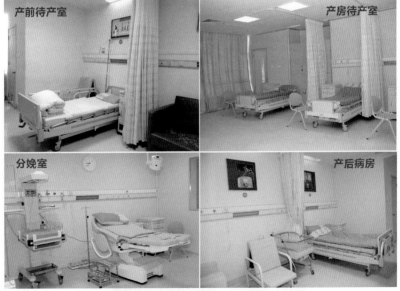

产前待产室　产房待产室　分娩室　产后病房

图2-2 国内新医院的待产病房、产房和产后病房

早产临产或宫缩

- 早产(preterm birth 或 preterm delivery)在美国定义为妊娠24周至36^{+6}周的分娩，国内早产的下限为妊娠28周。
- 早产临产(preterm labor)指未足月规律宫缩伴宫颈管缩短和/或宫口扩张，但诊断早产临产并无统一标准。临床诊断为早产临产、先兆早产的病人并不一定真正早产，一半病人可以达到足月产。
- 宫口扩张小于2cm或宫颈管缩短小于80%之前很难判断病人是否早产临产。如果宫缩≥6次/小时、宫口扩张≥3cm、及宫颈管缩短≥80%，早产可能性很高。
- 未足月宫缩是产科急诊的常见症状。有早产征象者需入院治疗，无早产征象者在门诊随诊。先兆早产(threatened preterm labor)指至少10分钟一次的规律宫缩伴宫颈缩短。美国不区分早产临产和先兆早产，统称早产临产(preterm labor)。

初步评估

病史
- 孕妇自觉有下腹紧缩感、下腹痛、下腹压迫感或腰背疼痛。
- 可有阴道分泌物增加或少许阴道流血。

窥器检查
- 如果患者5周内没有做过B族链球菌(Group B *Streptococcus*, GBS)培养，插入窥器前先取阴道分泌物和直肠分泌物进行GBS)培养。
- 阴道窥器检查应在指检之前。若进行胎儿纤维连接蛋白(fetal fibronectine, fFN)检测，则应避免使用润滑剂。
- 检查宫颈是否扩张和出血，若有出血，确定出血部位是在宫颈表面还是宫内。
- 在阴道后穹隆取分泌物检测fFN。不用阴道窥器也可做阴道后穹隆棉拭子取样检测fFN。
- 若怀疑阴道炎症，取白带涂片。必要时检查淋病/衣原体感染。

宫颈指检
- 宫口扩张是指宫颈内口(internal os)扩张，而非宫颈外口(external os)，评判临产仅用内口大小。国内年轻医生对内口和外口的概念不甚清楚，因为国内孕妇多为阴道初产，宫颈外口扩张晚，外口与内口大小指检基本一致。很多经产妇宫颈外口呈扩张状态，但内口闭合，这属正常现象，不要称宫口扩张或早产。
- 部分经产妇在妊娠晚期可有宫颈内口扩张，若无其他早产征象，不要诊断为早产临产。
- 宫颈检查应轻柔，手指应避免强行伸入宫颈内口。
- 对于不明原因的阴道流血，尤其是无产检的孕妇，行宫颈指检前一定要排除胎盘前置。

胎心监测
- 评估并记录胎心及宫缩情况。

超声检查
- 腹部超声确定胎儿生长径线、羊水量、胎先露及胎盘位置等。

阴道超声测量宫颈长度
- 宫颈长度>30mm可排除早产

- 宫颈长度20～30mm、伴有规律宫缩，提示早产可能
- 宫颈长度<20mm、伴有规律宫缩，早产可能性大

实验室检查

- 尿液分析、尿细菌培养+药敏；无正规产检者应完善产前实验室检查。

住院标准

- 规律性、伴有痛感的宫缩(每小时≥6次)
- 胎膜破裂
- 阴道流血
- 宫颈内口扩张≥3cm和/或宫颈管缩短≥80%

早产诊断不明的处理

- 持续监测胎心率及宫缩，1～2小时后再做宫颈指检(最好是同一个检查者)。
- 早产诊断不明时，不要使用宫缩抑制剂，没有必要常规补液或镇静治疗。
- 有持续性痛感宫缩的孕妇可住院观察。
- 经阴道B超测量宫颈长度、fFN检测有助于诊断早产，但不要滥用，增加花费。

胎儿纤维连接蛋白(fFN)

- 阳性预测值<20%；阴性预测值为69%～92%；阴性提示1～2周内早产可能性很小，但阳性结果临床意义不大(OG 2001；98：709)。
- 阴道分泌物混有血液、精液或润滑剂时，影响检查结果。

以下情况不要做fFN

- 孕周<24周或>34周
- 胎膜早破
- 宫颈长度>3cm
- 24小时内曾行宫颈检查或阴道超声检查

宫颈长度测量联合fFN检测

- 先收集fFN标本，再进行阴道超声检查。
- 若宫颈长度>30mm则不需进行fFN检测，fFN标本可丢弃。
- 若宫颈长度为20～30mm，则进行fFN检测。

胎膜破裂

临床表现

- 孕妇突感大量液体从阴道流出或感觉液体从两腿间流下，常伴随有宫缩，有时阴道少许流血。出血多由宫口扩张和宫颈管缩短所致。
- 应注意正常妊娠可有阴道分泌物增多或内衣裤少许浸湿，尿失禁也较常见。

阴道窥器检查

- 阴道后穹隆有羊水池或见液体自宫口流出。这是诊断胎膜破裂的直接依据。
- 检查宫颈是否扩张。如有出血，明确出血部位。必要时行GBS培养。

- 阴道液涂片检查是否有羊齿植物叶状结晶(ferning)，是最常用的辅助检查。
- 阴道液酸碱度检查：若pH＞6.5提示胎膜早破。注意血液、精液、细菌污染可出现假阳性，现已不常规使用。
- 确诊胎膜早破困难者可行新一代蛋白测试检查，但不应作为常规。详见未足月胎膜早破章节。

宫颈指检

- 因担心羊膜腔感染，美国妊娠＜34周胎膜早破者不常规做宫颈指检，仅用窥器观察宫颈。如果进入临产活跃期，分娩已不可避免，可行宫颈指检。
- 妊娠≥34周并计划分娩者，可行宫颈指检了解宫颈情况，动作应轻柔。

超声检查

- 了解羊水量，羊水过少提示胎膜早破可能，但不能确诊。
- 既往无产检者，测量胎儿生长径线，确定孕周。胎膜破裂后因羊水减少，测量可有误差。

处理

- 一旦诊断胎膜破裂应立即住院治疗；妊娠≥34周直接引产。
- 若无胎膜破裂、无早产而且胎心率正常，可门诊密切随诊。

阴道流血

常见原因

- 先兆临产、阴道或宫颈感染、生殖道或宫颈外伤、前置胎盘和胎盘早剥

病史

- 确定孕周，妊娠20周前的阴道流血详见自然流产和异位妊娠章节。
- 询问出血的诱因，如外伤、性生活等。妊娠期宫颈、阴道及外阴组织充血、脆性增加，易于损伤及出血。
- 根据出血的严重程度、起因及伴随症状，判断出血原因：
  1. 突然大量阴道流血常见于前置胎盘、胎盘早剥和外伤，胎盘早剥常伴有腹痛和宫缩。
  2. 慢性、少许阴道流血见于生殖道感染。
  3. 若先兆临产，常伴随宫缩、腰痛、下腹紧缩感或稀薄分泌物增多。

体格检查

- 生命体征
- 阴道窥器检查：详细检查宫颈和阴道壁，确定出血部位。
- 宫颈检查：若超声检查已排除胎盘前置，行宫颈指检。

实验室检查

- 若出血严重，行全血细胞计数、血型、及凝血功能检查，必要时行Kleihauer-

Betke(K-B)试验检测母血中胎儿红细胞，以诊断胎母输血综合征。
- Rh阴性血型、Rh抗体阴性者可给予RhD免疫球蛋白，详见母胎血型不合章节。

超声检查

- 了解胎盘位置；多数腹部超声即可，若不确定，可行阴道B超检查。
- 检查羊水量及胎先露，若孕周不确定，测量胎儿生长径线以判断孕周。

胎心监测

- 胎儿心率异常、频繁宫缩提示胎盘早剥。

处理

- 可疑胎盘前置、胎盘早剥或临产者，应立即住院。
- 外阴外伤、宫颈病变和感染引起的出血可在门诊处理，病人多不需入院。

胎动减少

- 当患者主诉胎动减少时应警惕胎儿宫内窘迫甚至死胎。缺氧时胎动减少或消失。
- 多数胎动减少是由于胎儿处于睡眠状态。胎儿活动-睡眠周期约60分钟，但个体差异较大。胎动增多时伴随胎心率加速。
- 自数胎动：2小时内有10次胎动为正常，但个体差异大。对正常妊娠，自数胎动在美国不作为常规。如果病人有死胎的高危因素，妊娠28～32周起可自数胎动。

胎动减少的评估

- 行无应激实验(non-stress test, NST)和羊水测量，二者又称改良生物物理评分(modified biophysical profile)。若二者均正常，可门诊随诊，并给病人说明如何自数胎动。
- 若NST无反应，美国常用震动声刺激(vibroacoustic device)唤醒胎儿。如不成功，下一步行生物物理评分。国内对NST无反应者，用摇晃胎头唤醒胎儿，很少用震动声刺激。
- 若羊水过少、NST呈无反应型或胎监反应不良，病人应住院观察治疗。

自数胎动的方法

- 无统一方法，可选用下列两种。

方法1

- 左侧卧位，每天自数胎动1小时并记录。有以下情况应及时就诊：
  1. 12小时内无胎动。
  2. 集中精力数胎动时，每小时胎动<3次或2小时内<10次。
  3. 胎动次数较前减少一半以上。

方法2—"10次胎动法"

- 上午开始计数胎动，记录第10次胎动出现时间。有下列2种情况应及时就诊：
  1. 12小时内胎动<10次。
  2. 第10次胎动出现时间与前一天相比，越来越推迟。

高血压

- 妊娠晚期若出现高血压多到产科急诊分诊处做进一步评估。首先确定病人是否有子痫前期(preeclampsia)或妊娠期高血压(gestational hypertension)，然后决定哪些病人需要入院，哪些可以门诊随诊。

症状

- 多数妊娠期高血压和子痫前期的孕妇无任何症状。病人可有面部、手部或全身水肿，但很难与正常妊娠区分。
- 以下症状提示重度子痫前期：剧烈头痛、视觉异常、上腹部疼痛或呼吸困难。

体格检查

血压测量

- 测量血压必须准确，否则会造成医源性伤害。
- 测量前至少休息5分钟，30分钟内未饮咖啡或吸烟。上肢衣服紧应脱掉，紧袖上卷可形成止血带现象。坐位或半坐位，背部和上肢有支持，下肢不要交叉。测量时精神放松，不要讲话。
- 袖带大小应适当，肥胖患者用细袖带会显示血压升高。上臂袖带与右心房应处于同一高度，高于右心房会导致血压偏低，低于右心房导致血压偏高。
- 如果收缩压≥140mmHg或舒张压≥90mmHg，过至少1分钟后再测血压。使用两次或多次测量的平均血压。若测双臂血压，用高的一侧。

其他体检

- 生命体征、意识状态、是否有肺部啰音和肝区疼痛、下肢水肿情况及肢体反射。
- 宫颈指检并行宫颈Bishop评分。

胎心监测

- NST及宫缩情况，如果NST呈无反应型，行BPP。

实验室检查

- 血常规、电解质、血清肌酐、肝酶；尿酸升高与肾损害有关，但对子痫前期的诊断特异性和敏感性不高。
- 24小时尿蛋白≥300mg是诊断蛋白尿的标准，尿蛋白/肌酐比值≥0.3也可诊断蛋白尿，清洁中段尿尿蛋白(+)提示蛋白尿。

超声检查

- 检查羊水情况，必要时测量胎儿各生长径线。

处理

- 若收缩压≥140mmHg和/或舒张压≥90mmHg，随机尿蛋白(+)或尿蛋白/肌酐比值≥0.3，应初步诊断子痫前期。
- 若孕周≥37周，应尽早终止妊娠。
- 若孕周≥34周，有重度子痫前期征象，应尽早终止妊娠。
- 如果病人不需要终止妊娠，而且情况稳定，实验室检查正常，可行门诊密切随访。也可在门诊完成24小时尿蛋白收集。

外伤

急诊科的初步评估
- 立即由急诊科和/或外科医生对孕妇情况进行初步评估。
- 询问预产期，确立孕周。
- 如果是车祸，询问患者是否使用座椅安全带、安全气囊弹出，是否有腹部疼痛、阴道流血、胎动情况，是否有腹部受创。
- 尽快做超声检查评估胎心率及胎盘位置，核实孕周及羊水情况。应注意超声诊断胎盘早剥的敏感性低。
- 行胎监了解胎心率及宫缩情况。孕妇病情恶化前，胎心率可最早出现改变。
- 实验室检查：全血细胞计数、凝血功能检查(包括PT、PTT及纤维蛋白原测定)，必要时行Kleihauer-Betke(K-B)试验。
- 若外伤后胎死宫内，应警惕胎盘剥离和凝血功能障碍，备血和血浆。
- 美国大于23～24周的孕妇收住产房，行持续性胎儿监测。

急诊剖宫产
- 患者病情严重或恶化、胎心率异常时应考虑剖宫产终止妊娠。

围死亡期剖宫产
- 妊娠子宫可影响心肺复苏。
- 若妊娠>24周(美国标准)，应尽早剖宫取胎；孕妇心脏停搏4分钟内娩出的胎儿预后最佳，孕妇死亡超过15分钟胎儿存活率低。
- 采用下腹部中线纵切口入腹娩出胎儿，创伤后剖宫产均建议中线纵切口。

创伤患者入院后的处理
- 与外科医师密切合作，了解创伤治疗的方案。
- 完善病史采集、体格检查，包括妇检。
- 超声测量胎儿生长径线，确立孕周，检查胎盘及羊水量。
- 若孕妇为Rh阴性血，肌注300μg抗D免疫球蛋白；若K-B试验提示胎儿出血>30ml，应增加抗D免疫球蛋白剂量。
- 持续胎心监测至少4小时；若宫缩每小时<6次，胎盘早剥可能性较低。
- 若宫缩频繁、胎心率异常、阴道流血、胎膜早破或严重外伤，应延长胎儿监测时间。
- 在美国即使轻度创伤的孕晚期患者，如摔倒，也在产房观察至少4小时，以排除胎盘早剥。

林宝华、方大俊

正常和异常分娩

胎儿电子监护

概述

- 胎儿电子监护是通过监测胎儿心率变化来判断胎儿有无缺氧。胎儿的大脑调节心率，胎儿缺氧会导致胎心率变异减少和胎心减慢，胎心监护可间接地判断胎儿是否缺氧，但不能降低脑瘫和围产儿的死亡率。
- 尽管没有很强的循证医学支持，产时胎心监测已成为产科处理的标准。美国医院都用连续性电子胎心监护(continuous electronic FHR monitoring)，很少用胎心多普勒或听诊器进行间断性听诊(intermittent auscultation)。
- 假阳性率很高，也就是说胎心监护不正常时，胎儿多数并无缺氧。另外，不同的产科医生分析同一个胎心波形会得出不同的结论。
- 随着胎儿电子监护的广泛使用，阴道助产及剖宫产率明显升高。
- National Institutes of Child Health and Human Development (NICHD)2008年更新了胎儿电子监护的指南，American College of Obstetricians and Gynecologists (ACOG) 基于NICHD指南也颁布了相应的临床指引(OG 2010;116:1232和OG 2009;114:192)。

定义

胎心率基线(Baseline Fetal Heart Rate)

- 正常：110~160次/分
- 心动过缓：<110次/分
- 心动过速：>160次/分

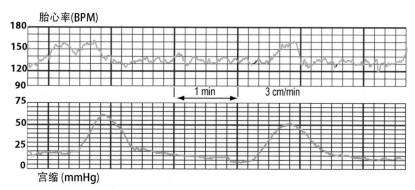

图 3-1 **正常胎儿电子监护波形(I类)**

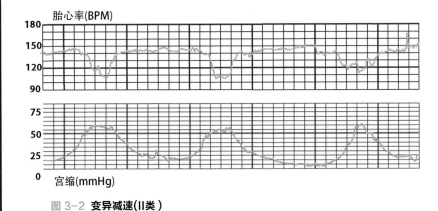

图 3-2 **变异减速(II类)**

基线变异(Baseline Variability)
确保选取段无减速和加速，测量波峰和波谷间的值。中等变异提示胎儿无缺氧，是正常健康胎儿的表现(图3-1)。

- 变异缺失(absent variability)：波幅无任何改变，基线平直。
- 微小变异(minimal variability)：波幅范围≤5次/分。
- 中等变异(moderate variability)：波幅范围在6～25次/分。
- 显著变异(marked variability)：>25次/分。

加速(Accelerations)
指胎心率突然增快。

- 妊娠≥32周：胎心率至少增加15次/分，且持续15秒及以上；
- 妊娠<32周：胎心率至少增加10次/分，且持续10秒及以上；
- 延长加速(prolonged acceleration)：加速持续超过2分，但小于10分，如果持续≥10分应认为是胎心基线的改变。
- 如果没有自发加速，可通过头皮刺激或声刺激方式诱导加速。

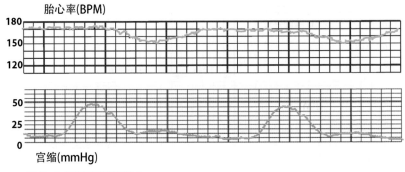

图 3-3 **晚期减速(III类)**

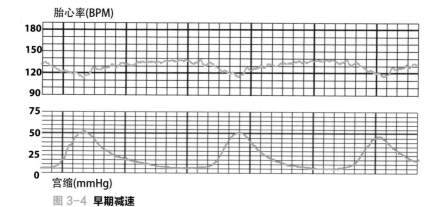

胎心率(BPM)

宫缩(mmHg)

图 3-4 **早期减速**

减速(Decelerations)

变异减速(Variable Decelerations)

- 胎心率突然减慢,≥15次/分,持续时间大于15秒但小于2分钟。
- 当与宫缩相关时,其开始时间、心率下降程度与持续时间因宫缩而异(图3-2)。
- 是最常见的减速类型,多数因脐带受压所致。

晚期减速(Late Decelerations)

- 胎心减慢及恢复呈均匀渐进过程,从开始到降至谷底≥30秒;与宫缩相关,减速多在宫缩的高峰时出现,减速的谷底出现在宫缩的峰值之后(图3-3)。
- 频发性晚期减速(recurrent late decelerations)指≥50%的宫缩后出现晚期减速。
- 间断性晚期减速(intermittent late decelerations)指在20分钟的胎心监测中<50%宫缩后出现晚期减速。
- 通常与胎盘功能低下有关。

早期减速(Early Decelerations)

- 其图形和晚期减速图形类似,胎心率缓慢下降然后缓慢回升,从开始至降至谷底的时间≥30秒,早期减速的开始和谷底与宫缩的开始和高峰同时出现,二者完全相映(图3-4)。
- 早期减速原因是胎头受压,见于宫口开至4～7cm时,此类型不常见。
- 无临床意义,可继续产程。

正弦波型(Sinusoidal Pattern)

- 胎心率变化呈平滑的、正弦波样改变,频率3～5次/分,持续时间≥20 min (图3-5)。

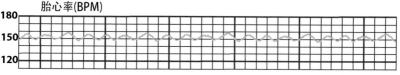

胎心率(BPM)

图 3-5 **正弦波型**

- 极少见，此波形与胎儿严重贫血、酸中毒有关，孕妇使用布托啡诺或纳布啡后也可发生。

延长减速(Prolonged Decelerations)
- 减速持续时间2～10 min。

子宫收缩
子宫收缩次数通常以10分钟为单位予以计算。
- 正常宫缩：10分钟内≤5次宫缩。
- 收缩过频(tachysystole)：平均每10分钟都有超过5次以上的宫缩，持续超过30分钟，同时需描述伴或不伴随相关的减速。

胎心率波形的分类

I类(Category I)—正常波形
需符合以下所有标准(图3-1)：
- 基线率：110～160次/分
- 基线变异：中等变异
- 晚期或变异减速：无
- 早期减速：有或无
- 增速：有或无

II类 (Category II)—可疑波形
- 不属于I类或III类，符合以下其中之一即可：

基线率
- 心动过缓，不伴有基线变异缺失
- 心动过速

基线变异
- 微小基线变异
- 基线变异缺失，但不伴有频发减速
- 显著基线变异

增速
- 胎儿刺激后增速诱导失败

周期性或间断性的减速
- 频发变异减速，伴微小或中等基线变异
- 延长减速(超过2分，但短于10分)
- 频发晚期减速，但基线中等变异存在
- 变异减速伴其他特征，如胎心率恢复正常缓慢、恢复后心率过高(overshoots)、或先高再低形成肩膀样征象(shoulders)。

III类 (Category III)—异常波形
符合以下其一：
- 基线变异缺失，并伴有以下其一：
  ◊ 频发晚期减速
  ◊ 频发变异减速
  ◊ 心动过缓
- 正弦波型

胎心率波形的分析

分娩过程中胎心监测需多久分析一次
- 正常生理妊娠，第一产程每30分钟分析一次胎心率波形和宫缩，第二产程每15分钟分析一次。
- 高风险妊娠，如胎儿宫内生长受限或子痫前期，第一产程每15分钟分析一次胎心率波形和宫缩，第二产程每5分钟分析一次。

胎心监测的界定
- 明显的胎心率减速，不论任何类型，包括变异减速、晚期减速或延长减速，都可打断胎儿供氧。
- 基线中等变异(moderate variability)能可靠地预测胎儿无代谢性酸中毒。
- 自发或刺激后出现的胎心率增速也能可靠地预测胎儿无代谢性酸中毒。
- 无增速不能可靠地预测胎儿酸中毒。
- III类胎监说明胎儿酸碱平衡异常，需要立刻评估与处理。
- II类胎监并不能可靠地预测胎儿缺氧或酸中毒，但需继续观察和再评估。

如何描述胎儿电子监护
完整描述包括以下6个要点：
1. 基线胎心率
2. 基线变异
3. 增速
4. 减速：周期型减速与宫缩相关，散发减速与宫缩无关
5. 一定时间内胎心率的改变及其变化趋势
6. 子宫收缩情况

异常胎监的处理

辅助实验
- 当出现II类或III类胎监时，可用手指刺激胎儿头皮或用声音刺激引发胎心增速。
- 胎儿头皮pH分析和胎儿脉搏血氧监测(fetal pulse oximetry)临床上不实用。

胎儿宫内复苏的措施
- 改变体位：孕妇左侧或右侧卧位
- 给氧：增加母胎氧梯度，增加胎儿脐动脉血氧含量。
- 补液：纠正脱水和低血压，硬膜外麻醉引起的低血压可使用麻黄碱(ephedrine)或苯肾上腺素(phenylephrine)予以纠正。
- 停止使用缩宫素，可使用宫缩抑制剂缓解宫缩，美国常用特布他林(terbutaline) 0.25mg IV 或皮下注射。
- 检查宫颈，确认有无脐带脱垂。可行人工破膜，检查羊水是否有胎粪污染。放置胎儿头皮电极及宫内监护导管，对于频发变异减速考虑羊膜腔灌注(amnioinfusion)。

常见异常胎监的评估和处理

收缩过频
- 自然分娩：I类胎监无需干预，对于II类及III类胎监可用子宫收缩抑制剂。
- 引产或加强宫缩(induced/augmented labor)：I类可降低子宫收缩剂剂量，II类或III类应停止使用子宫收缩剂，考虑使用子宫收缩抑制剂减缓宫缩。

胎心过速

- 对因治疗，常见病因有母体感染、发热、胎盘早剥、药物及甲亢等。

胎心过缓

- 常见原因有低体温、败血症、胎儿心脏畸形。

基线微小变异

- 常见原因包括胎儿沉睡、麻醉品、硫酸镁使用及胎儿酸中毒等。
- 可用胎儿头皮刺激及声刺激判断胎儿是否处于沉睡状态。

变异减速

- 间断性的变异减速，可不需干预。
- 如果变异减速频繁发生、持续时间长、减速程度大、无基线中等变异或增速时，提示胎儿酸中毒可能。
- 羊水过少引起脐带受压是变异减速的常见原因，这种情况可行羊膜腔灌注，能降低剖宫产率，提高阿普加评分及改善脐血pH。

羊膜腔灌注可采用以下任何一种方法：

1. 500ml生理盐水一次性灌入羊膜腔。
2. 灌入500ml生理盐水后再以1ml/分钟的速率继续灌注生理盐水。

频发晚期减速

- 采用常规宫内复苏方法来改善胎盘灌注。
- 如果伴有基线微小变异与加速缺失，需尽快终止妊娠。

延长减速

- 病因：硬膜外或脊椎麻醉、长时间脐带受压、子痫发作、胎盘早剥或脐带脱垂。
- 如果宫内复苏措施失败，应立即终止妊娠，常需紧急阴道助产或剖宫产。

HOT PAP

胎心率突然降低而且短时间内不回升是产房最常见的急症，医护人员和患者常为此焦虑，HOT PAP便于记忆常用的宫内复苏措施。

- 补液(Hydration)
- 给氧(Oxygen)
- 抑制宫缩(Tocolysis)
- 改变体位(Position)
- 人工破膜(Amniotomy)
- 停止使用缩宫素(discontinuation of Pitocin)

药物对胎心率的影响

- 硫酸镁(magnesium sulfate)：降低基线与变异，抑制加速，特别是早产胎儿。
- 吗啡(morphine)：降低加速的频率。
- 倍他米松(betamethasone)：减少变异，给药后24～48h可影响生物物理评分。
- 布托啡诺(butorphanol)：可引起一过性正弦波样改变。
- 纳布啡(nalbuphine)：可减少加速频率及变异。
- 可卡因(cocaine)：增强子宫收缩，无特异性的胎心率变化波形。
- 特布他林(terbutaline)：消除或减少晚期和变异减速的频率。
- β 受体阻滞剂：降低胎儿心率。

方大俊、魏明

分娩镇痛与麻醉

- 分娩疼痛是妇女一生经历的最剧烈的疼痛，难产引起的疼痛更严重。有人认为分娩疼痛是正常的，是女性可以承受的，这种观点在国内外已不占主流。
- 产科医生有责任缓解分娩疼痛，产妇一旦要求止痛，应立即采取措施。
- 硬膜外镇痛是最佳的镇痛方法，不增加剖宫产率，不要等到宫口扩张至4cm或破膜后才实施硬膜外镇痛。

分娩疼痛的部位及神经传导

- 第一产程主要是子宫收缩与宫口扩张，疼痛经T_{10}～L_1传导。
- 第二产程主要是盆底和会阴组织受压或牵拉，初产妇常伴阴道和会阴皮肤裂伤，疼痛经S_2～S_4传导。第二产程涉及内脏神经和躯体神经，疼痛比第一产程严重。

分娩镇痛的方法

- 理想的镇痛方法是阻滞感觉神经的传导，而不影响运动神经。这样可以彻底消除疼痛，产妇在第一产程可以活动，第二产程可以屏气用力，下推胎儿。目前没有一种方法能完全达到这种效果。
- 椎管内镇痛和麻醉(neuraxial analgesia and anesthesia)：最常用，美国70%的产妇用此方法。给药途径有硬膜外(epidural)给药、蛛网膜下腔给药(spinal, intrathecal, 腰麻)和蛛网膜下腔-硬膜外联合给药(combined spinal-epidural)。腰麻持续时间短，适用于剖宫产和产后输卵管结扎。腰硬联合麻醉镇痛快，用药少，理论上优点多，实际效果与硬膜外相似。
- 注射用药：静脉、肌肉或皮下注射止痛药。
- 局部神经阻滞：阴部神经阻滞(pudendal nerve block)是用特制的套管针将局麻药注射在双侧坐骨棘周围，宫颈旁神经阻滞(paracervical block)是在宫颈的3点和9点处注射局麻药。虽有效果，但镇痛不完全，已较少使用。药物注入血管内或过量可引起低血压、心律失常和抽搐。宫颈旁神经阻滞可引起胎儿心动过缓。
- 氧化亚氮(nitrous oxide, 笑气)吸入：此方法不容易使用而且污染环境，美国产科和妇科已不用。
- 气管插管麻醉：仅用于危急情况，母胎并发症都高。麻醉气体松弛子宫增加出血，气体很容易通过胎盘，抑制新生儿呼吸。

连续硬膜外镇痛和麻醉

- 连续输入低剂量的局麻药，如利多卡因(lidocaine)、布比卡因(bupivacine)或罗派卡因(ropivacaine)，和低剂量阿片类镇痛药，如芬太尼(fentanyl)或舒芬太尼(sufentanyl)。止痛作用确切，国内称无痛分娩。

何时开始硬膜外镇痛

- 患者要求止痛时就应开始，与宫口扩张程度无关(OG 2006; 107:1487)。
- 过去认为过早实施硬膜外麻醉增加剖宫产率，要求产妇等宫口开到4～5cm再开始。目前认为早期实施硬膜外镇痛不增加剖宫产率，硬外可能减缓第二产程进展，对第一产程影响不大(Cochrane Review 2011和OG 2009;113:1066)。

并发症

- 硬膜外镇痛是安全有效的分娩镇痛方法，但也有一定的并发症。产妇常担心后遗症如腰痛，目前证明慢性腰痛与椎管内麻醉无关。

- 严重并发症罕见，包括高位脊髓麻醉(high spinal block)导致呼吸抑制或心脏骤停，麻药中毒致抽搐、硬膜外血肿等。
- 常见副作用：瘙痒、发热、低血压、恶心/呕吐和产后头痛。

低血压的处理

- 因胎盘灌注下降，可见胎心率变缓和晚期减速。
- 为预防低血压，硬外和腰麻前常快速静滴500～1000ml液体。如果发生低血压，可静注5～10毫克的麻黄素(ephedrine，α和β受体激动剂)或50～100μg苯肾上腺素(phenylephrine，α1受体激动剂，不增加心率)。

硬膜外穿刺后头痛

- 头痛与体位有关，站立或坐起时加重，不治疗者可持续7～10天。
- 处理：卧床休息和口服止痛药。严重头痛保守治疗无效可考虑硬膜外注射自体静脉血10～20ml(blood patch)，血块可堵塞脑脊液漏出。

特殊情况的镇痛

- 高血压和子痫前期：椎管内镇痛和麻醉是首选，尽早开始。硬外可降低血压15%～25%，但不用于治疗子痫前期。子痫前期的有效循环量减少，补液要适当。
- 血小板减少症：血小板≥100x10^9/L可常规实施硬膜外麻醉，血小板50～99x10^9/L由麻醉师具体决定，低于50x10^9/多为禁忌。
- 抗凝药物：如使用治疗剂量的低分子肝素，停药>24h后才能进行腰麻或硬膜外麻醉，预防性低剂量低分子肝素则需停药至少10～12h，使用普通肝素且aPTT正常者则需停药6h。

注射用药

- 优点是给药方便，副作用小；缺点是缓解疼痛有限，产妇可有恶心、呕吐、嗜睡和呼吸抑制。布托啡诺可能会使血压增高，高血压患者慎用。
- 镇痛药可影响胎心率变异及Apgar评分。哌替啶静注后2～3h在胎儿体内达高峰，如果胎儿在给药后1～3h分娩，分娩时请儿科帮助复苏。
- 静脉给予哌替啶50mg q2h和异丙嗪25mg q4h是美国常用的分娩镇痛方法。因异丙嗪对组织刺激性大，此方案已逐渐少用。其他常用注射药物如下：
  ◇ 哌替啶(meperidine)：25～50mg IV q1～2h 或 50～100mg IM q2～4h
  ◇ 吗啡(morphine)：2～5mg IV 或 10mg IM q4h
  ◇ 纳布啡(nalbuphine)：10mg IV q3h
  ◇ 布托啡诺(butorphanol)：1～2mg IV or IM q4h
- 病人自控镇痛(patient controlled analgesia, PCA)是最有效的静脉镇痛方法，用短效和速效的阿片类镇痛药，如芬太尼(fentanyl)、瑞芬太尼(remifentanil)或舒芬太尼(sufentanyl)。

罗艺洪、曾慧倩、方大俊

正常分娩

- 临产(labor)是指出现规律性、有痛性宫缩并伴进行性宫颈管消失及宫口扩张。

分娩机制

- 分娩发动的原因尚不清楚。决定阴道分娩能否成功的主要因素有产力、产道和胎儿(power, passage and passenger, 3P)。

产力(Power)

- 宫缩强度和频率决定产力。缩宫素是增强产力的常用药物。
- 手掌触摸和置于腹壁的宫缩探头均能监测宫缩的开始和结束，但不能准确监测宫缩强度。宫内压力导管(intrauterine pressure catheter, IUPC)可以监测宫内压力，还可用于羊膜腔灌注。
- 放置宫内压力导管后，可用蒙氏单位(Montevideo units, MVU)评估宫缩是否有效，Montevideo是乌拉圭的一个城市。蒙氏单位高于200视为有效宫缩。
- 蒙氏单位计算方法：10分钟内宫缩次数×宫缩产生的平均压力；宫缩产生的压力由宫缩峰值压力减去宫内基础压力所得。

产道(Passage)

临床骨盆测量(clinical pelvimetry)

- 评估骨盆形状及大小无太大临床价值。美国已在20世纪80年代摒弃骨盆测量，现在的住院医师从未见过骨盆测量仪。
- 几乎所有孕妇都应给予阴道试产机会，试产是测量骨盆最精确的方法。
- 孕妇盆腔结构(关节、肌肉和韧带)受多种激素影响，伸缩性变化很大。胎头也会根据骨盆形状而变形，机械的骨盆测量很难预测真正的头盆不称。另外，剖宫产率受胎儿电子监测和社会因素影响很大，真正的头盆不称不再是剖宫产的主要因素。
- 以下内容只是便于初学者理解骨产道或考试用。

骨盆类型(图3-6)

- 女型(gynecoid type)：50%以上的女性骨盆属此类型。近圆形，骨盆及耻骨弓宽大，侧壁直下；适合阴道分娩。
- 类人猿型(anthropoid type)：约25%的女性骨盆属此类型。骨盆横径和侧壁内聚，前后径宽。
- 男型(android type)：约20%的女性骨盆属此类型。中骨盆狭窄。耻骨弓呈锐角，

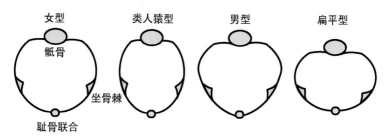

图3-6 **骨盆类型**

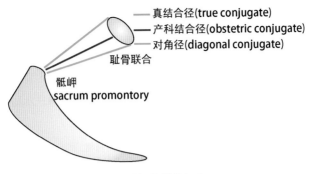

图3-7 **骨盆入口**

骨盆呈漏斗状。

- 扁平型(platypelloid type)：占2%～5%。前后径短，横径和耻骨弓宽。

骨盆入口(图3-7)

- 对角径(diagonal conjugate)：为骶岬上缘中点到耻骨联合下缘的距离，正常值 >11.5cm(国内正常值定为12.5～13cm)。如果内测量时中指能触到骶岬上缘(假设中指长度为10cm，中国女医生仅8～9cm)，那么骨盆前后径可能不适合分娩。若胎头下降困难，美国产科医生做的唯一骨盆测量是经阴道触摸骶岬上缘中点。

- 产科结合径(obstetrical conjugate)：为骶岬上缘中点到耻骨联合后缘的距离，是骨盆入口最短前后径，国内从对角径减2.5cm算出产科结合径。

- 入口前后径(真结合径，true conjugate)：耻骨联合上缘中点至骶岬上缘正中间的距离。国内从对角径减去1.5～2cm算出真结合径，正常值约为11cm。

中骨盆

- 坐骨棘间径：正常值>10cm

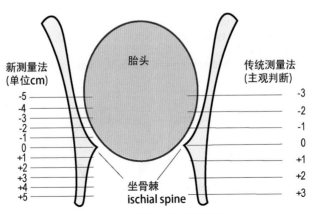

图3-8 **胎头高低(station)的判定**

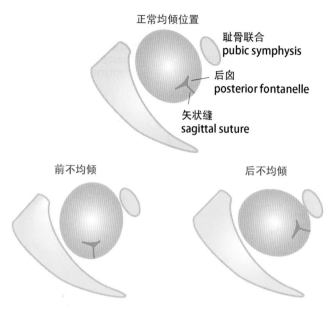

正常均倾位置

耻骨联合
pubic symphysis

后囟
posterior fontanelle

矢状缝
sagittal suture

前不均倾

后不均倾

图3-9 胎头均倾和不均倾

骨盆出口

- 通常没有临床意义

胎儿(Passenger)

胎儿大小

- 巨大胎可导致阴道分娩困难，但临床检查和超声都很难准确评估胎儿体重，特别是对足月胎儿。
- 巨大胎国内定为≥4000g；美国定为≥4500g。

胎头位置(图3-8)

- 胎头颅骨最低点平坐骨棘平面时，以"0"表示，坐骨棘可以在阴道后壁4点及8点方向触及。
- 描述胎头位置可用厘米为单位(ACOG新分类)，胎头到达阴道口时称+5cm。美国很多医生仍用传统分类法，胎头到达阴道口时称+3cm。

胎头均倾和不均倾

- 胎头不均倾分前不均倾(anterior asynclitism)和后不均倾(posterior asynclitism)，指矢状缝不在母体骨盆中央平面，不与骨盆轴平行(图3-9)。
- 严重的不均倾会导致难产。

胎产式、胎先露和胎方位

- 胎产式(fetal lie)形容胎体纵轴与母体纵轴的关系，两轴平行者称纵产式(longitudinal lie)，垂直者称横产式(transverse lie)，交叉者称斜产式 (oblique lie)。足月产时99.7%的胎儿为纵产式。

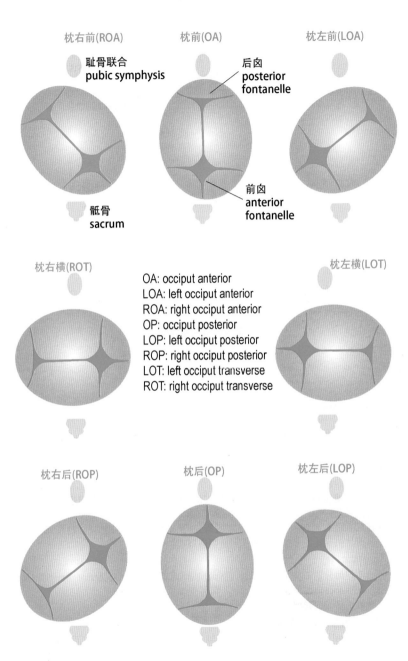

枕右前(ROA) 枕前(OA) 枕左前(LOA)

耻骨联合
pubic symphysis

后囟
posterior
fontanelle

前囟
anterior
fontanelle

骶骨
sacrum

枕右横(ROT) 枕左横(LOT)

OA: occiput anterior
LOA: left occiput anterior
ROA: right occiput anterior
OP: occiput posterior
LOP: left occiput posterior
ROP: right occiput posterior
LOT: left occiput transverse
ROT: right occiput transverse

枕右后(ROP) 枕后(OP) 枕左后(LOP)

图3-10 枕先露的各种胎方位

26

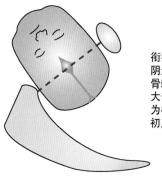

衔接是指双顶径进入骨盆入口平面。
阴道检查为S-0 (胎头颅骨最低点达到坐
骨棘平面)。
大部分胎方位是枕横位或枕前位, 20%
为枕后位。
初产妇临产前数天到数周发生衔接。

图3-11 胎头衔接

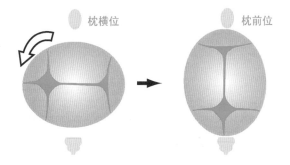

枕横位　　　　　　　　枕前位

图3-12 内旋转

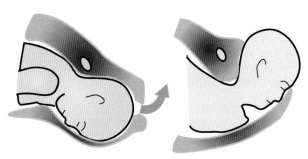

图3-13 胎头仰伸

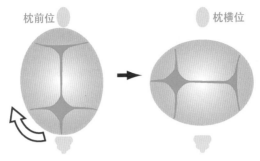

枕前位　　　　　　　　枕横位

图3-14 复位及外旋转

- 胎先露指最先进入骨盆入口的胎儿部分。纵产式有头先露(cephalic presentation)和臀先露(breech presentation)。足月产时头先露占97%。若为横产式，最先进入骨盆的是肩部，称肩先露。
- 胎方位(fetal position)指先露部的指示点(reference point)与产道左右的关系。图3-10为枕先露(occiput/vertex presentation)胎儿的各种胎方位。足月产时枕先露占95%以上。

枕先露的分娩机制(Cardinal Movements)

- 衔接(engagement)：图3-11
- 下降(descent)：初产妇较早出现，经产妇多在产程开始后出现胎头衔接及下降。
- 俯屈(flexion)：胎头俯屈使下颏接近胸部，最短的枕下前囟径(小斜径/suboccipitobregmatlc diameter)代替较长的枕额径(occipitofrontal diameter)以适应产道。枕下前囟径足月时平均为9.5cm。
- 内旋转(internal rotation)：通常从枕横位(OT)，左枕前位(LOA)或右枕前位(ROA)转为枕前位(OA)，见图3-12。
- 仰伸(extension)：当胎头枕骨下部到达耻骨联合下缘时，以耻骨弓为支点，胎头仰伸(图3-13)，此时会阴明显膨胀。
- 复位及外旋转(restitution and external rotation)：胎头娩出后由OA转为LOT或ROT(图3-14)。
- 娩出(expulsion)：娩出胎儿前肩，继之娩出后肩。

产程

临产到分娩的过程分为三个产程。

- 第一产程(first stage of labor)称宫颈扩张期，从规律性痛感宫缩至宫口完全扩张。第一产程最长，分为潜伏期(latent phase)和活跃期(active phase)。初产妇及经产妇各产程时限见表3-1。美国对潜伏期和活跃期已有新的定义，详见分娩处理章节。
- 第二产程称胎儿娩出期，宫口完全扩张到胎儿娩出。
- 第三产程称胎盘娩出期，从胎儿娩出到胎盘胎膜娩出。胎盘分离征象为宫体变硬呈球形、脐带向外伸长和阴道出血。有些教科书把胎盘娩出后2h定义为第四产程，因为分娩的并发症经常在这段时间发生。
- 国内仍采用传统的Friedman 产程。潜伏期指宫缩开始至宫口扩张3cm，此期宫口

表3-1 正常产程的传统分期和时限		
产程	中位数	95%百分数
初产妇(Nulliparas)		
第一产程潜伏期	7.3~8.6h	17~21h
第一产程总长(无硬膜外麻醉)	7.7~13.3h	16.6~19.4h
第一产程总长(硬膜外麻醉)	10.2h	19h
第二产程(无硬膜外麻醉)	53~57min	122~147min
第二产程(硬膜外麻醉)	79min	185min
经产妇(Multiparas)		
第一产程潜伏期	4.1~5.3h	12~14h
第一产程总长(无硬膜外麻醉)	5.7~7.5h	12.5~13.7h
第一产程总长(硬膜外麻醉)	7.4h	14.9h
第二产程(无硬膜外麻醉)	17~19min	57~61min
第二产程(硬膜外麻醉)	45min	131min
来源: Obstetrics: Normal and Problem Pregnancies 6th Edition. Elsevier Saunders 2012, Philadelphia, page 278		

扩张较慢, 平均需8h, 最大时限为16h; 活跃期再进一步分为:
  ◇ 加速期(acceleration phase): 宫口扩张3~4cm, 平均需1.5h
  ◇ 最大加速期(maximum acceleration phase): 宫口扩张4~9cm, 平均需2h
  ◇ 减速期(deceleration phase): 宫口扩张9~10cm, 平均30分钟
* 第一和第二产程的处理详见分娩处理章节, 胎盘娩出及产后出血见产褥章节。

初产妇的产程图(图3-15)
* 关于产程图(partogram)的报道很多。不同的产程图可能与不同的分娩处理、种族及统计学方法有关。

Friedman产程图
* 最早发表在20世纪50年代, 产程图呈S形曲线。资料中仅8%的孕妇采用镇痛分娩, 9%使用缩宫素, 臀位及双胎占4%, 低位钳产及吸引产占51%。
* 活跃期从宫口4cm至10cm平均仅需2.5h; 最大加速期后有一个短暂的减速期。

张氏产程图
* 宫口扩张从4cm至10cm平均需5.5h; 无减速期。
* 数据来源于1992~2002年, 镇痛分娩占48%, 缩宫素使用50%, 低位钳产及吸引产13%, 无臀位及双胎(AJOG 2002;187:824)。
* 宫口扩张加速从6cm开始。
* 张氏产程图在美国已开始取代Friedman产程图。活跃期从6cm开始, 不再是4cm。

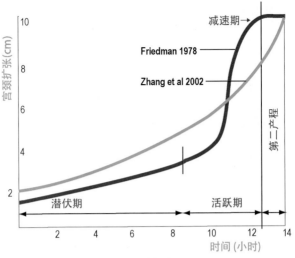

图3-15 初产妇产程图

宫颈检查

- 宫颈检查是产科的最基本技术，分娩处理均基于准确的宫颈检查。
- 分娩过程中检查宫颈对新手来说并不容易，且可能给病人带来不适，特别是临产早期的后位宫颈。
- 在美国因宫颈检查，低年资住院医师/实习生有时会与护士发生冲突，医生想检查宫颈，护士担心感染和病人不适。

实习医生及低年资住院医师的注意事项

检查前的准备

- 向护士和病人介绍自己，建立融洽的关系；让护士知道你希望密切观察病人的产程同时希望有机会自己检查宫颈。
- 不要单独进行宫颈检查，一定有护士在场。

宫颈检查 (图3-16)

- 洗手戴无菌手套，用示指及中指进行触诊。
- 确定宫口大小、宫颈管缩短程度、胎头位置、宫颈位置(前位、中位或后位)以及宫颈硬度(硬、中或软)。用这5个指标进行Bishop评分。入院时如果Bishop评分>6分，分娩成功可能性很大。
- 尝试确定胎方位，如ROA、LOA、ROP等。
- 宫口扩张表示宫颈内口扩张，而不是外口。不要强行将手指插入宫颈内口。如果病人感觉疼痛应停止检查。

检查后

- 宫颈检查后立即记录，并告诉高年资医师检查结果。如果感觉检查结果没把握，请高年资医师或助产士重复检查。
- 传统认为多次阴道检查可能增加宫内感染风险，特别是对胎膜早破患者。但此观

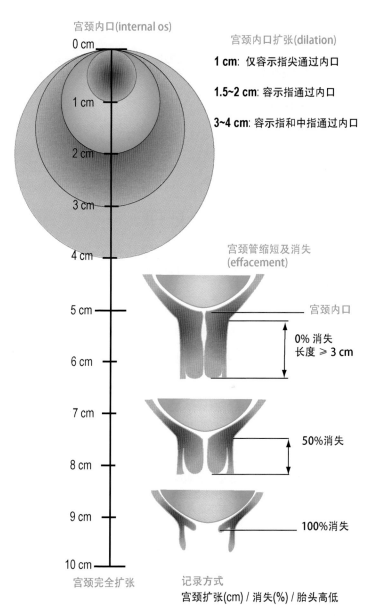

宫颈内口(internal os)

宫颈内口扩张(dilation)

1 cm: 仅容示指尖通过内口

1.5~2 cm: 容示指通过内口

3~4 cm: 容示指和中指通过内口

0 cm

1 cm

2 cm

3 cm

4 cm

宫颈管缩短及消失
(effacement)

宫颈内口

0%消失
长度≥3 cm

5 cm

6 cm

7 cm

50%消失

8 cm

9 cm

100%消失

10 cm

宫颈完全扩张

记录方式
宫颈扩张(cm) / 消失(%) / 胎头高低

图3-16 分娩中宫颈指检

点在美国已受到质疑(OG 2012;119:1096)。

什么时候需要宫颈检查

- 潜伏期每3～4h进行一次宫颈检查，活跃期2h一次，第二产程1h一次。
- 如使用前列腺素凝胶或米索前列醇促宫颈成熟，每4h检查一次宫颈，必要时再给前列腺素药物。

以下情况需要行宫颈检查

1. 患者需要镇痛药或硬膜外麻醉；
2. 患者自觉会阴部有压力，如排便感或不自主向下屏气；
3. 胎心监测有变异减速或其他异常。

郑峥、黄倩、刘慧妹

分娩处理

- 美国产房病人由护士和医生共同管理。护士与国内助产士不同，她们只管监护，不管接生。很多教学医院也有助产师(nurse midwife)。助产师都有硕士或以上的学位，起一定的产科医生作用。

正常产程管理

- 饮食：剖宫产前应禁食6～8h，麻醉前2h可喝水和无渣果汁。美国临产后不可进有渣食物，以减少误吸的危险，但可喝水和果汁(OG 2009;114:714)。
- 美国早已摒弃经肛门检查宫颈的方法，灌肠和剃毛也已淘汰。美国也不用肥皂水清洗外阴，不用聚维酮碘消毒。

分娩管理预案

- 宫口扩张大于3～4cm或活跃期开始时入院/进入产房。
- 静脉补液125ml/h，也可高达250ml/h。
- 持续胎心电子监护。
- 静脉镇痛或者硬膜外麻醉镇痛。
- 宫颈指检：潜伏期3～4h进行一次宫颈检查，活跃期2h一次，第二产程1h一次。
- 如果2h宫颈无明显变化，可用缩宫素和/或人工破膜加速产程。初产妇多首选缩宫素，宫口扩张大于6～7cm时可行人工破膜。
- 如果宫缩乏力或外监测困难，可用宫内压力导管(IUPC)监测宫缩强度及频率。
- 如果胎心外监测困难，可用胎儿头皮电极(fetal scalp electrode, FSE)行内监测。IUPC和FSE见图3-17。
- 如有指征行阴道助产或剖宫产。

难产

- 难产(labor dystocia)指分娩过程缓慢或受阻，但无统一诊断标准。难产是初次剖宫产的主要原因之一。
- 难产的常见原因是产力不足、胎儿过大、非枕先露和持续性枕后位，骨产道异常引起的难产不多见，也无法纠正。
- 精神心理因素也起一定作用，但美国不用地西泮类镇静药处理难产。
- 用于难产的术语很多，如头盆不称(cephalopelvic disproportion, CPD)、宫口扩

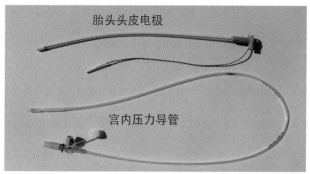

图3-17 胎儿头皮电极和宫内压力导管

张延缓或停滞、胎头下降延缓或停滞、潜伏期延长或停滞、活跃期延长或停滞、第二产程延长或停滞或滞产。

难产的诊断
- 诊断难产应慎重，在第一产程的潜伏期，应避免诊断难产。
- 根据张氏产程图，第一产程的活跃期从宫口扩张6cm后开始。从4cm至5cm可长达6h，从5cm至6cm可长达3h(OG 2010;116:1281)。过去认为宫口开大3~4cm后，产程进入活跃期。
- 过去曾用"2小时原则"(2-hour rule)诊断活跃期宫口扩张停滞，如果宫缩正常，2h后宫颈无变化即可剖宫产。此观点无疑是错误的，使用缩宫素加强宫缩，从2h延长到4h可明显提高阴道分娩率而不增加母儿并发症(OG 1999;93:323)。

产程停滞的诊断标准(OG 2012;120:1181)

第一产程停滞(Arrest of Labor)
国内称活跃期停滞。满足以下3个指标时，可予以诊断。
1. 宫口扩张≥6cm，
2. 已破膜，
3. 如果宫缩充足(MVU≥200)，时间超过4h；如果宫缩不充足(MVU<200)，时间超过6h。

第二产程停滞
- 硬膜外麻醉的初产妇4h以上无任何进展
- 无硬膜外麻醉的初产妇3h以上无任何进展
- 硬膜外麻醉的经产妇3h以上无任何进展
- 无硬膜外麻醉的经产妇2h以上无任何进展

产力不足的处理

- 如果自发宫缩不能充分扩张宫口，可使用缩宫素和/或人工破膜刺激子宫收缩，加速分娩。

人工破膜
- 人工破膜(artificial rupture of membranes, AROM)是加速产程进展的传统方法，但效果不确切。人工破膜不应作为产程处理的常规方法(Cochrane Reviews 2007 CD006167)。

- 人工破膜的风险：脐带脱垂，破膜时间过长可致宫内感染，破膜时损伤胎儿。

适应证

- 需使用宫内压力导管进行监测或羊膜腔灌注，需使用胎儿头皮电极，需行胎儿血气分析或pH(极少用)，加速产程，或阴道助产。

禁忌证

- 胎头高浮，宫口扩张<3cm，胎位异常，HIV病毒载量高，或患者拒绝。

缩宫素

- 天然缩宫素(oxytocin)是下丘脑合成、脑垂体分泌的多肽激素。人工合成缩宫素与天然缩宫素的作用基本一致，血浆半衰期均为3~6分钟。
- 自妊娠20周起，子宫对缩宫素产生反应并持续增强至34周。34周至足月，其敏感性没有明显增强。
- 是增强产力、加速产程的主要药物，促宫颈成熟的效果不如前列腺素类药物。
- 最大剂量没有确定，不同医院用法不同，通常是20~40mU/分钟。

美国缩宫素静脉滴注方案(表3-2)

- 缩宫素10~20单位稀释于1000ml生理盐水，使用静脉输液泵持续给药。30~40分钟后达到稳态。

国内缩宫素使用方法

- 2.5U缩宫素加入0.9%生理盐水500ml内，使每滴液含0.33mU缩宫素，起始以4~5滴/分钟即1~2mU/分钟开始，根据宫缩调整滴速，调整间隔为15~30分钟，每次增加1~2mU/分钟。
- 最大给药剂量通常不超过20mU/分钟(60滴/分钟)。对于不敏感者，可酌情增加缩宫素剂量。广州妇女儿童中心的最大剂量是50滴/分钟(16.7mU/分钟)。

第二产程延长

- 不是阴道助产的绝对指征。
- 如果胎心反应良好，可继续试产。
- 绒毛膜羊膜炎、会阴3/4度裂伤、及宫缩乏力所致的产后出血发病率增高。

持续性枕后位的处理

- 可考虑徒手旋转胎头至枕前位，通常在宫口开全或近开全时进行。
- 转位手法：在宫缩间歇期利用人字缝作为着力点，徒手转至枕前位，待2~3次宫缩后可考虑放松手指。
- 成功率报道不一，与操作者经验有关。

表3-2 缩宫素常规使用方案			
方案	起始剂量	每次增加剂量	增量间隔时间
小剂量	0.5~1mU/分钟	1 mU/分钟	30~40分钟
	1~2 mU/分钟	2 mU/分钟	15分钟
高剂量	4~6 mU/分钟	4~6 mU/分钟	20~40分钟
	高剂量方案可缩短第一产程，剖宫产率和新生儿并发症与小剂量方案相同(OG 2011;118:249)。		

非枕先露

- 头先露包括枕先露(胎头完全俯曲)、前囟先露(部分俯曲)、额先露(部分仰伸)和面先露(完全仰伸)。前囟先露和额先露都是短暂的,最后均转变为枕先露或者面先露。阴道分娩时面先露的发生率为1/600～800,额先露的发生率为1/400。
- 90%的枕先露胎儿娩出时呈正枕前位(OA)、左枕前(LOA)或右枕前位(ROA)。其他胎方位可致阴道分娩困难。
- 面先露(face presentation):60%的面先露需剖宫产。不要试图改变面先露。
- 复合先露(compound presentation)指胎儿的先露部位不止一个,例如胎手置于胎头上。脐带先露(funic presentation)妊娠晚期极少发生。复合先露在分娩中占1/1500。
- 枕先露以枕骨为指示点,面先露以颏骨为指示点,臀先露以骶骨为指示点。

急诊臀先露的处理

- 臀先露阴道分娩的新生儿并发症较高,现已不再推荐阴道分娩,但有些情况下,可准许臀先露患者行阴道分娩,例如臀先露患者到医院时宫口已开很大,产程进展迅速。第一产国内采用堵外阴的方法帮助宫口扩张,美国不用此方法。
- 经产妇和小胎儿可完全自然分娩。臀位助产一定要等胎儿娩出至脐部后才开始进行,过早牵拉可导致胎头仰伸和嵌顿。
- 以下情况不要进行臀助产:
  1. 术者臀助产经验不足。
  2. 胎儿可能为巨大儿或者胎儿体重小于1500～2000g。
  3. 足先露或者不完全臀先露(不是绝对禁忌证,主要是脐带脱垂发生率高)。
  4. 胎儿有畸形或发育异常。

羊水胎粪污染

- 羊水粪染在分娩中占12%～22%,妊娠38周前不常发生,42周后发生率25%～30%。
- 与羊水过少和胎盘功能低下有关。
- 排胎粪虽是一个生理过程,但可增加新生儿胎粪吸入综合征、低阿普加评分和剖宫产的风险。
- 经羊膜腔灌注稀释胎粪不能降低胎粪吸入和新生儿死亡的风险(NEJM 2005;353:909)。产时常规口咽及鼻咽部负压吸引对防止胎粪吸入综合征无效(Lancet 2004;364:597)。

绒毛膜羊膜炎

- 绒毛膜羊膜炎(chorioamnionitis)指羊膜腔内感染,占足月妊娠的0.5%～2.0%。由多重病菌感染所致,常见病菌包括类杆菌、加德纳菌、大肠杆菌、链球菌及其他革兰阴性杆菌。
- 高危因素:产程过长、破膜时间长和宫内监测。
- 宫颈检查次数过多是否导致绒毛膜羊膜炎很有争议,新的研究表明宫内感染主要与产程长短有关,与宫颈指检次数无关(OG 2012;119:1096)。
- 绒毛膜羊膜炎是否增加新生儿脑瘫的风险尚无定论。

诊断
根据临床表现诊断绒毛膜羊膜炎,同时需排除其他原因导致的感染,如肾盂肾炎。常用诊断标准如下：
- 产妇体温＞38.0℃
- 子宫压痛，产妇心动过速(＞110bpm)，胎儿心动过速(＞160bpm)，羊水有异臭。
- 白细胞＞15x10⁹/L并伴有核左移，但应注意正常分娩时白细胞也显著增高。

处理
- 一旦确诊应立即使用静脉抗生素。如不及时处理，可增加新生儿败血症的风险。
- 通常需用缩宫素加速产程以尽早结束分娩，有胎监异常和难产时行剖宫产。

美国静脉抗生素使用方案
- 氨苄青霉素2g q6h和庆大霉素1.5mg/kg q8h或4.5mg/kg每日1次给药，如果青霉素类过敏则用克林霉素代替氨苄青霉素。
- 如果已做剖宫产，加用克林霉素900mg q8h或者甲硝唑500mg q12h。
- 停用抗生素：体温正常后24h停药，或产后再各用一次抗生素后即停药(OG 2012;119:1102)。

国内抗生素方案
- 国内无统一方案。广州市妇女儿童中心使用第三代头孢抗菌素，必要时联合抗厌氧菌谱的抗生素如奥硝唑或甲硝唑等。

郑峥、刘慧姝

会阴裂伤及切开

- 胎儿娩出时常造成会阴裂伤(perineal laceration)。主要危险因素包括初产、产钳或胎头吸引助产、会阴切开术、胎儿过大和持续性枕后位。

会阴裂伤的预防
- 没有一种方法确切有效，接产的医护人员可根据自己的经验选择适当的方法。以下方法虽然常用，但都有争议。

Ritgen 方法
- 胎头着冠时用毛巾覆盖手指放置在肛门后方，向前向上推压胎儿颏部帮助胎头仰伸。此方法美国最常用，其有效性受到质疑(OG 2008;112:212)。

良好着冠或延迟着冠
- 着冠是指胎头露出于阴道口并由会阴环包围。
- 良好着冠(super-crowning)或延迟着冠(delayed crowning)是指给予足够时间着冠并使会阴充分扩张。

延迟用力
- 等待胎头下降到达骨盆底或孕妇自觉便意而用力，而不是宫口开全就用力。
- 延迟用力(delayed pushing)可减轻孕妇疲劳，但并不能预防会阴裂伤。

分娩体位
- 截石位(lithotomy position)是现代产科最常用的分娩体位(birthing position)，便于胎儿监护及产科处理。
- 其他可选择的体位有蹲位或跪位，能否加速分娩有争议，可以尝试。不同的分娩

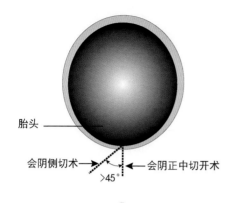

胎头 ——

会阴侧切术 → | ← 会阴正中切开术
　　　　　　 >45°

肛门 ——

会阴侧切术
自会阴后联合中线向一侧切开，
长度3～4cm，与中线成角>45°。
也可以稍偏离中线，在5点或7点处
切开。

会阴正中切开术
沿会阴后联合正中剪开，
长度2～3cm。

图3-18 **会阴切开术的方法**

体位并不能减少会阴裂伤。

会阴按摩

● 分娩前四周开始按摩会阴(perineal massage)，预防会阴裂伤效果不确切。

会阴切开术

● 会阴切开术(episiotomy)不是常规处理，目前美国会阴切开术已降到10%以下。
● 胎头拨露或着冠时接产人员需耐心，多数产妇可顺利分娩并保持会阴的完整性。会阴切开可加重裂伤。
● 会阴切开术并无绝对指征，下列情况可考虑会阴切开以加快分娩：胎心率异常、肩难产或阴道助产。
● 会阴切开术的方法见图3-18。会阴正中切开术可增加Ⅲ度及Ⅳ度裂伤的风险，美国仍常用；会阴侧切术可能出血多、缝合难、愈合后不美观，美国少用。

会阴裂伤的缝合

● 会阴裂伤的分级见表3-3。缝合会阴裂伤是妇产科最常见的手术，但不宜轻视。良好的缝合能恢复会阴完整性，患者终生受益。

表3-3 **会阴裂伤分级**	
分级	**特点**
Ⅰ度裂伤	包括阴唇系带、会阴皮肤及阴道黏膜
Ⅱ度裂伤	Ⅰ度裂伤+会阴体筋膜和肌肉
Ⅲ度裂伤	Ⅱ度裂伤+部分或全部肛门括约肌裂伤
Ⅳ度裂伤	Ⅲ度裂伤+直肠黏膜裂伤，直达肠腔，不仅是肛管皮肤裂伤

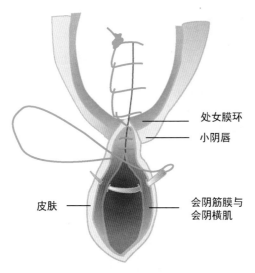

处女膜环

小阴唇

皮肤

会阴筋膜与
会阴横肌

以处女膜作为修复标识。选择合成的可吸收缝线，如3-0 Vicryl或Vicryl
Rapide。羊肠线或铬肠线可致炎性反应，增加疼痛，美国已不用。

自阴道顶端撕裂处进行连续锁边缝合或非锁边缝合。避免缝合过深导致穿透
直肠。最后一针应位于处女膜后方，保证处女膜缝合后位于同一平面。

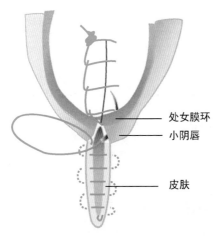

处女膜环

小阴唇

皮肤

会阴体筋膜及会阴横肌缝合完成后，用皮内缝合法缝合皮肤
最后一针进入阴道内，在处女膜后方打结埋在阴道内。

图3-19 II度会阴裂伤单针缝合方法

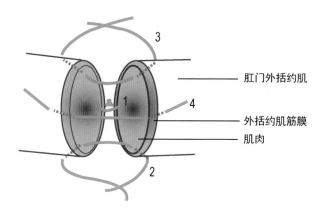

图3-20 **4针法间断缝合肛门外括约肌**

缝合前的准备
- 充分暴露裂伤部位，必要时使用拉钩。
- 用生理盐水充分冲洗伤口，避免粪便、尿液及感染性子宫内容物污染伤口。
- 判断裂伤程度及是否需要缝合，Ⅳ度裂伤的修复可在手术室进行。

Ⅰ**度裂伤**
- 如果没有出血，一度会阴裂伤可以不缝合。病人离开截石位后伤口可自行吻合。尿道周围大的裂伤需要用3-0或4-0可吸收缝线缝合，以减轻产后不适。

Ⅱ**度裂伤**
- 最常见的裂伤类型，参照图3-19进行缝合。

Ⅲ**度裂伤**
- 如果肛门括约肌部分裂伤，使用2-0缝线间断缝合裂伤部位，8字缝合可能造成肌肉缺血，故不推荐。
- 完全肛门括约肌裂伤的修复需先确定括约肌的断端，断端常向两侧回缩，可将括约肌断端用Allis钳拉回到一起，并用2-0缝线间断缝合肌肉及筋膜(图3-20)。
- 过去曾报道重叠缝合扩约肌比断端吻合效果好，但新研究不支持重叠缝合扩约肌。术者可根据自己的经验和习惯而定。

Ⅳ**度裂伤**
- 是阴道分娩的严重并发症，修复不当可致大便失禁、直肠阴道瘘及伤口裂开。
- 应正确细致地缝合每一层组织，缝合中充分冲洗伤口并执行无菌操作。

4层缝合法
1. 用4-0合成的可吸收线连续缝合直肠黏膜下层。
2. 用4-0合成的可吸收线连续缝合肛门内括约肌(直肠肌肉层)。
3. 肛门外括约肌采用4针法间断缝合。
4. 缝合阴道及会阴裂伤。

郑峥、曾慧倩、刘慧妹

妊娠晚期引产和过期妊娠

- 引产(induction of labor, IOL)指自然临产前诱发子宫收缩，目标是达到阴道分娩。引产前必须明确孕周，终止妊娠必须对母儿有益。不适当的引产可伤害孕妇和胎儿，增加剖宫产和早产的风险。
- 美国过去引产率较低，1990年为9.5%，2006年增至22.5%。目前已广泛采取措施减少不足月引产。

足月妊娠

过去从妊娠37周到42周都叫足月妊娠(term pregnancy)，但妊娠37～39周间出生的新生儿呼吸系统并发症增高。ACOG对足月妊娠的定义做了重新修订(OG 2013;122:1139)。

1. 37～38^{+6}周：早期足月妊娠(early term pregnancy)
2. 39～40^{+6}周：足月妊娠(full term pregnancy)
3. 41～41^{+6}周：晚期足月妊娠(late term pregnancy)
4. ≥42周：过期妊娠(postterm pregnancy)

确定预产期和胎龄

- 预产期是产科病历中最重要的一项内容，所有产科检查和处理都是根据孕周来定。预产期可由末次月经(last menstrual period, LMP)的第一天来推算，月经不规律或不记得末次月经的孕妇需尽早行B超检查确定预产期。
- 一旦确立预产期，不要轻易变动，以免造成混乱和处理失误。
- 妊娠14周内的B超是决定预产期和胎龄的最精确的方法。如果B超预产期与末次月经推算的预产期差异悬殊，应用B超预产期，ACOG最新指南见表3-4。

妊娠晚期的择期引产

为确保母儿安全，健康妊娠择期引产(elective induction of labor)必须等妊娠满39周后实施。孕39周的标准很严格，达不到标准，美国医院一般不允许择期引产。以下3个条件之一符合妊娠39周的定义(OG 2009;114:398)。

1. 孕20周前做过B超，预产期明确，择期引产时孕≥39周。
2. 孕早期有多普勒胎心音记录，择期引产时胎心音记录已有30周。

表3-4 选用B超预产期指南	
孕周	B超和LMP差异天数
≤13^{+6}周	
≤8^{+6}周	>5天
9～13^{+6}周	>7天
14～15^{+6}周	>7天
16～21^{+6}周	>10天
22～27^{+6}周	>14天
≥28周	>21天

- 13 6/7周前用头臀径是最精确的方法，取3次测量的平均数。
- 14周后用双顶径、头围、腹围和股骨长度综合测量而定。
- 试管婴儿应根据胚胎天数和植入日期决定预产期，例如3日胚胎预产期为3+263天，5日胚胎为5+261天。

来源：OG2014; 124: 863

3. 孕早期有尿或血清hCG检测，择期引产时阳性结果已有36周。

如果达不到39周的严格标准，例如产检开始的太晚，孕妇需在39周左右做羊水穿刺核实胎肺成熟，然后行择期引产。

引产的适应证

某些情况下及时引产可避免严重并发症。常见指征如下，细节见早产章节。

- 胎儿指征：过期妊娠、胎膜早破、绒毛膜羊膜炎、死胎、胎盘早剥、严重的胎儿宫内生长受限、母胎血型不合及羊水过少。
- 母体指征：妊娠期高血压、糖尿病、肾脏疾病、肺部疾病及抗磷脂抗体综合征。
- 其他因素：快速分娩风险、距离医院远及精神心理疾病。以这些因素引产时患者应满39周，孕39周前胎肺成熟阳性不是引产指征。

引产的禁忌证

- 前置胎盘或血管前置、脐带脱垂、胎位异常、外阴或阴道内疱疹以及既往古典式剖宫产术或穿透宫腔的子宫肌瘤剔除术。值得注意的是腹腔镜下肌瘤剔除，因子宫壁缝合受限，强度可能较差。

引产前注意事项

- 分析引产的适应证和禁忌证。
- 对宫颈成熟度评分，常用的Bishop评分见表3-5。
- Bishop评分≤6分称宫颈条件不良，成熟度低，引产失败率及剖宫产风险均增高。>7分者宫颈条件良好，阴道分娩的可能性大。
- 简易宫颈评分方法包括3个部分：宫口扩张程度、胎头位置和宫颈管缩短程度。简易宫颈评分>5分相当于Bishop评分>8(OG 2011；117:805)。
- 人工引产的产程图与自然分娩的产程图有显著差别，引产的潜伏期和活跃期的早期阶段都比较长。

促宫颈成熟

- 如果宫颈条件不良，成熟度低，应先促宫颈成熟。常用方法有宫颈球囊扩张、缩宫素和前列腺素类药物，这些方法各有利弊。

机械性扩张宫颈

- 宫颈内球囊扩张：宫颈稍有扩张的情况下才能插入球囊导管。美国常用Foley导尿管，导管置入宫颈内口后缓慢注入生理盐水30～60ml，然后可用500～1000g的重物牵引导管，即使不用重物牵引也可达到宫颈成熟的效果。宫颈内球囊扩张还可与缩宫素或前列腺素类药物同时使用以加速宫颈成熟。
- 人工破膜术：效果不定，有绒毛膜羊膜炎、脐带受压及脐带脱垂的风险。
- 海洋植物昆布条(Laminaria)：晚期妊娠引产不常用，可能增加围生期感染。

缩宫素

- 如果宫颈成熟度低，单独使用效果欠佳。
- 低剂量和高剂量缩宫素都可用于引产，使用方案见分娩处理章节。

前列腺素类

- 最常用的促宫颈成熟方法，效果确切。使用时应行胎儿监护，宫缩过频时应避免使用。门诊病人不应使用。

米索前列醇(Misoprostol)

- 前列腺素E1合成物，美国最小剂量的片剂是100μg，用药前需将药片分成4份。
- 美国常用方案：每3～6h后穹隆放置25μg，宫颈成熟后可改用缩宫素，米索前列

表 3-5 Bishop评分系统

分值	宫口扩张(cm)	宫颈消退(%)	胎头高低	质地	宫颈位置
0	关闭	0～30	−3	硬	后位
1	1～2	40～50	−2	中	中位
2	3～4	60～70	−1、0	软	前位
3	≥5	≥80	+1、+2	—	—

醇用后至少4h才可开始使用缩宫素。

- 其他方案：米索前列醇阴道栓50μg每6h一次或米索前列醇口服50μg每4h一次。剂量过大可致子宫收缩过频。
- 既往剖宫产史或肌壁间肌瘤切除术后应避免使用米索前列醇，以防子宫破裂。

地诺前列醇(Dinoprostone)

- 前列腺素E$_2$合成物。地诺前列醇凝胶0.5mg：每6h一次宫颈内放置，24h不超过1.5mg；最后一剂使用后6～12h方可使用缩宫素。
- 地诺前列醇10mg缓释阴道栓，作用可持续12h。药在线网内，可随时取出，取出30～60分钟后可使用缩宫素。

人工剥膜术

- 人工剥膜术(membrane stripping)方法：妊娠≥38周且宫口开大1cm时，一个手指伸入宫颈内，将胎膜从子宫下段剥离。可能导致阴道流血和过痛的宫缩。
- 临床效果有争议，Cochrane Review 认为此方法可减少妊娠超过41周的发生。

乳房和乳头刺激

- 可诱发子宫收缩，确切效果有待进一步研究。

晚期足月妊娠和过期妊娠的处理

- 过期妊娠(postterm pregnancy)的定义是妊娠≥42周，发生率5.5%。晚期足月妊娠(late term pregnancy)指41～41^{+6}周。
- 许多过期妊娠可能与胎龄计算错误有关，妊娠早期确定孕周可以避免过期妊娠的诊断错误。

过期妊娠的危险性

- 死胎、新生儿死亡、巨大胎或胎儿生长受限。
- 胎盘功能低下可致羊水过少、胎粪吸入、胎儿宫内窘迫、低阿普加评分及缺氧。
- 剖宫产率增高。
- 胎儿过熟综合征(postmaturity syndrome)：小老人外貌，皮下脂肪少，皮肤干燥、松弛、起皱及脱皮，皮肤、胎盘和脐带黄染。

处理方法 (OG 2014; 124: 390)

- 妊娠超过42周应该引产。美国多数产科医生在妊娠41周常规引产，不考虑宫颈条件，此方法可降低围产儿死亡率且不增加剖宫产率。
- 如果宫颈不成熟，可在41周开始行NST和AFI，每周1～2次，待宫颈成熟后引产。
- 如果宫颈成熟或存在胎儿窘迫或羊水过少(AFI<5或最大暗区<2cm)，应行引产。

郑峥、刘慧姝

阴道助产

- 阴道助产(operative vaginal delivery)是指用产钳或胎头吸引器帮助胎儿娩出(见图 3-21)。阴道助产率呈下降趋势，据美国2006年的统计，阴道助产率为4.5%，其中产钳助产率为0.8%，胎头吸引助产率为3.7%。

阴道助产指征

没有绝对的阴道助产指征，下列情况可考虑阴道助产。不愿阴道助产的患者可选择剖宫产。

- 胎心率异常，提示胎儿严重缺氧。
- 第二产程延长：初产妇未使用硬膜外麻醉的≥2h，使用硬膜外麻醉后≥3h；经产妇使用硬膜外麻醉的大于≥2h，未使用硬膜外麻醉≥1h。新产标准在原基础上均延长了1h，行阴道助产前可以考虑再给患者一些时间，争取自然分娩。
- 母体适应证：孕妇有心脏病或中枢神经系统疾病例如脑动脉瘤或充血性心衰，需避免屏气用力。虚脱、用力不够的患者也可考虑阴道助产。

阴道助产的禁忌证

- 骨盆狭窄或头盆不称。
- 颜面位、额位、高直位或其他异常胎位。
- 胎儿有出血性疾病如血友病和血小板减少症或成骨发育不全。

阴道助产的注意事项

- 妊娠<34周前避免使用胎头吸引器，胎头吸引可增加颅内出血的风险。
- 禁止联合使用胎头吸引及产钳助产术，例如，胎头吸引失败后再用产钳。
- 避免使用中位产钳。
- 糖尿病或可疑巨大胎儿的产妇，需要警惕肩难产。
- 无论术者经验多么丰富，阴道助产遇到困难时，应放弃阴道助产，立刻转行剖宫产。阴道助产前应确定手术室准备就绪，可随时手术。

阴道助产前全面评估—PAUSE

- 评估骨盆(Pelvis)，决定是否适合阴道分娩。
- 充分麻醉(Anesthesia)或使用镇痛分娩。
- 排空膀胱(Urination)，导尿后需拔除尿管，Foley尿管不要滞留于膀胱内。
- 低位产钳或胎头吸引助产时先露(Station)必须≥2(传统主观测量法−3～+3)或+3cm(新测量法−5～+5cm)，胎方位明确，宫口开全，胎膜已破。
- 向病人及家属解释(Explanation)助产的必要性、危险性和阴道助产的替代方法如剖宫产，并获得知情同意。

阴道助产的方法

产钳助产

- 产钳的形状设计很多，最常用的是Simpson型产钳，适用于胎头变长伴头皮水肿的情况。根据胎头位置高低，产钳助产分为以下3类。

出口平面产钳(Outlet Forceps)

1. 不需分开阴唇即在阴道口看到胎儿头皮。

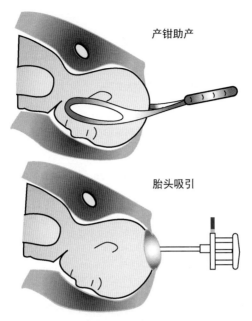

产钳助产

胎头吸引

图3-21 **产钳和胎头吸引助产**

2. 胎儿颅骨已经达到盆底。
3. 胎方位为正枕前(后)、或右(左)枕前(后)位。
4. 胎头到达会阴体。
5. 胎头旋转小于45°。

低位产钳(Low Forceps)

• 胎先露≥+2(传统主观测量法−3~+3)，但未到达盆底。根据胎头旋转程度可再分
  为(1)旋转角度小于45°，(2)旋转角度大于45°。

中位产钳(Midforceps)

• 胎先露<+2(传统主观测量法−3~+3)，但胎头已衔接。

吸引产

• 适应证、禁忌证与分类同产钳助产。吸引器操作相对简单，在美国比产钳用的
  多。吸引器的放置方法见图3-22，详细操作过程见手术操作章节。
• 沿产道纵轴用力牵拉胎头，避免扭转用力。

何时放弃胎头吸引术

• 无统一认识，一般来讲，胎头吸引时间不超过30分钟。
• 用力牵拉胎头时吸引器与胎头脱离超过3次。

产钳和吸引产并发症的比较

• 产钳助产容易引起产道裂伤例如3~4度的会阴裂伤，吸引产容易引起胎儿头皮血
  肿(OG2005;106:908)。

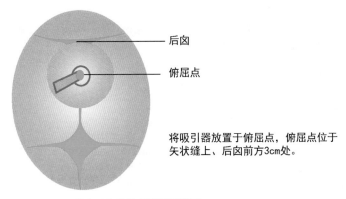

后囟

俯屈点

将吸引器放置于俯屈点，俯屈点位于矢状缝上、后囟前方3cm处。

图3-22 胎头吸引器的放置

- 两者在宫颈裂伤、胎儿面神经麻痹、臂丛神经损伤、颅内出血、锁骨骨折、颅骨骨折和新生儿黄疸的发生率方面无明显差异。
- 阴道助产后新生儿长期随访未见严重并发症。

分娩方式对新生儿的影响

不同分娩方式可合并不同的新生儿损伤(NEJM 1999; 341: 1709)。风险从高到低可概括为以下几类：

1. 联合使用吸引器和产钳助产危险性最高，一般为吸引器失败后再用产钳，应避免同时应用这两种助产方法。
2. 阴道助产失败后行剖宫产。
3. 临产后行剖宫产、单用吸引器或产钳助产。
4. 临产前行剖宫产。
5. 自然阴道分娩发生新生儿损伤的风险最低。

张璐希、方大俊

剖宫产

- 剖宫产俗称剖腹产，是最常见的手术。英文过去称cesarean section，现在多用cesarean delivery(CD)。近年来美国剖宫产率一直上升，1996年总剖宫产率是20.6%，2006年剖宫产率升至31.1%，其中初次剖宫产率是23.5%。2008年全美总分娩量为4,247,694，剖宫产率达到新高，为32.3%。
- 中国大城市的总剖宫产率为46%，居世界榜首 (Lancet 2010; 375: 490)。目前国内剖宫产率已达54%，部分地区高至72%。全国范围内无医学指征产妇要求的剖宫产达25%，有些医院甚至接近50%(中华妇产科杂志2014年10月728页)。

常见剖宫产指征

- 既往剖宫产手术史、难产、可疑胎监、多胎妊娠、巨大胎、子痫前期、臀先露、以及产妇要求。
- 其他影响剖宫产率的因素：担心医疗诉讼、引产、生殖道疱疹感染、阴道助产率下降以及孕妇对剖宫产风险认知不足。

剖宫产的分类
- 英国NICE指南根据紧急程度将剖宫产分为4类。

第一类(Category 1)
- 孕妇或胎儿生命危急，应尽快手术，分秒必争。美国称emergency cesarean或crash cesarean。
- 从决定手术到切皮时间不应超过30分钟，30分钟原则是英国和北美用于评价产科质量的一个标准，许多一类剖宫产可在几分钟内准备就绪。
- 此类包括严重的胎盘早剥、脐带脱垂、子宫破裂、前置胎盘大出血、以及III类胎监异常。

第二类(Category 2)
- 孕妇或胎儿健康状况不良，暂时无生命危险。美国称urgent cesarean。
- 从决定手术到切皮时间不应超过75分钟。
- 难产多属于此类。

第三类(category 3)
- 孕妇或胎儿健康状况目前没有问题，但需要及早分娩。
- 此类包括羊水过少或胎儿生长受限等。

第四类(category 4)
- 根据孕妇的愿望或产房的人员情况安排剖宫产。
- 此类指择期剖宫产。

择期剖宫产时机的选择
1. 初次剖宫产或者有子宫下段剖宫产史的患者再次剖宫产应该在孕39~40周实施，以确保胎儿肺成熟。妊娠39周的标准详见妊娠晚期引产章节。如果不合标准，建议行羊水穿刺，胎儿肺成熟度阳性后再行剖宫产。
2. 曾行古典剖宫产术：再次剖宫产术应在孕36~37周实施。
3. 曾行广泛或者复杂的子宫肌瘤剔除术：剖宫产术应在孕37~38周实施(OG 2011; 118:323)。

孕妇要求剖宫产的处理
- 如何处理初产患者要求剖宫产(primary elective cesarean on maternal request)的情况是现代产科面临的最具争议的问题。这种情况在国内更普遍。
- 当患者要求剖宫产时，应给患者充分讲明利弊。剖宫产和阴道试产的优缺点见表3-6，应告诉患者所谓的优缺点并没有很强的循证医学证据。一般而言，如果产妇意向两胎以上者最好选择阴道分娩。
- NIH结论：与阴道分娩相比，没有充分证据评估剖宫产的利弊，剖宫产的决定必须个体化，并遵循医学伦理原则(OG 2006;107;1386)。

ACOG建议 (OG 2007; 110: 1501)
- 不应在孕39周前或不能证实胎肺成熟的情况下行择期剖宫产。
- 不应由于缺少分娩镇痛措施，而使患者选择剖宫产。
- 想生多胎的妇女最好避免第一胎择期剖宫产。

表3-6 阴道分娩和剖宫产的潜在利弊		
	阴道分娩	**剖宫产分娩**
母体益处	• 恢复快 • 感染风险和麻醉并发症低 • 母乳喂养早，改善母亲和婴儿健康 • 想生多胎的妇女受益大	• 避免产程中的紧急剖宫产及由其导致的出血、感染或内脏损伤的风险 • 保护盆底降低尿失禁和盆腔器官脱垂的风险 • 产后性功能恢复快
母体风险	• 阴道试产失败转剖宫产 • 阴道助产及其并发症 • 盆底组织损伤导致尿失禁、盆底脏器脱垂及粪失禁的风险	• 后续妊娠发生前置胎盘、胎盘植入、胎盘早剥、子宫破裂及孕妇死亡的风险增加 • 再次剖宫产的手术并发症增加
新生儿益处	• 降低肺部疾病、医源性早产、中枢神经抑制和喂养困难 • 缩短新生儿住院时间	• 避免孕39～40周胎儿在产前和产时的死亡 • 降低母婴之间的感染传播 • 降低颅内出血、窒息和脑病的风险 • 可能减少臂丛神经损伤
新生儿风险	• 足月新生儿死亡 • 分娩导致的颅内出血、窒息、脑病、臂丛神经损伤	• 医源性早产、呼吸系统疾病和机械通气的风险 • 住院时间延长

术前准备和手术技巧

实验室检查：

- 国内术前化验项目很多，包括血/尿常规、血型、凝血功能、感染性疾病筛查(乙肝、梅毒、艾滋及丙肝)、生化检查(电解质、肝肾功能、血糖)、心电图、胎儿超声。其他检查根据病情需要而定。
- 美国有产前检查的患者术前仅验血型和血中抗体。尿常规、凝血功能、生化和心电图不是常规。

预防性使用抗生素

- 术前静脉给予单剂量抗生素预防感染是北美的剖宫产常规，第一代头孢菌素或氨苄青霉素是一线抗生素。美国常用头孢唑林1g静注，BMI大于30或者体重大于100kg的孕妇给予2g，术前只给一次，术后不再给药。
- 应在切皮前15～60分钟给药，断脐后再给抗生素效果明显下降。
- 青霉素过敏者美国使用庆大霉素1.5mg/kg＋克林霉素600mg，静脉给药。

剖宫产术后深静脉血栓的预防

- 剖宫产增加静脉血栓(venous thromboembolism, VTE)的风险，但年轻患者的VTE发生率仍较低，约为0.23%(AJOG 2013; 209: 294)。
- 美国很多医院术前给患者放下肢间歇气压袋(intermittent pneumatic compression, IPC)，术前、术中和术后一直使用，到病人下床活动后停用。

- 对于VTE高风险的患者例如严重肥胖、既往VTE病史或患者无法活动等，可使用低分子肝素，例如，依诺肝素(enoxaparin)40mg qd或者普通肝素(unfractionated heparin)5000单位q12h，常在术后6~12h开始给药。

腹部切口

下腹部横切口和纵切口

- 常用剖宫产皮肤切口见图 3-23。
- 绝大多数剖宫产采用下腹横切口，位于耻骨联合上2~5cm，长约12~16cm。横切口的优点是美观和强度好，缺点是费时、血肿形成和神经损伤。7%的患者术后经常感觉切口部位疼痛或不适，可能与髂腹下或者腹股沟神经受损有关(OG 2008; 111: 839)。
- 腹正中纵切口可以快速进入腹腔，便于重复剖宫产的患者，出血少，神经损伤小，易于扩大手术切口。主要缺点是不美观。
- 美国不做旁正中切口。

横切口的选择

- 下腹横切口主要分Pfannenstiel和Joel-Cohen两种。
- Pfannenstiel切口沿皮纹切开，稍呈弧形，关键步骤是从腹直肌游离筋膜

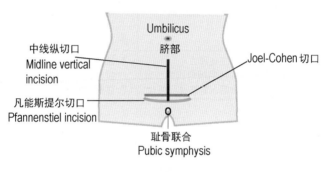

图3-23 剖宫产腹壁切口的各种方法

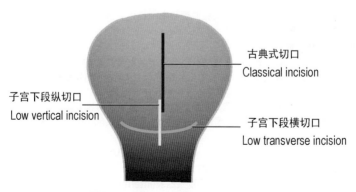

图3-24 剖宫产子宫切开的方法

层。Joel-Cohen切口剪开筋膜层后，钝性分开腹直肌和腹膜进入腹腔。Joel-Cohen切口进入腹腔快，出血少(AJOG 2009;201:431)。

- 应避免超低Pfannenstiel切口，为美容将切口隐藏于会阴毛发之下。广泛分离筋膜与肌肉可能损伤神经导致慢性疼痛。

子宫切口
- 常用的子宫切口见图3-24。
- 横切口适用于足月和多数早产的分娩。
- 下列情况可考虑纵切口或者古典切口：极早产横位胎背向下的胎儿、前壁前置胎盘或胎盘植入、以及子宫下段尚未形成的极早早产。
- 古典切口指纵切口延伸至宫底肌肉，早产时与子宫下段纵切口很难区分。

子宫肌层的缝合
- 剖宫产后阴道分娩的患者有子宫破裂的风险，单层缝合后子宫肌层完全破裂的风险比双层缝合高两倍(OG 2010; 116:43)。
- 美国过去均单层缝合子宫，现在倾向于双层缝合。如果患者不再生育，例如剖宫产时同时结扎，可行单层缝合。

皮下组织的缝合
- 皮下组织深度大于2cm时应予以缝合，小于2cm时不予缝合。

剖腹产手术方法的争议
- 以下操作仍存有争议，医生应根据自己的习惯和经验决定。
  ◇ 子宫缝合是将子宫取出腹腔还是在原处缝合。
  ◇ 子宫缝合后是否需冲洗腹腔。
  ◇ 关闭腹膜能否预防粘连形成。
  ◇ 腹直肌是否缝合。
  ◇ 皮肤是用手术钉还是做皮内缝合。
- 剖宫产的具体操作方法很多，不同医院方法可不相同，一个医院内的医生用的方法也不完全相同。只要主刀有经验，剖宫产结果通常很好。
- 美国多数产科医生将子宫取出腹腔进行缝合，一般不缝合腹膜和腹直肌，多数用可吸收线做皮内缝合。

腹膜外剖宫产
- 避免污染腹腔，防止腹腔粘连。术后疼痛、恶心和呕吐比经腹腔剖宫产轻(AJOG 2013）。
- 手术难度稍大，因子宫切口低，出头可有困难。作者在美国的一半病人都用吸引器出头，以防裂伤。
- 北美极少做腹膜外剖宫产。

术后护理和并发症

饮食
- 病人能否正常饮食不仅受手术影响，也受麻醉药物和麻醉方法的影响。术后何时进食应与麻醉师沟通，保持一致。
- 国内术后进食较保守，一般术后6h可全流饮食，第一天可半流饮食，肛门排气后可正常饮食。
- 美国剖宫产后可正常饮食，不受限制。

尿管
- 术后第一天可拔除尿管，观察排尿情况，锻炼膀胱肌肉功能。

活动

- 术后鼓励产妇尽早活动，第一次下床需有人陪伴。美国产妇手术当日可下床。

伤口处理

- 有些国内医院术后伤口压沙袋6h。第一天更换伤口敷料，及时处理伤口渗液，必要时增加敷料更换次数，伤口理疗。
- 如果术野渗血多，美国用多层纱布加压包扎，不用沙袋。两天后切口暴露，不做理疗。

皮肤缝线的拆除

- 美国用皮内缝合或皮肤钉合器关闭皮肤切口。横切口2～3天后去除伤口钉，早期去除伤口钉不留瘢痕，纵切口需等5～7天。伤口钉去除后需用胶膜拉紧伤口以防止伤口裂开。
- 国内采用皮内缝合或丝线外缝皮肤，根据伤口愈合情况横切口于术后3天、纵切口于术后5天一次性或间断拆线，拆线后皮肤表面可覆盖创可贴。

出院

- 美国通常术后2～3天出院，病人多数急着回家，不需动员出院。
- 出院时给患者讲明可能发生的术后并发症，包括出血、子宫内膜炎、伤口感染、静脉血栓和尿路或者肠道损伤的并发症。
- 美国常在术后1～2周复查伤口。6周后行全身体检包括盆腔检查。

潘秀玉、曾慧倩、方大俊

肩难产

- 肩难产(shoulder dystocia, SD)是产科医生最为恐惧的急症之一。美国产科医疗诉讼最常见的原因是肩难产和剖宫产不及时，为此不少医生过早地结束了产科生涯。
- 肩难产发生后，脐带血流中断，胎儿不能呼吸，缺氧可致新生儿脑瘫和死亡。
- 肩难产不能预测，每个产科医生都必须掌握肩难产的处理。肩难产不常见，模拟训练可帮助产科医生、助产士、麻醉和儿科医护人员保持警惕性并不断完善处理流程。

肩难产的定义和发生率

- SD的诊断较为主观。当胎头娩出后，用常规方法不能娩出胎儿双肩即可诊断SD。一般来讲，SD的发生率约为1.5%(OG 2011; 117: 1272)。
- 基于产科处理的定义：胎头娩出后前肩嵌顿于耻骨联合上方，常规牵引胎头不能娩出前肩，需要其他辅助手法帮助娩出胎肩(OG 2002;100:1045)。
- 基于胎头与胎肩娩出时间的定义：胎头与胎肩娩出时间间隔超过60秒(OG 1995; 86: 433)。
- SD的发生率取决于SD的定义。因为人群与诊断标准的差异，报道的发病率不同。许多SD可能没有列入统计。

高危因素

- 产前因素：既往有肩难产史、巨大胎、糖尿病、过期妊娠、男婴、高龄、孕期体重增加过多、骨盆异常以及经产妇。
- 产时因素：第一产程异常、产程停滞、缩宫素加强宫缩、阴道助产及硬膜外镇痛。

巨大胎
- 巨大胎(macrosomia)指估计的胎重≥4.0kg(国内定义)或≥4.5kg (美国定义)。
- 母体和胎儿的主要危险：SD、臂丛神经损伤、产后出血以及会阴裂伤。
- 分娩前诊断巨大胎往往不准确，由触诊、超声测量和产科医生经验来综合评估。
- 巨大胎不是引产的指征。

肩难产的预防
- SD无法预测，所有阴道分娩的病例都要警惕SD的发生，大部分SD发生于无任何高危因素的产妇。
- 美国为了预防高危人群发生SD，避免医疗纠纷，建议采取以下措施：
  ◇ 无糖尿病孕妇估计胎儿体重＞5kg或糖尿病孕妇估计胎儿体重＞4.5kg考虑剖宫产(ACOG Practice Bulletin No 22, 2000年11月)。
  ◇ 如果有高危因素例如巨大胎或既往有SD病史，尽量避免阴道助产。
  ◇ 既往有SD的孕妇尤其是伴有新生儿损伤者应考虑剖宫产，避免再次发生SD。

肩难产的处理
- 胎儿娩出后如果见胎头回缩(turtle sign, 龟缩征)，应立即怀疑SD。牵引胎头不可娩出前肩时即可诊断SD。

肩难产处理流程
发生SD后不要慌乱，按程序采取不同的手法娩出胎肩。美国医生多数按以下程序进行：Leg→Help→Pressure→Arm。
- 屈大腿法(Legs, McRoberts maneuver)：屈曲产妇双腿贴近腹部是处理肩难产的首选方法。
- 求助(Help)：呼叫有经验的产科医生、助产士、麻醉师和儿科医生到场援助。
- 耻骨上加压法(suprapubic pressure)：在产妇耻骨联合上方触及胎儿前肩，向后下加压，结合屈大腿法可以成功解除大多数的SD。
- 牵后臂娩后肩法(delivery of posterior arm)：见图3-25。手沿骶骨伸入阴道，进手困难则行会阴切开。胎背在产妇左侧用左手，胎背在产妇右侧用右手。沿胎儿后上肢到肘部。如果肘关节呈屈曲状态，可抓住前臂或胎手，经胸前娩出后臂；如果肘关节处于伸直状态，在腘窝处用力使肘关节屈曲，然后抓住前臂或胎手娩出后臂，屈曲肘关节是防止肱骨骨折的关键。此方法是处理肩难产的最有效的方法(OG 2011;117:1272)。
- 如果牵后臂娩后肩法失败，下一步如何处理没有共识，其他手法的成功率都不高，作者下一步选择胎头复位法(Zavanelli法)，将胎头复位于产道或宫腔内然后行紧急剖宫产。方法选择应根据胎儿情况、家属要求、医生经验和医院条件而定。此时，胎儿多有严重并发症。
- 断锁骨很少做，美国不用耻骨联合切开术。

HELPERR流程
美国全科医生(家庭医生)爱用这个流程。
- 求助(Help)
- 评估(Evaluation)是否需行会阴切开。如果手掌能进入阴道，可避免会阴切开。

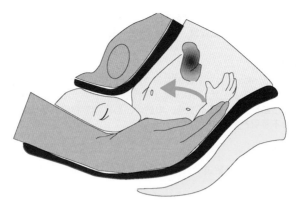

图3-25 **牵后臂娩后肩法**

- 屈大腿法(Legs)
- 耻骨上加压法(Pressure)
- 进入阴道实施旋肩法(Enter, Woods maneuver)：以食、中指伸入阴道紧贴胎儿后肩的背面，将后肩向侧上旋转，当后肩逐渐旋转至前肩位置时娩出。操作时胎背在母体右侧用左手，胎背在母体左侧用右手。
- 牵后臂娩后肩法(Remove)
- 四肢着地法(Roll)：指导产妇翻转至双手和双膝着床。

肩难产的并发症

母体并发症
- 产后出血。
- IV度会阴裂伤，特别是会阴正中切开行阴道内操作。严重者可有尿瘘和粪瘘。

胎儿并发症

臂丛神经损伤
- 可能与子宫收缩、胎方位、产妇用力以及过度向下牵引胎头有关，亦可发生于剖宫产的新生儿。
- 上臂麻痹(Erb-Duchenne palsy)最常见，通常是因为$C_5 \sim C_7$段的神经损伤。下臂麻痹(Klumpke palsy)主要是$C_8 \sim T_1$段的神经损伤.
- 大多数臂丛神经损伤是短暂性的，少部分在出院前可以恢复，88%的患儿需要一年以上的时间，大约10%的臂丛神经损伤为永久性。

骨折
- 锁骨骨折最为常见。肱骨骨折较少，后臂娩出时容易发生。
- 骨折可以完全恢复正常，不会导致远期并发症。

缺血缺氧性脑病(Hypoxic Ischemic Encephalopathy)
- 发生率0.3%，胎头与胎体娩出间隔时间超过10分钟易出现(OG 2011;117:1272)。

方大俊

剖宫产后阴道分娩

- 剖宫产后阴道试产(trial of labor after cesarean, TOLAC)或剖宫产后阴道分娩(vaginal birth after cesaran, VBAC)在美国很普遍，产科医生这方面经验很多。TOLAC在1995年达到高峰，51.8%的有剖宫产史的孕妇选择TOLAC。
- 我国TOLAC开展不普遍，统计数据目前不详。

TOLAC的利与弊

- 不论选择TOLAC还是行再次剖宫产，均有可能发生大出血、感染、血栓栓塞、子宫切除、围产儿及产妇死亡的风险。如果TOLAC成功，分娩并发症则明显减少；如果TOLAC失败，相关并发症可增加。
- 对于有再次妊娠意愿的妇女，VBAC可能减少将来妊娠和分娩的风险。
- 一般来讲，TOLAC对产妇有利，婴儿并发症可能稍高；再次剖宫产对婴儿有利，产妇手术并发症可增高(OG 2010; 115: 1267)。

TOLAC的成功率

- 大约为60%～70%。美国教学医院成功率较高，社区医院的成功率相对较低。

有利成功的因素

- 既往阴道分娩史
- 既往成功的VBAC
- 宫颈成熟或Bishop评分≥6分
- 自然临产
- 既往剖宫产手术指征是臀位，不是难产。
- 孕妇年龄小于35岁
- 妊娠间隔大于18个月
- 估计胎重小于4000克
- 孕妇体重小于300磅(136 kg)
- 国内用B超测量子宫下段切口瘢痕，厚度≥3mm为佳。美国不用此标准。

预测TOLAC成功的方法

- 既往阴道分娩史或VBAC史是预测阴道试产成功的最佳指标，其次是自然临产、宫颈Bishop评分≥6。不利因素并非TOLAC的禁忌，多数巨大胎、高龄、肥胖或过期妊娠的患者也可以成功的阴道分娩。
- 计算TOLAC成功率的公式有很多，但临床应用不广泛。
- Maternal-Fetal Medicine Units (MFMU) Network 的计算公式有两个，一个用于首次产检，另一个用于临产入院。可到MFMU的网站（https://mfmu.bsc.gwu.edu）免费使用VBAC计算器。

子宫破裂

- 通常指完全性子宫破裂(uterine rupture)，是TOLAC最严重的并发症。可引起大出血，脐带、胎儿和胎盘组织进入腹腔，严重者导致婴儿和产妇死亡。
- 不完全性子宫破裂(uterine dehiscence)指子宫肌层部分或全层破裂，但浆膜层完整，宫腔与腹腔不通，胎儿及其附属物仍在宫腔内。一般不引起并发症。

子宫破裂的风险评估

既往子宫切口类型以及子宫破裂发生率(NEJM 2004; 351: 2581):

- 子宫下段横切口约为0.7%

- 子宫下段纵切口约为2%
- 古典、T形或J形子宫切口约为1.9%
- 未知类型子宫切口约为0.5%

既往多次剖宫产与单次剖宫产的比较(OG 2006;108:12):

- 子宫破裂发生率：单次剖宫产后约为0.7%，多次剖宫产后约为0.9%。
- VBAC成功率：单次剖宫产后成功率约为73%，多次剖宫产后约为66%。

TOLAC适应证和禁忌证

- TOLAC没有绝对的适应证和禁忌证，产前应和患者不断交流，让患者充分理解TOLAC和再次剖宫产的利弊，帮助患者作出决定(OG 2010; 116: 450)。

适应证

- 单次子宫下段横切口剖宫产手术史(1级循证医学证据)
- 两次子宫下段横切口剖宫产手术史(2级)
- 未知子宫切口，不怀疑古典剖宫产手术史(2级)
- 既往单次子宫下段横切口剖宫产手术史，本次双胎妊娠(2级)
- 既往子宫下段纵切口

禁忌证

- 既往古典剖宫产、T形子宫切口或广泛子宫手术史
- 既往子宫破裂史
- 有阴道分娩禁忌的内科或产科并发症

产前和分娩管理

产前保健

- 与其他正常妊娠基本相同，应细阅既往剖宫产手术记录，了解子宫切口类型。
- TOLAC要求产科和麻醉科医生能急速实施剖宫产，不是所有医院都有条件。如果资源有限，建议转院。
- 臀位胎儿可在妊娠37周时行外倒转术。

产程管理

- 可用硬膜外麻醉镇痛。
- 持续性电子监护观察胎心率和宫缩，可疑胎监如严重的变异或晚期减速是子宫破裂最敏感的指标。
- 产程进展缓慢时美国常用缩宫素加强宫缩(labor augmentation)。一般采用低剂量方案，缩宫素控制在20 mU/min以下，可加速分娩，并不明显增加子宫破裂的风险。
- 国内不主张用缩宫素加强宫缩，硬膜外麻醉镇痛也很谨慎。

引产问题

- 需要引产的患者TOLAC成功率会降低，但有时不可避免。
- 宫颈不成熟时建议使用宫颈机械扩张方法或低剂量缩宫素。
- 米索前列醇属前列腺素E_1，可增加子宫破裂发生率，应避免使用。能否使用前列腺素E_2有争议，多数产科医生不用。

黄倩、曾慧倩

外转胎位

- 外转胎位术(external cephalic version, ECV)是经孕妇腹壁将胎儿从臀先露倒转为头先露。目的是避免剖宫产。

臀先露

- 足月妊娠臀先露的发生率为3%～4%。妊娠32周时15%的胎儿呈臀位，多数胎儿足月时自行转为枕先露。
- 足月时常见臀先露见图3-26。单臀先露最多，呈屈髋伸膝位，占50%～70%。完全性臀先露又称混合臀先露，呈屈髋屈膝位，占5%～10%。不完全臀先露多表现为单足或双足先露，占10%～40%。
- 美国四部触诊一般从35～36周开始，如果怀疑臀先露，做B超予以确诊。美国孕妇较胖，触诊的敏感性和准确率不高，敏感性只有28%～57%。
- 目前单胎臀先露已不再提倡计划性阴道分娩。与剖宫产相比，阴道分娩的新生儿并发症高，阴道分娩并发症5%，剖宫产为1.6%(Lancet 2000;356:1375)。阴道分娩的主要风险是脐带受压、脱垂和胎头嵌顿。

外转胎位术

- 妊娠37周后进行ECV的成功率大约为50%～60%。即使ECV成功，ECV孕妇的剖宫产率仍高于勿需ECV的人群。

何时行ECV

- ECV通常在妊娠37～38周间进行，ACOG推荐在妊娠36周结束后行ECV。妊娠37周前很多臀先露可自行转位，在37周行ECV可避免不必要的操作和并发症。
- 与妊娠37周行ECV相比，妊娠34～35周之间行ECV的成功率稍高，但并不能降低剖宫产率(BJOG 2011; 118: 564)。如果ECV出现并发症，还可导致早产。

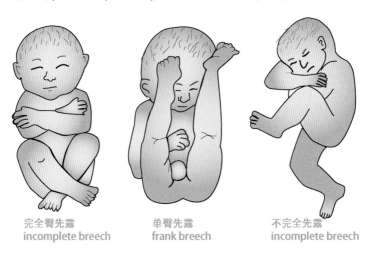

| 完全臀先露 | 单臀先露 | 不完全先露 |
| incomplete breech | frank breech | incomplete breech |

图3-26 臀先露的常见类型

ECV的禁忌证

- 有明显阴道分娩的禁忌证,例如,前置胎盘。
- 其他禁忌证有胎盘早剥、胎心监测异常、羊水过少、胎膜破裂、明显胎儿畸形、子宫异常、多胎妊娠、以及胎头过度仰伸。
- 在美国,既往有剖宫产史者或脐带绕颈并非ECV的禁忌证。

ECV成功的有利因素和不利因素

- 有利因素:经产妇、羊水量正常、胎臀入盆较浅、硬膜外镇痛、使用宫缩抑制剂、以及斜产式或横位。
- 不利因素: 前壁胎盘、羊水量减少、胎臀入盆深、肥胖、胎儿脊柱后位、以及初产妇。

术前准备

- 获得知情同意。即使不行ECV,胎儿也有可能在分娩前自行转位,可能性约7%。
- 确定孕周≥37周,确定没有ECV禁忌证且胎心正常。
- 超声检查确定胎先露,操作时也常需超声监测。
- 确保紧急并发症出现时可行急诊剖宫产。
- 排空膀胱。
- 美国常用特布他林(terbutaline)0.25mg 皮下或静脉注射以松弛子宫,尤其是初产妇。国内可根据情况选择宫缩抑制剂。也可给予阿片类镇痛药。

操作过程

- 使用超声耦合剂使腹部光滑。
- 与患者保持沟通,让患者知道你在做什么,并让患者放松腹部。
- 一般有两个医生操作,一个将胎儿臀部推出盆腔,另一个转胎。
- 先尝试"向前翻滚"法,如果失败再尝试"向后翻滚"法。如果出现胎心过缓或孕妇有明显不适则停止操作。
- 完毕后监测胎心,胎心正常可出院。Rh阴性患者给予抗D免疫球蛋白注射。

ECV的并发症

- 总的并发症很少。有可能出现胎心减速、胎盘早剥、早产或子宫破裂。胎儿死亡罕见。2.4%的病例会发生母胎输血综合征(fetal-maternal hemorrhage),>30ml的严重出血小于0.1% (OG 2008;112:79)。

转胎位的其他方法

- 胸膝卧位、针灸、艾灸(moxibustion)、以及激光照射。
- 多数无效或无循证医学证据。

狄小丹、方大俊

B族链球菌感染的预防

- 新生儿B族链球菌(Group B *Streptococcus*, GBS)感染是新生儿最常见的细菌性感染，可引起新生儿败血症、肺炎和脑膜炎。
- 10%~40%的健康孕妇直肠和阴道内都可以检测出GBS，阴道分娩时母儿垂直传播是引起新生儿GBS感染的主要原因。
- 自从广泛产前筛查GBS和阴道分娩时给予预防性抗生素以来，美国早发型(出生6天内)新生儿GBS感染降低了80%。
- 本章资料来源于2010年美国CDC指南(MMWR Nov. 19)，ACOG和American Academy of Pediatrics(AAP)均采用此指南。

孕妇GBS常规筛查

- 所有孕妇在妊娠35~37周时常规行GBS筛查。打算剖宫产的孕妇也需要筛查，因为孕妇可在剖宫产前进入临产。
- GBS培养的样本采集：用棉签在阴道的下段和直肠内(肛门括约肌上)取得分泌物，一般用一个棉签，先取阴道内标本，再取直肠标本。不能采用宫颈、肛周或会阴的分泌物。不要使用窥器。
- 阴道和直肠GBS筛查阳性者并不需要立即给予抗生素治疗。
- GBS的检查结果5周有效，5周后如果还没有分娩需要再次行GBS培养。
- 以下两种情况提示GBS生长严重，不再需要筛查，只需要分娩时给予抗生素。
  - ◊ 本次妊娠的任何时期有GBS菌尿症(≥10^4cfu/ml)。妊娠期GBS尿路感染需要治疗，分娩时仍需要抗生素预防新生儿GBS感染。
  - ◊ 既往分娩的新生儿有早发型GBS感染。

阴道分娩时GBS感染的预防

预防性抗生素的指征
- 本次妊娠GBS培养结果阳性。
- 本次妊娠有过GBS菌尿症。
- 既往分娩婴儿有早发型GBS感染。
- 未做GBS筛查或结果不明，有以下情况之一需给予预防性抗生素：
  - ◊ 产时发热≥38℃
  - ◊ <37周的早产
  - ◊ 胎膜破裂时间≥18h
  - ◊ 产时快速GBS检测(NAAT)为阳性

无需预防性抗生素的情况
- 既往妊娠GBS筛查阳性，本次妊娠无预防GBS的指征。
- 既往妊娠有GBS菌尿症，本次妊娠无预防GBS的指征。
- 本次妊娠35~37周GBS筛查阴性。即使出现37周前早产、产时发热或胎膜破裂≥18h，也不要需要预防GBS，但发热的病人可能需要广谱抗生素治疗感染。
- 无论孕周或GBS培养结果，临产前且胎膜完整时行剖宫产。

妊娠37周前早产或未足月胎膜早破

- 如果入院前5周内未行GBS筛查，入院时常规行GBS培养，培养结果需要等48h。

快速GBS检测方法很多，但CDC尚未广泛推荐。

- 如果GBS筛查阳性或不明，给予抗生素预防GBS感染。GBS培养阴性者无需预防性抗生素。
- 如果为假早产临产或GBS检测为阴性，则停止使用抗生素。
- 妊娠34周前的胎膜早破患者多需要广谱抗生素延长孕周，这些广谱抗生素已起到预防GBS感染的效果。34周后的胎膜早破多需要引产，GBS筛查阳性或不明者给予抗生素预防GBS感染。
- GBS筛查结果有效期为5周。5周后早产可能仍存在者需要再做培养，是否需要预防性抗生素基于新的培养结果。

GBS预防性抗生素

- 为预防抗生素耐药性，应选用窄谱抗生素。GBS对青霉素G(penicillin G)很敏感，青霉素G为首选药物。

对青霉素不过敏者

- 首选方案：第1次给青霉素G 5百万单位 IV，接着2.5百万～3百万单位IV，每4h一次，直至分娩。
- 次选方案：第1次给氨苄西林(ampicillin)2g IV，接着1g IV，每4h一次，直至分娩

对青霉素过敏者

过敏低风险人群

- 定义：使用青霉素后仅出现皮疹，无水肿和荨麻疹。
- 用药方案：头孢唑林(cefazolin)2g IV一次，接着1g IV，每8h一次，直至分娩。

过敏高风险人群

- 定义：使用青霉素后很快出现血管神经性水肿、呼吸窘迫或荨麻疹。
- 做抗生素药敏试验，同时检测对克林霉素(clindamycin)和红霉素(erythromycin)的药敏性，对红霉素耐药也提示对克林霉素耐药。用药方案如下：
  ◇ 对克林霉素和红霉素敏感：克林霉素900mg IV q8h直至分娩。
  ◇ 对克林霉素敏感但红霉素耐药：进一步行诱导克林霉素耐药试验。
  ◇ 对克林霉素耐药：万古霉素(vancomycin)20mg/kg或1g IV q12h直至分娩。
- 因耐药问题，红霉素现已不作为预防GBS感染的常规用药。
- 过敏史不详者也可行青霉素皮肤过敏试验。

GBS阳性产妇的产程处理

- 临产或破膜后即开始给予抗生素预防GBS感染，出生前最好用至少4h的抗生素。如果有产科紧急指征，应尽早终止妊娠，无需等待4h。
- GBS阳性产妇进行人工破膜、胎儿头皮电极或宫腔压力监测是否安全，目前没有充分证据。如有必要，一般使用抗生素4h以后才进行宫内干预措施。

方大俊

新生儿评估

- 产科医护人员和产妇一样，都非常希望每一个新生儿健康。现实中不论如何努力，总有极少数新生儿出现健康问题。是分娩过程中出了意外？还是分娩前胎儿就有问题？如果与分娩有关，问题是在哪个环节？每个妈妈和医护人员都想找到确切的答案，但寻找真正的答案却十分困难。

新生儿脑病

- 新生儿脑病(neonatal encephalopathy)是新名词。指≥35周的胎儿出生后出现神经功能紊乱，可表现为意识不清、抽搐、不能自主呼吸、肌张力和反射下降。发生率约0.3%。ACOG对新生儿脑病做了新的修订，以下内容均来自这一最新指南(Neonatal encephalopathy and neurologic outcome 2nd edition, 2014 by the Task Force of ACOG and APA)。
- 如果符合新生儿脑病的定义，下一步应判断是否产程中出现了意外。以下项目出现的越多，围分娩期和分娩中急性缺氧缺血的可能性越大。

新生儿体征、实验室和影像检查

Apgar评分

- Apgar评分5分钟和10分钟时均低于5与脑瘫(cerebral palsy)相关，但大多数低Apgar评分的新生儿并无脑瘫。
- 如果5分钟Apgar评分≥7，产程中急性缺氧缺血的可能性不大。

脐动脉血气分析

- 脐动脉pH<7或碱剩余≥12mmol/L。如果脐动脉pH>7.2，新生儿脑病多与产程中急性缺氧缺血无关。即使有严重酸中毒，绝大多数新生儿并无神经系统损害，酸中毒出现并不能确定胎儿缺氧缺血何时开始。

颅脑MRI

- MRI可显示脑缺氧缺血后出现的特异性改变。需要在出生后1~4天之间和10天后各做一次MRI。

多器官衰竭

- 可有心肝肾衰竭、代谢紊乱、胃肠损伤和血液系统异常。

围分娩期和分娩中导致急性缺氧缺血的因素

分娩前和分娩中导致缺氧缺血的前哨征象

- 子宫破裂
- 重度的胎盘剥离
- 脐带脱垂
- 羊水栓塞出现长时间的严重低血压和缺氧
- 孕妇心跳骤停
- 胎儿大出血

胎心监测

- I类(Category I)和2类(Category II)胎心监测加上Apgar≥7和/或正常脐动脉血气可除外急性缺氧缺血的意外。
- 入院时胎心监测不正常者与正常者必须区分开来，这两者有截然不同的意义。
- 入院时2类胎心波形持续≥60分钟伴无变异(absent variability)或微小变异(minimal

variability)，提示胎儿已经不正常。如果胎头刺激无反应或BPP测试无法确定胎儿宫内情况是否良好，此时应慎重考虑分娩方式。如果胎儿已经长时间宫内缺氧，急诊剖宫产不能逆转胎儿的健康状况。
- 入院时1类胎心波形然后转化成3类波形，提示急性缺氧缺血的意外发生。

影像检查确立脑损伤的时间和类型
- MRI是对急性缺氧缺血脑损伤最敏感的影像检查。出生24～96h之间行MRI有助于明确大脑损伤的时间，10天后第二次MRI有助于了解损伤的范围和性质。
- MRI不能区分缺血缺氧的具体原因，例如，是胎盘功能问题，还是脐血流突然中断所致。

除外引起脑损伤的其他疾病
- 如果下列情况存在，产程意外不可能是引起新生儿脑病的单一因素。这些情况包括胎儿发育异常、母体感染、胎儿出血、新生儿败血症和慢性胎盘病变。

痉挛性四肢瘫痪或运动障碍型脑瘫
- 此型脑瘫与急性脑缺氧缺血有关，其他类型的脑瘫与产程中急性脑缺氧缺血关系不大。
- 患儿可有其他无特异性的发育异常，但不能说明与产程意外有关。

脑瘫
- 脑瘫（cerebral palsy）与大脑上运动神经元受损有关，表现为深腱反射亢进、肌张力增加以及痉挛。婴儿可能有低IQ以及抽搐。
- 病因：仅10%的脑瘫与分娩相关，其他原因包括早产、产前出血、同种免疫性疾病、多胎妊娠、基因疾病、宫内感染、产时发热、FGR、凝血障碍、先天畸形、母体疾病、胎盘梗死、脐带绕颈过紧及儿童期疾病

APGAR评分
- Apgar评分(表3-7)受孕周、母体用药、复苏、心肺以及神经系统状况的影响。
- 1分钟的低Apgar评分表示需要新生儿复苏，不能预测远期神经系统并发症。
- 5分钟或之后的Apgar评分<3与神经功能异常或脑瘫相关，5分钟Apgar评分<7与轻微的认知障碍相关(OG 2011;118: 201)。

脐带血pH与血气分析
- 能客观的反映胎儿是否有缺氧或酸中毒。
- 动脉血更能准确反映胎儿酸碱平衡状态，而静脉血反映的是胎盘酸碱平衡状态，

表3-7 Apgar评分

体征	0分	1分	2分
肤色（Appearance）	全身发绀或苍白	仅四肢发绀	全身红润
心率（Pulse）	无	<100次/分	>100次/分
反射（Grimace）	无反应	痛苦表情	刺激后大哭
肌张力（Activity）	松软	有些弯曲	动作灵活
呼吸（Respirations）	无	微弱不规则	良好，哭

表3-8 阴道分娩新生儿脐带血pH与血气分析

	足月(平均值±SD)	早产(平均值±SD)
动脉血		
酸碱度(pH)	7.27 ± 0.069	7.28 ± 0.089
二氧化碳分压(PCO_2)	50.3 ± 11.1	50.2 ± 12.3
碳酸氢盐(HCO_3)	22 ± 3.6	22.4 ± 3.5
碱剩余(BE)	−2.7 ± 2.8	−2.5 ± 3
静脉血		
酸碱度(pH)	7.34 ± 0.063	7.35 ± 0.81
二氧化碳分压(PCO_2)	40.7 ± 7.9	41.7 ± 10.1
碳酸氢盐(HCO_3)	21.4 ± 2.5	21.8 ± 2.6
碱剩余(BE)	−2.4 ± 2	−2.1 ± 2.2
来源：Clin Obstet Gynecol 1993; 36: 13		

正常值见表3-8。
- 样本采集：胎儿娩出后立即双重钳夹脐带，因为新生儿呼吸会明显影响脐带血的酸碱度。先采集一条脐动脉的血液，必要时采集另外一条。

脐带血血气分析的适应证
- 无统一观点。以下情况可以考虑：羊水粪染、胎心异常、低Apgar评分、早产、臀位分娩、严重FGR以及绒毛膜羊膜炎。
- 有些专家推荐所有新生儿常规行脐带血血气分析。

方大俊、王雪峰

产褥

- 从胎盘娩出至各器官恢复到孕前状态的阶段称产褥(puerperium, postpartum),
  puerperium一词美国很少用。产褥期一般持续6～12周。产后大出血多发生于产
  后2h,这个阶段产妇仍在产房,有些教科书故把胎盘娩出后2h定义为第四产程。

产后出血

- 在全球范围内,产后出血(postpartum hemorrhage, PPH)是孕产妇死亡的主要原
  因。发生率约为1%～3%。在发达国家,产后出血相关的死亡通常归因于诊断延
  迟、低估失血量和弥散性血管内凝血(DIC)的处理不当。
- PPH通常定义为阴道分娩后24h内失血量≥500ml或剖宫产失血量≥1000ml。PPH
  的确切定义争议很大。

病因

- 子宫收缩乏力(uterine atony)是最常见的原因,危险因素包括多次分娩、多胎妊
  娠、产程延长、缩宫素使用过长、绒毛膜羊膜炎和子宫收缩抑制剂。
- 其他病因:阴道或宫颈撕裂、胎盘滞留、胎盘植入、子宫内翻和凝血功能异常。
- 胎盘植入已成为产后持续出血的常见原因,也是围分娩期子宫切除的主要指征。
- 胎盘滞留通常导致延迟的产后出血。

产后出血的预防

- 积极管理第三产程可降低产后失血量。胎儿娩出后立即给予缩宫素,并行控制
  性脐带牵引和子宫按摩,以加快胎盘分娩和减少失血(Cochrane Review 2000.
  CD000007).
- 在资源贫乏地区,如果没有缩宫素,可以在断脐后5分钟内口服或舌下含服米索前
  列醇(misoprostol)防止产后出血(Lancet 2006;368:1248)。

产后出血的初步处理

- 从子宫腔清理胎盘、胎膜及凝血块,双手法按摩子宫。如果膀胱充盈则用导尿管
  排空膀胱。
- 一旦确诊或疑似产后出血立即提醒医护团队。
- 监控失血量、生命体征和尿量。医护人员经常低估失血量,美国常用塑料袋收集
  失血和纱布称重监测失血量。
- 需要建立两条16～18号针头的静脉通道,根据失血量快速输注接近体温的晶体
  液,晶体液与失血量的比值为3:1。
- 给予子宫收缩剂后如果仍持续出血则将病人转送至手术室。
- 产后出血的处理可参考California Maternal Care Quality Collaborative的方案
  (www.cmqcc.org/ob_hemorrhage)。

药物治疗

- 子宫收缩剂是治疗宫缩乏力所致产后出血的主要方法。在发达国家,缩宫素是治

表4-1 常用的子宫收缩药物		
药物	**用法**	**副作用和禁忌证**
缩宫素 (oxytocin)	10～40单位加入1000ml林格氏液或生理盐水中静滴。若无静脉通路，可予10单位肌注或经腹部/宫颈行子宫肌直接注射	可导致水中毒、低钠血症，静脉注射可导致低血压
甲基麦角新碱 (Methergine)	0.2mg肌注或0.2mg口服x1	恶心、呕吐和胸痛。高血压或血管疾病患者禁用
欣母沛(卡前列素氨丁三醇, Hemabate)	0.25mg肌注或子宫肌注射，每15分钟一次，最多使用8次。通常3次注射后停止使用	恶心、呕吐、腹泻、发烧、支气管痉挛和高血压。禁忌证：哮喘，心、肺、肾或肝功能疾病的活动期
米索前列醇 (misoprostol)	800～1,000μg一次塞肛；或600μg口服或舌下含服	腹泻、颤抖和发烧, 不要误诊为子宫内膜炎
联合使用米索前列醇(600μg舌下)和缩宫素与单独使用缩宫素疗效相同 (Lancet 2010;375:1808)。		

疗产后出血的一线药物。二线药物的选择取决于医师经验和病人状况 (表4-1)。

血制品输注

急性失血

- 最初输注包装的血红细胞(packed red blood cells, PRBC)应根据临床评估而定，不要依赖血细胞比容和血红蛋白测定，它们不能反映急性失血量。以下情况应考虑输血：估计失血量>1500ml、心率≥110次/分、BP≤85/45mmHg或氧饱和度<95%。
- 如果缩宫素对产后出血无效，加用另一种子宫收缩剂仍无效，应迅速通知血库产科大出血并马上送2单位PRBC以备输血。此时失血量可能已超过1000ml。
- 准备输血需要时间，要及早配血，不要延误。美国血库通常需35～40分钟交叉匹配PRBC和35～45分钟解冻新鲜冷冻血浆(fresh frozen plasma, FFP)和冷沉淀物(cryoprecipitate)。血小板有时需从地区性中心血库获取，可能需要更长时间。
- 常用血液制品参见表4-2。

大量输血方案

- 大量输血方案(massive transfusion protocol, MTP)应该在下列情况下使用：
  - ◇ 总失血超过1500ml和出血仍在持续
  - ◇ 输注2单位PRBC后仍继续出血
  - ◇ 生命体征不稳定
  - ◇ 可疑DIC
- 标准 MTP包括6个单位的PRBC，2～6单位的FFP，和一个捐赠者的血小板。不同医院用的具体方法可稍有不同，目前倾向于红细胞与血浆1:1比例。
- 实验室检查：每30～60分钟检测一次血常规、PT / aPTT、纤维蛋白原、电解质、肝功、肾功和动脉血气。

表4-2 用于急性失血的血制品

血制品	指征	用法*
包装的血红细胞	急性失血、有症状的贫血或Hgb<60～70g/L	300～350 ml/单位；Hgb增加10g/L或Hct增加3%～4%；生命危急不能配血情况下可用O型/Rh阴性血
新鲜冰冻血浆	输PRBCs超过2单位，INR>1.5或PT/aPTT大于正常值1.5倍	≈250 ml/单位；ABO血型必须匹配；FFP含所有凝血因子；增加纤维蛋白原0.1g/L，其他凝血因子增加2.5%
血小板	血小板<50x10⁹/L	大约增加血小板4.5x10⁹/L
冷沉淀(含纤维蛋白原、血管性血友病因子、因子Ⅷ,及XIII)	纤维蛋白原<1g/L	从一个捐献者获得1个单位；每池5～10单位；≈100 ml液体；每个单位增加纤维蛋白原0.075g/L
重组凝血因子Ⅶa	1个大输血方案后凝血功能仍然异常	60～90μg/kg，可减少血制品用量，可能增加动脉血栓风险

*每一袋血制品的容量不同，观测指标的升高基于体重70kg的患者。

输血不良反应

- 常见的急性反应是发热/寒颤(0.5%～1.5%)和荨麻疹(1%～3%)，溶血、过敏性休克和急性肺损伤少见。
- 大量输血可导致代谢性酸中毒、低钙血症、高钾血症和体温过低。纠正低血钙症：每输血500ml给予10%葡萄糖酸钙10～20ml静注或10%氯化钙2～5ml静注。
- 晚期并发症包括红细胞异源免疫(alloimmunization)和铁超负荷。
- 美国输血已很安全，输血感染艾滋病毒和肝炎罕见。

产后出血的手术治疗

- 子宫收缩剂无效时需行手术治疗。
- 寻找出血原因无疑很重要，但临床上有时很难做到。

刮宫术

- 如果胎盘组织残留是出血原因，刮宫术(uterine curettage)非常有效。使用大刮匙均匀地刮除宫腔表面附着物，以促使有效宫缩。
- 切忌粗暴刮宫。尤其是对子宫内膜炎者，可导致子宫疤痕化与不孕。

子宫填塞或球囊压迫止血(Uterine Packing or Tamponade)

- 子宫填塞可用长纱条，能控制产后出血，但并不常用。隐性出血和感染是担心的并发症。
- Bakri填塞球囊(图4-1)：用于控制子宫下段的出血。球囊内最多可充500ml的温生理盐水，可加用500克的重物牵拉球囊。为防止球囊滑出可用纱布填塞阴道，球囊需在24h内拔除。

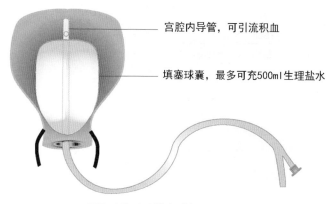

图4-1 Bakri 填塞球囊

球腔内导管，可引流积血

填塞球囊，最多可充500ml生理盐水

选择性动脉栓塞
- 优点是微创。但因时间紧迫，很多医院不能及时地进行介入治疗。
- 病人转入介入中心时生命体征需要稳定。

动脉结扎
- 双侧子宫动脉结扎 (O'Leary stitch)和双侧子宫-卵巢动脉结扎虽容易实施，但成功率差异很大。
- 髂内动脉结扎：由于技术上的困难和风险，紧急情况下很难施行，而且止血效果难以预测。

子宫加压缝合
- B-Lynch缝合是最常用的一个方法(图4-2)，成功率75%～100%。
- 近期并发症包括子宫坏死、子宫积脓和子宫肌层缺陷，远期并发症尚不清楚(OG 2011;117:14)。

子宫切除术
- 如果其他保守措施不能控制出血，应立即进行子宫切除。

子宫次全切除术与子宫全切术
- 目标是控制出血和拯救生命。
- 子宫次全切除术操作相对简单，很少造成膀胱和输尿管损伤。 患者生命体征不稳定时，子宫次全切除术是首选。

子宫内翻

- 子宫内翻(uterine inversion)是少见的产科急症，约1/2,000。根据内翻程度，分为完全或不完全性子宫内翻。高危因素包括子宫过度膨胀、胎盘粘连、产程过快、过度牵拉胎盘，多数子宫内翻并无高危因素，可自行发生。
- 临床表现：产后突发阴道出血、持续腹痛、神经源性休克伴出血性休克。胎盘分娩后阴道口见紫红色球状物或阴道内摸到球状物。胎盘和宫底内面也可一同翻出。腹部触不到宫底(完全性内翻)或宫底呈杯状(不完全内翻)。阴道分娩和剖宫产均可发生子宫内翻。

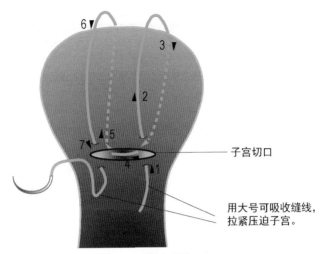

子宫切口

用大号可吸收缝线，
拉紧压迫子宫。

图4-2 B-Lynch缝合方法

- 诊断：及时诊断是关键。阴道口若见紫红色球状物或阴道内摸到球状物，应立即想到子宫内翻。子宫内翻是临床诊断，极少需要超声。

处理

- 呼叫高级助产士、上级医师和麻醉师，立即停用缩宫药物，镇痛，补液或输血。阿托品0.5mg IV可用于低血压和心动过缓。
- 多数子宫内翻可徒手复位，对准脐部，将翻出的宫底用力复回子宫内。如果胎盘仍然附着，将胎盘同时推回子宫，不要分离胎盘以免导致大出血。
- 复位困难时给予宫缩抑制剂。硝酸甘油50μg静推，必要时重复给药，用量可达200μg，无静脉通路时给0.4～0.8mg舌下含服。美国常用特布他林0.25mg静推，也可用硫酸镁4g静推。罕见情况下需要全麻和剖腹探查复位。
- 子宫内翻复位后给予缩宫药物，注意内翻再发，可予抗生素预防感染。

产后贫血

- 症状包括头痛、轻度头晕、心动过速和晕厥。

处理

- 硫酸亚铁325mg tid，空腹服用，便于吸收。可配合维生素C 500mg tid，加强铁吸收。给予多库酯钠(docusate)100mg bid或其他制剂缓解便秘。其他治疗方法详见贫血章节。
- 输血指征：根据症状、生命体征和血红蛋白/血细胞比容来决定；血红蛋白>100g/L时很少需要输血，血红蛋白<60g/L时多数需要输血，血红蛋白60～100g/L时需根据临床评估决定是否输血。

羊水栓塞

- 羊水栓塞(amniotic fluid embolism, AFE)发生率为2/10万分娩，低发生率可能与漏报及不典型轻型AFE未予报道有关。

- 在美国AFE占孕产妇死亡的7.5% (OG 2010;116:1302)。
- 病因不明，可能与羊水超敏反应有关。引产和剖宫产是AFE的风险因素。
- 临床表现：大出血(65%)、低血压(63%)、气促(62%)和凝血障碍(62%)，先兆症状包括烦躁、焦虑、麻木和刺痛(47%)、急性胎儿缺氧(43%)、心脏骤停(40%)、心律失常(27%)和抽搐(15%)。

诊断
- 诊断根据临床症状和体征而定，并排除其他心肺衰竭和凝血异常的原因。
- 产妇血中发现胎儿鳞状细胞或其他胎儿碎片对诊断AFE的敏感性和特异性不高。

治疗
- 给氧、心肺支持、输注成分血制品纠正凝血功能障碍，必要时行子宫切除和围死亡期剖宫产。
- 美国关于AFE的报道不多，主要是ICU支持治疗，一般不用类固醇激素。
- 国内激素治疗方案
  ◇ 氢化可的松：100～200mg加于5%或10%葡萄糖50～100mg快速静脉滴注，然后300～800mg加于5%葡萄糖250～500mg静滴，日量500～1000mg。
  ◇ 地塞米松：20mg加于25%葡萄糖静注，然后20mg加于5%或10%葡萄糖静注。

狄小丹、刘慧姝

产褥期处理及保健

- 产褥期护理受传统地区文化影响很大，甚至充满迷信色彩。有些做法可影响产妇健康，产科医护人员应正确地教育和引导产妇。

一般产后护理
- 鼓励产妇尽早下床走动以改善下肢血液循环，避免深静脉血栓形成，产后第1周深静脉血栓发生率最高，约为0.1%，产后12周总发生率为0.16%，高危因素为剖宫产、子痫前期、产后出血和感染 (OG 2014; 123: 987)。
- 美国剖宫产后6～8h即可下床走动，第一次下床活动需有人陪伴。
- 保持良好的全身和会阴部卫生，淋浴和盆浴均可。
- 使用大便软化剂，排便时避免用力摒气。
- 产后镇痛美国多用非甾体类抗炎药(NSAIDs)，剖宫产后加用阿片类镇痛药。

会阴部护理
- 会阴部裂伤或侧切的产妇可用局部冰敷，以减轻肿胀和疼痛，处理原则与其他部位外伤一致。24h后可用热疗，但美国一般不用热疗或理疗。
- 会阴部可用喷雾止痛剂如苯佐卡因(benzocaine)，美国不用聚维酮碘液擦洗外阴或硫酸镁湿敷。

剖宫产伤口护理
- 下腹横切口：如果切口愈合良好可在术后第5天拆线，皮内缝合无需拆线。
- 下腹垂直正中切口：如果切口愈合良好在术后第7天拆线，皮内缝合无需拆线。
- 钉合伤口的处理：美国常用皮肤钉合器，横切口2～3天后去除伤口钉，早期去除伤口钉不留瘢痕。纵切口需等7～10天，伤口钉去除后需用胶膜拉紧伤口。

恶露

- 恶露(lochia)指产后阴道排出物，由血液和坏死蜕膜构成。
- 起初称血性恶露(lochia rubra)，持续3~4天；接着变成浆液恶露(lochia serosa)，持续1周左右；然后成白色恶露(lochia alba)，持续4~8周。这些名词在美国已不常用。
- 有些产妇在1~2周时可有较明显的阴道流血，这与胎盘附着处血痂脱落有关。

痔疮护理

- 增加纤维摄入量，使用大便软化剂以避免便秘。
- 保健措施：温水坐浴，瘙痒时使用1%或2.5%氢化可的松霜，疼痛时使用1%丙吗卡因(pramoxine)药膏、凝胶、泡沫或霜剂。

出院指导

- 阴道顺产患者在产后24~48h内出院，剖宫产于72~96h内出院。美国产妇多愿早些回家。
- 顺产6周后常规随访包括全身体检。剖宫产后1~2周可在门诊检查伤口或拆线，6周时常规随访。
- 有以下情况速到门诊或急诊就医：阴道严重出血、发热、会阴或腹部疼痛加剧、乳房肿胀、腿部疼痛和肿胀。
- 使用阿片类镇痛药时禁止开车。

产后性生活

- 产后6周避免性生活是传统做法，但何时恢复性生活不应硬性规定，病人可灵活掌握。
- 剖宫产患者性生活恢复早，会阴部损伤多在3周内愈合。
- 产后雌激素急剧下降，导致阴道萎缩、皱襞消失和润滑性降低。性交时应轻柔。

母乳喂养

- 应给孕妇及早强调母乳喂养的益处，产前和产后集中进行授乳教育。
- 建议纯母乳喂养6个月，然后部分母乳喂养6~18个月。
- 鼓励出生后立即肌肤接触。母乳喂养在出生后1h内开始，每天8~12次。产后1~5天大量母乳开始形成，经产妇母乳形成会更早。
- 产后病房应母婴同室，按需哺乳。

母乳喂养的好处

- 母乳喂养的好处列在表4-3。

表4-3 母乳喂养的好处	
婴儿	• 预防急性疾病：改善胃肠道功能和减少肠胃炎、呼吸道感染、中耳炎、泌尿道感染和败血症。 • 潜在的长期好处：减少罹患肥胖、癌症、过敏、冠心病和糖尿病，促进神经系统发育。
母亲	• 直接的好处：迅速减肥，帮助子宫恢复正常，减少产妇精神压力，延长产后无排卵期。 • 潜在的长期好处：减少患乳腺癌、卵巢癌和骨质疏松症的风险。
社会经济	• 不需要配方奶，除了节省奶粉钱，还可能节省医疗支出。

母乳喂养的禁忌证

禁忌证很少，以下禁忌证均不常见：

- HIV阳性和人类T细胞嗜淋巴细胞病毒I或II阳性
- 未经治疗的活动性结核病或乳房上有水痘或疱疹病灶(急性期)
- 乳腺癌正在接受治疗
- 孕产妇吸毒
- 婴儿患半乳糖血症
- 使用细胞毒性化疗药物，例如，甲氨蝶呤、环磷酰胺、环孢霉素和阿霉素和放射性化合物

哺乳期药物使用

- 绝大多数药物对婴儿无害，且不影响泌乳。若有疑问，可查阅美国NIH的LactMed (http://toxnet.nlm.nih.gov)。

美国儿科学会(AAP)的哺乳期药物分类

对婴儿影响不明，需关注此类药物：

- 抗焦虑药、抗抑郁药和安定药
- 其他药物包括胺碘酮、拉莫三嗪、胃复安、甲硝唑和替硝唑

需谨慎类药物(should be given to nursing mothers with caution)：

- 醋丁洛尔、5-氨基水杨酸、阿替洛尔、溴隐亭、阿斯匹林、麦角胺、锂、去氧苯巴比妥以及柳氮磺胺吡啶

哺乳期乳房疾病

乳房肿胀(Breast Engorgement)

- 通常发生在产后24～72h。
- 清空乳房是最重要的预防和治疗措施。婴儿衔不住奶头是常见原因，必要时考虑哺乳咨询。
- 乳房疼痛可服用对乙酰氨基酚、布洛芬和冷敷。
- 退奶时乳房肿胀是正常现象，一般持续3～5日。病人需佩戴合适胸罩，口服镇痛药物，不必用药抑制乳汁分泌，美国不用溴隐亭(bromocriptine)类药物退奶。

乳腺炎(Mastitis)

- 主要致病菌为金黄色葡萄球菌、链球菌或大肠杆菌。
- 局部表现为红、肿、热、痛，全身症状有发热、发冷、肌痛和不适。

抗生素治疗

- 口服抗生素：双氯青霉素或邻氯青霉素或头孢氨苄 500mg q6h，疗程10～14天；如果在24～48h内没有效果，改用阿莫西林/克拉维酸(安美汀)。
- 耐甲氧西林金葡菌感染(methicillin-resistant *Staphylococcus aureus*, MRSA) 使用甲氧苄氨嘧啶 1～2片 bid 或克林霉素300mg PO q6h；对严重的耐甲氧西林金葡萄菌感染使用万古霉素 1g IV q12h。

乳腺脓肿(Breast Abscess)

- 先试针吸排脓，必要时可用B超定位。
- 如针吸排脓无效，行切开引流(incision and drainage, I&D)。
- 乳腺脓肿和乳腺炎患者两个乳房都可继续哺乳。

产后避孕

- 产后避孕方法见表4-4。3～6周内静脉血栓危险性高，尽量避免含雌激素的药物。

表4-4 WHO产后避孕方法的选择和风险分类

产后情况	复方雌孕激素片/贴膏/环	孕激素片	长效孕激素针	孕激素皮下埋植	孕激素节育器	戴铜T型器
非哺乳妇女						
a) <21 天	4	1	1	1		
b) 21~42 天						
i. 伴有其他VTE风险因素 *	3§	1	1	1		
ii. 无其他VTE风险因素	2	1	1	1		
c) >42 天	1	1	1	1		
哺乳妇女						
a) <21 天	4	2	2	2		
b) 21~<30 天						
i. 伴有其他VTE风险因素 *	3§	2	2	2		
ii. 无其他VTE风险因素	3	2	2	2		
c) 30~42 天						
i. 伴有其他VTE风险因素 *	3§	1	1	1		
ii. 无其他VTE风险因素	2	1	1	1		
d) >42 天	2	1	1	1		
所有产妇包括剖宫产						
a) 胎盘娩出后10分钟内					2	1
b) 胎盘娩出后10分钟至4周					2	2
c) 大于4周					1	1
d) 产后败血症					4	4

* 其他静脉血栓栓塞(VTE)的风险因素包括年龄>35岁、既往静脉血栓栓塞史、血栓形成倾向(易栓症, thrombophilia)、卧床、分娩时输血、BMI≥30、产后出血、剖宫产、先兆子痫或癫癎。

§ 如合并其他VTE风险因素, 风险分类可能增加到4; 例如吸烟、深静脉血栓/肺栓塞、易栓症基因突变和围产期心肌病。

说明: 1=使用没有限制; 2=益处大于风险; 3=风险大于益处, 不宜使用; 4=VTE风险太高, 不宜使用

资源: 美国CDC MMWR July 8, 2011

- 何时开始使用激素避孕方法仍存在争议。习惯上遵循"3字规"(rule of 3): 完全母乳喂养者产后第3个月开始避孕，非完全母乳喂养者产后第3周开始避孕。

不哺乳妇女的避孕

- 可在分娩后3～4周排卵。
- 产后可立即进行单孕激素片剂、注射剂和植入物避孕。
- 如果没有静脉血栓栓塞的风险因素，可在产后3～4周高凝状态消失后使用含雌孕激素的避孕方法。

哺乳妇女的避孕

- 纯母乳喂养或哺乳期闭经(lactational amenorrhea)推迟排卵及月经复潮。
- 如果完美地进行母乳喂养 (perfect use)，产后6个月的避孕失败率为0.5%，这要求喂奶间隔在白天不超过4h，在晚上不超过6h。
- 多数产妇很难按钟点哺乳(typical use)，靠哺乳避孕的失败率在2%左右。

非激素的避孕方法

- 包括避孕套、带铜IUD和产后双侧输卵管结扎(bilateral tubal ligation)。结扎通常在分娩后24h内进行，无痛分娩的孕妇可在拔除硬膜外导管前做结扎。产后结扎简单易行，仅在肚脐处做一小切口即可。
- 非激素的避孕方法是哺乳妇女的首选方法。

激素避孕方法

- ACOG推荐产后2～3周开始单孕激素片剂口服药，常用药物炔诺酮(norethindrone) 0.35mg，每日1次。
- 哺乳妇女一般推迟到产后6周开始使用联合雌孕激素的避孕方法。最近的研究报道产后2周开始雌孕激素并不影响泌乳(OG 2012;119:5)。
- 一般在产后6周开始甲羟孕酮长效针剂、孕酮节育器和依托孕烯皮下埋植。
- 胎盘娩出后立即放置宫内节育器的脱出率达24%(OG 2010;116:1079)。产后1至3天内行依托孕烯皮下埋植对哺乳没有太大影响(OG 2011;117:114)。
- 如果产妇不能回院随访，应在出院前安排好避孕措施。

狄小丹、刘慧姝

产褥感染

产后发热的病因—7W

1. 子宫内膜炎或子宫肌内膜炎 (Womb, 子宫)
2. 肺炎或肺不张 (Wind, 呼吸道)
   - ◇ 肺不张若没有并发肺部感染可不发热，术后或产后立即发热可能与多种细胞因子释放有关。
3. 泌尿道感染(UTI, Water)
4. 伤口感染(Wound)：包括剖宫产和会阴伤口感染，多由链球菌、葡萄球菌、杆菌和厌氧菌所致。
5. 下肢深静脉血栓形成 (Walk)、肺栓塞或血栓性静脉炎
6. 断奶(Weaning)：乳房肿胀或乳腺炎。

7. 药物热(Wonder drugs)或抗生素热：病人虽有发热，但感觉良好。嗜酸性细胞可升高。

子宫内膜炎

- 子宫内膜炎(endometritis)是产褥期发热最常见的原因，由多种阴道微生物上行感染所致。厌氧球菌和脆弱类杆菌(*Bacteroides fragilis*)导致70%的感染，需氧菌以大肠杆菌及肠球菌为主。
- 高危因素包括剖宫产、产程延长、破膜时间长、宫内监测和细菌性阴道病等。
- 感染可扩展至肌层引起子宫肌内膜炎(endomyometritis)甚至整个盆腔。败血症、中毒性休克综合征(toxic shock syndrome)和坏死性肌内膜炎也可发生。

诊断

诊断完全根据临床表现而定。尽管有些产褥热24h内可自行消退，但不能等待24h再下诊断。常用的临床诊断标准如下：
1. 发热：分娩后体温≥38.0℃(100.4°F)。
2. 其他临床证据：恶露很臭、下腹疼痛和子宫压痛、心动过速和白细胞升高。

治疗

- 一旦怀疑子宫内膜炎，应立即给予抗生素。90%的病人在2～3天内症状消失或缓解，体温恢复正常。
- 体温正常后继续抗生素治疗24h或48h，出院时不需要口服抗生素。如果血培养阳性，停用静脉抗生素后给予7天口服抗生素。
- 如果没有改善，应寻找其他发热原因(7W)，考虑伤口感染、盆腔脓肿和感染性血栓性静脉炎等(puerperal septic pelvic thrombophlebitis, SPT)。
- 如果怀疑药物热，可停用抗生素，看体温是否恢复正常。
- 发热是正常生理抵御反应，41℃以下不要急于降温。必要时可给对乙酰氨基酚(acetaminophen)500～1000 mg口服，NSAIDs也同样有效。若体温高于41.5℃，应同时用物理降温方法如降温毯或冷水洗浴。

标准抗生素疗法

- 克林霉素900mg q8h和庆大霉素1.5mg/kg q8h。庆大霉素也可每天一次，剂量5mg/kg。
- 肾功能不全者，给予氨曲南1～2g q8h替代庆大霉素。
- 对于肠球菌感染，加用氨苄西林2g q6h(三联抗生素疗法)。

其他抗生素疗法

- 氨苄西林/舒巴坦3g IV q6h
- 替卡西林-克拉维酸3.1g IV q4～6h
- 哌拉西林-三唑巴坦3.375～4.5g IV q6h
- 口服疗法: 克拉维酸-阿莫西林875mg q12h

产后感染性血栓性静脉炎

- 定义为产褥感染涉及单侧或双侧卵巢静脉丛，阴道分娩后发生率为1/9000，剖宫产后发生率为1/800。
- 盆腔血栓性静脉炎是否与肺栓塞相关尚无定论。

诊断

- 临床表现：应用广谱抗生素已超过5天，病人仍持续发热。

- 影像检查：盆腔CT或MRI见卵巢静脉血栓形成。

处理

- 抗生素治疗，体温正常后继续使用抗生素2天。
- 系统性抗凝治疗尽管常用，但是否有效尚无定论(Williams Obstetrics 23rd Ed, 2010. p667)。若用抗凝治疗，可参阅血栓栓塞章节的抗凝疗法。
- 抗凝治疗和抗生素可同时停用，也可先停抗生素，再继续抗凝治疗7～10天。不需长期抗凝治疗。

狄小丹、刘慧姝

抑郁症

抑郁症的筛查

- 孕妇抑郁症的发病率约为10%，其中半数患严重的抑郁症 (OG 2010;116 :1064)。
- 抑郁症高危因素包括既往抑郁症病史、精神心理压力、家庭暴力和慢性疾病等，有高危因素时应筛查抑郁症。
- ACOG目前不主张筛查所有的健康孕妇，因为这方面循证医学证据不足(OG 2010;115:394)。
- 爱丁堡产后抑郁量表(Edinburgh Postnatal Depression Scale, EPDS)常用于产后筛查，EPDS分数≥13为阳性。病人健康问卷(Patient Health Questionnaire, PHQ-9)是美国最常用的筛查方法，内容简单，可用于任何人群。

抑郁症的诊断

- 产后抑郁症(postpartum depression)的诊断标准与其他人群一样。多在产后4周内发病，患病率约为5%～6%。
- 产后情绪低落(postpartum blue)：产后很快出现的情绪波动，表现为缺乏愉悦、哭泣、失眠、焦虑和精神不集中。产后5天达高峰，产后2周缓解。此症仅需要支持和安慰，不用服药或其他治疗。

诊断标准

- 2013年美国精神疾病诊断与统计手册(DSM-5)对抑郁症(major depressive disorder)的诊断标准如下：

A. 出现以下5个或更多个症状，持续时间2周。至少1个症状为：1)情绪低落或2)缺乏兴趣或愉悦感。

  1. 几乎每天大部分时间都情绪抑郁，自己感觉悲伤、空虚和无望，或别人看到患者流泪哭泣。
  2. 几乎每天大部分时间对什么都不感兴趣，也无任何快乐感。
  3. 体重显著增加或减轻。
  4. 几乎每天失眠或睡眠过度。
  5. 几乎每天精神运动迟缓或躁动。
  6. 几乎每天疲劳乏力。
  7. 几乎每天都感觉自己没价值或过分内疚。
  8. 思维力减退、集中力涣散或犹豫不决。

9. 反复出现自杀的想法或有过自杀的企图。
B. 病人的症状严重影响日常各项活动
C. 抑郁症表现与药物和其他疾病无关

抑郁症的处理

- 妊娠对精神心理疾病没有保护作用。抑郁症、精神分裂症、双极症或自杀倾向者妊娠期间应继续服药，不能中断。
- 轻、中度抑郁症可先尝试认知行为疗法(cognitive behavioral therapy)或人际关系心理治疗(interpersonal psychotherapy)。
- 如果病人症状轻微，已服用抗抑郁药物6个月以上，可考虑停药，然后尝试心理治疗。
- 选择性五羟色胺再摄取抑制剂(selective serotonin-reuptake inhibitors, SSRIs)比三环类抗抑郁药(tricyclic antidepressant, TCAs)安全，其他副作用也少。
- 不要过早增加剂量或更换药物，用药后一般需要6～10周才能看到明显效果。

常用的抗抑郁药、妊娠危险性分级和起始剂量

- 舍曲林(左洛复，sertraline)　　　　　　C类；50 mg qd
- 氟西汀(百忧解，fluoxetine)　　　　　　C类，与室缺(VSD)相关；20mg qd
- 依他普仑(立普能，escitalopram)　　　　C类；10mg qd
- 西酞普兰(西普兰，citalopram)　　　　　C类，与神经管畸形(NTD)相关；20mg qd
- 文拉法辛(郁复伸，venlafaxine)　　　　 C类；37.5mg bid
- 丁氨苯丙酮(安非他酮，bupropion)　　　 C类(过去为B类)；缓释片 150mg qd；不是一线药物；有助于戒烟。
- 曲唑酮(氯哌三唑酮，trazodone)　　　　 C类；50mg tid
- 氟苯哌苯醚(帕罗西汀，paroxetine)　　　 D类(与心脏畸形相关而降为D类)；20mg qd
- 阿米替林(amitriptyline)　　　　　　　　C类；50～100mg 睡前服

何时请精神病医生会诊

- 自杀倾向或可能危害他人
- 精神病症状
- 抑郁狂躁型忧郁症(bipolar disorder)，情感性分裂障碍(schizoaffective disorder)或合并其他精神病
- 初始治疗失败
- 病人需要心理治疗或精神病专业处理

抗抑郁药对胎儿及新生儿的影响

- 孕妇晚期服用SSRIs时，新生儿可出现适应性症状(neonatal adaptation symptoms)，包括呼吸急促、低血糖、易怒、体温不稳定或抽搐。症状在产后两周内缓解。不能为减少新生儿并发症而在孕晚期降低药量或停药。
- 妊娠20周后服用SSRIs，新生儿患持续性肺动脉高压的危险性增加，但研究结果不一致。
- 抗抑郁药是否引起低体重和早产有争议。
- 妊娠前三个月服用帕罗西汀(D类抗抑郁药)与心脏畸形相关，研究结果有争议。

狄小丹、刘慧姝

74

产前保健

妊娠生理

呼吸、循环系统

- 妊娠期间呼吸、循环系统发生显著改变(表5-1)。
- 鼻黏膜充血和水肿可导致鼻塞和鼻出血。
- 过度换气导致每分钟通气量增加，潮气量增加，轻度呼吸性碱中毒。过度通气减少母体CO_2分压有助于CO_2由胎儿向母体转移。
- 90%的孕妇胸骨左缘可听到收缩期杂音，可出现第三心音。II级以上收缩期杂音或舒张期杂音不是正常妊娠现象。
- 超声心动图可显示生理性三尖瓣关闭不全。胸部X线检查显示心脏和左心室略有增大。心电图可显示ST段和T波轻微的改变，QRS会向左移。

泌尿生殖系统

- 由于阴道黏膜充血，阴道黏膜呈蓝色或紫红色(Chadwick征)。
- 黑加征(Hegar sign)：妊娠约6~8周时，子宫峡部明显变软，有一种宫颈与宫体分离感。
- 妊娠期泌尿系统症状：尿频和夜尿、压力性尿失禁及尿潴留。
- 输尿管扩张，右侧比左侧明显；5%~8%的孕妇出现无症状细菌尿(asymptomatic bacteriuria)。
- 妊娠20周肾血流量增加30%~50%，16周肾小球滤过率(GFR)增加60%。

表5-1 妊娠期呼吸、循环系统的改变			
心血管		**肺**	
心率	增加10%~15%	呼吸频率	无变化
心输出量	增加40%	肺活量	无变化
每搏输出量	增加10%	潮气量	增加30%~40%
血管阻力	下降	肺总容量	下降5%
血压	妊娠早、中期下降，孕中期达到波谷，足月时恢复正常，分娩时升高10%~20%	功能残余量	下降20%
		FEV_1	无变化
		PEGR	无变化
		PaO_2	增加至102~108mmHg
收缩压	最多下降5~10mmHg	$PaCO_2$	下降至28~31mmHg，如大于40则发生CO_2潴留
舒张压	最多下降10~15mmHg	碳酸氢盐	下降至18~22mEq/L

- Na潴留增加，氨基酸、尿酸和葡萄糖的重吸收下降，蛋白质丢失增加可高达300mg/24h。
- 妊娠期肌酐水平下降，$>70.7\mu mol/L$ 为异常。

血液系统

- 妊娠期血浆容量增加50%，导致血液稀释，红细胞沉降率和胎儿血红蛋白F增高。
- 孕中期和晚期白细胞正常白细胞计数为 $5.6\sim12.2\times10^9/L$，分娩过程中可进一步升高。
- 孕前正常血红蛋白为120~160g/L，孕后因血浆容量增加和血液稀释，血红蛋白逐渐下降，孕中期和晚期可降至105g/L。血清铁及铁蛋白(ferritin)下降，运铁蛋白(transferrin)增加。
- 妊娠足月时血小板下降到 $213\times10^9/L$，非孕期正常人为 $250\times10^9/L$。

妊娠期凝血因子的变化

- 升高的凝血因子：VII、VIII、X、纤维蛋白原(factor I)、血管性血友病因子(von Willebrand factor)、纤溶酶原激活抑制剂-1(PAI-1)和PAI-2。
- 降低的凝血因子：游离蛋白S。
- 未受影响的凝血因子：II、V、IX、抗凝血酶III和C蛋白。

来源：ACOG指南. OG 2011;118:718

内分泌系统

- 预期月经前7~8天，人绒毛膜促性腺激素(hCG)可检测阳性，每31h增加一倍。妊娠9~10周hCG达高峰，峰值可高于100,000mIU/L，以后逐渐下降，妊娠足月时约为10,000mIU/L。
- 卵巢分泌的孕激素对维持早期妊娠起重要作用。如果卵巢孕激素分泌不足，则需在孕9~10周前补充孕激素。
- 妊娠期甲状腺体积增大，总甲状腺素、甲状腺素结合球蛋白增加，但游离甲状腺素正常。
- 皮质醇、醛固酮、胰岛素和胰岛素受体均增高，随着人胎盘泌乳素(human placental lactogen, hPL)的升高，胰岛素抵抗增强。

消化系统

- 胃食管反流增加，便秘、痔疮和胆汁淤积常见。

方大俊、刘磊

产前检查与保健

有关妊娠的常用术语

妊娠期

正常妊娠从末次月经(last menstrual period, LMP)的第一天算起全程平均为280天，即40周。孕周(gestational week)根据LMP计算，比真正的胚胎周数(embryo/fertilization week)多2周。整个妊娠过程习惯上分为3个时期(trimester)：

- 妊娠早期或孕早期 (first trimester)：孕0~13周+6天
- 妊娠中期或孕中期 (second trimester)：孕14~27周+6天
- 妊娠晚期或孕晚期 (third trimester)：孕28周后直到出生。

妊娠次数和分娩次数

妊娠次数(孕次, Gravidity)

- Gravida：曾经怀过孕或正在怀孕的妇女。
- Primigravida：第一次怀孕的妇女(初孕妇)。
- Multigravida：怀孕次数≥2次的妇女。
- Nulligravida：从未怀过孕的妇女(未孕妇)。

分娩次数(产次, Parity)

分娩次数的定义国内外不同。美国孕周≥20周或胎儿出生体重≥500g的分娩均计入分娩次数，我国孕周≥28周或胎儿出生体重≥1000g的分娩才计入分娩次数。

- 初产妇 (primipara)：第一次分娩的妇女。
- 经产妇(multipara)：分娩≥2次的妇女。
- 未产妇(nullipara)：从未分娩过的妇女。

常用记录生育史的方法

G_nP_{TPAL}是常用的记录生育史的缩写，例如，G6P3124。

- Gn：妊娠次数
- T(term)：足月分娩次数，孕周≥37周。
- P(preterm)：早产次数，我国早产定义为孕28~37周；美国定义为孕20~37周。
- A(abortion)：流产次数，包括药物流产、人工流产、自然流产和引产，我国流产定为<28周，美国定为<20周。
- L(living)：存活的子女总数。

孕龄的估算

- 内格勒规则(Naegele rule)是全世界通用的计算预产期(estimated date of delivery, EDD)的方法，EDD又称预计分娩日期(estimated date of confinement, EDC)。由末次月经(LMP)的第1天推算，天数加7，月减3或+9。用农历的孕妇需要将LMP的第1天转为公历计算预产期。
- "预产期转盘"(pregnancy wheel)可能有误差(NEJM 1989; 321:1483)，多数产科医生现已使用计算机软件或智能手机来计算EDC。
- 如果LMP不确定、不可靠或不正常，尽早用B超测定预产期。
- 如果B超测定的预产期与LMP推算的预产期不符，参照妊娠晚期引产章节中ACOG最新指南确定预产期。
- 预产期和孕周的计算绝不能疏忽，计算错误可导致诊疗的严重失误。一旦确定预产期，不要轻易变动，需变动者要记载变动理由。

产前检查

- 正常情况下，孕28周前每4周产检一次，孕28~36周之间每2~3周产检一次，孕36周后每周产检一次。
- 产前检查项目与孕周有密切关系，表5-2内项目是美国产检必查项目。美国不常规做肝肾功能和心电图检查，对感染性疾病的筛查较重视。
- 美国常规于孕18~20周行B超检查筛查胎儿结构，国内常规在20~24周之间筛查胎儿结构有高危因素或LMP不可靠者，尽早行B超检查以确定孕周和预产期。

- 国情不同产检项目也不同。产检应参照国内指南，广东、广西、湖北、湖南、浙江等城市首次产检时需常规进行血红蛋白电泳筛查地中海贫血。
- 不建议常规进行胎动计数。

胎儿发育与产检

- 便携式多普勒最早于孕11~12周可闻及胎心音，Delee胎儿听诊器最早于孕16~19周可闻及胎心音。
- B超于孕5~6周可见孕囊，孕7~8周可见胚芽及胎心搏动。
- 胎动初感(quickening)：孕17~19周第一次感觉到胎动。

表5-2 美国常规产前检查项目	首次产检	15~20周	24~28周	29~41周
夫妻基本情况	√			
血压(blood pressure, BP)	√	√	√	√
身高、体重和BMI	√	√	√	√
盆腔/宫颈检查(pelvic/cervical examination)	初次产检、临产征象或足月妊娠时检查宫颈			
宫高(fundal hight)	√	√	√	√
胎心(fetal heart tone)	√	√	√	√
血红蛋白(Hgb/Hct)	√		√	√
ABO及Rh血型	√	Rh阴性者在28周测抗D抗体		
抗体筛查(antibody screen)	√			
宫颈刮片(Pap smear)	√			
葡萄糖耐量(1h glucose)			√	
三体血清学筛查		√		
囊性纤维化(cystic fibrosis)	√			
结核筛查(TB screen)	√			
尿液分析(urine analysis)	√	√	√	√
尿液细菌培养(urine culture)	√			
风疹滴度(rubella titer)	√			
梅毒血清学(syphilis test)	√			√
淋球菌筛查(gonorrhea)	√			√
衣原体筛查(chlamydia)	√			√
乙型肝炎表面抗原(HBsAg)	√			
爱滋病毒筛查(HIV screen)	√			
B族链球菌(GBS)				35~37周

宫底高度

- 宫底高度(fundal height)是从耻骨联合上缘到子宫底最高处的距离(cm),美国孕妇的宫高与妊娠周数基本对应,例如,妊娠30周的宫高一般为30cm。国内孕妇身材相对瘦小,正常妊娠周数与对应的宫底高度见表5-3。
- 宫高在12周时位于耻骨联合上缘,孕16周位于脐耻之间,孕20周时平脐。

全身检查及产科检查

- 第一次产检时行全身检查。
- 美国产科检查比较简单。孕20周后常规测宫底高度,不测腹围。美国已摒弃常规骨盆外测量、内测量及肛诊。
- 孕36周前无需常规进行四步触诊(Leopold maneuvers),≥孕36周时行四部触诊以确定胎位,怀疑臀位者行B超核实并安排在37周实施倒转胎位。四部触诊并不精确,且给孕妇带来不适,肥胖患者触诊更为困难。

妊娠期免疫接种

- 建议所有孕妇使用流感疫苗和百日咳/破伤风/白喉三联疫苗(Tdap)。
- 乙肝、甲肝和肺炎链球菌疫苗应根据情况使用。
- 妊娠期间禁用减毒活疫苗,包括麻疹/腮腺炎/风疹疫苗(MMR)和水痘疫苗。减毒活疫苗可在产后使用。

妊娠期间的常见问题

孕期体重的增长和监测

- 孕期肥胖越来越严重,过量和不合理饮食是孕期快速增重的主要原因。美国2/3的育龄妇女超重,1/3为肥胖。应进行孕期营养指导并密切注意孕期体重增加情况。
- 2009年美国医学研究所(Institute of Medicine, IOM)更新了孕期体重增长指引(表5-4),新指引更改了体重指数(BMI)的范围,与世卫组织的标准一致。
- 肥胖患者孕期体重增加的范围仍存在争议。

饮食及维生素

- 除了铁以外,均衡的饮食可以提供足量的各种营养物质。
- 鱼类进食量限制在340克(12盎司)/周,避免进食汞含量高的鱼类。鱼油(fish oil,

表5-3 妊娠周数对应的正常宫底高度(cm)		
妊娠周数	**手测宫底高度**	**尺测宫底高度(cm)**
12周末	耻骨联合上2~3横指	—
16周末	脐耻之间	—
20周末	脐下1横指	18(15.3~21.4)
24周末	脐上1横指	24(22.0~25.1)
28周末	脐上3横指	26(22.4~29.0)
32周末	脐与剑突之间	29(25.3~32.0)
36周末	剑突下2横指	32(29.8~34.5)
40周末	脐与剑突之间或略高	33(30.0~35.3)
来源:妇产科学第8版44页,人民卫生出版社 2013		

表5-4 孕期体重增加指引		
孕前体重指数(BMI)	体重(千克)	体重(磅)
<18.5 (体重过轻)	12.5~18	28~40
18.5~24.9 (正常体重)	11.5~16	25~35
25~29.9 (超重)	7~11.5	15~25
≥30 (肥胖)	5~9	11~20

omega-3)是否改善下一代智力没有循证医学根据。

- 因饮食文化不同，微量元素和维生素的补充应参考国内指南。我国主张妊娠第4个月开始每天1次口服硫酸亚铁0.3克；妊娠16周起每日服钙1000mg，妊娠晚期增至1500mg；孕期应服用含碘食盐。
- 产前维生素(prenatal vitamines)限制每日1片，其中含有27mg铁、0.4mg叶酸及5,000 IU的维生素A。每日摄入维生素A>10,000 IU增加胎儿畸形的风险。

运动

- 定期做适度的体力活动，每天30分钟或以上。避免易致跌倒或可能致腹部外伤的运动。避免长时间仰卧位。

工作

- 健康妇女可以继续工作，直到临产。

旅游

- 妊娠36周前可航空旅行。乘坐汽车时，一条安全带放于腹部以下，一条放于双乳之间。

沐浴

- 由于流产及神经管缺陷的风险，孕早期不建议行热水坐浴(摄氏度>37.8度，华氏度>100度)。

性生活

- 除了某些高危妊娠例如前置胎盘禁止性交以外，性生活对整个妊娠期无危害，但应注意性交体位和强度。性交能否预防过期妊娠有争议。

咖啡

- 一杯150ml的咖啡饮料大概含有100mg的咖啡因，摄入量低于200mg不增加流产或早产的风险。
- 高咖啡因摄入量与流产相关，但目前尚无定论(OG 2010; 116: 467)。

酒精

- 可致胎儿畸形，没有安全阈值，计划怀孕前和妊娠期应禁酒。
- 胎儿酒精综合征(fetal alcohol syndrome)：表现为颅面、心脏、脊髓和大脑缺陷以及行为障碍。

烟草

- 与早产、低体重儿、胎儿生长受限、胎盘早剥、唇腭裂或其他与血供受限相关的畸形。妊娠期间应戒烟，被动吸烟也要避免。

妊娠相关症状和疾病

- 包括恶心、呕吐、胃灼热、痔疮、便秘、尿频和尿失禁、腰背痛、坐骨神经痛、圆韧带疼痛、腕管综合征、不宁腿综合征(restless leg syndrome)和晕厥等。

妊娠期恶心和呕吐

- 妊娠期恶心和呕吐(nausea and vomiting in pregnancy)通常于孕4~7周开始，孕16周前缓解。约75%~85%的孕妇出现恶心和呕吐，可严重影响孕妇的生活质量，应妥善处理。
- 0.5%~2%的妊娠伴有妊娠剧吐(hyperemesis gravidarum, HG)。诊断依据为：持续性呕吐、大量尿酮体和体重下降≥5%。
- 轻度恶心和呕吐对胎儿无害，但HG可引起母胎并发症。

妊娠期恶心呕吐逐级治疗方法 (OG 2004; 103: 803)

- 第1步：维生素B_6(吡哆醇)25mg口服q6~8h。
- 第2步：维生素B_6+多西拉敏(doxylamine)12.5mg(25mg的使用半片)口服q6~8h。
- 第3步：维生素B_6+多西拉敏q6~8h+异丙嗪(promethazine，非那根)12.5~25mg q4h口服或直肠给药，或茶苯海明50~100mg(dimenhydrinate)q4~6h口服或直肠给药。
- 第4步：
  ◇ 如果无脱水，加甲氧氯普胺(metoclopramide，胃复安，灭吐灵)5~10mg q8h 肌肉注射或口服，或异丙嗪 12.5~25mg肌肉注射，或曲美苄胺(trimethobenzamide) 200mg q6~8h直肠给药。
  ◇ 如果脱水，予静脉补液。长期呕吐的患者考虑静脉补充营养成分。静脉补液配方：硫胺素(thiamine)100mg、叶酸1mg、多种维生素1安培±硫酸镁2g。加用异丙嗪12.5~25mg静注q4h或茶苯海明静注q4~6h或胃复安5~10mg静注。
- 第5步：加用甲基强的松龙16mg q8h口服或静注(因唇裂风险，孕10周前应避免使用皮质类固醇)，或昂丹司琼(枢复宁，ondansetron)8mg 静注q12h。昂丹司琼是五羟色胺(5-HT_3)受体拮抗剂，主要用于化疗后的恶心和呕吐。口服剂量为 4~8mg 每日1~3次，妊娠B类药物。

何时咨询母胎医学专业

- 严重哮喘，需多次住院治疗
- 严重的肺阻塞性或限制性疾病
- 心脏疾病包括紫绀性心脏病、心肌梗死史、主动脉瓣狭窄、肺动脉高压、马方综合征、人工心脏瓣膜、心功能II级或以上等
- 糖尿病尤其是胰岛素依赖型
- 慢性高血压合并肾脏或心脏疾病
- 肾脏疾病伴肌酐≥265μmol/L、高血压、需抗凝治疗或其他严重全身性疾病
- 既往或本孕胎儿畸形或染色体异常
- 家族遗传的基因缺陷(Down syndrome、Tay-Sachs或PKU)
- 有症状的HIV感染或低CD_4
- 同种免疫(不包括ABO和Lewis)
- 血红蛋白病(SS、SC或S-地中海贫血)

妊娠相关死亡率

- 定义为妊娠期内或妊娠后一年内，由于以下情况导致的死亡：1)妊娠并发症，2)因妊娠引起的一系列疾病，3)因妊娠的生理改变导致某一疾病的恶化。
- 1998年到2005年，美国4,693例妊娠相关死亡鉴定结果显示：出血占12.5%，血栓性肺栓塞占10.2%，高血压疾病占12.3%，感染占10.7%，羊水栓塞占7.5%，

心肌病占11.5%，心血管疾病占12.4%，非心血管事件占13.2%，脑血管事件占6.3%，麻醉并发症占1.2%，原因不明占2.1%(OG 2010;116:1302)。
- 心血管疾病包括心肌病是妊娠相关死亡的首要原因。

非产科手术
- 选择性外科手术应在分娩后进行。如果妊娠期需要手术，非紧急手术应在妊娠中期进行。
- 如果胎儿为无生机儿(美国孕<24周，我国为孕<28周)，手术前后应听胎心。
- 如果胎儿为有生机儿，手术治疗前后行胎儿电子监测(EFM)。如果有必要且有条件，术中也可使用EFM。

家中计划分娩
- 家中分娩新生儿死亡的风险增加2~3倍，ACOG不支持家中计划分娩，但尊重孕妇选择的权利。中国禁止家中计划分娩。
- 如果决定在家分娩，孕妇仍需要正规的产前检查，应该与一个合格的助产士或医师合作，有紧急情况时立即到附近的医院就诊。

脐带血储存
- 脐带血中含有可以拯救生命的造血干细胞，脐血干细胞移植比骨髓移植或外周血干细胞移植效果好，医务人员应告知孕妇脐带血储存的选择。
- 脐血库分为"公共库"和"自体库"。自体库脐带血储存是为孩子储存脐带血以供以后出现疾病时自用。使用自体脐血的可能性很低，估计≤1/2700，初始样本处理和存储均要交费。
- 公共脐带血库致力于促进异体捐赠，类似全血收集，不收费。

刘磊、钟俊敏

胎儿健康评估和监测

- 产前胎儿健康评估和监测(antenatal fetal surveillance)的目的是降低高危妊娠的胎儿死亡率。
- 胎盘功能不足导致胎儿缺氧，缺氧引起一系列生理变化，例如，胎肾血流下降和羊水减少。如果及时发现这些变化，采取措施，有可能避免胎儿死亡。
- 评估胎儿健康状况的方法很多，但这些方法都未经过严格的循证医学检验，应用价值未得到充分验证。假阳性结果可能导致早产及剖宫产。胎儿监测不能防止胎盘早剥和脐带扭转之类的紧急并发症。
- 产前胎儿监测一般于孕32~34周开始，对于严重的高危妊娠，可以从孕26~28周开始。美国常用的监测方法是每周行1~2次的NST和羊水测量。

产前胎儿监测的指征
- 产前胎儿监护的指征不断扩大，不同的产科中心可能使用不同的标准。

ACOG产前监护的指征

母体疾病
- 孕前糖尿病、高血压、系统性红斑狼疮(SLE)、肾脏疾病、抗磷脂综合征、控制不

良的甲亢、血红蛋白病及紫绀型心脏病

妊娠相关疾病

- 妊娠期高血压、子痫前期、胎动减少、控制不良或需要用药的妊娠期糖尿病、羊水减少、胎儿生长受限、过期妊娠、同种免疫、原因不明或有再发危险的胎儿死亡史以及生长有明显差异的单绒双胎

来源：ACOG Practice Bulletin. OG 2014; 124: 182

其他指征

以下情况是否行产前监护有很大争议，可以根据病人具体情况而定。

- 妊娠年龄≥35岁、肥胖、胎儿单脐动脉(与胎儿宫内发育迟缓及胎儿发育异常相关)、非整倍体的异常的血清标记(与子痫前期、胎儿宫内发育异常、早产和胎儿宫内死亡相关)以及胎儿畸形

产前胎儿监测的方法

- 检查及处理流程详见图5-1。

胎动计数

- 正常生理妊娠不建议常规行胎动计数，这样会增加不必要的忧虑和就诊次数。
- 有指征者应从孕28~32周起开始胎动计数。
- 2h内感觉到10次或以上胎动证明胎儿健康，但应注意正常胎动变动范围很大，胎动计数方法详见产科急诊分诊章节。
- 胎动计数简单易行，但不宜规范，孕妇感觉胎动减少时应立即用其他方法核实胎儿健康状况。

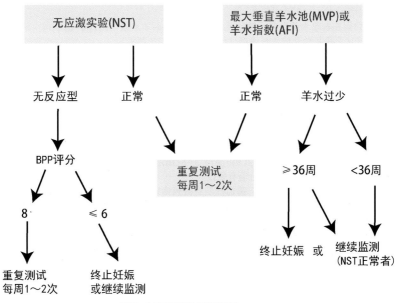

图5-1 产前胎儿状况评估

胎心电子监护

- 参阅电子胎儿监护章节。2008年NICHD指南内定义也同时适用于产前监护。
- 正常胎心率表现：基线110~160次/分，中等变异存在，没有晚期减速或变异减速，加速可有可无。

无应激试验(Non-stress Test, NST)

· 反应型NST(reactive NST)是胎儿健康安全的表现，其定义为：
  ◊ 20分钟内至少有两次加速≥15次/分，持续时间≥15秒
  ◊ 若孕周<32周，20分钟内有两次加速≥10次/分，持续时间≥10秒
- 20分钟内如果没有反应型NST，胎心监测延长至40分钟。
- 胎心的加速反应与孕周相关。24~28周之间，50%的NST可呈无反应型；孕28~32周，15%的NST可呈无反应型。
- 简短(<30秒)、偶发的变异减速见于高达50%的胎心监测，胎儿并无危险，不需要干预。
- 无反应型NST的常见原因是胎儿睡眠，可将声振装置(vibroacoustic device)放于胎头位置，唤醒激胎儿，最多刺激3次。

宫缩应激试验(Contraction Stress Test, CST)

- 又称缩宫素激惹试验，用缩宫素来诱发宫缩，以检测胎儿的储备能力。如果>50%的宫缩后都出现晚期减速，CST即为阳性。
- CST尽管安全有效，但相对费时费力。结果有时模棱两可，不好判断。美国现已很少做CST。

羊水量的评估

- 羊水由胎儿尿液及肺泡分泌液组成。近足月胎儿每天大概产生1000~1500ml尿液及150~170ml肺泡分泌液。胎儿每天吞咽500~700ml羊水，胎盘、脐带和皮肤表面组织吸收大约420ml羊水。
- 孕33周左右羊水量最多，然后逐渐减少，足月时羊水量大约700~800ml。羊水量的变化似乎与胎儿的生长速度平行 (OG 2010;116:759)。
- 临床评估羊水量的方法不精确，常用方法有以下两种：
  ◊ 最大垂直羊水池(maximum vertical pocket, MVP)：即不包含脐带及胎儿部分的最大羊水池的垂直直径。
  ◊ 羊水指数(AFI)：将孕妇子宫分为4个区，4个区羊水池最大垂直直径之和。
- 最大垂直羊水池(MVP)又称最大羊水暗区垂直直径，是目前推荐使用的方法 (OG 2014; 123: 1070)。

羊水过少

- 定义为AFI≤5cm或MVP<2cm。AFI 5~8cm常称为临界性羊水过少(borderline oligohydramnios)，临床价值有争议。
- 病因：母体因素包括脱水、高血压及肾脏疾病等，胎儿因素包括肾发育不全及泌尿生殖道阻塞，妊娠并发症包括未足月胎膜早破、过期妊娠、宫内生长迟缓以及各种情况导致的子宫胎盘灌流不足或功能低下。
- 处理原则：如果患者处于脱水状态，可予2L水口服后再次测量羊水量。如果羊水过少与胎儿或母体因素有关，处理根据孕周决定。

羊水过多

- 定义为AFI≥25cm或MVP>8cm。
- 病因包括胎儿上消化道梗阻、先天无脑畸形、遗传缺陷、糖尿病、胎儿神经肌肉障碍及特发性因素。

表5-5 生物物理评分	
项目	**正常值(计2分)**
无应激试验(NST)	30分钟内≥2次胎心加速
胎儿呼吸	30分钟内可见至少1次、且持续30秒以上的呼吸运动
胎动	30分钟内出现≥3次不连续的躯体/肢体活动，连续活动计1次
胎儿肌张力	≥1次肢体伸展然后恢复到屈曲，或手指摊开或合拢
羊水量	≥1个羊水池直径≥2cm，或羊水指数≥5cm

- 处理原则：轻度羊水过多可采用期待治疗。羊水减量术可减轻孕妇不适，但同时也会增加胎膜破裂、早产、感染及胎盘早剥的风险。

生物物理评分(Biophysical Profile, BPP)

- BPP由1项NST加4项超声指标构成，一项指标占2分，满分为10分。
- 总分8~10分为正常，6分提示胎儿情况可疑(equivocal)，≤4分为不正常。
- BPP的评分方法见表5-5，基于评分的处理见表5-6。
- 如果4项超声指标均良好，可不做NST。

改良生物物理评分(Modified BPP)

- NST反映测试时胎儿是否有酸中毒或缺氧，是"急性"指标。羊水量可以反映子宫胎盘的功能(uteroplacental function)，是"慢性"指标。美国不用尿雌三醇和人胎盘泌乳素判断胎盘功能。
- 联和应用NST及羊水测量称改良生物物理评分，此方法简单，广泛用于产前胎儿监测。羊水测量最好用MVP。
- 两者有1项不正常时都需要采取处理措施，NST不正常者可进一步行BPP或CST。
- 产前胎儿监测一般每周1次，有些产科中心每周2次，监测频率无很好的循证医学证据，可根据病人和单位情况而定。

脐动脉多普勒测速

- 详见胎儿生长受限章节。

胎儿肺成熟度测定

- 胎肺是最后成熟的器官之一，测定胎肺成熟度(fetal lung maturity, FLM)有助于决定是否进行择期医源性分娩，以减少新生儿呼吸窘迫综合征 (respiratory distress syndrome, RDS)。
- 妊娠晚期引产或剖宫产：孕39周以后胎肺基本成熟，不需做FLM。确定孕周及预产期的方法详见妊娠晚期引产和过期妊娠章节。有些孕妇无早期超声或预产期不明确，择期性引产或剖宫产前建议测定FLM。
- 早产：孕32周前胎肺基本不成熟，不要测FLM。如果延长妊娠会造成孕妇或胎儿的生命危险，应直接分娩。
- 多胎妊娠：如果预产期明确，孕38周后不需测FLM。孕33周后双胞胎之间肺成熟度基本一致。
- 糖尿病：无论妊娠期糖尿病还是孕前糖尿病，肺成熟度的标准与正常孕妇相同。
- 所有FLM的测定方法都有较高的阴性预测值(95%~100%)及较低的阳性预测值(13%~61%)。FLM阳性时RDS发生的可能性不大，FLM阴性预测RDS并不可靠。

表5-6 基于生物物理评分的处理原则	
评分	处理原则
8~10分	正常胎儿,慢性缺氧可能性小。每周复查1~2次。≥36周羊水过少的患者可考虑分娩。
6分	≥37周时可以考虑分娩。 如果<37周不计划分娩,应在24h后重复BPP。如果仍然≤6分应考虑分娩;如果复测>6分,可继续观察及重复评分。
≤4分	≤4分时应考虑分娩;如果<32周,应根据患者情况决定,也可考虑每4~6h复测BPP。

- 孕周是决定肺成熟的最重要条件。孕36~38周分娩的新生儿即使FLM阳性也比孕39~40孕分娩的新生儿并发症要高,并发症包括RDS、高胆红素血症、低血糖症及败血症等(OG 2010; 116: 1288)。

肺成熟度的测定方法

肺成熟的测定多需羊水穿刺,破膜者可从阴道穹隆收集羊水。美国不用宫高、腹围、胎重或B超判断肺成熟度。常用的羊水检测方法如下:

- 卵磷脂/鞘磷脂(L/S)比值:≥2为阳性,血液及胎粪可能影响测定结果。
- 磷脂酰甘油(PG):检出PG即为阳性,此方法不受血液及胎粪影响。
- 其他方法:羊水板层小体计数(lamellar body count)≥5万为阳性,荧光偏振TDx-FLM分析≥55为阳性,血液及胎粪可影响测定结果。
- 泡沫稳定性指数(foam stability index)已很少用。

王佩芝、钟俊敏

遗传咨询及产前诊断

- 2%~3%的新生儿可有先天性缺陷。遗传咨询及产前筛查是通过询问家族遗传疾病史和孕期情况以及通过实验室和影像检查来判断胎儿是否存在缺陷。
- 常规筛查方法包括母体血清生化指标和胎儿超声,分子生物学技术例如从母血内检测胎儿游离DNA(fetal cell-free DNA), cfDNA已成为筛查胎儿染色体和基因缺陷的更精确的无创方法。
- 胎儿缺陷的筛查和处理一般按如下顺序进行:遗传咨询(genetic counseling)→产前筛查(prenatal screening)→产前诊断(prenatal diagnosis)→产前治疗(prenatal intervention)。
- 产前筛查是自愿的(非指令性原则)。每个国家和种族先天性疾病发生率可不同,产前筛查应根据国情和种族而定。胎儿非整倍体染色体(fetal aneuploidy)和神经管缺陷(neural tube defect)的筛查最普遍。

胎儿非整倍体染色体异常

- 51%的病例发生于年龄35岁或以上的孕妇。25~35岁之间胎儿染色体异常随着年龄逐渐增加,35~40岁之间增加4倍,40~48岁之间增加10倍。

表5-7 胎儿非整倍体染色体异常的母体血清标记物					
染色体异常	AFP	uE3	hCG	Inhibin A	PAPP-A
21-三体	↓	↓	↑	↑	↓
18-三体	↓	↓↓	↓↓	—	↓
13-三体	—	—	—		↓

产前筛查

血清学筛查

- 用于筛查21-三体(trisomy 21, 唐氏综合征, Down syndrome)、18-三体(trisomy 18)以及13-三体综合征(trisomy 13)。

- 妊娠早期筛查用妊娠相关血浆蛋白A(pregnancy-associated plasma protein A, PAPP-A)和绒毛膜促性腺激素(hCG或游离β-hCG)。

- 妊娠15~22周用甲胎蛋白(AFP)、游离雌三醇(unconjugated estriol, uE$_3$)、hCG、抑制素A(inhibin-A)，AFP还用于神经管缺陷的筛查。三联法包括AFP、uE$_3$和hCG，四联法包括AFP、uE$_3$、hCG和抑制素A。

- 染色体三体合并母体血清标记物的变化见表5-7，妊娠早期和中期各种方法的组合及敏感性见表5-8。妊娠早期用血清学指标和NT为推荐筛查模式。

- 35岁孕妇发生非整倍体染色体异常的风险度为1:280(妊娠中期)，此值常用于普通人群筛查的风险阈值，高于此值为阳性。

- 很多阳性筛查结果与孕周计算错误有关，根据末次月经第1天推算的孕周需经超声核实。

B超筛查

- 妊娠11~13^{+6}周之间测量颈项透明层厚度(nuchal translucency, NT)，妊娠18~24周之间行胎儿结构畸形筛查。

- 严重结构异常(major anomalies)：囊性淋巴瘤(cystic hydroma)、胎儿水肿(hydrops)、脑积水(hydrocephalus)、积水性无脑(hydranencephaly)、全前脑畸形(holoprosencephaly)、心脏畸形、膈疝、脐膨出、十二指肠闭锁、肠梗阻、膀胱出口梗阻、面部畸形、肢体缺失以及严重内翻足(马蹄足, club foot)

- 轻微结构异常(minor anomalies)也称软指标，包括颈项厚度(nuchal fold)≥6mm、鼻骨缺失或发育不良、股骨或肱骨短小、肾盂扩张、侧脑室增宽、肠管回声增强、脉络膜丛囊肿、耳长短小、小指/趾骨发育不良、髂骨角变大、单脐动脉、心室强光斑以及额骨短小

- 在高危人群中，妊娠中期单用超声指标预测21-三体的敏感性为73%。

母体外周血胎儿细胞及游离DNA检测

- 胎儿cfDNA的检测给产前筛查带来了革命性变化，此方法在美国仍视为产前筛查的方法，不是产前诊断的方法。

- 胎儿非整倍体染色体异常在普通人群的发生率为1%，cfDNA检测的阳性预测值(positive predictive value, PPV)为50%，cfDNA检测阳性时建议行羊水穿刺或其他有创方法获取胎儿细胞确诊。

- 母血胎儿游离DNA检测适应证(OG 2012; 120: 1532)：
  ◇ 孕妇年龄35岁或以上

表5-8 唐氏综合征筛查方法及阳性筛查率	
筛查方法	**检测率**
妊娠早期(10~13周筛查)	
• 12~13周B超测胎儿颈项透明层厚度(NT)	64%~70%
• 联合筛查：NT、PAPP-A、游离β-hCG或总hCG	82%~87%
孕中期(15~17周)	
• 三联筛查：α-AFP、总hCG、uE3	69%
• 四联筛查：α-AFP、总hCG、uE3、Inh-A	81%
妊娠早期联合妊娠中期筛查	
• 完全整合(fully integrated)：NT、PAPP-A及四联筛查	94%~96%
• 血清学整合(serum integrated)：PAPP-A及四联筛查	85%~88%
• 序贯法(stepwise sequential)：如果孕早期筛查阳性，行产前诊断；阴性行孕中期筛查	95%
资料来源：NEJM 2005; 353: 2001	

◇ 胎儿超声结构异常，提示染色体三体综合征
◇ 既往生育过三体综合征患儿
◇ 血清学或NT筛查阳性
◇ 夫妇一方有染色体平衡易位(着丝粒融合, Robertsonian translocation)伴13-三体、21-三体综合征风险增加

产前诊断
• 广义的产前诊断包括可疑胎儿感染、染色体异常、先天性结构畸形、遗传代谢性疾病、性连锁遗传病及单基因疾病等。先天性结构畸形由B超或MRI诊断，胎儿感染多需羊水穿刺确诊。2003年卫生部《产前诊断技术管理方法》建议以下情况行产前诊断：1) 羊水过多或过少，2) 胎儿发育异常或胎儿有可疑畸形，3) 孕早期接触过可能致畸的物质，4) 夫妇一方患先天性疾病、遗传性疾病或有遗传病家族史，5) 曾经分娩过有严重先天性缺陷的婴儿，6) 年龄超过35周岁。
• 本章主要讨论染色体三体综合征的产前诊断，主要方法有3种，包括绒毛穿刺取样(chorionic villus sampling)、羊膜腔穿刺(amniocentesis)和经皮脐血穿刺(percutaneous umbilical cord blood sampling, PUBS)，这些均是有创产前诊断方法(invasive diagnostic tests)。分子遗传学技术有RFLP、FISH、PCR、DNA测序、基因芯片等。

有创产前诊断的适应证
• 孕早期或中期唐氏综合征筛查临界或高风险
• 胎儿超声提示染色体三体
• 既往生育过染色体异常患儿
• 夫妇一方是染色体平衡易位、倒位或其他异常携带者
• 生育过严重遗传病(如重型地中海贫血、血友病、遗传代谢性疾病)患儿

方法
• 绒毛取样：妊娠10~14周，可早期获得诊断。

- 羊膜腔穿刺：妊娠16~24周，美国多选择15~17周。15周前或24周后获取的羊水细胞培养效果差，15周前羊水穿刺引起的流产和其他并发症增高，孕周太大终止妊娠困难。
- 脐血管穿刺：妊娠20~32周，主要适用于：①急需核型分析，②胎儿血液疾病分析(如Rh血型分析)，③羊水细胞培养失败，④排除胎儿先天性感染，⑤羊水细胞染色体嵌合体(真假嵌合体的鉴别)
- 胎儿镜检查：观察胎儿组织形态，提取活体组织标本(如肝脏组织对糖原贮积病进行诊断)。

神经管缺陷(NTD)

- NTD包括脊柱裂(spina bifida)、脑脊膜膨出(encephalocele)和无脑畸形，与叶酸缺乏相关。美国通过筛查血清AFP和补充叶酸将NTD的发病率从1/1000降至0.3/1000。
- 妊娠14~22周筛查母体血清AFP(MSAFP)，多与染色体三体筛查同时进行，以中位数的倍数(multple of the median, MOM)为单位。单胎AFP＞2~2.5MOM为阳性，敏感性80%~90%，阳性预计值仅为2%~6%，筛查阳性率为3%~5%。3.5倍MOM提示NTD风险明显升高，双胎者MSAFP＞4~5MOM为阳性。
- 引起MSAFP升高的其他畸形有脐膨出、腹裂和肿瘤等，AFP升高者尽快行胎儿超声检查。B超可以筛查和诊断NTD，一般在18~20周进行。
- 如果B超不能确诊，可行羊水穿刺测羊水AFP和胆碱酯酶(AChE)或行胎儿MRI。

方大俊、王雪峰

孕期药物及放射性检查

- 药物和放射线致畸是孕妇十分关心的问题。很多孕妇早期不知道已怀孕，可能服用药物或接受X线检查。这些患者通常十分焦虑，有些甚至行人工流产。
- 医护人员应教育患者妊娠期绝大多数药物是安全的，一次影像学检查的放射量不会致畸。如果孕期疾病不治疗，胎儿和孕妇的风险更大。
- 为避免医疗纠纷，尿妊娠试验在美国医院和门诊极为普及，是育龄妇女影像检查和手术前的常规。如果药物可能影响胚胎，开药前应排除妊娠。

胎儿发育和畸形

胚胎和胎儿发育时期(图5-2)

- 受孕(conception/fertilization)后两周受精卵和胚胎对外源性损伤很敏感，轻的损伤细胞可自行修复，重度损伤导致胚胎死亡和流产，一般不致畸，这种现象称"全或无现象(all or none effect)"。
- 受精后8周(妊娠10周)以内到人胚称胚胎，此后称胎儿。胚胎2~8周器官开始分化形成，对致畸因素极为敏感。
- 受孕8周后进入胎儿期。胎儿9~18周是胎儿神经系统发育的重要时期，此期的损伤有可能影响智力，放射性损伤>5rads可能导致生长及智力发育迟缓。
- 整个胎儿期放射性损伤>5rads有致癌可能。

胎儿畸形发生率

- 健康夫妇在理想的条件下受孕怀胎，出生时胎儿畸形率约为2%~3%，5岁时畸形率5%~6%，18岁时畸形率13%~16%(Willilams Obstetrics 24版, 240页)。
- 70%的先天性畸形原因不明，病因明确的多是遗传性疾病。药物引起的先天性畸形可能不到1%。
- 畸形儿出现时孕妇常会责备自己，医护人员一定要告诉孕妇和家人，畸形的发生绝大多数与孕妇无关。

妊娠期药物的使用

FDA妊娠期药物风险分类

A、B、C、D和X分类

- A–无风险。
- B–没有证据表明有致畸风险。
- C–风险无法排除。新药和目前2/3的临床用药属于此类。动物实验显示致畸作用，但临床尚未证实，或者没有任何动物和人类资料。
- D–有足够证据表明药物的致畸作用。孕妇面临严重疾病而且没有更安全的替代药物时才考虑使用D级药物。
- X–禁忌

这种分级方法虽在药典中广泛应用，但对临床指导有限，它把一个非常复杂的问题过分简单化。

药物对妊娠和哺乳影响的新规定

- A、B、C、D和X 分类将被FDA新的药物说明取代。
- 孕期及哺乳期药物标注将包含孕期和哺乳期用药风险分析，主要内容有风险概述、临床考虑和数据部分。

证实或高度怀疑对人类有致畸作用的药物

- 血管紧张素转换酶抑制剂、酒精、氨基蝶呤、雄激素类、白消安、卡马西平、香豆素类、环磷酰胺、达那唑、乙烯雌酚(DES)、阿维A酯、异维A酸、锂、甲巯咪唑、米索前列醇、氨甲蝶呤、青霉胺、苯妥英钠、放射性碘、三甲双酮、沙利度胺和丙戊酸。

常用药物及致畸风险

抗癫痫药和抗抑郁药

- 详见神经系统疾病章节中的抗癫痫药及抑郁症章节中的抗抑郁药。

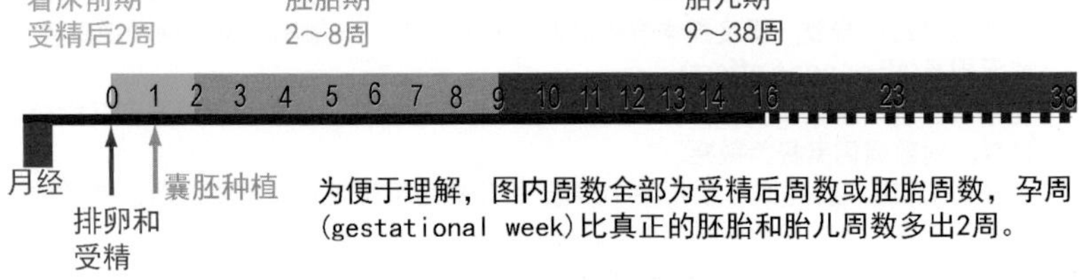

着床前期
受精后2周
胚胎期
2～8周
胎儿期
9～38周
0 1 2 3 4 5 6 7 8 9 10 11 12 13 14 16 23 38
月经
排卵和受精
囊胚种植
为便于理解，图内周数全部为受精后周数或胚胎周数，孕周(gestational week)比真正的胚胎和胎儿周数多出2周。

图5-2 **胚胎和胎儿的发育与致畸因素的关系**

- 孕期应避免使用丙戊酸(valproic acid)，丙戊酸与脊柱裂、房间隔缺损、腭裂、尿道下裂、多指(趾)及颅缝早闭显著相关(NEJM 2010;362:2185)。
- 拉莫三嗪(利必通, lamotrigine)和左乙拉西坦(levetiracetam)似乎安全。

镇静药

- 大多数苯二氮䓬类药物和巴比妥类药物属于D级药物，美国常用的催眠药唑吡坦(安比恩, zolpidem)属C级，丁螺环酮(buspirone)和常用麻醉药异丙酚(propofol)属B级。

精神病类药物

- 非典型的或第二代抗精神病药通常安全，但与新生儿锥体外系症状或戒断症状有一定关系。
- 氯氮平(clozapine)是B级药物，其余的都是C级药物。
- 锂(lithium)属D级，孕早期使用增加心血管缺陷的风险。拉莫三嗪属C级，可用于双极障碍的维持治疗。

心血管药物及降压药

- 血管紧张素转换酶抑制剂和血管紧张素 II 受体拮抗剂：孕中期及孕晚期使用对胎儿影响较大，可致胎儿肾管发育异常、胎儿发育迟缓、羊水过少以及肺发育不全。孕早期也有致畸风险。
- 利尿剂：新生儿血小板减少症与噻嗪类药物的使用相关，但与呋塞米(furosemide)的使用无关。孕期一般避免使用利尿剂。
- 他汀类药物：HMG-CoA还原酶抑制剂是X类，与中枢神经系统及肢体缺损有关。
- 其他降压药：甲基多巴(methyldopa)可能最安全(B级)。所有的钙通道阻滞剂都为C级，胺碘酮(amiodarone)可导致胎儿甲亢或甲减(D级)。

镇痛药

- 阿司匹林：低剂量安全。大剂量增加胎儿出血的风险，与胎儿宫内发育迟缓、动脉导管过早关闭、腹裂、肠闭锁也有相关性。
- 非甾体抗炎药：应避免使用，孕早期可能增加流产风险，孕30周后可能导致动脉导管狭窄、肺动脉高血、胎肾血量下降和羊水减少。
- 对乙酰氨基酚(acetaminophen)：美国最常用的止痛药，孕期安全。大剂量口服应警惕肝损伤。
- 阿片类镇痛药：必要时使用，长期使用可引起新生儿戒断综合征。

抗肿瘤药

- 大多数是D级或X级药物。天门冬酰胺酶、达卡巴嗪、更生霉素、干扰素属于C级药物。

抗生素

- 基本安全。多西环素(doxycycline)属D级，可导致胎儿牙齿变黄。氨基糖苷类药物有耳毒性和肾毒性，此类药物虽然为D级，美国妇产科仍广泛应用，短期使用未见胎儿毒性。
- 动物实验报道喹诺酮类药物可致骨/软骨损害，但无临床报道，此类药物属C级。
- 抗真菌药氟康唑(fluconazole)一次口服治疗阴道炎属C级，其他用法属D级。

妊娠期影像学检查

- 测量电离辐射的单位：1 rad=10^3 mrad=0.01 sievert(Sv)=1 rem (roentgen-equivalent man)=1 cGy = 0.01 gray(Gy)，Gy目前为常用单位。

表5-9 常见X线检查对胎儿的放射剂量			
检查项目	放射剂量/项目	检查项目	放射剂量/项目
胸部X线(正侧面)	0.02~0.07 mrad	乳房钼靶检查	可忽略不计
腹部平片	122~245 mrad	阑尾CT	2.2~2.5 rads
静脉肾盂造影	686~1398 mrad	腹部及骨盆外伤CT	2.5~3.2 rads
髋关节X线(平侧位)	103~213 mrad		
来源：Williams Obstetrics 22版 2005年，977~981页。			

- 常见X线检查对胎儿的放射剂量见表5-9，总剂量低于0.05 Gy(5 rads)对胎儿无害。

ACOG关于妊娠期影像学检查的指南

- 单次X线检查不会伤害胎儿，特别是小于5个放射剂量单位(rads)的照射不会增加胎儿畸形或流产的风险。
- 患病的孕妇如果确实需要高剂量的X线影像检查，不能因电离辐射(ionizing radiation)可能影响胎儿而阻止检查。另外应考虑非电离辐射的成像技术如超声、磁共振等替代X线检查。
- 妊娠期使用超声和MRI不会伤害胎儿。
- 孕妇需要多次X线成像时应咨询放射剂量学专家，以估计胎儿所受的放射剂量。
- 妊娠期不能使用放射性同位素碘进行治疗。
- 不透射线和顺磁性的造影剂有时对诊断有利，造影剂虽然不大可能伤害胎儿，但只能在利大于弊时使用。

资料来源：孕期诊断成像的指南 (OG 2004;104:647)

美国放射学院(ACR)对于安全使用MRI的指南

- 妊娠期间应避免静脉注射钆(gadolinium)造影剂，只有在绝对必要时才可使用。

魏明、钟俊敏

妊娠期超声检查

- 美国妇产科医生都会做B超，有些私人诊所几乎每个诊室都配备B超。超声培训是妇产科住院医师教育的重要内容。
- 2014年NIH对妊娠期超声的指征和检查项目推出了新的指南(Fetal imaging: executive summary. OG 2014;123:1070)。
- 尽管超声检查安全，但不能滥用。美国有些保险公司对健康孕妇仅报销一次超声检查，这种情况下ACOG建议在妊娠18~20周做B超检查以确定预产期、胎儿解剖和胎盘位置等。

确定预产期和孕周

- 正确评估胎龄和孕周对产科处理极其重要，很多实验室检查、疾病筛查和分娩干预都基于孕周大小，孕早期超声可帮助确定预产期和孕周。

- 如果经超声推算的预产期与经末次月经推算的预产期差异很大，使用超声推算的预产期，参看妊娠晚期引产章节中ACOG最新指南。
- B超确定预产期的基本原则：妊娠早期B超比中晚期B超准确。一旦确定预产期，不要轻易更改。

妊娠早期超声

- 妊娠14周前的超声检查称孕早期超声。

早期超声特征

- 孕4周：妊娠囊(gestational sac)
- 孕5~6周：卵黄囊(yolk sac)
- 孕6~7周：可见胚芽及胎心搏动。
- 孕8周：出现生理性中肠疝，孕12周消失。

检查项目

- 孕早期超声应包括下列项目：子宫、附件、直肠子宫陷凹；妊娠囊位置、有无卵黄囊和胚胎/胎儿、头臀径测量、胎心情况、胚胎/胎儿数目以及多胎的绒毛膜性判定。
- 孕早期测量顶臀径(crown rump length, CRL)是确定孕周最精确的办法，常用3次测量值的平均值。

妊娠中期超声

- 妊娠14周至28周的超声检查。

确定预产期和孕周

- 如果孕妇已做过早期超声，应用早期超声核实预产期和孕周。
- 孕中期测量双顶径、头围、腹围及股骨长度4个指标，综合评估确定预产期。单个指标以双顶径和头围较准。

检查项目

标准检查(Standard Examination)

- 胎儿数目、心脏搏动及胎方位。心率不正常者需记录，多胎者需确定胎儿绒毛膜性(chorionicity)、羊膜囊性(amnionicity)、比较胎儿大小、羊水量及胎儿性别(国内如非医疗原因，不记录胎儿性别)。
- 羊水量：临床常用羊水指数(amniotic index, AFI)和最大垂直羊水池(maximum vertical pocket, MVP)两种方法，目前推荐使用MVP。
- 胎盘位置及与宫颈内口的关系，脐带和脐带内血管数目，脐带附着于胎盘的部位。
- 胎儿生长径线测量。
- 胎儿结构
  ◇ 头和颈部：侧脑室、脉络丛、中线镰、透明隔腔、小脑、小脑延髓池及上唇，测量颈背部皮肤厚度(nuchal fold, NF)评估三体风险。
  ◇ 胸部：四腔心(基本心脏检查)，评估双室流出道。
  ◇ 腹部：胃、肾、膀胱、脐带进入腹部的位置和脐血管的数量。
  ◇ 脊柱：颈椎、胸椎、腰椎及骶椎。
  ◇ 四肢：腿和手臂是否存在。
  ◇ 性别：多胎妊娠时性别鉴定有助于判别绒毛膜性，性遗传性疾病也是常见指征。我国严禁非医学指征的胎儿性别鉴定。
- 产妇盆腔结构
  ◊ 子宫、附件及宫颈。

针对性的超声检查(Targeted Examination)
- 指征：胎儿有较高的畸形发生率，孕妇已做过标准的超声检查。

局部超声检查(Limited Examination)
- 评估局部问题，如胎儿心脏搏动、胎先露、或胎盘位置。孕妇已经做过标准的超声检查。

三维超声
- 一般没有必要做胎儿三维超声(3-D ultrasound)。
- 评估胎儿面部异常、神经管缺陷及骨骼畸形时可能有帮助。

常见的产前超声
常见的产前超声操作方法见图。
- 图5-3 妊娠早期三维超声
- 图5-4 妊娠早期头臀径测量
- 图5-5 妊娠中晚期胎儿生长径线测量
- 图5-6 双顶径和头围的测量方法
- 图5-7 双顶径和头围的B超测量
- 图5-8 腹围的测量方法
- 图5-9 腹围B超
- 图5-10 股骨长度的测量方法
- 图5-11 股骨长度的B超测量
- 图5-12 羊水指数的测量方法
- 图5-13 羊膜腔穿刺术

魏明、钟俊敏

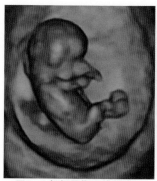

图5-3 妊娠早期三维超声

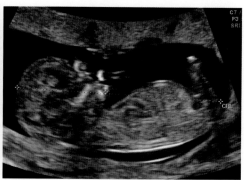

图5-4 妊娠早期头臀径测量

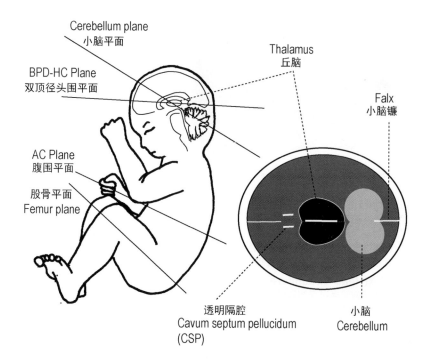

图5-5 妊娠中晚期胎儿生长径线测量

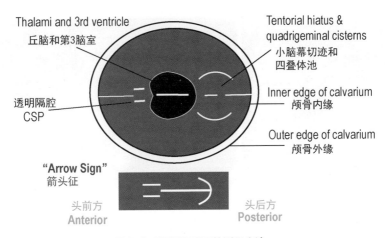

Thalami and 3rd ventricle
丘脑和第3脑室

Tentorial hiatus &
quadrigeminal cisterns
小脑幕切迹和
四叠体池

透明隔腔
CSP

Inner edge of calvarium
颅骨内缘

Outer edge of calvarium
颅骨外缘

"Arrow Sign"
箭头征

头前方
Anterior

头后方
Posterior

图5-6 双顶径和头围的测量方法

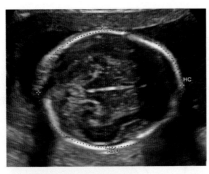

图5-7 双顶径和头围的B超测量

测量双顶径(Biparietal Diameter, BPD)

- 测量平面需通过丘脑和第三脑室。
- 颅骨显示对称。
- 测量方法：1) 近端颅骨的外侧缘到远端颅骨的内侧缘，或2) 近端颅骨的内侧缘到远端颅骨的外侧缘，或3) 近端颅骨的中间点到远端颅骨的中间点。

测量头围(Head Circumference, HC)

- 测量平面需通过丘脑和第三脑室(箭头的柄)，前部可见透明隔腔(箭头的羽)，后部可见小脑幕(箭头)。
- 颅骨显示对称。
- 光标围绕着颅骨周围的外侧缘。

测量腹围(Abdominal Circumference, AC)

- 测量平面需通过左右门静脉的连接处，显示最短的左肝门静脉脐段，上下肋骨显示对称。

96

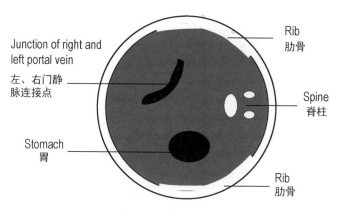

Junction of right and left portal vein 左、右门静脉连接点		Rib 肋骨
Stomach 胃		Spine 脊柱
		Rib 肋骨

图5-8 腹围的测量方法

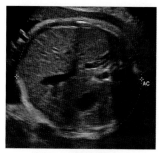

图5-9 腹围B超

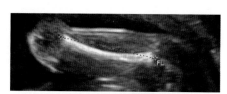

图5-11 股骨长度的B超测量

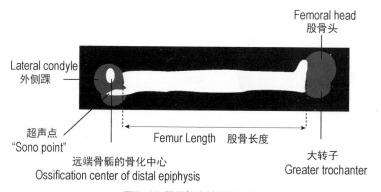

图5-10 股骨长度的测量方法

测量股骨长度(Femur Length)

- 仅测量股骨骨干及干骺端，不测量软骨部分和次级骨化中心，不包括"超声点"。使股骨头、大转子及股骨髁在一个平面的直线上。

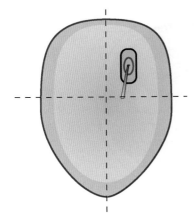

- 将子宫分成四部分。
- 探头垂直于水平面并与矢状面平行。
- 测量无脐带或胎儿部分的最大的羊水区域。
- 4个部分的测量值相加，单位为cm。

图5-12 **羊水指数的测量方法**

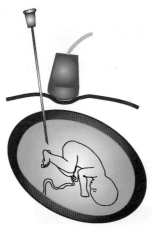

- 先用B超找到一个容易穿刺到羊水的区域，尽可能避开脐带、胎盘及胎儿面部。
- 观察穿刺路径，在探头的头侧末端旁穿刺进针。一般不需麻醉。
- 保持进针方向与超声探头方向在一个平面。

图5-13 **羊膜腔穿刺术**

异常妊娠

早产

定义

- 我国指妊娠满28周而不足37周的分娩。美国早产下限为23～24周。

WHO根据孕龄的分类

- 极早早产(extremely preterm)：小于28周
- 早期早产(very preterm)：孕28～31^{+6}周
- 中度早产和轻度(晚期)早产(moderate to late preterm)：孕32～33^{+6}周称中度早产，孕34～36^{+6}周称轻度或晚期早产。

早产的并发症

- 新生儿近期并发症：呼吸窘迫综合征(RDS)、脑室内出血(IVH)、支气管肺发育不良(BPD)、动脉导管未闭(PDA)、坏死性小肠结肠炎(NEC)、败血症及视网膜病变。
- 远期并发症：肺慢性疾病、脑瘫、视力及听力受损以及中枢神经系统缺陷。

早产的危险因素

- 主要危险因素：多胎妊娠 (相对危险度 RR 5～6)、早产史(RR 2～4)、中期妊娠出血(RR 3)以及孕24周前宫颈长度≤25mm(RR 6.5)。
- 其他因素：全身性感染、子宫畸形、持续性子宫收缩、吸烟、紧张及抑郁症以及美国黑人。

美国早产的概况

- WHO早产分类在美国不常用。NICU常规为满24周的早产儿给予重症监护。
- 极早早产儿生存率：妊娠22周6%，23周26%，24周55%，25周72%，26周84%，27周88%，28周92% (Pediatrics 2010;126:443)。计算极早早产儿预后的在线计算器：http://www.nichd.nih.gov/about/org/cdbpm/pp/prog_epbo/epbo_case.cfm
- 轻度(晚期)早产在美国占总分娩量的9.1% (JAMA 2010;304:419)。呼吸道疾病是婴儿的主要并发症，包括呼吸窘迫综合征(RDS)、一过性呼吸过缓、肺炎以及呼吸衰竭。发病率与孕周呈负相关，直到妊娠38周后才无明显差异(见表6-1)。许多

表6-1 轻度(晚期)早产儿的呼吸道疾病发病率							
孕周	34	35	36	37	38	39	40
NICU住院率(%)	67.4	42.4	22.1	11.8	7.2	6.1	6.6
RDS(%)	10.5	6	2.8	1	0.3	0.3	0.3

轻度早产是医源性的，正确处理胎儿和母体疾患会避免一些医源性的轻度早产。

早产的预防

- 目前无十分可靠的措施防止早产，因为引起早产的原因很多，而且早产的病因和病理也不完全清楚。
- 卧床休息、水化、宫缩抑制剂以及抗生素均不能预防早产。
- 宫缩监测、筛查及治疗细菌性阴道病和检测阴道内胎儿纤连蛋白(fetal fibronectin, fFN)也不能减少早产。

一般措施
- 避免试管婴儿引起的多胎妊娠，避免吸烟和饮酒，改善孕前身体状况，建立规范的产前保健，妥善治疗孕妇的各种疾病。
- 为提高新生儿救治率，应将孕妇及时转运至能救治早产儿的医院。胎儿宫内转运比转运早产儿相对安全。

宫颈长度测量
- 宫颈长度(cervical length, CL)在14～28周短于25mm时，早产的风险明显增加，但常规测量低风险孕妇的宫颈长度很有争议。
- 做腹部超声时如发现孕妇的宫颈较短，应做阴道超声准确测量宫颈长度。测量方法和常见宫颈变化见图6-1。
- 如果宫颈长度在24周前短于20mm，可给予阴道内孕酮预防早产。

孕24～28周经阴道超声测量宫颈长度
- 第5百分位数20mm
- 第10百分位数25mm
- 第50百分位数35mm
- 第90百分位数45mm

资料来源：NEJM 1996;334:567

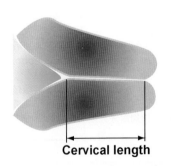

Cervical length

早产时宫颈形态可呈现一系列的变化，从正常的T形逐渐发展为U形 (Zilianti M. J Ultrasound Med 1995;14;719和Iams JD. Ultrasound Obstet Gynecol 1997; 10:156)

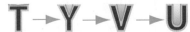

Trust Your Vaginal Ultrasound!

图6-1 宫颈长度测量和常见宫颈变化

孕激素

- 尽管在20世纪60年代初已有用孕激素预防早产，但孕激素预防早产是从2003年才真正复兴(NEJM 2003;348:2379)。
- 孕激素也许可以降低自发早产的发生率，但不能降低严重的IVH、NEC和BPD的发生率及围产期的死亡率。
- 孕激素对未足月胎膜早破或多胎妊娠的早产防治无效 (OG 2011;118:513)。

孕激素的主要指征

- 自发性早产病史
- 宫颈管缩短至10~20mm

孕激素的使用方法

- 17α-己酸羟孕酮(17α-hydroxyprogesterone caproate)从孕16~20周开始，每周250mg肌肉注射一次，到36周停药；或
- 黄体酮阴道凝胶(Crinone 8%，内含90mg孕激素)，每天给药一次(Ultrasound Obstet Gynecol 2011;38:18)；或
- 孕酮阴道栓，每天100或200mg。

评估与诊断

- 参照产科分诊部分。

早产的处理

- 期待治疗：孕周≥34周或<28周者(美国小于23~24周)。
- 孕28周至34周应给予皮质激素，预防GBS感染以及抑制宫缩。
- 不需要常规进行羊水穿刺。如怀疑宫内感染，可行羊水穿刺。羊水葡萄糖<15mg/dl (0.83mmol/l) 以及Gram's细菌染色阳性提示感染，确诊需要细菌培养为阳性。羊水穿刺还可用于胎儿肺成熟度和染色体的检查。
- 极早早产的胎心监护：若孕妇要求全力抢救胎儿，应行持续性的胎心监护。60%的极早早产胎儿在分娩过程中胎心会有异常。胎心监护正常者可以行阴道产。

分娩方式及时机

分娩方式的选择

- 应与孕妇及家属充分沟通；分娩前准备好新生儿的抢救及监护措施。
- 无明显禁忌者可先行阴道试产，有剖宫产指征者可行剖宫产，剖宫产应在早产儿有可能存活的基础上实施。
- 阴道分娩中应密切监测胎心、慎用抑制胎儿呼吸的镇静剂。
- 进入第二产程后是否需要会阴侧切应根据孕妇的具体情况决定。如产程和胎心正常，会阴侧切可以避免。

分娩时机的选择

- 妊娠大于34周的患者可以顺其自然；小于34周时根据个体情况决定。
- 对于不可避免的早产，应停用一切宫缩抑制剂。
- 有明确的宫内感染则应尽快终止妊娠；当延长妊娠的风险大于胎儿不成熟的风险时，也应及时终止妊娠。

糖皮质激素

- 是最有益的治疗措施。改进新生儿的肺功能、降低RDS、IVH以及NEC的发病率和严重程度 (OG 2011;117:422)。

- 孕28～34周间有早产风险的孕妇均应给予激素治疗；34周后不需要给予激素。
- 全身性感染或绒毛膜羊膜炎的患者应用激素需要个体化，糖尿病患者需要严密监测血糖。

激素给药的标准方法：
- 倍他米松(betamethasone)12mg肌肉注射，每24h一次，共2次；或
- 地塞米松(dexamethasone)6mg肌肉注射，每12h一次，共4次。

两者孰优并没有一致的看法，倍他米松在美国比较常用。

激素的重复应用或补救性给药：
- 激素不利于胎儿生长及神经系统发育，应避免多疗程或每周激素治疗。
- 符合所有如下指征者可给予第二个疗程的激素治疗：
  ◇ 目前孕周小于33周
  ◇ 一周内早产的风险很高
  ◇ 第一个疗程的激素治疗已超过两周

预防GBS感染

可以参照GBS感染预防章节。
- 如果没有GBS培养结果：取标本行GBS培养，并给予青霉素5百万单位静脉注射一次，然后每4h给予2.5百万～3百万单位静脉注射。若GBS培养结果为阴性立即停止用药。
- GBS培养阳性：青霉素治疗至少48h。如果不会立即分娩可以停止抗生素，在分娩过程中再次使用。
- GBS培养阴性：不需抗生素预防GBS感染。如未分娩则5周后再次行GBS培养。
- 青霉素过敏分为低风险过敏体质(仅表现为孤立的斑丘疹无荨麻疹及瘙痒)和高风险过敏体质(血管性水肿、呼吸窘迫以及荨麻疹，尤其在用药后30分钟内出现症状)。处理详见 GBS感染预防章节。

抑制宫缩
- 主要目的是赢得足够的时间来进行宫内转运并完成皮质激素的疗程。
- 宫缩抑制剂大约可以延长孕期2～7天，但不能长期延长妊娠。因副作用及效果问题，不应该长期使用宫缩抑制剂。
- 目前没有明确的一线宫缩抑制剂。选用宫缩抑制剂的原则是：选取经济而且副作用小的药物，能用口服药物时尽量不用静脉药，避免同时使用多种药物。

宫缩抑制剂的绝对和相对使用禁忌证
- 绝对禁忌证：重度子痫前期、严重胎盘早剥、大量出血、绒毛膜羊膜炎、死胎、致死性胎儿畸形以及严重的胎儿生长受限。
- 相对禁忌证：轻度子痫前期、轻度胎盘早剥、稳定性前置胎盘、母体伴发心脏疾病、轻度胎儿生长受限以及宫口开大超过5cm。

常用宫缩抑制剂

钙离子通道阻断剂
- 硝苯地平(nifedipine)：一次负荷剂量30mg口服，然后每4～6h给予10～20mg口服。
- 禁忌：心脏病患者；对肾脏疾病及低血压需谨慎。
- 硝苯地平是扩血管降压药，可引起恶心、头痛、头晕、心悸及低血压。

前列腺素合成酶抑制剂
- 吲哚美辛(消炎痛，indomethacin)：一次负荷剂量50～100mg口服或塞肛，接着

每6h给药25～50mg，总疗程48h。
- 禁忌：肝肾功能损害或妊娠超过32周。
- 母体副作用：恶心及烧心感。胎儿副作用：动脉导管狭窄、肺动脉高压、羊水过少、IVH、高胆红素血症以及NEC。
- 用药过长会对胎儿及新生儿有副作用，吲哚美辛仅限于使用48h。

硫酸镁
- 硫酸镁已在临床应用几十年了，但其疗效仍很有争议。
- 用药方法：20分钟内给予4～6g的硫酸镁静脉注射冲击治疗，接着每h给予2～3g维持。
- 避免同时使用钙离子通道阻断剂或β受体激动剂(硫酸镁用于神经系统保护时除外)。重症肌无力患者为禁忌。如果肾功能不良则需密切观察镁离子浓度。
- 维持血浆镁离子浓度在1.8至3mmol/l。镁离子3.5～5mmol/l可能引起膝反射消失、视物模糊或重影、恶心、头痛、面色潮红、嗜睡以及口齿不清；5～6.5mmol/l则可引起麻痹以及呼吸骤停；大于7.5mmol/l能导致心脏骤停。
- 对胎儿的副作用：昏睡、张力减退以及呼吸抑制。
- 镁离子中毒的治疗：10%葡萄糖酸钙1g静脉注射。

β受体兴奋剂
特布他林(terbutaline)
- 用药方法：0.25mg皮下注射，每20～30分钟一次，最多4次，若脉搏大于120/分钟则暂停。宫缩消失后，可每3～4h给0.25 mg皮下注射，到24h后停药。
- 禁忌：心律不齐。母体副作用：心律不齐、肺水肿、心肌缺血、低血压以及心动过速；胎儿副作用：心动过速。
- 特布他林是目前美国唯一用于早产的β受体兴奋剂。考虑到有导致母儿心脏疾病的潜在风险，FDA最近对此药颁布了一项黑框警告。使用特布他林防止早产不应该超过48～72h。

利托君(ritodrine)
- 是FDA唯一通过的抗宫缩的药物；但因副作用的问题，此药很快离开了美国市场。但目前在国内应用广泛，使用时需谨慎。
- 绝对禁忌证：孕妇心脏病、肝功能异常、子痫前期、产前出血、未控制的糖尿病、心动过速、低血压、肺动脉高压、甲状腺功能亢进症以及绒毛膜羊膜炎。
- 相对禁忌证：糖尿病、偏头痛及偶发心动过速。
- 用法：将利托君100mg溶于500ml葡萄糖液体中，开始时以0.05mg/min的速度静脉滴注，以后每隔10～15min增加0.05mg，直至0.35mg/min，至宫缩停止。其后继续维持12h，逐渐减量后改口服10mg，每2h一次，24h后改为20mg或10mg，每4h一次，再过24h改为20mg或10mg，每6h一次，并维持此剂量，共服用7～10日。控制孕妇心率在140次/分以下，若出现胸痛应立即停药并作心电监护。
- 孕妇副作用：心动过速、震颤、心悸、心肌缺血、焦虑、气短、头痛、恶心、呕吐、低血钾、高血糖、肺水肿；胎儿副作用：心动过速、心律失常、心肌缺血及高胰岛素血症；新生儿副作用：心动过速、低血糖、低血钙、高胆红素血症、低血压及颅内出血。
- 监测指标：心电图、血糖、血钾、心率、血压、肺部情况、用药前后动态监测心绞痛症状及尿量，总液体限制在2400ml/24h。

缩宫素受体拮抗剂
- 阿托西班(atosiban)在欧洲应用较广泛，但此药在美国未能获得FDA的许可。目前

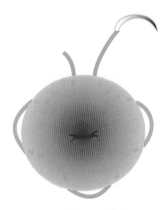

图6-2 **经阴道宫颈环扎术**

国内已在临床使用，但其广泛应用有待进一步评估。

镁离子保护胎儿神经系统的作用

- 尽管存在争议，硫酸镁已在美国用来保护24～32周胎儿的神经系统以避免或减轻脑瘫。其作用机理尚不清楚(OG 2012;119:1308).
- NICHD研究指引：20～30分钟内给予6g的硫酸镁作为负荷剂量，然后每小时给予2g硫酸镁维持治疗12h。如果规律的宫缩消失则停止使用，若即将分娩则再次给药，中间间断6h者可重复负荷剂量(NEJM 2008;359:895)。
- 其他给药方法：20 分钟内静脉给予4克硫酸镁作为负荷剂量，然后每小时给予1g硫酸镁维持治疗24h或仅静脉给予4g硫酸镁一次不再加用硫酸镁维持治疗。

宫颈机能不全

- 亦称宫颈内口松弛症，主要表现为无宫缩(无痛性)情况下的复发性孕中期流产和早产。宫颈机能不全没有统一的诊断标准，应根据以下临床特点决定。

临床特点(OG 2003;102:1091)

- 两次或两次以上的孕中期流产病史(排除早产或胎盘早剥)
- 流产的孕周越来越小
- 无痛性宫口扩张
- 无胎盘早剥
- 既往宫颈外伤病史，例如，锥切活检、宫颈撕裂或终止妊娠时强行扩张宫颈

宫颈环扎(OG 2014;123:372)

- 预防性或选择性环扎术(cerclage)：可在孕13～16周之间确认宫内活胎且无畸形后进行，紧急或急诊环扎术是在孕16～24周出现宫口开大情况时进行。
- 并发症：胎膜早破及宫内感染。
- 禁忌证：宫缩、胎盘早剥或绒毛膜羊膜炎。对可疑宫内感染者可行羊水穿刺检查加以排除。
- B超偶尔发现宫颈管缩短(≤25mm)，但病人无小于34周自然早产病史，此类低风险患者不适合宫颈环扎(Lancet 2004;363:1849)。

- 宫颈环扎不能降低双胎妊娠的早产发生率，反而会增加早产的危险。
- 既往有宫颈LEEP刀/锥切手术史或环扎后可足月分娩的患者不是预防性环扎术的适应证。

宫颈环扎术的主要指征

1. 宫颈机能不全病史：在孕13～15周进行环扎。
2. 既往有小于34周自然早产病史，目前是单胎妊娠，24周前宫颈长度短于25mm。宫颈短于15mm的患者疗效较显著(AJOG 2009;201:375)。

经阴道宫颈环扎

- 大多数经阴道采用McDonald技术(如图6-2)行宫颈环扎。Shirodkar法需要分离膀胱在宫颈内口水平进行缝合。
- 在宫颈阴道结合部位(特别是后穹隆)用5mm的Mersilene网带(强生爱惜康公司)做荷包缝合，细的缝线可能切断宫颈，已不再应用。
- 勿将缝线穿透至宫颈内管，在穹隆部打结并留一段环扎线以便以后拆除。
- 术后不需要抗生素和宫缩抑制剂。
- 宫颈环扎线应在36～37周或宫缩开始时拆除。

经腹或腹腔镜宫颈环扎

- 如果不能经阴道进行宫颈环扎，可采用经腹或腹腔镜的方式在宫颈子宫结合部位行环形套扎。
- 经腹或腹腔镜环扎宫颈后，孕妇必需行剖宫产。如孕妇还想生育，宫颈环扎线可保留。

方大俊、刘慧姝

未足月胎膜早破

定义、病因及并发症

定义

- 未足月胎膜早破 (preterm premature rupture of membranes, PPROM) 指孕37周前发生的胎膜破裂。
- 孕37周后在规律宫缩前发生的胎膜破裂称为胎膜早破 (premature rupture of membrane, PROM)。

病因

- 大多数未足月胎膜早破的病因不明。其危险因素与早产类似，主要包括生殖道感染(尤其是细菌性阴道病)、产前出血、曾有未足月胎膜早破病史以及吸烟等。
- 孕期发生率为3%，在早产中未足月胎膜早破占1/3。

并发症

- 母体：1/3的产妇有发生严重感染的风险，如绒毛膜羊膜炎、子宫内膜炎以及败血症；胎盘早剥及脐带脱垂的风险也明显增高。剖宫产后子宫内膜炎的发生率比阴道分娩后要高。

- 胎儿及新生儿：肺透明膜病变、脑室出血(intraventricular hemorrhage, IVH)、神经系统损害、感染以及坏死性小肠结肠炎(necrotizing enterocolitis, NEC)。长时期羊水过少会导致肺发育不良、面部及四肢畸形。

临床表现及诊断

病史
- 典型症状为阴道大量流液接着出现宫缩。
- 有些患者仅表现为间歇性的阴道少量流液。

阴道窥视及常规检验
- 查看宫颈及羊水池。若看到宫颈口有液体流出或明显的羊水池则可以直接诊断胎膜破裂。
- 若大于32周则考虑收集羊水行胎儿肺成熟度检查。
- 若无立即终止妊娠的指征，留羊水行沙眼衣原体、淋病双球菌检查及GBS培养。
- 若无打算立即分娩则勿行宫颈指检以减少宫内感染的发生。

诊断胎膜早破的常规辅助检查
- 阴道液pH测定和涂片检查均可辅助诊断胎膜破裂，简单易行，费用低廉，但不是完全可靠。

pH测定
- 正常阴道分泌物的pH为4.5～5.5；羊水pH为7～7.5；若硝嗪试纸(nitrazine test)pH>6.5则提示胎膜破裂。假阴性见于羊水间歇性漏出或被阴道分泌物稀释，假阳性见于标本被血液、精液、肥皂液污染或细菌感染。尿液被变形杆菌感染后pH能达到8。

阴道液涂片检查
- 羊水干后在显微镜下表现为羊齿植物叶状结晶(fern test)。假阴性见于羊水收集不够或被阴道分泌物、血液污染，假阳性见于玻片上留下手指印或宫颈粘液雌激素化。

诊断胎膜早破的蛋白测试方法
- 检测宫颈或羊水中的蛋白成分来诊断胎膜早破：方法新，代价高。美国仍认为这些方法为辅助检查，不需要常规使用。胎膜完整的临产病人也可呈阳性(OG 2013;122:918)。

胰岛素样生长因子结合蛋白1(IGFBP-1)试纸
- IGFBP-1由底蜕膜及胎盘细胞分泌，羊水内浓度较高。
- 免疫层析标尺法可在床边检测阴道分泌物的IGFBP-1含量，如标尺上有两条蓝色带，则提示胎膜破裂。
- 优点是不受阴道分泌物、尿液、精液及少量的血液的影响。胎膜破裂后测试越早，结果越准确。
- IGFBP-1试纸在欧洲应用广泛，美国应用较少。

AmniSure 试验
- 在美国广为应用。该方法检测羊水中微量的胎盘微球蛋白1(PAMG-1)。不受精液或少量血液的干扰。

胎儿纤连蛋白(fetal fibronectin, fFN)
- 敏感性高，阴性可除外胎膜早破；阳性结果意义不大，不能诊断胎膜早破。

羊水穿刺和靛胭脂试验

- 可以用于很难确诊的病例。羊水穿刺有一定的风险，此法在国内较少用。
- 方法：在超声的引导下，将1ml的靛胭脂及9ml生理盐水经腹注入羊膜腔内，同时在阴道内填塞一纱布，半小时后取出并检查，若蓝染则可以确认胎膜破裂。

超声

- 羊水过少提示胎膜破裂，但不能确诊。

处理

- 核对孕周，收住院，母胎监测，有临产征象者或孕周≥34周者收入产房。
- 胎儿监测：胎心、胎动、羊水性质、羊水量及NST，必要时行BPP。
- 母体监测：注意感染征象，体温、脉搏、子宫压痛及宫缩。避免宫颈指检。频发的疼痛性宫缩是分娩的征象，阴道流血及宫缩提示胎盘早剥。
- 绒毛膜羊膜炎：体温≥38.0℃，母体及胎儿心动过速，持续性的变异减速，子宫压痛或阴道分泌物污浊发臭。
- 终止妊娠的指征：宫内感染、胎盘早剥、频发胎心减速或脐带脱垂。
- 宫颈环扎的患者何时拆除缝线尚无定论。如已过32周或有宫内感染征象，应拆除缝线。
- 胎膜破裂到分娩的时间与胎儿孕周呈负相关，但大多数会在1周内分娩。
- 胎膜破裂后维持妊娠时间越长，宫内感染及新生儿败血症的风险越高。

产前护理

- 有感染或临产征象并有阴道试产条件者，由产前区转至产房待产。待产过程中行持续性的胎心监护。无生机儿者可根据情况决定是否转入产房引产。
- 完成促胎肺成熟治疗后，若无感染或临产征象而且胎心监护正常，可将患者从产房转至产前区观察。需要每日监测胎心两次。

预防GBS感染

- 参照GBS预防章节及早产章节。
- 持续性使用抗生素预防GBS感染48h。若使用了氨苄青霉素则无需使用其他抗生素，GBS培养结果阴性者无需预防GBS感染。

宫缩抑制剂

- 目的：延迟分娩48小时以完成皮质激素的疗程。宫缩抑制剂是否对胎膜早破的治疗有益尚有争议。
- 禁忌：宫口开大4cm、胎盘早剥或有绒毛膜羊膜炎症状者。

分娩方式及引产方法

- 无剖宫产指征者均应行阴道分娩。早产与胎膜早破不是剖宫产的指征。
- 缩宫素是安全且有效的引产方法，可参照缩宫素引产的标准流程进行。
- 若宫颈不成熟，可先用前列腺素类药物或Foley球囊促宫颈成熟，以提高阴道分娩率。前列腺素类药物在美国广为应用，未足月胎膜早破不是禁忌证。

基于孕周的处理 (OG 2013; 122:918)

≥34周

- 按足月分娩处理，可阴道分娩者行缩宫素引产，宫颈不成熟者可先软化宫颈。

24~33⁺⁶周

- 促进胎肺成熟：倍他米松12mg肌肉注射，每24h一次，共两次；或地塞米松6mg肌肉注射，每12h一次，共4次。

- 预防性抗生素延长孕周(常规7天一个疗程):
  ◇ NICHD抗生素方案:氨苄青霉素2g加红霉素250mg静脉注射,每6h一次,使用48h;接着阿莫西林250mg加肠溶红霉素片333mg口服,每8h一次,使用5日。
  ◇ 其他方案:阿奇霉素片1g口服一次合并氨苄青霉素2g静脉注射,每6h一次,使用48h;接着阿莫西林500mg口服,每日三次或875mg口服,每日两次,使用5天。
- 24～32周可用硫酸镁保护胎儿中枢神经系统。

<24周

- 根据临床情况、患者要求以及医院的规定选择期待治疗或引产。
- 一般不需要预防GBS感染、抗生素或皮质激素治疗。孕妇有感染或胎儿有宫内感染征象者则需使用抗生素,必要时终止妊娠。
- 美国将孕≥24周胎儿定为有生机儿,≥24周的胎儿均需全力治疗。孕22～23周前的胎膜早破患者可以出院,患者需卧床休息,每6h测体温和脉搏,注意胎动,每周两次NST及血象检测,每周一次超声及宫颈视诊检查,24周后再次住院行皮质激素和抗生素治疗。
- 国内将孕≥28周胎儿定为有生机儿,24～28周根据临床情况及患者要求而定,24周前胎膜早破应终止妊娠。

方大俊、刘慧姝

胎盘早剥

- 胎儿娩出前正常位置的胎盘从子宫壁部分或全部剥离称胎盘早剥。发病率1%～2%,不同人群的发病率可不同。临床常见的病例多为轻度胎盘早剥,重度胎盘早剥可立即导致胎儿死亡,甚至危及孕妇生命。

病因及风险因素

- 确切病因不明。主要风险因素有创伤、既往胎盘早剥病史、滥用可卡因、高血压、子痫前期、早产、胎膜早破、高龄产妇、子宫畸形和多产。
- 多数胎盘早剥无任何风险因素。

病理

- 胎盘早剥可分为I、II和III度。美国不分度,病理报告早剥面积的百分比数。分度对临床指导意义不大。
- 根据阴道出血多少,胎盘早剥可分为显性和隐性(见图6-3)。底蜕膜出血多在胎盘与子宫壁间形成血肿,出血可冲破胎膜,从胎盘边缘进入羊膜腔,破膜后见大量血性羊水。如果出血进入肌肉层,扩展到浆膜下,剖宫产时子宫表面见紫蓝色瘀斑,称子宫胎盘卒中(couvelaire uterus)。
- 胎盘早剥与绒毛膜下出血(subchorionic hemorrhage)的预后不同。如果孕早期或中期超声见绒毛膜下出血,胎盘早剥、流产、死胎、早产以及胎膜早期的危险性增高,但多数患者可无任何严重并发症。

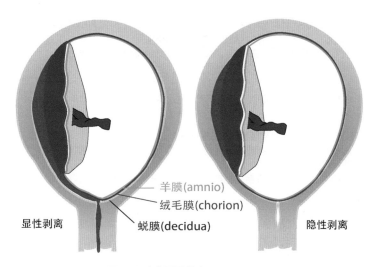

羊膜(amnio)
绒毛膜(chorion)
蜕膜(decidua)

显性剥离   隐性剥离

图6-3 **胎盘早剥的类型**

临床表现和诊断

- 胎盘早剥应根据临床表现来诊断。典型症状为孕晚期腹痛和阴道出血。任何一个
  孕妇只要有下腹疼痛/频繁宫缩和阴道出血，都要立即想到胎盘早剥的可能。
- 下腹部/子宫可有压痛。
- 轻型早剥可无症状，重型可导致死胎及DIC以及肝肾功能损伤。

胎儿电子监护

- 可见频繁宫缩、变异减速、晚期减速、变异减少、胎心过速或过缓。
- 胎心监测可能是辅助诊断最敏感的方法。

超声检查

- 对轻型胎盘早剥不敏感，但可以排除前置胎盘。
- 可见胎盘增厚；急性出血(<48h)见高回声区；3~7天后血肿或凝血块表现为等回
  声；1~2周后表现为低回声区。羊膜腔内可见凝血块。
- 应注意胎盘后低回声区与正常胎盘很难区分，不要将正常胎盘视为胎盘早剥。

实验室检查

- 血常规、血型、aPTT、PT、纤维蛋白原、肝酶、BUN和肌酐。
- 孕期纤维蛋白原增加明显(孕晚期增加50%)，如纤维蛋白原<2.5g/L(250mg/dL)
  应高度关注DIC。
- 大部分胎盘早剥实验室检查正常，严重者可出现DIC及肝肾功能异常。

胎母输血综合征的评估

- Kleihauer-Betke(K-B)试验可以在母体血循环中鉴别出胎儿红细胞，对诊断胎盘早
  剥价值有限，但对母胎Rh血型不合的患者有用。可根据胎血进入母体的多少，决
  定抗RhD免疫球蛋白的用量。
- 流式细胞学(flow cytometry)比K-B法更准确、简便，但是没有广泛应用。

- 计算胎血进入母体(ml)的简单公式：胎儿红细胞(%)×5000(孕妇总血容量为5000ml)。该公式过高估计胎儿失血量，但很常用。
- 基于生理原理的公式：5000×孕妇血细胞比容×胎儿红细胞(%)/0.5。

处理

- 治疗方案和分娩方式取决于母儿情况、宫颈条件、胎先露和孕周状况。

轻型胎盘早剥

近足月(妊娠34～37周)及足月(>妊娠37周)

- 母儿情况稳定、宫颈成熟可选择阴道分娩，密切监测产程中病情变化，如母儿状况恶化可更改分娩方式。
- 对34～37周间的轻型早剥，也可根据病人愿望，采取期待治疗。

妊娠24～34周

- 期待治疗：严密监护、定期超声检查、类固醇促胎肺成熟、预防B族链球菌感染。
- 安胎治疗很有争议。一些专家推荐使用硫酸镁，妊娠小于32周，硫酸镁可起到胎儿神经系统保护作用。

严重胎盘早剥

- 这类病人出血多，母儿情况不稳定。应迅速补充血容量，纠正凝血功能障碍，保护脏器功能。
- 不能立即阴道分娩时速行剖宫产。

钱雪雅、刘慧姝

前置胎盘

- 前置胎盘(placenta previa)在妊娠晚期的发病率约为0.5%，妊娠中期B超发现的前置胎盘多可在妊娠晚期移至正常位置。如果漏诊前置胎盘，临产后可致大出血，危及母儿生命。

定义

- 妊娠中期正常胎盘下缘应远离宫颈内口>20mm。前置胎盘指胎盘附着于子宫下段，部分或全部覆盖宫颈内口(图6-4)。描述前置胎盘的名词很多，不同教科书定义可不同(表6-2)。
- 胎盘下缘距宫颈内口在1mm至20mm之间称低置胎盘(low-lying placenta)。
- NIH专家组建议仅用前置胎盘和低置胎盘两个名词，不建议用部分性和边缘性前置胎盘(OG 2014; 123: 1070)。

前置胎盘的病因及风险因素

- 病因不明。风险因素包括剖宫产史、多次流产刮宫、高龄孕妇及多产妇。
- 蜕膜板将胎儿和母体分开，底蜕膜属母体部分。蜕膜板或底蜕膜发育不良可引起胎盘粘连和植入。

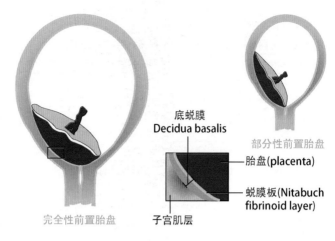

底蜕膜
Decidua basalis

部分性前置胎盘

胎盘(placenta)

蜕膜板(Nitabuch
fibrinoid layer)

完全性前置胎盘

子宫肌层

图6-4 前置胎盘的类型

诊断

- 妊娠晚期无痛性阴道流血是前置胎盘的主要临产表现。出血时可伴宫缩。
- 如果胎盘位置不明，孕晚期出血的病人应先做B超，排除前置胎盘后再做宫颈内口指检。
- 国内B超使用广泛，前置胎盘多能早期诊断。如果妊娠20周前B超发现胎盘前置，应在妊娠28~32周再次复查，随子宫下段的发育，90%的孕早期胎盘前置能上移至正常位置。
- 经阴道超声是诊断前置胎盘的金标准。经腹部超声可发现95%的前置胎盘，应避免膀胱过度充盈，以造成前置胎盘假象。若有任何疑问，用阴道超声确诊。

胎盘粘连和胎盘植入

- 美国常用placenta accreta一词概括placenta accreta, increta and percreta。发生率约为0.3%，剖宫产史者发生率高。如果妊娠囊植入剖宫产疤痕，植入性胎盘发生率极高。
- B超和多普勒检查敏感性为80%~90%，特异性为95%。
- MRI：仍有争议，敏感性约90%，特异性100%，对于后壁胎盘植入的诊断优于超声。MRI造影剂轧(gadolinium)是否对胎儿有不良影响尚无定论。
- 孕妇血清AFP可能升高。

前置胎盘的处理

- 妊娠20周后应避免性交和剧烈运动，以免诱发宫缩，导致出血。
- 无症状的前置胎盘可在门诊复诊，诊断不明确者每2~4周行超声检查。如果胎盘完全覆盖子宫内口，移行至正常位置的可能性很小。

剖宫产时间

- 完全性和部分性前置胎盘均需剖宫产。
- 无并发症的前置胎盘患者可在妊娠36~37周终止妊娠，不需要羊水穿刺了解胎

表6-2 前置胎盘及其他异常胎盘的常用术语	
前置胎盘(placenta previa)	胎盘部分或完全覆盖宫颈内口
低置胎盘(low-lying placenta)	胎盘下缘距宫颈内口在1mm至20mm之间
以下术语不建议使用： 1)部分性前置胎盘(partial placenta previa)指胎盘部分覆盖宫颈内口；2)边缘性前置胎盘(marginal previa)指胎盘下缘距宫颈内口≤2cm；3)低置胎盘(low-lying placenta previa)指胎盘附着子宫下段，边缘距宫颈内口>2cm。	
粘连性胎盘(placenta accreta)	胎盘绒毛侵透蜕膜板，附着于子宫肌层
植入性胎盘(placenta increta)	胎盘组织侵入子宫肌层
穿透性胎盘(placenta percreta)	胎盘组织穿透子宫肌层及浆膜层
前置血管(vasa previa)	胎盘血管经胎先露前方横越宫颈内口，可伴有副胎盘(placenta succenturiate)或双叶胎盘。临产时前置血管破裂可致胎儿失血和死亡。
脐带帆状附着(velamentous cord insertion)	脐带附在胎盘边缘，呈球拍状。脐带血管通过羊膜与绒毛膜之间进入胎盘。通常产后诊断。

肺成熟度。

前置胎盘伴急性出血

- 入院，严密观察生命体征及尿量，胎儿监测，决定是否需要急诊剖宫产。
- 实验室检查：血常规和血型，必要时交叉配血。
- 保持1～2条静脉通道，以便快速补液或输血，维持血细胞比容(Hct)>30%。

≥36周

- 情况稳定后行剖宫产。

<36周

- 母儿情况稳定、出血量小、无临产征象者，可行期待治疗。如出血多、胎心监测不正常、或宫口扩张则行剖宫产。多数病人可以控制出血，延续妊娠。
- 期待治疗：纠正贫血，妊娠24～34周使用类固醇促胎肺成熟。如有宫缩可使用宫缩抑制剂，但应避免非甾体抗炎药(NSAIDs)例如消炎痛(indomethacin)，NSAIDs可影响血小板功能。
- 符合以下标准病人可出院：无症状、阴道停止出血超过48h、Hct>30%、生命体征正常以及随访条件好。

低置胎盘

- 胎盘下缘距宫颈内口>20mm，按正常妊娠处理。
- 胎盘下缘距宫颈内口在10～20mm之间可选择阴道分娩，但需告知病人大出血的概率为10%。胎盘下缘距宫颈内口<10mm，最好选择剖宫产 (AJOG 2009; 201: 266)。

胎盘植入

- 理想分娩时机仍有争议，ACOG建议在妊娠34～35周终止妊娠，以避免临产和出血，被迫急诊手术。无需进行胎肺成熟实验。

- 术前充分备血，术者必须有迅速切除子宫的能力。

择期子宫切除术
- 对无生育要求的患者应行子宫切除术。
- 有条件者，术前准备血液回收装置，术中可将失血自体回输。
- 子宫切口最好远离胎盘，胎儿娩出后缝合子宫，然后行子宫切除。
- 如果术中切入胎盘，可将胎儿和胎盘同时娩出。如胎盘附着面无明显出血，也可保留子宫；出血严重者迅速切除子宫。

保留子宫的方法
- 如果行常规剖宫产及剥离胎盘，大出血、感染甚至死亡的可能性均高于择期子宫切除术。
- 如果计划保留子宫，胎盘剥离后，可缝合创面止血，仅使用于小部分胎盘植入。
- 胎儿娩出后，也可将胎盘保留在子宫内，等待胎盘自行吸收或娩出。78.4%患者虽可最终保留子宫，但出血和感染并发症高。美国不用此方法。

钱雪雅、刘慧姝

多胎妊娠

- 随着孕妇年龄增大和辅助生殖技术的普遍应用，多胎妊娠(multifetal gestations)越来越常见。美国多胎妊娠发生率约为1.5/1000。

多胎妊娠的并发症
- 胎儿及新生儿并发症：早产、IUGR、先天性畸形、胎位异常，死胎、脐带缠绕(见于单羊膜囊双胎)、胎盘前置和胎盘早剥，见表6-3。
- 孕产妇并发症：子痫前期、高血压、糖尿病、贫血、产后出血和产后抑郁。

双胎妊娠

双卵双胎(Dizygotic Twins)
- 占双胎的70%，2个独立的受精卵，不同的基因，独立的胎盘及胎膜。
- 双胎的不同性别可以排除单卵双胎。

表6-3 多胎妊娠的新生儿并发症及死亡率				
特征	单胎	双胎	三胎	四胎
出生时平均体重	3,296 g	2,336 g	1,660 g	1,291 g
分娩时平均孕周	38.7周	35.3 周	31.9 周	29.5 周
32周前早产率	1.6%	11.4%	36.8%	64.5%
37周前早产率	10.4%	58.8%	94.4%	98.3%
脑瘫数(千个活婴)	1.6	7	28	—
婴儿死亡数 (千个活婴)	5.4	23.6	52.5	96.3
来源：ACOG Practice Bulletin 144. Obstet Gynecol 2014;123:1118				

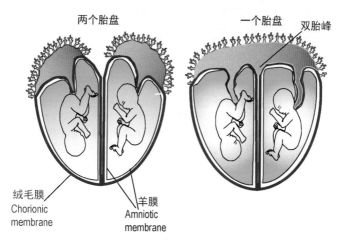

双绒毛膜和双羊膜囊
（双绒双羊，di-chorionic/di-amniotic twins）

两个胎盘　　　　　　　　一个胎盘　双胎峰

绒毛膜
Chorionic
membrane

羊膜
Amniotic
membrane

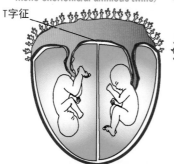

单绒毛膜和双羊膜囊
（单绒双羊，
mono-chorionic/di-amniotic twins）

T字征

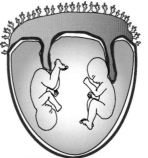

单绒毛膜和单羊膜囊
（单绒单羊，
mono-chorionic/mono-amniotic twins）

图6-5 双胎的绒毛膜性和羊膜囊性

- 发生率受年龄、多胎家族史、种族和辅助生殖技术等影响。

单卵双胎 (Monozygotic Twins)
- 占双胎的30%。一个受精卵分裂为2个，胎儿性别相同，基因相同。
- 辅助生殖技术可增高单卵双胎发生率，其他因素无影响。

卵裂时机与每个囊胚结构的关系
- 受精后2~3天：双绒毛膜/双羊膜囊(30%)
- 受精后4~8天：单绒毛膜/双羊膜囊(68%)
- 受精后9~12天：单绒毛膜/单羊膜囊(2%)

- 受精后13天后：联体双胎(极少)

绒毛膜性及羊膜囊性的超声特点(图6-5)
- 判断绒毛膜性对多胎妊娠的处理至关重要。20%的双胎为单绒毛膜性，早产、先天畸形及IUGR发生率均高于双绒毛膜性双胎。
- 孕早期和孕中期前几周是B超确定胎儿绒毛膜性及羊膜囊性的最好时间，14周左右超声诊断敏感率为90%，特异性为99%。
- 胎儿不同性别或两个独立的胎盘可以证实为双绒毛膜双胎。若只有一个胎盘，可根据胎膜与胎盘插入点的影像特征判断绒毛膜性，双胎峰(twin peak sign)者为双绒毛膜性双胎，T字征者为单绒毛膜性双胎。
- 妊娠囊、卵黄囊个数及双胎隔膜厚度也可用于单、双绒毛膜性的鉴别。双绒毛膜性双胎的隔膜为4层，厚度常大于2mm；单绒毛膜双胎的隔膜为2层，厚度常小于2mm。

双胎妊娠的产前处理

超声检查
- 超声证实双绒毛膜双胎后，在妊娠18~22周做一次全面超声检查，以后每4~6周进行一次超声检查。若出现胎儿生长受限，可做脐动脉多普勒监测。

胎儿生长径线
- 双胎的生长速度在妊娠32周前与单胎相同，妊娠32~36周稍低于单胎，妊娠36周后低于单胎的第十百分位数。

双胎生长不一致(Discordant Fetal Growth)
- 计算方法为：大胎儿体重−小胎儿体重/大胎儿体重(g)
- 如果双胎体重相差20%，定义为胎儿生长不一致。
- 单纯的生长不一致并不导致胎儿并发症。若胎儿生长受限可有不良后果。

早产的预防
- 目前没有任何有效措施，阴道超声测量宫颈长度、胎儿纤连蛋白(fetal fibronectin, fFN)和宫缩监测不能预测早产。
- 预防性宫颈环扎、宫托、宫缩抑制剂和卧床休息不能防止早产，还有可能伤害孕妇和胎儿。
- 孕酮预防多胎妊娠的早产无效。

早产的治疗
- 多胎妊娠若出现早产，治疗与单胎一致。
- 24~34周间给皮质激素，促胎肺成熟。宫缩抑制剂可用硝苯地平　(nifedipine)或吲哚美辛(消炎痛，indomethacin)。
- 24~32周间可用硫酸镁保护胎儿神经系统，但这方面循证医学的证据不强。

产前遗传筛查
- 因有2个胎儿，双胎妊娠染色体异常的可能性高于同龄单胎妊娠的一倍。所有孕妇都可进行遗传筛查，不受年龄影响。
- 双绒毛膜双胎每个胎儿染色体不同，如果绒毛膜性不确定，按双绒毛膜双胎进行筛查。
- 双胎妊娠的遗传咨询和筛查较复杂，若仅终止一胎，另外一胎也可能受影响。
- 血清学检查不太敏感。从外周血提取胎儿游离DNA的技术前景乐观，但目前没有广为应用。

- 超声筛查、绒毛膜穿刺取样和羊水穿刺均可使用。

单绒毛膜性双胎的产前处理
- 单绒毛膜性双胎需要频繁的产前监测。一般从16周起，每2周一次超声检查。

双胎输血综合征
- 10%～15%的单绒双胎可并发双胎输血综合征(twin-twin transfusion syndrome, TTTS)，此征由胎盘间血管吻合支的血流不平衡所致，多在孕中期发生。
- 供血胎儿血容量减少、生长受限及羊水过少，受血胎儿血容量增加、心脏衰竭、羊水过多及胎儿水肿。
- 妊娠中期严重的TTTS胎儿死亡率为80%～100%。

Quintero分期 (J Perinatal 1999;19;550)
- 1期：一胎羊水池深度大于8，另一胎小于2
- 2期：供血儿膀胱空虚
- 3期：脐动脉血流舒张期缺失或倒置
- 4期：一胎出现水肿和体腔积液(hydrops)
- 5期：一胎死亡

治疗
- 孕26周前可在胎儿镜下用激光凝固胎盘表面的异常血管吻合支，晚期羊水过多者可行羊水减量术。

一胎死亡的处理
- 孕早期一胎死亡很常见，称"双胎消失"(vanishing twin)。14周后若一胎死亡，双绒双胎中另一胎死亡率为3%，单绒双胎为15%。
- 一胎死亡后，第二胎何时分娩应根据胎儿和孕妇的情况而定。若无指征，34周前不应终止妊娠。若34周后发生一胎死亡，第二胎应考虑尽快分娩。
- 单绒双胎中存活胎儿可能有神经系统损伤(18%)，但早期分娩不能防止这种损伤。

双胎妊娠的分娩

分娩时机
- 无并发症的双绒双胎：妊娠38周
- 无并发症的单绒双羊双胎：妊娠34～37周
- 单羊膜囊双胎：妊娠32～34周

合并胎儿生长受限的分娩时机
- 双绒双胎合并单纯的IUGR：妊娠36～37周；IUGR若再合并羊水减少、脐血流异常或孕妇高危因素，应在32～34周终止妊娠。
- 单绒/双羊合并单纯的IUGR：妊娠32～34周。

分娩方式
- 根据胎先露、孕周和产科医生的经验决定。单羊膜囊双胎需行剖宫产。
- 第一胎头位时应考虑阴道分娩。剖宫产与阴道分娩相比，新生儿并发症基本相同(NEJM 2013;369:1295)。
- 第一胎臀位时应行剖宫产。
- 不论剖宫产还是阴道产，第二个胎儿多数比第一个胎儿出生后情况差。
- 尽量避免联合分娩方式(第一个胎儿阴道分娩，第二个行剖宫产)，这样增加子宫内膜炎及新生儿败血症的危险。

双胎阴道分娩

- 应在手术室进行阴道分娩，最好备有超声。
- 第一胎与第二胎分娩的间隔时间应小于30分钟，但如果胎心监测正常，不必急于分娩第二胎。
- 第二胎非头位的处理：(1)臀牵引(breech extraction)或(2)外倒转头位。
- 臀牵引注意问题：体重小于2000g或第二胎比第一胎大20%时应慎重。

潘秀玉、刘慧姝

母胎血型不合

- 人类红细胞血型有26种，ABO和Rh为主要血型系统。母胎血型不合极常见，绝大多数并不引起任何临床问题。
- 有些情况下，不同血型的胎儿红细胞进入母体循环，诱导母体免疫系统产生抗体，这些抗体可通过胎盘进入胎儿循环系统，破坏胎儿红细胞，导致胎儿溶血、贫血、心衰、胎儿水肿以及高胆红素血症。这种疾病称为同种免疫性疾病(alloimmunization)。
- 孕妇第一次就诊时均测血型和血清中红细胞抗体，抗体阳性者需进一步查明具体那种抗体存在。多数抗体不引起胎儿溶血，引起胎儿溶血的抗体可概括为DECK。
  ◇ D—Rh抗D抗体
  ◇ E—Rh抗E抗体
  ◇ C—Rh抗C和c抗体
  ◇ K— 抗Kell抗体，是最常见的不规则红细胞抗体 (minor RBC antibody)
- 母胎血型不合引起的同种免疫处理较复杂，美国母胎医学专家通常负责处理这些患者。

RhD同种免疫

- 汉族RhD阳性率99.6%以上，因此Rh血型不合引起的胎儿溶血国内不常见。白人RhD阳性率85%左右，15%的孕妇为RhD阴性。丈夫RhD阳性，孕妇阴性，就可能出现同种免疫的问题。
- 美国早已广泛应用抗D免疫球蛋白，两胎后患RhD同种免疫性疾病已从16%降到0.1%，但RhD引起的胎儿溶血仍最常见。

RhD阴性孕妇同种免疫的预防

- 如果胎儿父亲也为Rh阴性，可不做任何处理。阳性者可从母体血中检测胎儿DNA或行羊水穿刺，判断胎儿Rh血型，RhD阴性胎儿不存在同种免疫问题。
- 妊娠28周时，给予抗D免疫球蛋白300μg肌注。RhD抗体一旦阳性，使用抗D免疫球蛋白将无效，不能再用抗D免疫球蛋白。
- 如果新生儿RhD阳性，产后72h内再给产妇抗D免疫球蛋白300μg肌注。
- 美国RhD阴性妇女有以下情况时均给予抗D免疫球蛋白：各种流产、异位妊娠、羊水穿刺、死胎、孕妇腹部受伤、产前出血、倒转胎位及葡萄胎。

第一次妊娠同种免疫的处理

- 第一次妊娠的同种免疫一般表现较轻。
- 检测抗D抗体滴度，每4周重复一次，不同机构用的临界值(critical titer value)不同，常在1:8到1:16之间。
- 抗体滴度≥16者，行多普勒监测胎儿大脑中动脉(middle-cerebral artery, MCA)收缩期最大血流速度(peak systolic velocity, PSV)以预测胎儿贫血程度。羊水ΔOD450光密度测定已被淘汰。MCA-PSV≥1.5中位数的倍数(multiples of the median, MoMs)提示严重贫血。

分娩时机
- MCA-PSV<1.5 MoMs：37～38周间引产。
- MCA-PSV≥1.5MoMs：小于35周者可行脐血管穿刺和输血；35周后羊水穿刺检测肺成熟度，成熟者可引产。

第二次或以上妊娠同种免疫的处理
- 胎儿溶血比第一次更严重，随着妊娠次数增多，溶血会越来越重。
- 没必要检测抗D抗体滴度，早日确定胎儿RhD性质，阳性者从18周开始监测MCA-PSV，每1～2周重复一次。

非RhD同种免疫的处理

- 抗Kell抗体是最常见的引起胎儿溶血的不规则红细胞抗体 (minor RBC antibody)，输血是育龄妇女产生抗Kell抗体的主要原因。
- 抗Kell滴度的临界值多定为1:8。
- 处理与RhD同种免疫的处理近似。

ABO血型不合

- 是新生儿溶血的主要原因，母体为O型者占95%。ABO血型不合是新生儿疾病，不是产科问题。美国妇产科医生对ABO血型很少关注。
- 大多数抗A和抗B抗体是IgM，不能通过胎盘，因此不会导致胎儿溶血。
- ABO血型不合引起的新生儿溶血比RhD不合所致的溶血要轻，多数不需要换血治疗 (Williams Obstetrics 24版308页)。

赵莹、杨金英、王雪峰

胎儿生长受限

- 胎儿生长受限 (fetal growth restriction, FGR) 过去称胎儿宫内生长受限 (intrauterine growth restriction, IUGR)，其定义、病因、诊断和处理都有争议 (ACOG Practice Bulletin. OG 2013; 121:1122)。FGR的主要危险是死胎和新生儿并发症。

常用定义

- FGR指超声估计的胎儿体重低于同胎龄体重的第10百分位数。重度FGR指胎儿体重低于第3个百分位数，预后不良。美国妊娠中晚期出生的胎儿体重见表6-4，但应注意，正常胎儿体重不能完全按早产儿出生体重来衡量，因为早产儿多有宫内生长受限。
- 小于孕龄儿(small for gestational age, SGA)指新生儿出生体重低于同龄儿应有体重的第10百分位数。

- 健康小样儿(constitutionally small fetus)指体重低的健康胎儿，胎儿的父母多身材矮小。

基于病因的分类

- 均称型FGR(symmetric FGR)：起因于胚胎早期，体重、头围、腹围、身长均匀受限，例如非整倍体异常、先天畸形、感染、有毒物质和放射损伤等，预后多不良。
- 非均称型FGR(asymmetric FGR)：多由孕晚期胎盘和血管因素导致子宫胎盘血供不良和胎儿营养不足，预后比均称型好。
- 这两种分类法很难概括病因，很多FGR病因不明。临床意义不大，现已少用。

病因学

- 母体因素：高血压(如慢性高血压、妊娠期高血压疾病及子痫前期)、肾功能不良、自身免疫疾病(如系统性红斑狼疮)、感染、紫绀性心脏病以及抗磷脂综合征。先天性易栓症(hereditary thrombophilia)与FGR无关。孕妇营养缺乏目前已不是主要因素。
- 吸烟、吸毒和饮酒
- 多胎
- 致畸药物(如环磷酰胺、丙戊酸和抗血栓药物)
- 感染因素(如疟疾、巨细胞病毒、弓形虫和梅毒)
- 遗传性因素和先天性畸形(如13-三体、18-三体、心脏畸形或腹裂)
- 胎盘或脐带异常

表6-4 美国妊娠中晚期胎儿的出生体重							
孕周	第5百分位数(克)	50百分位数(克)	95百分位数(克)	孕周	第5百分位数(克)	50百分位数(克)	95百分位数(克)
20	249	412	912	32	1294	2203	3338
21	280	433	957	33	1513	2458	3536
22	330	496	1023	34	1735	2667	3697
23	385	582	1107	35	1950	2831	3812
24	435	674	1223	36	2156	2974	3888
25	480	779	1397	37	2357	3117	3956
26	529	899	1640	38	2543	3263	4027
27	591	1035	1927	39	2685	3400	4107
28	670	1196	2237	40	2761	3495	4185
29	772	1394	2553	41	2777	3527	4217
30	910	1637	2874	42	2764	3522	4217
31	1088	1918	3108	43	2741	3505	4178
US national reference for fetal growth. Obstet Gynecol 1996; 87:163							

FGR的筛查和预防

- 通过病史和体检确定高风险人群，明确预产期和孕周非常重要。
- 目前没有循证医学证据支持常规筛查FGR。
- FGR的预防：营养治疗、膳食补充和卧床休息都证实无效。
- 美国24周后每次产检时测量宫底高度，如果宫高比孕周数低超过3cm，一般行超声检查，排除FGR。国内孕妇的宫高正常值比美国低，详见产前检查与保健章节。
- 宫高测量方法简单，敏感度约为30%～50%。肥胖、子宫肌瘤和多胎不适用。美国不用腹围和孕妇体重评估FGR。

FGR的诊断

- B超是诊断FGR的主要方法，诊断或怀疑FGR时，还要根据病史、体检结合实验室检查寻找FGR的病因。

超声检查

- 诊断FGR主要靠超声测量胎儿生长径线，最重要的是区分FGR和健康小样儿，常需要系列超声明确诊断。FGR的胎儿生长越来越差；健康小样儿保持低体重状态，但具有理想的生长速率，各项监测指标正常，不需任何干预。
- 测量腹围 (abdominal circumference, AC)、双顶径 (biparietal diameter, BPD)、头围(head circumference, HC)及股骨长度(femur length, FL)4个参数来估计胎儿体重较准确。
- 超声监测胎儿体重不能太频繁，一般每3～4周一次。间隔太短受测量误差影响。
- 检查胎儿畸形，有些畸形提示染色体异常或胎儿感染性疾病。

实验室检查

- 取孕妇血清进行病毒感染相关筛查。
- 怀疑染色体疾病时可行羊水穿刺进行胎儿染色体核型分析，必要时可行羊水PCR检查测定是否存在巨细胞病毒或弓形虫感染。
- 先天性易栓症的检查不作为常规。

FGR的监测

- FGR的胎儿多数不需要立即分娩，但需要密切监测。监测方法主要包括脐动脉多普勒、无应激试验或BPP。

脐动脉多普勒血流监测

- 胎盘功能不全时，脐动脉阻力增加。用多普勒观察脐动脉血流的动态变化已成为监测FGR的主要手段，多普勒不用于诊断FGR。
- 起初每1～2周做1次脐动脉多普勒检查，正常者可延长间隔时间。
- 多普勒血流动力学参数包括心脏收缩峰值速度/舒张峰值速度 (peak systolic frequency shift to end-diastolic frequency shift ratio, S/D比值)、阻力指数 (resistance index, RI)、及搏动指数(pulsatility index, PI)。孕28周后，S/D比值>3.0或RI>0.6提示异常。不同孕龄的具体参数没有标准化。
- 脐动脉舒张末期血流缺失(absence of end-diastolic flow velocity, AEDF)及脐动脉舒张末期血流逆向(reversal of end-diastolic flow velocity, REDF)提示胎儿状况差，预后不良。

NST及BPP

- 详见产前胎儿健康评估章节。
- 根据胎儿情况，每周行1～2次NST或BPP。

处理原则

- 处理主要基于孕龄和FGR的病因。如果胎儿有三体综合征或先天性感染，早或晚分娩意义不大。
- 无并发症的单胎FGR于孕38～39周计划分娩。
- 胎儿监测提示胎儿存在生命危险时可直接终止妊娠。
- 单纯FGR不是剖宫产的指征，很多孕妇可以阴道试产。

34～37孕周

- FGR合并以下指征时应考虑终止妊娠：羊水过少、脐动脉血流动力学异常、母体危险因素或并发症。

<34孕周

- 予皮质类固醇激素促胎肺成熟，用法见早产章节。32周前分娩者可考虑使用硫酸镁保护胎儿神经系统。
- 胎儿监测：脐动脉多普勒血流监测每1～2周1次，BPP或改良BPP评分每周1～2次，B超观察生长发育每3～4周1次。

王佩芝、钟俊敏

死胎

- 死胎(stillbirth)又称胎儿宫内死亡(intrauterine fetal demise)，指妊娠20周后或胎重≥350克时胎儿死亡。
- 美国总的死胎发生率为6.2/1000出生人次，足月妊娠死胎发生率为1～2/1000出生人次。
- 美国围产期死亡(perinatal death)指妊娠20周后的胎儿死亡至出生后28天内的婴儿死亡，我国定义为妊娠满28周后的胎儿死亡。

危险因素及病因学

死胎的高危因素

- 母体因素：既往死胎史、初产妇、高血压、糖尿病、系统性红斑狼疮、甲状腺疾病、肾脏疾病、肝脏疾病、胆汁淤积、抗磷脂综合征、同种异体免疫反应、吸烟、肥胖(BMI>30)、孕妇年龄≥40岁及种族因素(如美国黑人死胎率高)。
- 胎儿因素：先天畸形、染色体异常、FGR、多胎妊娠及胎儿失血。
- 胎盘和脐带因素：胎盘早剥、前置血管、脐带帆状附着、脐带打结及缠绕。
- 不明因素：占死胎的25%～60%。

为寻找确切病因，死胎协作研究网络(SCRN)将死胎病因分为六大类：1)母体疾病，2)产科并发症，3)母体或胎儿血液系统因素，4)胎儿基因、结构及核型异常，5)胎盘感染、胎儿感染或两者共存，6)胎盘病理学改变。死胎主要原因产科并发症占29.3%、胎盘因素23.6%、胎儿基因或结构异常13.7%、感染12.9%、脐带异常10.4%、高血压疾病9.2%、其他疾病7.8% (JAMA 2011;306:2459)。

诊断与评估

- 孕妇常因感觉不到胎动而就医，有时产检和超声检查时发现死胎。
- 所有死胎均需B超确诊。
- 告知病情应采用温和、同情且坦率的方式，孕妇常有悲痛的反应，可表现为如下5个典型阶段：拒绝接受坏消息、愤怒、争执、抑郁以及最终接受。
- 一般不需要立即引产，但延迟引产会增加患者的焦虑，多数患者接受这一不幸结果后要求尽快引产。
- 死胎4周以上可出现凝血障碍，但不常见。

实验室检查(OG 2009;113:748)

- 血型、血清抗体、血常规、梅毒螺旋体筛查、微小病毒B-19 IgG及IgM、Kleihauer-Betke试验检测母体内胎儿红细胞、TSH、狼疮抗凝物及抗心磷脂抗体(OG 2009;113:748)。
- 根据孕妇既往病史进行有关的实验室检查。
- 死胎与遗传性易栓症之间缺乏相关性，目前不再常规行遗传性易栓症的检查(OG 2010;116:212)。
- 建议患者产前羊水穿刺以评估染色体组型。

引产

- 如果产科医生有经验，也可进行中期妊娠的手术清宫。美国医生多无大月份手术流产的经验，绝大多数用米索前列醇(misoprostol)引产。

米索前列醇的使用方法

妊娠中期(14~28周)

给药途径有阴道后穹隆置入、口服、舌下或口腔颊部含化等，住院患者经阴道给药较多，常用方法如下：

- 阴道放置米索前列醇200~400μg，每4~12h一次，直到胎儿及胎盘排出。
- 口服米索前列醇400μg，每4h一次，24h内引产成功率达92.5%，平均引产时间为14h(OG 2003;101:70)。

妊娠晚期(28周后)

- 米索前列醇从低剂量开始，阴道置入25~50μg。每4h给药一次，初始剂量无效者再次剂量加倍。绝大部分病例可以成功。
- 宫颈成熟者可用缩宫素，用法如同正常分娩。宫颈未成熟者，阴道置入米索前列醇25~50μg每4h一次，也可予Foley导管或海藻棒扩张宫颈，促宫颈成熟。

既往有剖宫产史

- 妊娠中期米索前列醇引产可用同样上述剂量，例如，400μg阴道置入每6h一次，子宫破裂发生率<0.3% (OG 2009;113:748)。
- 妊娠晚期可先用Foley导管促宫颈成熟，然后给予缩宫素。

产后处理

- 仔细检查胎儿、胎盘及脐带，记录所有异常特征，胎盘送病理检查。
- 建议行胎儿尸检(autopsy)，寻找死胎病因，有助于避免死胎再次发生。
- 产后核型检查应按实验室要求获取死胎儿组织，活性较好的组织如下：1)脐带嵌入处下方的胎盘组织，取1cm³的组织块，成功率达71%；2)脐带，取1.5cm；3)胎儿肋软骨结合部位或膝盖骨等。不要用胎儿皮肤，其成功率低于20%。

- 死胎发生后，患者常有负疚感。一定给患者和家属再三强调死胎的发生可能与孕妇无关，孕妇没有做错任何事。
- 产后避孕同其他正常产妇。安排产后随访，告知患者所有实验室和病理检查结果及其意义。

将来妊娠的指导和处理

死胎再发咨询
- 如果患者无死胎的高危因素，死胎原因不明，妊娠20周后再发生死胎可能性约为1%。
- 如果目前妊娠合并其他并发症，例如FGR，死胎可能性会进一步升高。
- 孕前保健：纠正高危因素，例如减肥、戒烟、戒酒及预防和治疗慢性疾病。

妊娠的处理
- 早期超声确定预产期，筛查三体综合征，妊娠中晚期筛查FGR。
- 孕28周起开始胎动计数，孕32周起每周做1～2次NST或BPP。产前监测是否有效尚无定论，可减少孕妇焦虑，但增加医源性早产的风险。
- 分娩时机：如果过去的死胎原因不明，不要在孕39周前计划分娩。如果要提前分娩，应考虑羊水穿刺行胎儿肺成熟度检查。

王佩芝、钟俊敏

终止妊娠

- 人工流产(abortion)又称终止妊娠(pregnancy termination)，是避孕失败的补救措施。随着产前诊断的广泛开展，人工流产也常用于终止不正常的妊娠。此章主要总结国内的做法和经验。

早孕药物流产

- 联合应用米非司酮和米索前列醇是世界公认的药物流产方法(medication abortion)。米非司酮是抗孕激素药物。米索前列醇是前列腺素类药物，可软化宫颈和引起宫缩。
- 药物流产成功率为90%～95%，流产失败者需要行清宫术。
- 优点：避免麻醉及手术，创伤小。
- 缺点：腹痛时间长、阴道出血、恶心、呕吐、腹泻或低热，就诊次数多。

适应证
- 宫内妊娠≤49天

禁忌证
- 疾病急性期
- 使用前列腺素禁忌证：青光眼、支气管哮喘、心血管系统疾病等。
- 米非司酮禁忌证：肾上腺疾病、糖尿病、肝肾功能异常、血栓性疾病等。
- 其他：异位妊娠、带环妊娠、妊娠剧吐以及长期服用抗结核、抗癫痫、抗抑郁等药物。

流产前准备

- 病史询问、妇科检查、血液检查、胸片、知情同意等。

给药方法

米非司酮(Mifepristone)

- 分次给药:第1、2日晨起空腹50mg,12h后各服25mg。
- 顿服法:第1日空腹顿服200mg。

米索前列醇(Misoprostol)

- 第3日空腹顿服600μg,留院观察。
- 服药前后各禁食1~2h。

早孕手术流产

负压吸引术

适应证

- 负压吸引(vacuum aspiration)适用于妊娠10周以内要求终止妊娠或因疾病不宜继续妊娠的患者。

禁忌证

- 国内常用禁忌证:疾病急性期、生殖系统炎症、孕妇自身情况不能耐受手术、妊娠剧吐所致的酸中毒尚未纠正、术前两次体温间隔4h>37.5℃。
- 负压吸引术操作相对简单。

术前准备

- 病史询问、妇科检查、血液检查、胸片、知情同意等。
- 预防感染:术前1h口服多西环素(doxycycline)100mg,术后再次口服200mg。
- 如果Rh为阴性,给予抗D免疫球蛋白。

手术步骤

- 镇静止痛:2mg咪达唑仑(midazolam)和100μg芬太尼(fentanyl)静注。1%利多卡因(lidocaine)在宫颈的12点、4点和8点处深部注入进行宫颈旁阻滞麻醉,可加用0.5~1mg阿托品(atropine)预防迷走血管性晕厥。
- 宫颈扩张术:孕周小于7周时无需扩宫。孕周大于7周时,可先使用扩宫条或经阴道给予米索前列醇(misoprostol),以预防宫颈裂伤及助于手术。可在术前2~3h予米索前列醇400μg阴道放药或舌下含服。
- 负压吸引术:吸管直径大小(mm)与孕周(menstrual weeks)周数相等,吸引压力控制在400~500mmHg。
- 术后水中漂洗组织物,确认绒毛。

常见并发症及处理

- 出血:大月份妊娠可在宫颈注射缩宫素10~20u,用大吸管尽快清除宫腔组织。术后出血应先检查有无宫颈裂伤,宫缩不良所致出血可给予麦角碱(methylergonovine)0.2 mg IM或卡前列素氨丁三醇(欣母沛,Hemabate)或米索前列醇(剂量见产后出血章节)。
- 人工流产综合征:美国称vasovagal syncope。扩宫和宫内操作导致迷走神经兴奋,患者出现恶心呕吐、面色苍白、大汗、心动过缓和血压降低。予阿托品0.5~1mg肌注或静注。
- 漏吸:应再次行负压吸引,可在B超定位下实施。
- 吸宫不全:是人工流产的常见并发症,表现为术后持续阴道流血,应尽快再次清宫，可选用B超监测。
- 子宫穿孔：严重并发症，但很少见。一旦怀疑穿孔，应立即停止操作。必要时需行腹腔镜或剖腹探查。
- 感染：抗生素预防使用，国内建议一个月内禁止性生活及盆浴。
- 其他远期并发症：宫颈粘连、宫腔粘连、月经异常及继发性不孕等。为减少远期并发症，应严格无菌操作，手法轻柔减少组织损伤。

钳刮术
- 钳刮术(dilation and evacuation, D&E)主要适应于妊娠大于10周的患者。
- 近年来由于米非司酮、前列腺素类药物的临床应用，钳刮术在国内逐渐被药物引产所替代。
- 钳刮术在美国很常用，是人工流产的主要方法。

中期妊娠引产

- 指孕14周但不足28周妊娠(美国最晚24周)，因各种原因不宜继续妊娠而用人工的方法终止妊娠。

依沙吖啶引产
- 乳酸依沙吖啶(ethacridine lactate, 利凡诺)在国内常用，美国无此药。

特殊禁忌证
- 急慢性肝肾疾病或肝肾功能不全、生殖器尖锐湿疣以及下腹部皮肤感染

给药方法
- B超介导下行羊膜腔内注射，给药量50～100mg为宜，不超过100mg。
- 尽量避开胎盘，每次操作穿刺不得超过2次，失败后可择日再次穿刺。
- 注药过程中注意孕妇有无呼吸困难、发绀等不适。
- 给药5日后仍无规律宫缩者视为引产失败，可再次给药或改用其他方法。

水囊引产

特殊禁忌证
- 瘢痕子宫、宫颈发育不良或子宫发育畸形
- 妊娠期间反复阴道流血，B超证实为胎盘前置

术中注意事项
- 水囊不要接触阴道壁，放置时间不宜超过24h，注水量以300～500ml为宜，最多不超过600ml，严密观察宫缩，及时取出水囊。

米非司酮配伍前列腺素引产

米非司酮
- 分次给药：第1、2日晨起空腹50mg，12h后各服50mg。
- 顿服法：第1、2日空腹顿服100mg。

米索前列醇
- 第3日空腹顿服600μg，无反应者400μg q2h，总量不超过1800μg。
- 服药前后各禁食1～2h。

剖宫取胎
- 创伤大，并发症多，仅限于不能耐受各种引产方法并要求绝育，或在引产过程中出现严重并发症，必须迅速结束分娩者。

美国人工流产状况

- 美国无生育限制且受宗教影响很大，意外怀孕后多选择继续妊娠。15~44岁妇女人群的人工流产率仅为1.6%。
- 人工流产多在专门做流产的门诊进行，医生要买昂贵的医疗保险。
- 培训期间约有一半住院医师选择人工流产的培训，人工流产属选修项目，住院医师结束后还可进行1~2年的专科训练(family planning fellowship)。
- 妊娠早期流产以吸宫术或钳刮术为主，8周前单独药物流产占16%，8周后占1%。妊娠中期流产钳刮术占95%。
- 美国多数州允许在22~24周前行人工流产，24周后即使有严重的先天性畸形也很难进行人工流产。
- 美国妊娠中期流产不用依沙吖啶或水囊，术前一般不注射药物杀死胎儿。如果需要致胎儿死亡，多选择在胎儿心室注射氯化钾或地高辛。
- 妊娠中期手术引产多需要术前扩宫1~3天，可用天然的昆布条(seaweed Laminaria)、合成的扩宫条或米索前列醇。
- 如果进行妊娠中期药物流产，常用方案是米非司酮200 mg一次顿服，24~48h后(1)米索前列醇800μg植入阴道，之后每3h阴道内或舌下给予400μg，最多5次，或(2)米索前列醇400μg口颊部含化，每3h一次，最多5次(OG 2013; 121: 1394)。
- 术前检查项目很少，不做胸片和复杂的实验室检查，人工流产禁忌证不多。

方大俊、王雪峰

妊娠合并内外科疾病

妊娠期高血压疾病

概述

- 妊娠期高血压疾病是最常见的妊娠合并症,包括(1)子痫前期-子痫(preeclampsia-eclampsia),(2)慢性高血压(chronic hypertension),(3)慢性高血压并发子痫前期(chronic hypertension with superimposed preeclampsia)和(4)妊娠期高血压(gestational hypertension)。在发展中国家,妊娠期高血压疾病、出血和感染是导致孕产妇死亡的三大疾患。Gestational hypertension译为妊娠性高血压较合适,但国内常用妊娠期高血压。

高危因素

- 初产妇(3%~7%的发病率)、既往子痫前期病史、慢性高血压或肾脏疾病、易栓症(thrombophilia)、多胎妊娠、试管婴儿、家族子痫前期病史、糖尿病、肥胖、系统性红斑狼疮和年龄大于40岁。

病因

- 妊娠期高血压和子痫前期-子痫多发生于妊娠后期,接近预产期。病因仍不明确。胎盘功能异常是主要原因,只有胎盘娩出后妊娠期高血压和子痫前期才能治愈。
- 目前认为免疫功能异常引起绒毛滋养细胞浸润能力下降,螺旋小动脉重铸发生障碍,最终影响胎盘灌注功能。

预防

- 美国不主张应用任何物理和生化指标来预测子痫前期,也没有广泛使用任何预防子痫前期的措施。
- 维生素C和E无效,卧床休息或限制钠盐不能降低子痫前期的风险。
- 服用钙剂可能减轻缺钙人群子痫前期的病情,但对摄钙充足的人群没有作用。

低剂量阿司匹林

- 妊娠16周前服用低剂量阿司匹林可降低子痫前期和IUGR的发病率(仅降低17%);对低风险人群没有太大作用,对高风险人群有一定益处(Cochrane Review 2007, CD004659)。

若孕妇有以下两种病史,可在孕早期末开始服用阿司匹林,每日60~80mg。

1. 早发子痫前期并导致小于34周的早产。
2. 两次或两次以上的子痫前期。

分类及诊断标准

- 2013年美国妇产科学会(ACOG)妊娠期高血压工作小组对分类标准做了部分修订(OG 2013; 1122:1131)。详见表7-1、表7-2和表7-3。重点强调子痫前期是一个综合征,诊断不能过于依赖蛋白尿的存在。大的分类没变,但每类的具体内容有所变化。
- 子痫前期的传统诊断标准是高血压加蛋白尿。按新标准,若无蛋白尿,子痫前期可根据高血压加下列一个指标来诊断:(1)血小板<100x10^9/L;(2)肝功能受损

127

表7-1 妊娠期高血压疾病的分类	
分类	**临床特征及诊断标准**
妊娠期高血压	• 妊娠20周后首次出现高血压，无蛋白尿； • 产后12周内血压恢复正常，若产后12周仍有高血压，应诊断为慢性高血压
子痫前期	• 妊娠期特有的高血压疾病，涉及孕妇的各个系统。新诊断标准见表7-2。
子痫	• 子痫前期患者发生抽搐，且不能用其他原因解释。抽搐前病人可有剧烈头痛和肌腱反射增高。
慢性高血压并发子痫前期	慢性高血压孕妇在妊娠20周后出现下列情况： 1. 血压突然升高；或血压以前控制良好，现在需要加大降压药物剂量控制血压 2. 肝转氨酶突然不正常 3. 血小板低于100x10⁹/L 4. 突然出现右上腹疼痛和剧烈头痛 5. 肺水肿 6. 肾功能不全如肌酐高于106μmol/L或在无明显肾脏疾病时肌酐升高一倍 7. 尿蛋白突然明显的持续性加重
慢性高血压	• 妊娠前或妊娠20周前发现血压升高，但妊娠期无明显加重；或妊娠20周后首次诊断高血压并持续到产后12周以后

如ALT、AST高于正常值两倍；(3)新出现的肾功能不全如肌酐高于106μmol/L (1.1mg/dl)或在无明显肾功能不全时肌酐升高一倍；(4)肺水肿；或(5)新出现大脑或视觉失常。

• 重度子痫前期(preeclampsia with severe features)的标准见表7-3。因子痫前期尿蛋白含量与妊娠结局关系甚微，大量蛋白尿(≥5g/24h)不再作为重度子痫前期的诊断标准。子痫前期伴或不伴胎儿生长受限的处理基本相似，胎儿生长受限也从重度子痫前期的诊断标准中剔除。

• 应避免轻度子痫前期(mild preeclampsia)的诊断，导致对疾病的严重性认识不足。轻度高血压常在1~3周发展为重度高血压；无严重征象的子痫前期可在几天内发展为重度子痫前期。

• 子痫前期的诊断标准适用于绝大多数病人，但也会碰到少见的既无高血压又无蛋白尿的HELLP综合征和子痫患者。

子痫前期的处理

• 见图7-1及图7-2处理流程

妊娠期高血压和无严重征象的子痫前期的处理

• 首先是确保母儿安全，其次是延长孕周以避免长期新生儿ICU监护。

初始评估

• 询问症状包括剧烈头痛、视觉异常、上腹部疼痛或呼吸困难。

表7-2 子痫前期的诊断标准

高血压	• 以前血压正常的孕妇20周后出现收缩压≥140mmHg和/或舒张压≥90mmHg，两次测量间隔至少4小时。 • 收缩压≥160mmHg和/或舒张压≥110mmHg称重度高血压。为便于及时降压治疗，短的测量间隔甚至几分钟就可明确高血压的诊断。
并且	
蛋白尿	• 24小时尿蛋白≥300mg 或 • 尿蛋白/肌酐比值≥0.3(二者单位均为ml/dl)或 • 尿蛋白定性1+(无法进行定量时使用)

若无蛋白尿，高血压伴有以下指标之一：

1. 血小板减少：血小板计数<100x10⁹/L
2. 肾功能不全：血清肌酐>106μmol/L或无明显肾脏疾病时肌酐升高一倍
3. 肝功能受损：血清转氨酶高于正常值的2倍
4. 肺水肿
5. 大脑或视觉失常

表7-3 重度子痫前期(Severe Features of Preeclampsia)

1. 卧床休息状态下收缩压≥160mmHg和/或舒张压≥110mmHg，两次测量间隔至少4小时(除非需要降压治疗)
2. 血小板计数<100x10⁹/L
3. 肝功能受损如血清转氨酶高于正常值的2倍；无其他原因的持续性右上腹或中上腹剧痛，药物无效
4. 进行性肾功能不全(血清肌酐>106μmol/L或无明显肾脏疾病肌酐升高一倍)
5. 肺水肿
6. 大脑或视觉失常

- 实验室检查：血常规、电解质、血清肌酐、肝酶、24h尿蛋白定量或尿蛋白/肌酐比值。尿酸升高与肾损害有关，但对子痫前期的诊断特异性和敏感性不高。
- 胎儿监测：超声确定胎儿体重和羊水量，行胎心监护，必要时行BPP。

终止妊娠的指征
- 妊娠37周以上
- 胎盘早剥
- 34~37周之间有如下情况：已经临产或胎膜破裂、胎儿体重小于第5百分位数、羊水过少AFI<5或BPP≤6/10

门诊患者的处理
- 初始评估后，要考虑是否需要住院。满足以下条件者可在门诊随访：
  ◇ 32至37周之间，收缩压≤150mmHg且舒张压≤100mmHg，肝酶水平与血小板计数正常，无任何重度子痫前期症状。

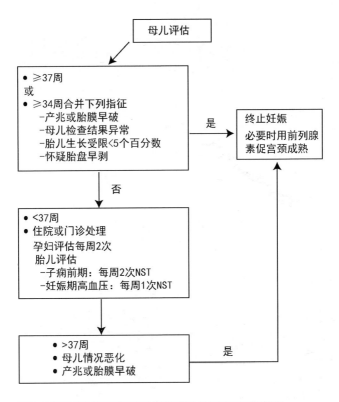

图7-1 轻度妊娠性高血压和无严重征象的子痫前期的处理

胎儿的评估
- 每日数胎动
- 超声：每周至少测一次羊水量；每3周测一次胎儿体重；若有FGR，可用彩色多普勒监测脐动脉血流。
- 无应激实验(non-stress test, NST)：妊娠期高血压每周1次，子痫前期每周2次。
- 生理物理监护(biophysical profile, BPP)：NST呈无反应型时应用。

孕妇评估
- 询问重度子痫前期可能出现的症状(剧烈头痛、视觉异常、上腹部疼痛或呼吸困难)、宫缩、破水、阴道流血或胎动减少。若有症状，病人需立即告诉医务人员。
- 孕妇应注意休息，避免体力劳动，但不需卧床。
- BP：每周至少测2次。BP低于160/110mmHg时不需降压药物。一旦出现重度高血压或重度子痫前期特征，需立即住院治疗。
- 若宫底高度比孕周小3cm(美国标准)或胎动减少，行NST，测羊水量。
- 尿蛋白：妊娠期高血压每周至少1次，子痫前期诊断明确后不必再测尿蛋白。
- 实验室检查：血常规、肝酶、血清肌酐每周1次

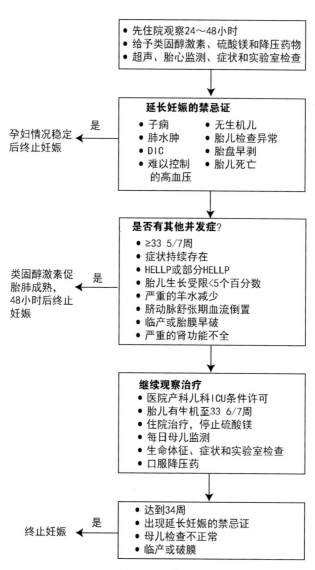

图7-2 小于34周严重度子痫前期的处理

分娩
- 分娩时机：37周前期待治疗，37周后应终止妊娠。
- 硫酸镁：轻度妊娠期高血压和无严重征象的子痫前期不需常规应用硫酸镁防止子痫。
- 分娩方式取决于产科因素，无剖宫指征者应阴道试产。

- BP高于160/110mmHg时应立即降压。

重度子痫前期的处理

- 重度子痫前期可导致肺水肿、ARDS、肾衰、凝血障碍、心肌梗死、脑血管意外和视网膜损伤。
- 孕34周后应立即分娩，终止妊娠。
- 孕34周前，若母儿情况稳定，可在有条件的医院观察治疗，延长孕期。给予糖皮质激素促胎肺成熟。
- 无生机儿(国内定为小于孕26～28周，美国为小于23～24周)者应考虑终止妊娠。

孕妇评估和监测

- 询问子痫前期的有关症状如头痛、视觉变化、上腹部或右上季肋区疼痛、胸痛和呼吸困难，观察临产征象如宫缩、破水和阴道流血，至少每8h记录1次。
- 生命体征至少8h1次，记录尿量和24h出入量。
- 实验室检查：每日1次血常规、肝酶和血清肌酐水平，若病情稳定可改为隔日1次。

胎儿评估

- 胎动、NST和宫缩至少每日1次。如果NST无反应性，行BPP。
- BPP每周两次。
- 超声监测胎儿生长每两周1次。若怀疑FGR，行脐动脉血流监测每两周1次。

终止妊娠指征

- 见表7-4。

一般治疗

- 立即住院。
- 镇静：国内用地西泮2.5～5mg口服bid或qd，或10mg肌注或静脉缓慢推注(>2分钟)。美国不用镇静和冬眠药物。

硫酸镁预防抽搐

- 尽管机理不明，硫酸镁已广泛应用于重度子痫前期和子痫的治疗，但剂量和用药时间长短都无公认标准。重度子痫前期病人入院后一般给予硫酸镁24h预防抽搐，若不计划分娩可停用硫酸镁。一旦准备分娩，产时(包括剖宫产)和产后24h内

表7-4 **终止妊娠的指征**	
孕妇因素	**胎儿因素**
• 重度高血压难以控制	• 大于34周
• 反复性重度子痫前期症状	• 严重FGR，超声显示<第5个百位数
• 进行性肾功能不全	• 羊水过少，最大垂直深度小于2cm
• 持续性血小板减少或HELLP	• BPP≤4，两次测量间隔至少6h
• 肺水肿	• 脐动脉舒张期血流倒置
• 子痫	• 反复性的晚期减速
• DIC	• 胎儿死亡
• 胎盘早剥	
• 病人临产或破膜	

均需使用硫酸镁。
- ◇ 给药方法：首次负荷量25%硫酸镁10ml加入10%葡萄糖20ml，5～10分钟缓慢静注；继后25%硫酸镁60ml加入5%葡萄糖500ml静脉滴注维持，1～2g/h。
- ◇ 注意毒性反应(膝反射减弱或消失、肌张力减退、呼吸困难、复视、语言不清、严重者出现呼吸心跳停止)及监测血清镁离子浓度(超过3mmol/L即可发生镁中毒)。解毒予10%葡萄糖酸钙10ml静脉注射。

降压治疗

急性重度高血压的紧急降压治疗

- 如果收缩压≥160mmHg或舒张压≥110mmHg，应立即给予降压药物。
- 目标是保持收缩压在140～160mmHg，舒张压90～100mmHg；不要降压太低太快，导致胎盘灌注不足。
- 美国最常用拉贝洛尔或肼屈嗪静注(OG 2011;118:1465)，用药方法见表7-5。无静脉通路时用硝苯地平。
- 拉贝洛尔、肼屈嗪静和硝苯地平口服疗效相同(Cochrane 2013; CD001449)
- 肼屈嗪属较老的降压药，国内药源困难。除拉贝洛尔外，国内常用以下快速降压方案。

国内常用快速降压药物

- 硝苯地平(心痛定，nifedipine)片10～20mg口服，必要时30分钟后再次给药，维持剂量10～20mg 每2～6h口服。
- 尼卡地平(nicardipine)口服20～40mg，3次/日；静滴1mg/h起，根据血压每10分钟调节剂量。
- 酚妥拉明(phentolamine)：10～20mg加入5%葡萄糖液100～200ml，10μg/分静滴。
- 硝酸甘油(nitroglycerin)：硝酸甘油注射液10mg+生理盐水48ml (共50ml)，3ml/h(10μg/分)静滴；根据血压情况每5～10分调整滴速，维持剂量常为25～50μg/分。
- 硝普钠(sodium nitroprusside)50mg加入5%葡萄糖液500ml缓慢静滴(0.5～0.8μg/公斤/分)。产前慎用。

表7-5 急性重度高血压的紧急降压治疗	
拉贝洛尔(labetalol)	**肼屈嗪(肼苯哒嗪, hydralazine)**
• 初始量20mg IV, 给药时间2分钟	• 初始量5或10mg IV, 给药时间2分钟
• 10分钟后测血压;若≥160/110mmHg	• 20分钟后测血压;若≥160/110mmHg
• 剂量增至40mg IV, 给药时间2分钟	• 再给10mg IV, 给药时间2分钟
• 10分钟后测血压;若≥160/110mmHg	• 10分钟后测血压, 若≥160/110mmHg
• 剂量增至80mg IV, 给药时间2分钟	• 剂量增至20 mg IV, 给药时间2分钟
• 10分钟后测血压;若≥160/110mmHg	• 10分钟后测血压;若≥160/110mmHg
• 给肼屈嗪10mg IV, 给药时间2分钟; 20分钟后测血压; 若再无效, 急请麻醉或ICU会诊	• 给拉贝洛尔40mg IV, 并急请麻醉或ICU会诊
血压监测：血压达到要求范围后，第1个小时每10分钟1次血压，第2个小时每15分钟测1次血压，第3个小时每30分钟测1次血压，然后每小时测1次血压。	

口服降压药

- 拉贝洛尔初始剂量100mg，每日2次，必要时每两天加量，每次剂量增加100mg，每日总量可达2400mg。如果达不到理想效果，可加用短效硝苯地平10mg q6h，必要时加至20mg q4h，或者长效硝苯地平30～60mg q8h。

注意事项

- 心率>100bpm时，尽量避免肼屈嗪与硝苯地平，拉贝洛尔较好。
- 中到重度哮喘、心动过缓(<60bpm)或充血性心力衰竭时，避免拉贝洛尔，可用硝苯地平。
- 硝苯地平有助于增加肾血流量从而增加尿量，适用于严重高血压伴少尿者。
- 硝苯地平与硫酸镁联合应用问题：理论上担心神经肌肉阻滞和血压过低，实际应用中并无严重危险。

利尿

- 仅用于肺水肿、全身性水肿、急性心衰和肾衰，常用的有速尿。甘露醇仅用于脑水肿。

分娩

- 重度子痫前期不是剖宫产指征，分娩方式取决于胎先露部位、宫颈条件、孕周以及母儿状况。
- 孕周越小剖宫产可能性越高。小于28周剖宫产率93%～97%，28～32周53%～65%，32～34周31%～38%。
- 以下情况可考虑剖宫产，但不是剖宫产的绝对指征：臀先露、孕周小于28周、严重的FGR、严重羊水过少、BPP≤4分、32周以下出现脐动脉血流反向。

产时处理

- 分娩镇痛：静脉使用阿片类药物(舒芬太尼)或硬膜外麻醉。
- 剖宫产麻醉：尽量用硬膜外、腰麻或联合局麻。全麻有误吸和插管失败的风险，插管过程中可能导致系统性和脑血管血压增高，插管前可给降压药。
- 血小板计数与椎管麻醉：无绝对安全界限。≥100×10^9/L可用硬膜外麻醉无痛分娩，小于100×10^9/L则取决于麻醉医生，凝血功能障碍或严重的血小板减少(血小板计数<50x10^9/L)应避免椎管麻醉。
- 警惕胎盘早剥。
- 产时(包括剖宫产)和产后24h连续使用硫酸镁。

产后处理

- 若血压≥160/110mmHg，参照产时降压药物在1h内及时降压。
- 如果高血压多次高于150/100mmHg，应给予口服降压药物。血压正常后48h可考虑停用降压药物。
- 镇痛药避免用前列腺素合成酶抑制剂(NSAIDs)，这些药可致血压升高。

常用口服降压药

- 硝苯地平10mg q6h或长效硝苯地平片10mg bid，拉贝诺尔100～1200mg bid，呋塞米片(速尿)20mg bid

出院时注意事项

- 血压控制良好者可以出院，讲明严重高血压或子痫前期的症状和体征，若有任何征象，立即到医院检查。患者最好每日测一次血压，1周后门诊随访。

心血管病的预防

- 子痫前期患者属心血管病高危人群，应定期测血压、血糖和血脂，预防心血管疾病。

HELLP综合征

无统一诊断标准，美国常用的诊断标准如下：

1. 溶血：1)外周血涂片异常(可见分裂红细胞、锯齿形细胞或棘形细胞)；2)血清胆红素升高>20.5μmol/L；3)LDH>600IU/L
2. 肝脏转氨酶高于正常上限2倍
3. 血小板低于100x10⁹/L

处理

- 处理方法与重度子痫前期相似。若大于34周，孕妇情况稳定后立即终止妊娠。若有DIC、肾衰、胎盘早剥、呼吸窘迫或肝脏血肿，不论孕周大小，应终止妊娠。
- 23～24周(国内26～28周)前的HELLP综合征患者应终止妊娠。
- 妊娠24～34周母儿情况稳定者予以糖皮质激素，24～48h后终止妊娠。
- 地塞米松的使用很有争议；用法6～12mg，每6～12h静注，可给2～4次。

HELLP综合征的鉴别诊断

- 急性脂肪肝：参照肝脏疾病章节。
- 血栓性血小板减少性紫癜(TTP)：表现为发热、溶血性贫血、血小板减少、肾衰以及神经系统症状。
- 溶血性尿毒综合征(HUS)：表现为肾功能受损明显和高血压，神经系统症状少见。
- TTP与HUS均需要血浆置换。

子痫

- 子痫(eclampsia)的病因尚不明确。38%～53%发生于产前，11%～44%发生于产后。
- 鉴别诊断包括癫痫、颅内动脉瘤破裂、脑肿瘤、脑炎、囊虫病、代谢性疾病或矢状窦血栓形成等。
- 抽搐前患者可有典型的子痫前期表现，也可无高血压、蛋白尿或浮肿。先兆症状可有持续性头痛、眼花、怕光或上腹疼痛。
- 抽搐可表现为局部的面部抽搐至全身肌肉痉挛，子痫抽搐多是自限性，患者不记得发作时情景。
- 严重的子痫发作可导致颅内出血、肾衰、肺水肿及失明，若有指征可行颅脑CT或MRI。

处理

气道及一般处理

- 侧卧位；吸出口腔分泌物及呕吐物，子痫持续发作时速请麻醉师气管插管。
- 给氧：8～10L/分钟面罩给氧，行血氧饱和度监测。
- 避免患者意外受伤：升起床边护栏，压舌板置于牙齿之间(避免引起咽反射)。
- 保持环境安静，避免声光刺激。
- 血氧饱和度≤92%时，予动脉血气分析，pH<7.1时可输注碳酸氢钠。

降压

- 给予拉贝洛尔、肼屈嗪或硝苯地平，维持收缩压和舒张压分别在140～160mmHg和90～110mmHg。

控制抽搐

- 硫酸镁是世界公认的一线药物。用法：15～20分钟内冲击量4～6g静脉推注，接着予1～2g/h维持，如果抽搐持续发作或再发，在3～5分钟内追加2g硫酸镁。
- 若硫酸镁无效，美国下一步给劳拉西泮(lorazepam)1～2mg IV。国内用地西泮、苯妥英钠或冬眠合剂，也可静脉给予250mg异戊巴比妥钠，3～5分钟推注。

分娩

- 分娩方式取决于胎儿情况、孕周以及宫颈Bishop评分。
- 宫缩、胎儿心动过缓和减速往往在抽搐停止后3～10分钟内消失，不要急于剖宫产，但要警惕胎盘早剥。国内一般在抽搐控制后2h考虑终止妊娠。
- 孕周小于30周、无产兆且Bishop评分小于5时，建议剖宫产。
- 孕周达30周的患者有阴道分娩适应证者，可予缩宫素或前列腺素类药物引产。

慢性高血压

孕前保健

- 13%～40%的慢性高血压患者可并发子痫前期。孕前应尽量改善健康状况，肥胖者孕前应减肥。
- 孕前应避免肾素血管紧张素类药物(ACEI和ARB)，这些药物可导致胎儿先天畸形、肾衰、肺发育不良和羊水过少。常用的他汀类降脂药也应避免。
- 对年轻高血压患者，应排除继发性高血压，如原发性醛固酮增多症、肾动脉狭窄、嗜铬细胞瘤和柯兴综合征。
- 必要时做ECG、超声心动图、肾功能以及眼底检查。

产前处理

一般处理

- 初次实验室检查应包括血常规、电解质、尿酸、肝酶、血清肌酐和24h尿蛋白定量，必要时做心电图和超声心动图。20周后孕妇应每天测一次血压。

降压药物

- 妊娠期慢性高血压的处理与其他人群不太一样，降压太低会影响胎盘灌注和胎儿发育。孕早期血压生理性降低，孕中期舒张压下降明显，如果血压在正常范围，病人可停用降压药。孕晚期血压开始升高。
- 孕期轻、中度高血压在美国多不用降压药物，除非病人有终末器官损害如冠心病、肾功能不全或视网膜病变。
- 持续性重度高血压如收缩压≥160mmHg或舒张压≥105mmHg应使用降压药。
- 若病人服用降压药，尽量保持血压在120/80mmHg至160/105mmHg之间。

美国妊娠期使用降压药很保守，可选择的药也不多。常用一线降压药物如下：

- 甲基多巴：始量250mg tid，逐渐加量，最高3～4g/日
- 拉贝诺尔：始量100mg q8～12h，逐渐加量，最高2400mg/日
- 硝苯地平：始量10～20mg tid或硝苯地平缓释片30mg qd，最高120mg/日
- 利尿药物可作为二线降压药物。

胎儿监护

- FGR是常见并发症。轻度高血压FGR发病率8%～15%，重度者发病率高达40%。
- 超声监测胎儿生长：16～18周超声检查，24周后每4周一次胎儿径线测量。若发现FGR，行脐动脉血流监测。
- 一般在32周后每周两次NST或BPP，严重病例可在28周开始胎儿监测。

分娩时机

- 母儿都无并发症者可在妊娠38～39周分娩，不要在38周前终止妊娠。

慢性高血压并发子痫前期

可进一步分为慢性高血压并发子痫前期(以下标准1～2)和慢性高血压并发重度子痫前期(以下标准3～8):

1. 血压突然升高；或血压以前控制良好，现在需要加大降压药物剂量控制血压
2. 新出现蛋白尿或尿蛋白突然加重
3. 尽管服用降压药，血压仍高过160/110mmHg
4. 血小板低于100×10^9/L
5. 肝转氨酶突然高于正常2倍以上
6. 新出现肾功能不全或肾功能不全恶化
7. 肺水肿
8. 持续性的大脑或视觉异常

处理原则

- 如果高血压并发子痫前期诊断不明，可继续观察，不要急于终止妊娠。
- 若高血压并发子痫前期诊断明确，病人应住院治疗。如果不需要分娩，情况稳定后再出院。
- 慢性高血压并发子痫前期和高血压并发重度子痫前期的处理与其他子痫前期的处理原则一致。无严重征象者在37周后终止妊娠，有严重征象者在34周终止妊娠。

产后处理

- 慢性高血压病人多需要服用降压药物，这一点与妊娠期高血压和子痫前期不同。
- 美国极力提倡母乳喂养，所有降压药物包括ACEI和ARB都不为禁忌。

方大俊、钱雪雅、刘慧姝

心脏疾病

- 心血管疾病包括心肌病占美国妊娠相关死亡的23.9%(OG 2010;116:1302)。妊娠加重心血管系统负担，分娩期间和产后3日心血管系统变化急剧，心脏病患者很容易出现心力衰竭。不宜妊娠的妇女应尽早行人工流产。
- 患心脏病的孕妇有流产、早产及胎儿生长受限的风险。

妊娠期心血管系统的变化

- 妊娠期：孕32周时血容量增加40%～50%，孕25～30周时心输出量增加30%～50%，心率增加17%。血管阻力降低，孕中期达到最低点。
- 分娩中：由于疼痛和焦虑，心输出量和血压可升高。
- 分娩后：胎盘娩出后，子宫内血液和组织间液可进入体循环，心输出量增加，心脏负荷加大，产褥期应警惕心衰的可能。

产前咨询

可以考虑妊娠的心脏病

- 根据WHO妊娠期心血管疾病风险分类，1类心脏病妊娠风险同正常人相同，包括

轻度无并发症的肺动脉狭窄、室缺、动脉导管未闭(PDA)、二尖瓣脱垂或反流以及成功手术的房缺、室缺和PDA，偶发性室性或房性早搏也属此类。

- 2类心脏病妊娠风险轻度增高，包括无并发症的未手术的房缺、成功手术后的法洛氏四联征和多数心律失常患者。
- 按心功能分级，纽约心脏病协会I级和II级的心脏病患者可以考虑妊娠。

纽约心脏病协会(New York Heart Association, NYHA)心功能分级

- I级：体力活动不受限制，无任何心衰症状或胸痛。
- II级：体力活动轻度受限，休息时无症状，日常活动后感觉疲劳、心悸、呼吸困难或胸痛。
- III级：体力活动明显受限，稍有活动即有症状。
- IV级：体力活动严重受限，休息时有心衰表现。

妊娠禁忌的心脏病

- 扩张型心肌病或左心射血分数<40%、重度肺动脉高压、马凡氏综合征主动脉根部直径>4cm、艾森曼格综合征及NYHA III-IV级的任何心脏病。

建议妊娠前手术的心脏病

- 大的房缺和室缺伴肺动脉高压、PDA伴肺动脉高压、重度主动脉缩窄、重度二尖瓣狭窄与反流、重度主动脉瓣狭窄与反流以及法洛氏四联征等。

心血管疾病

围产期心肌病

- 围产期心肌病(peripartum cardiomyopathy)属于病因不明的扩张型心肌病。美国的发病率为1/2000~4000活产婴儿，不同国家和种族之间有显著差异，非洲人群发病率较高。
- 过去死亡率很高，目前美国已降到<5%(OG 2011; 118:583)。

临床表现与诊断

- 妊娠期和产后出现心衰的症状和体征，除外其他引起心衰的疾病。心衰的主要表现为呼吸困难、心悸、咳嗽、胸痛和下肢水肿。
- 超声心动图是诊断围产期心肌病的主要方法。

诊断围产期心肌病必须满足以下所有的四个标准(JAMA 2000; 283:1183)：

1. 心衰出现在妊娠最后一个月或产后5个月内；
2. 找不到引起心衰的其他任何原因；
3. 妊娠最后一个月前无任何心脏病史；
4. 超声心动图诊断显示左心功能不全，射血分数(ejection fraction)<45%和/或缩短分数<30%，左室舒张末期内径>2.7cm/m^2。

处理

- 增强心肌收缩力，降低前、后负荷及心率，预防血栓形成。
- 孕期使用利尿剂、地高辛、β-受体阻滞剂和肼屈嗪，产后使用ACE抑制剂和ARB以及抗凝剂。
- 再次妊娠及围产期心肌病复发：左室功能异常是再次妊娠的禁忌。即使完全恢复正常，再次妊娠时围产期心肌病有50%的复发可能，因此不建议再次妊娠。

先天性心脏病和后天性瓣膜疾病

- 先天性心脏病是妊娠期最常见的心脏病。大多数先心在孕前已手术，未经治疗的大的室缺、房缺和PDA可因肺循环阻力增高，导致右向左分流(艾森曼格综合征)。

- 心脏瓣膜疾病通常由风湿热、先天性病变和退行性病变所致。
- 体外循环对胎儿不利，妊娠期通常不做开心手术。
- 有人工心脏瓣膜的孕妇处理非常棘手，人工心脏瓣膜要求抗凝治疗，华法林比肝素效果好，但华法林的致畸率高达4%～10%，12周前尤其危险。选择肝素还是华法林应征求患者意见。
- 轻度或中度心脏瓣膜疾病应考虑人工瓣膜植入手术前生育，急需换瓣的也可考虑先用生物瓣。生物瓣不需终生抗凝治疗，但5～10年后可能需要再次换瓣。

妊娠风险评估(NOPE)

严重妊娠并发症指心跳停止、脑血管意外、肺水肿以及需要治疗的严重心律失常，下列4项指标可以预测这些严重并发症的发生。一个指标给1分，0分的并发症发生率为5%，1分为27%，高于1分为75%。

1. 纽约心脏病协会(NYHA)心功能分级 > II。
2. 左心阻塞性病变(left heart obstruction)，例如，二尖瓣面积<2cm^2、主动脉瓣面积<1.5cm^{2}以及左室流出道压差>30mmHg。
3. 以往有严重心脏病发作(prior cardiac events)，例如，心衰、短暂性脑缺血发作(TIA)、中风(stroke)或心律失常。
4. 左室收缩功能失常，EF<40%。

冠状动脉疾病

- 妊娠期少见，但死亡率很高，不容忽视。
- 临床表现：剧烈胸痛、呼吸急促、心悸或出汗，疼痛可放射到左侧手臂、肩膀、颈部和下颌。
- 辅助检查：心电图、肌钙蛋白I和CK-MB。
- 处理：与非妊娠病人类似，可行经皮冠状动脉内支架或冠状动脉搭桥术。阿司匹林和氯吡格雷是标准用药，孕期应避免他汀类药物和ACEI。
- 分娩：急发冠心病后可能需要2～3周才能稳定，稳定后根据孕周决定是否分娩。

妊娠期心脏病处理常规

产前

- 产前必须诊断准确，如怀疑心脏病，应行超声心动图检查。妊娠期心脏病常需多科会诊，心脏科、母胎医学专业、麻醉师、产检和接生人员需充分沟通。
- 如果孕早期发现严重心脏疾病，如重度肺动脉高血压、扩张型心肌病、严重主动脉瓣狭窄或心脏衰竭，建议患者尽早人工流产。
- 充分休息，避免剧烈运动。紫绀患者血红蛋白高，不要补铁。

分娩

- 硬膜外麻醉镇痛效果好，减少焦虑和疼痛引起的血流动力学改变。硬外可降低血管阻力，以下6种疾病应避免使用硬外：主动脉狭窄、主动脉瓣狭窄、未经纠正的法洛氏四联症、肺动脉高压、肥厚性心肌病以及艾森曼格综合征。
- 分娩前与麻醉师充分沟通。宫颈条件成熟者可引产，应避免产程过长。
- 根据产科情况选择分娩方式，不要滥用剖宫产。
- 严密观察产程、左侧卧位、吸氧、监测动脉血氧饱和度。不要常规行Swan-Ganz导管。
- 分娩时避免用力屏气加腹压，必要时可行胎头吸引或产钳术，剖宫产根据产科指征而定。

产后

- 为避免失血过多，胎儿分娩后，可缓慢滴注缩宫素，加速胎盘娩出。避免使用麦角新碱。
- 产后可使用利尿药物。
- 产后12~24h，继续血流动力学监测。

分娩中细菌性心内膜炎的预防

- 阴道分娩或剖宫产引起感染性心内膜炎的概率很低，不需要常规使用抗生素。发绀型心脏病和人工心脏瓣膜置换的患者属高危人群，建议使用抗生素预防心内膜炎，分娩前30~60分钟给予抗生素 (OG 2011; 117 :1472)。
- 抗生素方案：
  ◊ 氨苄青霉素2g或头孢唑啉1g或头孢曲松1g静注。
  ◊ 如果青霉素过敏，轻微过敏如皮疹，可用头孢唑啉或头孢曲松 1g静注；重度过敏如喉头水肿，使用克林霉素600 mg静注。
  ◊ 口服抗生素可用阿莫西林2g。
- 如果有感染性疾病，如绒毛膜炎或肾盂肾炎，患者已开始抗生素治疗，不需额外再给抗生素预防心内膜炎。

刘磊、杨金英、吴颖怡

静脉血栓栓塞性疾病

妊娠期静脉血栓栓塞性疾病

- 静脉血栓栓塞性疾病 (venous thromboembolism, VTE)包括深静脉血栓 (deep vein thrombosis, DVT) 和肺栓塞 (pulmonary embolism, PE)。
- 妊娠和产褥是静脉血栓和栓塞的风险因素，发生率约为1~2/1000(比非孕妇女高4~5倍)，原因是血液高凝状态、静脉血流滞缓以及分娩时造成的血管壁损伤。
- 1998~2005年, 10.2%的美国孕产妇死亡由肺栓塞引起(OG 2010;116:1302)。

深静脉血栓

- 妊娠期深静脉血栓多发生在左下肢或双侧下肢，仅发生于右下肢的深静脉血栓较少见。早、中、晚孕期的发生率并无差异。

临床表现

- 急性起病，下肢疼痛和水肿，触诊时可有发热和疼痛感，背曲踝关节可引起腓肠肌疼痛 (Homan征)。
- 深静脉血栓在年轻健康人群中发生率很低。绝大多数有下肢疼痛和水肿的孕妇并无深静脉血栓。
- 如有以下三个指标应高度怀疑深静脉血栓 (Ann Intern Med 2009;151:85)：
  1. 症状发生在妊娠早期
  2. 左下肢水肿
  3. 双侧小腿周径相差≥2cm

诊断

- 下肢静脉加压超声和彩色多普勒是诊断妊娠期深静脉血栓的主要方法。

- 核磁共振可用于诊断髂静脉和股静脉的高位血栓。
- D-二聚体随妊娠周数进行性升高，用D-二聚体预测静脉血栓栓塞性疾病不可靠。阴性的D-二聚体可以排除静脉血栓和肺栓塞。

肺栓塞
- 肺栓塞多无特异的症状和体征。呼吸困难是最常见的症状，但与正常妊娠引起的呼吸困难很难区分。
- 肺栓塞的临床表现包括呼吸困难、心动过速、呼吸急促、胸痛、咳嗽以及咳血。如果孕妇有类似的临床表现，应立即进行相应的检查以确认或排除肺栓塞。

影像学检查和诊断
- 螺旋CT肺动脉造影和肺通气/灌注扫描都可用于诊断妊娠期的肺栓塞。两者对胎儿的辐射损伤都很小。如肺部无其他病变，同位素扫描比螺旋CT的诊断精确率要高(OG 2009; 114:124)。
- 经股静脉插管进行肺动脉造影是诊断肺栓塞的金标准。但因副作用的问题，此方法已很少应用。
- 若情况稳定，可用胸片、心电图、D-二聚体和下肢静脉超声协助诊断肺栓塞。

妊娠期静脉血栓栓塞性疾病的处理 (OG 2011;118:718)
- 如果高度怀疑急性肺栓塞，应立即给予治疗剂量的普通肝素或低分子肝素。必要时收住ICU进行监护及支持呼吸。手术取栓及溶栓在孕期很少应用。如病人不能接受抗凝治疗或抗凝治疗失败，可考虑放置临时性的下腔静脉滤过器。
- 静脉注射普通肝素：给予负荷量的普通肝素80单位/kg，然后18单位/h，给药期间每隔4～6h检查一次aPTT，使aPTT保持在正常值上限的1.5～2.5倍。若病人有出血倾向，可用鱼精蛋白逆转肝素的作用。
- aPTT稳定后，可每日测1～2次。静脉肝素可转换为皮下普通肝素或低分子肝素注射。
- 如果仅怀疑深静脉血栓，可在深静脉血栓确诊后再给予抗凝治疗。
- 最早可在分娩6周后停止抗凝治疗。总的抗凝治疗时间不应短于3个月。

抗凝治疗方案
- 孕期一般主张应用低分子肝素，因其抗凝效果比较确切 (Chest 2012;141 Feb Suppl:e691s)。

治疗剂量的抗凝方案
- 依诺肝素(enoxaparin)1mg/kg q12h皮下注射。
- 达肝素(dalteparin)200单位/kg q24h皮下注射或100单位/kg q12h皮下注射。
- 亭扎肝素(tinzaparin)175单位/kg q24h皮下注射。
- 普通肝素(unfractionated heparin)≥10000单位 q12h皮下注射，目标是保证注射4～6h后的aPTT为上限正常值的1.5～2.5倍。

预防剂量的抗凝方案
- 依诺肝素 40mg每12h皮下注射或给予1mg/kg/d。
- 达肝素 5000单位每日一次或2500单位每日两次或给予100单位/kg/d。
- 亭扎肝素4500单位每日一次皮下注射。
- 普通肝素5000～10000单位 q12h皮下注射。
- 根据孕期调整普通肝素的用法：孕早期普通肝素5000～7500单位 q12h皮下注射，孕中期7500～10000单位 q12h皮下注射，孕晚期10000单位 q12h皮下注射(OG 2013; 122:706)。

抗凝治疗的监测

普通肝素

- 治疗性给药时,注射4~6h后,aPTT应保持为上限正常值的1.5~2.5倍。
- 肝素诱导性血小板减少症:发生率可高达5%,多在治疗开始10天内出现,血小板常下降50%,可有静脉或动脉血栓及注射处皮肤坏死。肝素治疗开始前应检查血小板数量,然后每周检查一次,共3次。

低分子肝素

- 一般不需常规检测凝血因子Xa。如怀疑Xa不在安全范围内,应检测Xa水平。
- 治疗性用药时,注射4h后Xa的水平应在0.6~1.0IU/ml;预防性用药时,Xa水平应在0.2~0.7。还应参考每个实验室及每种低分子肝素的标准值。

分娩期的抗凝治疗

- 腰麻或硬外麻醉:治疗剂量的低分子肝素应停药超过24h;预防剂量的低分子肝素应停药超过10~12h。若皮下普通肝素注射不超过10000单位,例如5000单位每日两次,腰麻或硬外不受影响;如超过10000单位,腰麻或硬外应等aPTT正常后进行。
- 引产或计划性剖宫产前36h需将低分子肝素转换成普通肝素。
- 分娩前4~6h停止静滴普通肝素。
- 硫酸鱼精蛋白可逆转肝素和低分子肝素的抗凝作用。

产后处理

- 预防性的低分子肝素/普通肝素抗凝治疗应在剖宫产后24h或顺产后12h开始。
- 华法林的用药方法:分娩后可每天口服华法林5~10mg,同时每天检测INR。前3~7天,应同时给予普通肝素/低分子肝素和华法林。INR连续两天达到2.0~3.0后停用肝素。然后每周检测INR 2~3次直到INR稳定。
- 如患者仅需要短期的抗凝治疗,例如6周,可单用普通肝素或低分子肝素。
- 避孕及哺乳:禁用含有雌激素的避孕药;肝素或华法林治疗时可以哺乳,使用孕激素、IUD或避孕套等进行避孕。

抗磷脂综合征

- 5%健康孕妇可有低滴度的抗磷脂抗体 (antiphospholipid antibodies, APAs)。抗心磷脂抗体 (anticardiolipin antibodies, aCLs) 比狼疮抗凝物 (lupus anticoagulant, LA) 常见。狼疮抗凝物是静脉血栓栓塞性疾病的高危因素。
- 系统性红斑狼疮和其他自身免疫疾病的患者常有抗磷脂抗体。系统性红斑狼疮患者若伴有APAs,静脉血栓和栓塞的风险明显升高。

抗磷脂综合征的诊断

- 抗磷脂综合征(antiphospholipid syndrome, APS)一直是有争议的疾病。诊断至少需要一个临床指标和一个实验室指标(J Thromb Haemost 2006;4:295)。

临床指标

1. 患者有明确的动脉或静脉血栓的病史。浅静脉血栓除外。
2. 患者有符合以下条件的流产与早产病史而且胎儿解剖正常
   ◊ 至少一次孕10周后不明原因的流产。
   ◊ 至少一次孕34周前由子痫、先兆子痫或胎盘功能不全所致的早产。
   ◊ 至少连续3次孕10周前的自然流产。

实验室指标

1. 孕期至少出现2次狼疮抗凝物，且间隔时间≥12周。
2. 孕期至少出现2次中、高滴度的抗心磷脂抗体，间隔时间≥12周。
3. 孕期抗 β 2-糖蛋白-1抗体的滴度>99%百分数至少出现2次，间隔时间≥12周。

孕期抗磷脂综合征的处理 (OG 2012;120:1514)

- 抗磷脂综合征同时有静脉血栓栓塞疾病史：孕期及产后6周用预防性的肝素治疗。
- 抗磷脂综合征不伴有静脉血栓栓塞疾病史：临床监测或孕期及产后6周用预防性的肝素治疗。
- 抗磷脂综合征同时有死胎或反复流产史 (无血栓栓塞疾病史)：孕期及产后6周用预防性的肝素并加小剂量的阿司匹林(75～100mg)治疗。
- 32周后开始NST和B超监测胎儿，每周1～2次。
- 产后注意事项：抗磷脂综合征患者不应使用含有雌激素的避孕药。应让内科、血液或风湿科负责抗磷脂综合征的长期治疗。

筛查抗磷脂综合征的指征

- 产科指征：一次不明原因的孕10周后的流产或连续三次10周内的自然流产。
- 不明原因的深静脉或动脉血栓栓塞疾病史。

易栓症

- 易栓症(thrombophilia)分为遗传性和获得性两类。

遗传性易栓症

- 包括因子 V Leiden突变 (FVL)、凝血酶原G20210A突变、抗凝血酶缺乏、蛋白C缺乏及蛋白S缺乏。
- 因子 V Leiden突变是最常见的易栓症，其在欧洲人中的发生率为5%，而在其他种族中发生率较低。因子 V Leiden突变可抵抗激活的蛋白C的功能。
- 全面的易栓症的筛查应该在血栓疾病发生6周后进行，病人不能怀孕、服用抗凝药物或激素。DNA分析例如凝血酶原G20210A突变检查不受检查时间限制。

获得性易栓症

- 与产科关系密切的主要是抗磷脂综合征，LA和aCL抗体升高。

易栓症的处理

- 易栓症与静脉血栓栓塞疾病有较强的相关性，但与常见的妊娠合并症如反复流产、子痫前期和子痫、胎儿生长受限及胎盘早剥的相关性很弱或根本不相关。
- 曾有妊娠合并症的患者不需要进行易栓症的筛查。
- 孕期静脉血栓栓塞疾病的治疗方案大多是根据专家意见和病例分析制订的。这些治疗方案的循证评级都不高。对每一种易栓症的治疗可参考美国妇产科学会的指南 (OG 2011;118:730)。

易栓症的筛查指征

1. 病人曾有静脉血栓栓塞史，但不包括骨折、手术或长时间制动引起的静脉血栓和栓塞。
2. 直系亲属如父母或兄弟姐妹 (1)有高风险的易栓症病史或 (2) 在50岁前无风险因素的情况下患静脉血栓栓塞性疾病。

杨金英

糖尿病与妊娠

概况

- 由于饮食过多和运动减少，2型糖尿病(type II diabetes mellitus, DM)的发病率在全球范围迅速增高。
- 妊娠中晚期孕妇对胰岛素的敏感性下降，孕激素、胎盘泌乳素、皮质激素、生长素和肿瘤坏死因子都拮抗胰岛素的作用。
- 美国除白人外，其他民族全为糖尿病高发人群。中国为糖尿病高发地区。
- 妊娠期间首次发现的糖尿病全称为妊娠期糖尿病(gestational diabetes mellitus, GDM)。一些孕妇可能已有DM，但妊娠期明确诊断很困难。
- 一半患GDM的妇女会在22~28年之内发展为糖尿病。
- 2011年美国糖尿病学会(ADA)对糖尿病和妊娠期糖尿病做了新的修订(Diabetes Care 2011; 34 suppl 1:s62)。

ADA糖尿病诊断标准

1. 糖化血红蛋白(HbA1C)≥6.5%或
2. 空腹血糖(fasting plasma glucose, FPG)≥7.0mmol/L(126 mg/dl)或
3. 75g口服葡萄糖耐量(OGTT)显示2h血糖≥11.1mmol/L(200mg/dl)或
4. 随机血糖≥11.1mmol/L(200mg/dl)，伴有高血糖的典型症状如多饮、多食和多尿等。

ADA糖尿病前期的分类

1. 空腹血糖受损(impaired fasting glucose, IFG)：FPG 5.6~6.9mmol/L(100~125mg/dl)
2. 糖耐量减退(impaired glucose tolerance, IGT)：OGTT显示2h血糖 7.8~11.0mmol/L(140~199mg/dl)
3. GHbA1C 5.7%~6.4%

如果高血糖不明确，可另选一天重复试验。

糖尿病高危人群

糖尿病多无症状，符合以下标准的成人需进行糖尿病筛查。

- 超重(BMI≥25kg/m²)并有以下高危因素：
  ◇ 体力活动或锻炼少
  ◇ 一级亲属如父母、兄妹患糖尿病
  ◇ 白人以外民族
  ◇ 曾分娩过体重超过4Kg(9镑)的胎儿，或曾被诊断过GDM
  ◇ 高血压(≥140/90mmHg)，或已开始降压治疗
  ◇ 高密度脂蛋白(HDL)水平＜0.90mmol/L(35mg/dl)，和/或甘油三酯水平＞2.82mmol/L(250mg/dl)
  ◇ 患有多囊卵巢综合征(polycystic ovarian syndrome, PCOS)
  ◇ 既往检查发现HbA1C≥5.7%、IGT或IFG
  ◇ 其他与胰岛素抵抗相关的疾病，例如，严重肥胖和黑棘皮症
  ◇ 心血管疾病
- 如不具备上述条件，从45岁开始进行糖尿病筛查。筛查血糖正常者，至少每隔3年重复一次，也可根据既往检验结果及高危因素缩短筛查间隔时间。

妊娠期糖尿病

- 妊娠期糖尿病(GDM)的并发症包括巨大胎(macrosomia)、肩难产(shoulder dystocia)以及新生儿低血糖和高胆红素血症。空腹血糖＞5.8mmol/L(105mg/dl)会增加死产的风险。

GDM的筛查和诊断

- 血糖水平和围产期并发症呈线性关系，但确定诊断和治疗GDM的血糖数值很困难，且争议很大。ADA与ACOG的分歧是很好的例子。
- 若血糖值定的低，很多孕妇会被诊断为妊娠期糖尿病，给医疗系统带来很大负担；若血糖值定的高，有可能导致新生儿并发症。妊娠期糖尿病的筛查方法和血糖值应根据地区的不同情况来制定。

2011年ADA指南

- ADA建议使用75g葡萄糖耐量试验，不用50g葡萄糖进行1h血糖筛查。
- 有2型糖尿病高危因素的孕妇，在首次产检时应检查空腹血糖，糖化血红蛋白A1C，或随机血浆葡萄糖。如果结果达到诊断标准，应诊为DM，而非GDM。
- 没有糖尿病高危因素的孕妇应在24～28周进行75g葡萄糖耐量试验，检查前至少空腹8h。一项结果异常即可做出诊断，ADA诊断标准见表7-6。

2013年ACOG指南

- ACOG没有采纳ADA的标准。若用ADA标准，美国18%的孕妇会被诊断为妊娠期糖尿病。另外，目前支持ADA标准的循证医学证据不多。美国妇产科医生多遵循ACOG指南。
- 所有孕妇都应进行糖尿病筛查。高危人群应在第一次产检时行糖尿病筛查，如果结果阴性，应在24～28周重复筛查。糖尿病高危孕妇的标准如下：
  ◇ 过去被诊断过GDM
  ◇ 糖耐量减退
  ◇ 肥胖孕妇，BMI≥30

ACOG两步法筛查及诊断GDM

- 第一步先行1h50g葡萄糖筛查实验，可在空腹或非空腹状态下进行；筛查阳性的血糖临界值每个单位不一样。糖尿病高发地区多用7.8 mmol/L(140 mg/dl)，低发地区多用7.2mmol//L(130mg/dl)。目前很多单位也用7.5mmol/L(135mg/dl)。
- 如果筛查结果阳性，第二步进行3h100g葡萄糖耐量试验。如果空腹血糖＞7.0mmol/L (126 mg/dl)或随机血糖＞11.1mmol/L(200mg/dl)，则已经达到诊断GDM的标准，不需再进行3hGTT试验。如果结果不明确，可改日重复检查，以

表7-6 ADA关于GDM和DM合并妊娠的诊断标准		
	GDM诊断标准	DM诊断标准
2小时75g葡萄糖耐量实验	mmol/L (mg/dl)	mmol/L (mg/dl)
空腹血浆葡萄糖	5.1～7.0 (92～126)	≥7.0 (126)
1小时血糖	≥10 (180)	
2小时血糖	≥8.5 (153)	
糖化血红蛋白(HbA1C)		≥6.5%
随机血浆葡萄糖		≥11.1 (200)

- 明确诊断。
- 常用的GDM诊断标准见表7-7。

国内妊娠期糖尿病的筛查和诊断
- 基本采用ADA的指南。有条件的医院进行2h75g OGTT，资源缺乏地区可在妊娠24~28周时先做FPG，若FPG≥5.1mmol/L，可诊断为GDM，若FPG在4.4至5.1之间，再做75g OGTT。

妊娠期糖尿病的分期
- 根据糖尿病起病年龄、病程长短和器官并发症进行分期。White分类法过去很常用，目前ACOG已不再推荐White分类法。
- A级为妊娠期间诊断的糖尿病。A1级只需饮食控制，空腹血糖＜5.8mmol/L(105mg/dl)，2h餐后血糖＜6.7mmol/L(120mg/dl)。A2级需要胰岛素或口服降糖药维持正常血糖水平。
- 孕前有糖尿病的孕妇分为B(20岁后发病或病程＜10年)、C(10~19岁发病或病程达10~19年)、D(单纯性视网膜病变)、F(肾病)、H(冠心病)、R(增生性视网膜病变)和T(肾移植患者)。

饮食治疗
- 根据ADA诊断标准，很多GDM属于轻型，可通过饮食来控制血糖。有条件的可咨询营养师来调节饮食。
- 尝试1~2周的营养治疗，热量控制在1800~2500卡/天。如果营养治疗不能控制血糖，立即开始药物治疗。
- 血糖监测：一天至少自测4次，包括早上空腹和餐后2h血糖。必要时增加测量次数(如午、晚餐前及睡前血糖)，以调节饮食或药物剂量。

孕妇指尖血糖的控制目标
- 空腹：＜5.3mmol/L(95mg/dl)
- 餐后1h血糖：＜7.8mmol/L(140mg/dl)
- 餐后2h血糖：＜6.7mmol/L(120mg/dl)

胰岛素疗法
- 胰岛素一直是治疗GDM的标准疗法，胰岛素不通过胎盘，妊娠期安全有效。
- 长效加短效制剂是常用方法，胰岛素需要注射，可引起低血糖。
- 新型胰岛素制剂很多，根据半衰期长短，分为长效、中效和短效，应参照药物说

表7-7 美国常用的GDM诊断标准		
	美国国家糖尿病资料组 (NDDG)	Carpenter and Coustan
3小时100g葡萄糖耐量试验	mmol/L (mg/dl)	mmol/L (mg/dl)
空腹血浆葡萄糖	5.8 (105)	5.3 (95)
1小时血糖	10.6 (190)	10.0 (180)
2小时血糖	9.2 (165)	8.6 (155)
3小时血糖	8.0 (145)	7.8 (140)
2项结果达到或高于界值时，可诊断GDM (OG 2013;127:406)。		

明，制定合理用药方案。

常规胰岛素的起始用量
- <18周：0.7单位/kg/天
- 18~26周：0.8单位/kg/天
- 26~36周：0.9单位/kg/天
- >36周：1.0单位/kg/天

起初给药方法
- 早餐前给予每天总剂量的2/3，晚餐前和睡前给予另外1/3。

3次注射方案
- 早餐前剂量：给予每日总剂量的2/3。其中2/3为中效胰岛素，1/3为短效胰岛素。
- 晚餐前剂量：给予短效胰岛素，相当于每日总量的1/6。
- 晚睡前剂量：给予中效胰岛素，相当于每日总量的1/6。

用药原则
- 根据病人对胰岛素的反应，每3~7天调节一次胰岛素的剂量和给药时间。
- 用药时要考虑到不同胰岛素的半衰期，不要看血糖升高，马上给予胰岛素，这样会导致胰岛素蓄积，并给调整胰岛素带来困难。

低血糖的处理
- 最初表现为出汗、焦虑、饥饿或震颤。向病人宣教低血糖的常识和危害，嘱她们随身携带食物如饼干、牛奶、葡萄糖片、方糖或果汁。
- 夜间低血糖：凌晨2~3点测血糖，保持血糖水平在3.3mmol/L(60mg/dl)以上。

口服降糖药物
- 2000年在NEJM报道后(NEJM 2000;343:1134)，口服降糖药已在美国广泛用于妊娠期糖尿病。

格列本脲(优降糖, Glyburide)
- 第二代磺脲类药物，刺激胰岛素β细胞释放胰岛素，可引起低血糖。可通过胎盘，胎儿体内水平是母体的70%(Clin Pharmacol Ther 2009;85:607)。

用法用量
- 剂量从2.5mg qd开始，根据血糖每3~7天增加剂量2.5mg。
- 饭前30~60分钟服药，每日可服2~3次，每次最大剂量不超过7.5mg，每日总量不超过20mg。
- 如果单独应用格列本脲不成功，睡前加用胰岛素。
- 格列本脲治疗效果不佳的GDM包括：(1)25周之前诊断为GDM；(2)年龄 ≥ 34岁；(3)多胎妊娠；(4)空腹血糖>6.2mmol/L(112mg/dl)(OG 2006;107:1303)。

二甲双胍(Metformin)
- 双胍类，通过胎盘，增强胰岛素在肝脏和肌肉的活性，减少糖异生。不会引起低血糖或体重增长。20%的病人会出现恶心、腹部不适以及腹泻症状。
- 可单独应用，也可与胰岛素配合使用。单独应用二甲双胍的治疗失败率(35%)高于格列本脲(16%)(OG2010;115:55)。
- 用法：500mg qd开始，每星期逐步增加剂量，最大剂量每天2500mg。

产前监测和分娩
- 一般来说，控制良好的A1期GDM，可按正常妊娠处理。孕晚期每天计数胎动，40周前不需要每周做NST和AFI检查，40周后建议开始胎儿监测，足月自然阴道分娩为佳。

- ≥A2期GDM同孕前DM一样处理，32周开始胎儿监测。血糖控制良好的病人如果没有并发IUGR或子痫前期，不主张提前分娩。
- 如果药物控制血糖欠佳，考虑在34～39周终止妊娠(OG 2011;118:323)。
- 巨大胎：晚孕期超声估计胎儿体重不比临床体检精确。如果估计胎重＞4500g，可考虑剖宫产，以避免肩难产。如果阴道试产，应避免使用产钳或吸引助产。

产后评估

- 产后不需要常规血糖监测。如果有孕前糖尿病(pregestational diabetes)的可能，应测量空腹和餐后血糖。
- 真正的妊娠期糖尿病产后血糖自行恢复正常，不需要继续降糖治疗。
- 分娩后6～12周进行75g 2hOGTT检查，至少每3年进行一次DM筛查，高危病人每年一次筛查。

孕前糖尿病

并发症

- 产科：子痫前期风险和剖宫产率增高。
- 胎儿：先天畸形风险增高，如尾部退化综合征(caudal regression syndrome)、神经管缺陷、心脏缺陷和肾脏发育异常。可致流产、早产、巨大胎、FGR、死胎和羊水过多。
- 新生儿：呼吸窘迫综合征、低血糖、高胆红素血症和低钙血症。

孕前处理

- HbA1C、24h尿蛋白定量和肌酐测定、TSH、T4、心电图(特别是有血管疾病的妇女)以及眼底检查。
- 控制高血压：血压控制在130/80mmHg以下，停用他汀类降脂药及肾素血管紧张素抑制剂(ACEI和ARB)，使用拉贝洛尔或钙拮抗剂治疗高血压。
- 孕前强化胰岛素治疗，HbA1C降至6%以下并持续3个月以上才考虑妊娠。
- 孕前服用叶酸(folic acid)，每日1mg。

产前处理

妊娠早期和中期

- 根据需要，每1～2周产检一次以控制血糖。
- 胎儿超声：早期B超检查以确定孕周，18～20周B超检查胎儿结构，20～22周做胎儿超声心动图(echocardiogram)检查心脏解剖，24周进行胎儿生长评估。
- 常规进行胎儿染色体畸变筛查。

妊娠晚期

- 胎儿监测以及提前分娩的主要目的是防止死胎。
- 28周后每周产检一次，并开始胎动计数。
- 从32周开始每周测1～2NST和AFI，并发血管病变者可从26～28周开始监测NST和AFI。
- 孕晚期每4周进行超声检查了解胎儿发育情况。
- 血糖控制良好的患者不需要提前分娩。如果并发血管病变，37～39周终止妊娠。
- 如果血糖控制欠佳，考虑34～39周终止妊娠(OG 2011;118:323)。

产时血糖控制

- 维持产时血糖水平在3.9～6.1mmol/L(70～110mg/dl)，分娩中孕妇高血糖可能导致新生儿低血糖。

- 产程潜伏期每2h测血糖，活跃期每1h测血糖。
- 如有剖宫产指征，尽量安排上午手术。因病人需禁食，早上不要用胰岛素或口服降糖药。

补液和使用胰岛素方案
- A1期GDM或轻度A2期GDM，入院后开始输注生理盐水125ml/h。如果血糖水平<3.9mmol/L(70mg/dl)改为5%的葡萄糖，如果血糖水平>6.7mmol/L(120mg/dl)给予胰岛素。
- 将10个单位的常规胰岛素加入到1L的液体。滴速为100ml/h，胰岛素为1单位/h，通常能较好地控制血糖。

胰岛素泵的使用(25单位胰岛素加入到250ml的生理盐水中):
- 先开始5%葡萄糖液100ml/h滴注;
- 如血糖水平<5.6mol/L(100mg/dl)，不需要胰岛素;
- 如血糖水平在5.6~7.8mmol/L(100~140mg/dl)，给予胰岛素1单位/h;
- 如血糖水平在7.8~10mmol/L(141~180mg/dl)，改用生理盐水，给予胰岛素1.5单位/h;
- 如血糖水平在10~12.2mmol/L(181~220mg/dl)，胰岛素增至2单位/h;
- 如血糖水平>12.2mmol/L(220mg/dl)，胰岛素滴速为2.5单位/h。

产后处理
- 鼓励母乳喂养。
- 监测空腹和餐后2h的血糖，禁食者每4h监测一次血糖，血糖>7.8~8.3mmol/L(140~150mg/dl)时给予胰岛素。一般只需要产前胰岛素用量的一半，很多病人可能在前1~3天不需要胰岛素。
- 患者也可以恢复使用口服降糖药，从低剂量开始。

糖尿病酮症酸中毒

- 糖尿病酮症酸中毒(diabetic ketoacidosis, DKA)多见于胰岛素分泌缺乏的1型糖尿病，妊娠期感染和激素应用可诱发DKA。
- 症状：恶心、呕吐、腹痛、多尿、烦渴、过度换气或反应迟钝等。
- 实验室检查：血糖≥10mmol/L(180mg/dl)，血酮体阳性。动脉血气：pH<7.3，碳酸氢盐≤15mEq/L、碱剩余-4或更低、阴离子间隙(anion gap)≥12。
- 胎心监测可见频繁的晚期减速，但不是终止妊娠指征。DKA纠正后可恢复正常。

处理
- 动脉血气分析、血糖以及电解质，每2h一次。
- 胰岛素：负荷量0.2~0.4单位/kg；维持量2~10单位/h。
- 开始12h内给予4~6L的生理盐水(第1小时1L，接下来2~4小时500~1000ml/h，然后每小时250ml静滴)。
- 如血糖降至13.8mmol/L(250mg/dl)，开始用5%的葡萄糖生理盐水。
- 如果钾离子正常或偏低，给予氯化钾40~60mEq/L(10% KCl 10~15ml)。如果钾离子高于正常，继续观察直至钾离子降至正常，然后再补充氯化钾。
- 如果pH<7.10，将碳酸氢盐1支(44mEq)加入1L0.45%的盐水静滴。

张婧、刘慧姝

甲状腺疾病

妊娠期甲状腺生理

- 甲状腺结合球蛋白(TBG)升高。由于hCG对TSH受体的刺激作用，妊娠期总T3和T4升高，但游离T3和T4在正常范围内。
- 妊娠早期15%的正常孕妇TSH可降低。

妊娠期甲状腺疾病的筛查与诊断

- 国内建议妊娠早期开展甲状腺疾病筛查，筛查指标选择血清TSH、游离T4及甲状腺过氧化物酶(TPO)抗体。筛查时机选择在妊娠8周以前，孕前筛查更佳。
- 如果仅筛查高危妊娠人群，30%～80%的甲亢、亚临床甲亢(subclinical hyperthyroidism)、甲减和亚临床甲减(subclinical hypothyroidism)可能漏诊。成本效益分析显示，筛查整个妊娠人群优于不筛查。
- 为确诊妊娠期甲状腺功能异常，单位和地区需要建立妊娠三期特异的血清甲状腺功能参考值。美国甲状腺学会(ATA)指南妊娠三期TSH值：早期0.1～2.5mIU/L，中期0.2～3.0mIU/L和晚期0.3～3.0mIU/L。

甲状腺功能亢进

- 如不治疗，甲亢(Graves病)可引起FGR、子痫前期、早产、死胎或死产。

诊断

- 最初诊断可能较困难，因为甲亢的表现可与正常妊娠特有的表现相混淆。
- 临床特征：甲状腺肿大、眼球突出、食欲增高、体重不增或下降，甲状腺危象和心衰不见见。
- 实验室检查：血清TSH<0.1mIU/L，游离T4高于妊娠特异参考值上限。妊娠期诊断甲亢需排除与妊娠剧吐相关的甲状腺功能异常，妊娠剧吐可显示TSH降低和游离T4增高，但无其他甲亢症状和体征。
- 妊娠24～28周可测定血清TSH受体抗体，如果抗体值高于正常上限3倍，胎儿患甲亢风险和死亡率均升高。

药物治疗

- 抗甲状腺药物(ATD)：丙硫氧嘧啶(propylthiouracil, PTU)100～150mg q8h po，每日最大剂量600mg；他巴唑(甲巯咪唑, methimazole)10～20mg bid po。
- 普萘洛尔(心得安, propranolol)20～40mg q6h po，可用于缓解症状。
- PTU和他巴唑都是D类药物，可能引起胎儿甲状腺肿和甲状腺功能低下。治疗原则是用最小剂量维持游离T4在正常界限的上1/3。
- 早孕期建议选择PTU。与他巴唑相比，PTU胎儿先天畸形的发生率较低。他巴唑可能引起先天皮肤发育不全和胃肠道畸形。
- 10%的病人服用PTU期间可出现一过性白细胞减少，0.2%的病人可出现粒细胞缺乏症。当病人主诉喉咙痛或发热时应检查全血细胞计数。由于粒细胞缺乏症通常急性发作，定期检查白细胞分类计数很难预测粒细胞缺乏症。PTU可引起严重的肝损害，但此并发症很少见。
- 游离T4水平的改善通常在用药4周后出现，而TSH水平的改善需用药6～8周后才出现。如果病人症状轻微、甲状腺肿大不明显或用药剂量很小，可考虑在妊娠34

周停药。

- 治疗起始阶段每2～4周检查TSH和游离T4，达到目标值后每4～6周检查一次。
- 哺乳期应首选他巴唑，每日总剂量20～30mg。PTU作为二线药物。每天应在哺乳后服用ATD。

甲状腺切除术和放射治疗

- 妊娠期很少做甲状腺切除术，只有在病人不能耐受ATD时才考虑使用。
- 碘-131破坏胎儿甲状腺组织，妊娠期禁用。

亚临床甲亢

- TSH降低，游离T4和T3水平正常。
- 不需要治疗。6～12周后重复实验室检查。

与妊娠剧吐有关的甲亢

- 游离T3和T4升高，TSH降低。
- 妊娠剧吐的症状可在10～14周自行消退，只需对症处理，不需要ATD。

产后甲状腺炎

- 甲状腺功能亢进(产后1～4个月)，继之出现甲状腺功能减低(4～8个月)。
- 通常产后12个月内自行消退。
- 用心得安或左旋甲状腺素(L-T4)对症处理。

临床甲状腺功能低下

- 妊娠期有临床症状的甲减可能损害后代的神经智力发育，增加早产、流产、低体重儿、死胎和妊娠高血压的风险。
- 妊娠期临床甲减的诊断标准：TSH高于妊娠期参考值的上限(97.5th)，游离T4低于参考值下限(2.5th)。
- 如果血清TSH>10mIU/L，无论游离T4是否降低，按照临床甲减处理。

治疗

- 妊娠期临床甲减的血清TSH治疗目标是：妊娠早期0.1～2.5mIU/L，中期0.2～3.0mIU/L，晚期0.3～3.0mIU/L。一旦确定临床甲减，立即开始治疗，尽早达到上述治疗目标。
- 左旋甲状腺素 (L-T4): 50～100μg 每日一次开始，每4周检查一次TSH，根据TSH水平每次增减25μg，将TSH维持在正常范围内。
- 妊娠1～20周每4周检查一次血清甲状腺指标，26～32周应检测一次血清甲状腺功能指标。

亚临床甲减

- 妊娠期亚临床甲减诊断标准：血清TSH>妊娠期特异参考值的上限(97.5th)，血清游离T4在参考值范围之内(2.5th～97.5th)
- 国内研究发现妊娠期亚临床甲减增加不良妊娠结局和后代神经智力发育损害的风险，提倡对妊娠期亚临床甲减积极治疗。治疗方法、目标和监测频度与临床甲减相同。
- 对于TPO抗体阳性的亚临床甲减的妊娠妇女，推荐给予L-T4治疗。
- L-T4用量一般小于治疗临床甲减的剂量，可根据TSH水平调整剂量。

国外孕期甲状腺疾病的处理

- 对甲亢的处理，国内外看法基本一致。但对孕期甲状腺疾病的筛查及亚临床甲减的处理，目前国外与国内的观点不同。

- 孕期甲状腺疾病的筛查：美国妇产科学会(ACOG)多次申明妊娠期间不需要常规筛查甲状腺功能低下。如果孕妇有症状、甲状腺病史或患与甲状腺有关的疾病如糖尿病，可检测甲状腺功能 (OG 2007;110:959)。美国甲状腺学会认为目前对孕期甲状腺疾病的筛查证据不足，暂无定论 (Thyroid 2011;21:1081)。
- 孕期亚临床甲减的处理：目前ACOG不主张治疗。
- 英国的循证医学与美国观点一致，妊娠期常规筛查和治疗亚临床甲减对儿童的智力发育无任何影响 (NEJM 2012;366:493)。

张婧、刘慧姝

呼吸系统疾病

上呼吸道感染

- 上呼吸道感染(upper respiratory infection, URI)很常见，发病率与非妊娠妇女相同。通常由病毒感染引起，例如鼻病毒、呼吸道合胞病毒(RSV)、冠状病毒、副流感病毒、流感病毒A和B。

普通感冒和急性支气管炎

- 轻度上呼吸道感染俗称普通感冒(cold)。症状包括鼻塞、打喷嚏、流涕、咽痛、头痛、肌肉痛、咳嗽或低烧。
- 急性支气管炎(acute bronchitis)的特点是咳嗽和咳痰持续超过5天，咳嗽的持续时间平均为10~20天。
- 普通感冒和急性支气管炎都可自行痊愈，一般不需要特殊处理。可用加湿器减轻鼻塞症状，口服对乙酰氨基酚(acetaminophen)缓解疼痛和发热。不推荐使用抗生素和止咳药。

流行性感冒

- 流行性感冒俗称流感(influenza或flu)，通常由流感病毒A或B感染所致，冬季发病率高。流感仅占上呼吸道感染的5%~15%，但严重威胁孕妇和胎儿健康。
- 所有孕妇均应接受流感灭活疫苗，妊娠期任何时间都可接种。通常在9月份开始，接种两个星期后出现免疫力。
- 所有医护人员也应该每年接种流感疫苗，以保护自身及患者的健康。

临床表现与诊断

- 流感有时与普通感冒很难区分。在流感季节，任何患者有感冒、发烧、咳嗽或喉咙痛，应怀疑流感可能。95%的患者有发烧，50%以上的患者体温超过39℃。
- 实验室检查：一般不需要，如果确诊流感对病人的处理很重要可考虑下列实验室检查：
  ◇ RT-PCR：敏感性和特异性最高，1~6h出结果，但很多医院不能做。
  ◇ 免疫荧光试验：中度敏感性和特异性。
  ◇ 流感快速诊断测试(rapid influenza diagnostic tests, RIDTs)：测试咽拭子/吸出物/洗出物，10~30分钟获得结果。敏感度低(40%~60%)。在流感季节，阴性结果不能排除流感。
  ◇ 病毒培养：需1~10天出结果，用来确认筛查试验的准确性和公共卫生监督，对最初的临床治疗没有帮助。

治疗

- 在流感季节，治疗应根据临床表现而定，发热、咳嗽或咽痛常提示流感可能。流感病毒测试不是常规，也无必要。
- 抗病毒治疗越早越好，最好在发病48h内开始。对病情复杂或进行性加重的患者，起病48h后也应该进行抗病毒治疗。

神经氨酸酶抑制剂(neuraminidase inhibitors)

- 奥司他韦(oseltamivir,达菲) 75mg 口服每日一次，共5天。
- 扎那米韦(zanamivir,乐感清)10mg 经口吸入，每日两次，共5天。

结核病

- 美国控制结核病(tuberculosis, TB)传染的决心很大，医院所有员工必须每年一次进行结核病筛查。
- 妊娠期不需要筛查所有孕妇，如果接触过活动性结核或免疫功能低下需进行结核病筛查。
- 结核病筛查用以下两种方法：1)结核菌素皮肤试验(tuberculin skin test, TST)使用纯化的蛋白衍生物(PPD)注入前臂皮内，48h后观察皮丘反应；2)血液测试 γ -干扰素。
- 筛查阳性者，妊娠中期和晚期可进行胸部X光检查确诊是否有活动性结核。妊娠早期阳性者可延缓到妊娠中期行X光检查，除非最近有结核接触史或HIV阳性。
- 活动性结核(active TB)妊娠期需要治疗，潜伏性结核感染 (latent TB)无近期结核接触史或免疫功能低下者可等到产后3～4个月予以治疗。

社区获得性肺炎

- 社区获得性肺炎(community acquired pneumonia, CAP)是最常见的一种肺炎，孕妇发病率约为1/1000。
- 妊娠期需氧量增加，功能残气量和肺总容量下降，孕妇不能耐受呼吸窘迫。妊娠期肺炎并发症较高。

病原体

- 细菌：肺炎链球菌占30%～50%，其他常见细菌包括流感嗜血杆菌、肺炎支原体、金黄色葡萄球菌、肺炎衣原体。不太常见的细菌包括假单胞菌、铜绿假单胞菌(旧称绿脓杆菌)、军团菌、克雷白杆菌、百日咳博德特氏菌、大肠杆菌和球菌。
- 病毒：甲型和乙型流感病毒、水痘及新型流感病毒，如H1N1(猪流感)。

临床表现和检查

- 症状：发热、畏寒、咳嗽、咳痰、呼吸困难、胸痛、头痛、乏力、肌肉疼痛、恶心和呕吐。
- 体征：呼吸急促、湿啰音和胸膜摩擦音。
- 影像学检查：胸部X光片通常可以确诊。如果胸片不能明确诊断但高度怀疑肺炎，可行CT检查。
- 实验室：血常规、电解质、动脉血气分析、痰革兰染色和培养以及血培养。

治疗

- 产科医生治疗肺炎经验不多，应请呼吸内科或ICU会诊。
- 保持PO_2>70mmHg。
- 经验性静脉使用抗生素。

- 病人情况稳定后，可改为口服抗生素。
- 抗生素治疗至少持续5天。

经验性静脉用抗生素
- β-内酰胺类(头孢曲松、头孢呋辛、氨苄青霉素)与大环内酯类联合用药，常用方案：头孢曲松(ceftriaxone)1g IV q24h +阿奇霉素(azithromycin)500mg IV q24h。
- 无合适的替代药物时，孕期可以使用氟喹诺酮类药物，胎儿软骨损伤在人类中没有报道。用药方案：左氧氟沙星(levofloxacin)750mg IV q24h或莫西沙星(moxifloxacin) 400mg IV q24h。

支气管哮喘

- 支气管哮喘(asthma)在育龄妇女中很常见，孕妇发生率约为8%。哮喘严重的孕妇可出现妊娠合并症，包括先兆子痫、早产及低体重儿。
- 妊娠期哮喘的转归很难预测，计划怀孕前应很好地控制哮喘，孕前哮喘严重程度与孕期哮喘基本相符。
- 哮喘严重程度的分类及相应的处理见表7-8。

临床表现与诊断
- 有些患者孕前不知道有哮喘，妊娠后因症状发作初次就医，所以产科医生对这个常见病应该了解。
- 常见症状：呼吸困难、胸闷和咳嗽。

表7-8 哮喘严重程度的分类和处理		
分类	疾病特征	处理
轻度间歇性(mild intermittent, 控制良好)	每周发作≤2天，每月夜间症状≤2次，不影响正常生活；FEV1或PEFR>本人最佳值的80%。	短效β_2受体激动剂例如沙丁胺醇，根据需要用药。
轻度持续性(mild persistent, 控制较差)	发作>2天/周，但不是每天，夜间症状>2次/月，日常生活受限轻微；FEV1或PEFR>80%	低剂量吸入类固醇，必要时吸入β_2-受体激动剂。
中度持续性(moderate persistent, 控制较差)	每天均有症状，夜间症状>1次/周，日常生活受到一些影响。FEV1或PEFR为60%~80%。	1)中剂量吸入类固醇，2)低剂量吸入类固醇加上吸入性长效β_2-受体激动剂，或3)低剂量吸入类固醇加上吸入性长效β_2-受体激动剂
严重持续性(severe persistent, 控制极差)	每天症状呈持续性，夜间症状≥4次/周，日常生活严重受限；PEFR或FEV1<60%。	高剂量吸入类固醇加上吸入性长效β_2-受体激动剂，必要时口服强的松。
PEFR-呼气高峰流量，FEV1-第1秒钟呼出容积 来源: 2007 National Asthma Education and Prevention Program (NAEPP). Obstet Gynecol 2008;111:457		

- 体征：呼气时有哮鸣音(wheezing)，这是支气管哮喘的特征性表现。
- 诊断：可根据典型的症状和体征作出初步诊断，肺功能检查可帮助确诊。

妊娠期哮喘的管理

- 如果哮喘控制不好，孕妇和胎儿风险明显增高。教育患者依从治疗是预防哮喘发作的关键。产科医生应与呼吸内科和过敏疾病专家共同配合管理哮喘。
- 吸入糖皮质激素最有效。长效 β -受体激动剂和白三烯受体拮抗剂可作为添加治疗，沙美特罗(salmeterol)为孕期首选长效 β -受体激动剂，需与激素合用。
- 吸入糖皮质激素、β -受体激动剂和白三烯受体拮抗剂孕期使用安全，但口服皮质类固醇与早产和胎儿腭裂有相关性。常用治疗哮喘的药物见表7-9和表7-10。
- 怀孕期间可继续脱敏治疗，但不推荐皮肤测试和开始脱敏治疗。

妊娠期哮喘急性发作的处理

- 给予氧气维持血氧饱和度>95%，如果手指血氧饱和度<90%，进行动脉血气分析。
- 沙丁胺醇2～4喷，每20分钟一次共3次，或给予特布他林0.25mg皮下注射，每15分钟一次，共3次。
- 喷雾治疗或持续正压通气，2.5mg沙丁胺醇加入3ml生理盐水，每20分钟一次。病情严重者可加用异丙托溴铵(ipratropium)500 μ g，每20分钟一次，共3次。
- 静脉甲泼尼龙(methylprednisolone)60～80mg 每6～8h一次，或静脉氢化可的松(hydrocortisone)2 mg/kg 每4h一次，或强的松(prednisone)60～120毫克口服每日一次。
- 气管插管和收入ICU的指征：$PO_2 \leqslant 60mmHg$、$PCO_2 \geqslant 45mmHg$、$pH < 7.35$，母体衰竭或意识改变。
- 产科急诊分诊处出院指征：轻度哮喘发作，哮喘已完全缓解，胎监正常。出院时给予患者沙丁胺醇和吸入性类固醇治疗，并安排5天之内门诊随访。

分娩时哮喘病人的管理

- 继续抗哮喘药物治疗。
- 如果病人正在服用类固醇药物或在怀孕期间接受过几个疗程的皮质类固醇治疗，给予静脉氢化可的松50～100mg q8h，共24h，以预防肾上腺危象。
- 因支气管痉挛的危险，避免使用卡孕栓、欣母沛和麦角新碱类药物。
- 子宫收缩抑制剂可选用硫酸镁，对阿司匹林敏感的患者避免使用吲哚美辛。
- 分娩镇痛：硬膜外麻醉镇痛效果最好，静脉镇痛可选用布托啡诺(butorphanol)和芬太尼(fentanyl)，避免使用吗啡(morphine)和杜冷丁(meperidine)。

刘磊、杨金英、王雪峰

表7-9 常用的吸入糖皮质激素

药物	剂量/喷	低剂量(喷)	中剂量(喷)	高剂量(喷)
倍氯米松 (beclomethasone)	40μg	2~6	7~12	>12
	80μg	1~3	4~6	>6
布地奈德(budesonide, 普米克)DPI	200μg	1~3	4~6	>6
氟尼缩松(flunisolide)MDI	250μg	2~4	5~8	>8
氟替卡松(fluticasone)MDI	44μg	2~6	7~15	>15
	110μg	1~2	3~6	>6
	220μg	1	2~3	>3
氟替卡松(fluticasone)DPI	50μg	2~6	7~12	>12
	100μg	1~3	4~6	>6
	250μg	1	2	>2
糠酸莫米松(mometasone)	200μg	1	2	>2
曲安奈德(triamcinolone)	100μg	4~10	11~20	>20

MDI – metered dose inhaler, DPI – dry-powder inhaler
每日总吸入量通常分2次给药。布地奈德吸入剂妊娠风险为B类，是妊娠期的首选药物。其他吸入糖皮质激素为C类药物。

表7-10 吸入β–受体激动剂和皮质激素联合用药

药物	用法
沙丁胺醇 (albuterol)	气管痉挛：MDI2喷，每4~6h一次；2.5mg喷雾吸入，每天3-4次。 急性或严重哮喘发作：MDI4~8喷，每20分钟一次，可用4h，然后每1~4h一次；喷雾吸入2.5~5mg每20分钟共3次，然后2.5~10mg根据情况每1~4h一次或10~15mg持续喷雾吸入。
沙美特罗 (salmeterol)	MDI(21μg/喷)，2喷，q12h；DPI(50μg/泡)，每次1泡，q12h。
福莫特罗 (formoterol)	DPI(12μg/胶囊)，1胶囊，q12h吸入。
氟替卡松/沙美特罗 500/50μg，1喷，q12h。	
布地奈德/福莫特罗 80/4.5μg或160/4.5μg，每次2喷，bid。	

风湿性疾病

类风湿关节炎

- 类风湿关节炎(rheumatoid arthritis, RA)的症状在妊娠期间常有改善，可能与妊娠期免疫变化有关。
- RA一般不会导致妊娠并发症，大剂量糖皮质激素或其他药物治疗有可能影响胎儿发育。

系统性红斑狼疮

- 系统性红斑狼疮(systemic lupus erythematosus, SLE)与流产和早产相关；与先天性畸形无关。
- 胎儿死亡的早期高危因素(PATH)：蛋白尿(proteinuria)>500mg/24h、抗磷脂综合征(antiphospholipid syndrome)、血小板减少(thrombocytopenia)<150 x 10^9/L、高血压(hypertension)>140/90mmHg (OG 2006; 107: 293)。
- 妊娠不会增加SLE发作的风险。

妊娠期SLE患者的管理

孕前咨询

- 患者应定期去内科或风湿科就诊，受孕前器官功能应处于最佳状态。
- 在狼疮发作6个月内避免怀孕。肌酐>176.8μmol/L(2mg/dl)为妊娠绝对禁忌，肌酐132.6~176.8μmol/L(1.5~2mg/dl)为相对禁忌。
- 妊娠期间可能出现的并发症包括子痫前期、流产、早产、胎儿生长受限以及胎儿死亡。

产前检查和处理

- 首次产检时做全面评估，实验室检查内容包括胎儿超声、血常规、电解质、肝肾功能、尿酸、补体C3/C4、狼疮抗凝血体、抗心磷脂抗体、抗SSA、抗SSB、抗双链DNA抗体、24h尿蛋白和肌酐清除率。
- 鉴别狼疮发作与先兆子痫：狼疮发作伴抗双链DNA抗体和尿沉渣(红细胞、白细胞和细胞管型)增高，C3和C4水平对鉴别诊断帮助不大。
- 抗SSA和或抗SSB阳性者每1~2周监测胎儿心率，如果发现心动过缓，进行胎儿超声心动图检查。类固醇激素不能防止胎儿心脏传导阻滞。
- 每3~4周超声监测胎儿生长。
- 严密观察孕妇体重增长和血压，每1~2月重复实验室检查。
- 孕28~32周开始进行胎儿监测(antenatal surveillance)，通常每周做1~2次NST和/或BPP。
- 何时分娩与母体状况和胎儿发育有关，1/3的孕妇需要在37周前分娩。

治疗风湿性疾病的药物

非甾体抗炎药

- 一般在妊娠中期使用安全。因为动脉导管过早闭合的风险，避免在32周后使用非甾体抗炎药和高剂量阿司匹林。

皮质类固醇

- 使用最低的有效剂量来控制病情。

- 强的松是妊娠期间最安全的类固醇激素，只有10%～15%的药物通过胎盘。倍他米松和地塞米松可以自由通过胎盘。
- 胎儿畸形的风险：腭裂的风险增加，避免在妊娠早期使用类固醇激素。
- 其他与类固醇有关的风险：妊娠糖尿病、高血压、肥胖、胎儿生长受限和胎膜早破。

分娩时使用类固醇
- 如果每天服用强的松的剂量小于20mg，分娩时给予同样剂量，无需特殊处理。
- 如果每天强的松剂量≥20mg并持续≥3周，则需考虑肾上腺皮质功能不全的可能。为防止肾上腺危象，分娩时可给予50～100mg氢化可的松IV q8h，共24h。以后恢复平常剂量。

其他药物

妊娠期间可以使用的药物
- 羟基氯喹、柳氮磺胺吡啶、硫唑嘌呤、6-巯基嘌呤(6-MP)妊娠期通常安全。
- 环孢素和他克莫司可以在妊娠期低剂量给药，哺乳期避免使用。

妊娠期间不能使用的药物
- 甲氨蝶呤和其他抗肿瘤药可导致胎儿畸形，必须在受孕前停药。
- 肿瘤坏死因子抑制剂和白细胞介素拮抗剂用于靶向治疗：因为风险未知，目前不建议在妊娠和哺乳期间使用。

刘磊、杨金英、王雪峰

肝脏疾病

妊娠期肝内胆汁淤积症
- 妊娠期肝内胆汁淤积症(intrahepatic cholestatis of pregnancy, ICP)是妊娠晚期特有的并发症。病因不清，风险因素包括既往ICP病史、多胎妊娠和慢性丙型肝炎。
- 瘙痒和血清胆汁酸(bile acid)升高为ICP特征。
- 为预防胎儿死亡，多数行产前监测和早期分娩。

临床表现和诊断
- 出现其他原因无法解释的皮肤瘙痒，涉及手掌和脚掌。空腹血总胆汁酸(TBA)≥10μmol/L即可诊断，可合并有转氨酶和胆红素升高。TBA正常者如果肝功能异常(ALT，AST水平轻中度升高)，其他原因无法解释，也可诊断ICP。

ICP病情分度
- 轻度：(1)血清TBA≥10～40μmol/L；(2)临床症状以皮肤瘙痒为主，无明显其他症状。
- 重度：(1)血清TBA≥40μmol/L；(2)临床症状：瘙痒严重；(3)伴有多胎妊娠，妊娠期高血压疾病，复发性ICP，曾因ICP致围产儿死亡者；(4)早发型ICP(目前尚无基于发病时间的ICP分度)。

治疗

降低胆汁酸
- 熊去氧胆酸(ursodeoxycholic acid, UDCA)：一线治疗药物，开始剂量300mg bid，必要时增至600mg bid。国内剂量15mg/(kg·d)分3次口服，剂量可增至1.5～2克/日。
- S-腺苷蛋氨酸(S-adenosyl-methionine, SAMe, 思美泰)每日1g静滴或500mg每日2

次口服。二线用药或联合治疗。
- 消胆胺(cholestyramine)4～8g餐前口服，每日1～2次，至少连用2周。二线药物。
- 国内联合用药方案：UDCA 250mg每日3次加SAMe500mg每日2次静滴。

缓解瘙痒药物
- 羟嗪(hydroxyzine，安太乐)25～100mg口服，每日1～4次。美国常用抗组胺止痒药。
- 苯海拉明(diphenhydramine)25～50mg口服，每4～8h一次。

产前监测和产科处理（国内经验）
- 详见2015年国内指南(中华妇产科杂志2015年7月481页)。
- 门诊处理适合于妊娠<39周，轻度ICP，且无规律宫缩者。可给予口服降胆酸药物，7～10天为一个疗程；如病情无好转，则需住院治疗。
- 住院治疗标准：妊娠≥39周的ICP；妊娠>36周的重度ICP；ICP伴有先兆早产者；伴有产科并发症或有其他情况需要立即终止妊娠者。

产前监测和处理
- 自数胎动。NST自32周起，每周1次，重度者每周2次。脐动脉血流分析检测频率同NST。生物物理评分适应于胎心监护出现不可靠的图形，敏感性特异性有限。
- 总胆汁酸和肝功能：每1～2周复查1次直至分娩。

终止妊娠的指征
- 轻度ICP于孕38～39周左右。重度ICP于孕34～37周终止，应根据治疗反应，有无胎儿窘迫，双胎或合并其他母体并发症等因素综合考虑。

分娩方式选择
- 阴道分娩指征：轻度ICP；无其他产科剖宫产指征者；孕周<40周。产程初期行OCT或CST，严密胎监，避免产程过长，若胎儿窘迫状态，行剖宫产。
- 剖宫产指征：重度ICP；既往有ICP病史并存在与之相关的死胎，死产，新生儿窒息或死亡史；胎盘功能严重下降或高度怀疑胎儿窘迫；合并双胎或多肽，重度子痫前期等；存在其他阴道分娩禁忌者。

产前监测和产科处理(美国经验)
- 美国的处理方法相对简单，分娩前不需住院，不测血甘胆酸(cholyglycine)。
- 每周1～2次NST或改良BPP(NST+AFI)。
- 37～38周之间引产，ICP不是剖宫产指征。

妊娠期急性脂肪肝

- 妊娠期急性脂肪肝(acute fatty liver of pregnancy, AFLP)很少见，妊娠晚期起病，临床表现类似重度子痫前期和HELLP综合征 。死亡率高。
- 初期症状无特异性，患者可有恶心、疲劳、头痛、或上腹部不适。病情可迅速恶化，出现黄疸、抽搐、肾功能衰竭以及凝血功能障碍。
- 实验室检查：低血糖、肝酶升高、胆红素升高、血氨及肌酐升高、凝血功能异常。
- 鉴别诊断：子痫前期、HELLP综合征以及急性甲肝和乙肝。急性甲/乙肝炎AST/ALT通常>1000和胆红素>5。急性丙型肝炎的症状不太严重，肝酶升高幅度小。
- 肝活检：可帮助诊断AFLP，但没有临床意义。病理特点是脂肪浸润和线粒体功能障碍。
- 处理：立刻分娩和支持治疗。

肝炎

- 美国肝炎相对很少，丙肝比率高，处理丙肝经验比较多。乙肝多见于来自亚洲国家的移民，产科医生对妊娠期乙肝的处理较生疏。
- 乙肝严重威胁我国人民健康，妊娠合并重型肝炎是孕妇死亡的主要原因之一。妊娠不增加对肝炎病毒的易感性，但可诱发重症肝炎的发生。

甲型肝炎(Hepatitis A, HAV)

- 粪口传播，卫生条件差所致。妊娠期间可以接种甲肝疫苗或使用免疫球蛋白。
- 急性期IgM抗体阳性，IgG抗体阳性表示以前感染过或原来接种过疫苗。
- HAV是自限性的，没有特异的抗病毒药物。

乙型肝炎(Hepatitis B, HBV)

- 通过血液和性接触传播，母婴传播占国内慢性乙肝的50%。
- 乙肝病毒感染后有10%～15%成为无症状的慢性携带者，15%～30%的慢性携带者发展为持续性肝炎和肝硬化。

乙肝表面抗原阳性的处理

- 按我国慢性乙型病毒性肝炎防治指南处理。
- 检测"乙肝两对半"和HBV DNA。"两对半"包括乙肝表面抗原(HBsAg)、乙肝表面抗体(HBsAb)、乙肝e抗原(HBeAg)、乙肝e抗体(HBeAb)和乙肝核心抗体(HBcAb)。乙肝血清学检查及其意义见表7-11。
- 乙肝病毒DNA水平用于判断感染性大小和抗病毒药物疗效。

表7-11 乙肝血清学检查及其意义

	HBsAg	HBsAb	HBeAg	HBeAb	HBcAb IgM	总HBcAb
急性乙肝	+	−	+	+(恢复期)	+	+
慢性乙肝	+	−	+(病毒复制)		−	+
易感HBV	−	−				−
疫苗后机体免疫	−	+				−
自然感染后免疫	−	+				+

母婴传播

- 如果不给予乙肝免疫球蛋白和疫苗，乙肝产妇的婴儿40%会感染乙肝。如果产妇HBeAg阳性，85%～90%的婴儿可被感染。感染乙肝的婴儿85%～95%有持续性感染的风险。
- 新生儿接种乙肝免疫球蛋白和乙肝疫苗可减少95%母婴传播。
- 抗病毒治疗可进一步降低母婴传播。用药方法：拉米夫定(lamivudine)100mg qd，从孕28周时开始连用到出生时或出生后1个月。孕28周、32周和36周时注射乙肝免疫球蛋白100～200mg (OG 2010; 116:147)。但目前仍存在争议。
- 剖宫产仅用于具有产科指征的患者，不用于预防乙肝病毒传播。阴道分娩时避免人工破膜和胎儿头皮电极。
- 可以母乳喂养，不建议检测乳汁乙肝DNA水平。

产科管理

- 强调多学科协作，根据每个患者情况做个体化处理。
- 专科诊疗，定期检测肝功能指标，警惕重症肝炎。如果护肝效果不明显，可考虑行血液滤过(continuous veno-venous hemofiltration, CVVH)。
- 选择适当分娩时机，预防产后出血。

丙型肝炎(Hepatitis C, HCV)

- 通过血液制品及静脉注射毒品传播，50%的丙型肝炎发展到慢性阶段。丙肝病毒抗体阳性确定诊断，抗病毒治疗根据RNA水平和基因分型而定。

产前护理

- 肝功能正常者仅需要常规产前检查。
- 因药物安全问题尚不肯定，妊娠期间不常规行抗病毒治疗。

母婴传播

- 母婴传播率约为2%～10%，低于乙型肝炎。
- 合并HIV感染者和丙肝RNA阳性者增加婴儿感染率。
- 分娩：与乙肝一样，不要因丙型肝炎而行剖宫产。剖宫产仅用于有产科指征的患者，阴道分娩时避免人工破膜和胎儿头皮电极。
- 如果没有合并艾滋病毒感染，可以母乳喂养。

刘磊、吴颖怡、王雪峰

贫血与血小板减少症

贫血

- 成年非妊娠女性正常值：血红蛋白(hemoglobin, Hgb)140±20 g/L。

妊娠女性贫血的定义

- WHO：妊娠期Hgb<110g/L或血细胞比容(hematocrit, Hct)<33%。
- 美国CDC：妊娠早期和晚期Hgb<110g/L (11g/dL)或Hct<33%；妊娠中期Hgb<105g/L(10.5g/dL)或Hct<32%，妊娠中期血液稀释最明显。

常见妊娠期贫血的诊断与鉴别诊断

- 诊断贫血的实验室指标见表7-12。
- 妊娠期贫血绝大多数是缺铁性贫血(iron deficiency anemia)，再生障碍性贫血(aplastic anemia)美国极少见。
- 铁蛋白(ferritin)是诊断缺铁性贫血最敏感和特异性最高的方法，铁蛋白<15μg/L可确诊。妊娠期铁蛋白轻度降低，炎性反应时升高。
- 转铁蛋白(transferrin)/总铁结合力(total iron binding capacity, TIBC)和血清铁浓度无特异性。15%的正常孕妇总铁结合力会升高。

缺铁性贫血

- 是妊娠期缺乏铁导致的小细胞贫血(microcytic anemia)。产前维生素含有27mg铁元素，这符合每日膳食的推荐量。
- 因为缺铁性贫血极常见，一旦发现血红蛋白低，在美国立即开始补铁，很少做进一步的实验室检查。如果诊断可疑，测全血细胞计数(complete blood count, CBC)、铁蛋白、血清铁浓度及转铁蛋白帮助诊断。
- 外周血象：红细胞平均体积(MCH)<80fl，红细胞平均血红蛋白浓度(MCHC)<32%。

口服铁制剂

- 硫酸亚铁(ferrous sulfate)325mg每日1～3次，富马酸亚铁325mg每日1～3次，葡萄糖酸亚铁300mg每日1～3次，或多糖铁复合物(力蜚能)150mg每日1次。
- 空腹或随橙汁、橘汁或维生素C 250mg一起口服有利于铁的吸收。
- 副作用：胃肠道副作用多，恶心、呕吐和便秘高达20%，很多孕妇因副作用而停服铁剂。给药前应告诉孕妇可能出现的副反应。
- 治疗两周后复测实验室指标。

表7-12 妊娠期贫血的实验室检查和鉴别诊断			
类型	红细胞形态	转铁蛋白/总铁结合力(μg/dl)	铁蛋白(mg)
正常	MCV 80～97.6μm³	250～450	40～200
缺铁性贫血	低色素，↓MCV<80	↑	↓(<30)
溶血性贫血	网织红细胞↑	↓	↑(>300)
慢性疾病	小细胞、低色素	正常或↓	正常或↑

静脉补铁的方法

- 蔗糖铁(iron sucrose, 维乐福)：在100ml生理盐水中稀释10～20ml蔗糖铁(含100～200mg铁元素)，缓慢静脉注射，注射时间>15分钟；未稀释的蔗糖铁也可缓慢静脉注射，时间>2～5分钟。每周给2～3次。美国多在产科分诊处给药。
- 其他静脉铁制剂：葡萄糖酸铁和纳米氧化铁。右旋糖酐铁有较高的不良反应，应避免使用。
- 静脉铁剂昂贵，可发生罕见的致命过敏反应。如果孕妇可以口服铁剂，一般无必要静脉补铁，两种补铁方法效果相似。

巨幼细胞贫血

- 巨幼细胞贫血(megaloblastic anemia)是叶酸或维生素B_{12}缺乏所致的大细胞贫血(macrocytic anemia)。国内发病率0.7%。
- 外周血象：MCV>100fl，红细胞平均血红蛋白含量(MCH)>32pg。
- 治疗：叶酸口服15mg/日或肌注10～30mg/日。维生素B_{12} 100～200μg肌注每日1次，两周后减为每周2次，有神经系统症状时需用维生素B_{12}。

血红蛋白病

- 血红蛋白内珠蛋白占96%，血红素占4%。遗传性血红蛋白病大致分两类：珠蛋白链生成障碍和珠蛋白链结构异常。地中海贫血(thalassemia)属前者，镰状细胞性贫血(sickle cell anemia)属后者。

地中海贫血

- 分α-和β-地中海贫血(地贫)。β-地中海贫血多发生在地中海或中东地区，α-地中海贫血多发生于东南亚地区。中国南方为地贫高发区，常规行地贫筛查。
- 血红蛋白电泳用于诊断血红蛋白S、镰型红细胞病、血红蛋白SC及β-地中海贫血；而α-地中海贫血需要DNA测试来诊断。
- 轻型或静止型地中海贫血一般不影响妊娠。
- α-和β-地中海贫血均属小细胞贫血，但体内铁浓度正常或增高，因此不要补铁。很多患者因补铁无效而反复就医。可予叶酸1mg/天。

镰状细胞性贫血

- 黑人多见，美国600名黑人中就有一人患病，12人中有一人是携带者。
- 妊娠合并症：早产、胎膜早破、胎儿生长受限、胎儿死亡、感染、镰状细胞危象(sickle cell crisis)的风险增加。
- 产前保健：叶酸(folic acid)4mg/天，多喝水，避免精神紧张和剧烈运动。32周开始行胎儿监测，定期超声观察胎儿生长。
- 镰状细胞危象的处理：吸氧使皮肤血氧饱和度维持在>95%、补液、镇痛和输血，维持血红蛋白≥100 g/L及珠蛋白A链>40%。

血小板减少症

- 妊娠期血小板减少的主要疾病包括妊娠期血小板减少症(gestational thrombocytopenia)、免疫性或特发性血小板减少性紫癜(immune/idiopathic thrombocytopenic purpura, ITP)和子痫前期/HELLP，其他少见的疾病有各种病毒感染、药物反应、骨髓疾病、SLE、APS以及DIC等。

妊娠期血小板减少症

- 是妊娠期血小板减少最常见的原因，见于5%的妊娠，血小板在70～120x10^9/L，发生于妊娠中、晚期。病因不明，可能与血液稀释和免疫反应有关。

- 诊断主要靠除外其他疾病，孕前无血小板减少。
- 无需治疗，妊娠后自行恢复正常。

免疫性或特发性血小板减少性紫癜
- ITP患者多有皮肤黏膜出血或月经过多病史，有些病人可能在妊娠期得到诊断。
- 绝大多数ITP患者可顺利度过妊娠和分娩，无出血的并发症。
- 妊娠期维持血小板>30x10⁹/L，接近分娩时>50x10⁹/L最佳。

ITP的治疗
- 糖皮质激素：一线药物。强的松0.5～2mg/kg/d，用最低剂量维持血小板在上述范围。急性出血可给予静脉注射甲基强的松龙1～1.5mg/kg。
- 静脉注射免疫球蛋白(intravenou immune globulin, IVIG)：400mg/kg/d×3天或1g/kg/d×2天。IVIG昂贵，仅用于糖皮质激素治疗无效的紧急情况。
- 血小板输注：输入后很快被破坏，仅作为病情严重时的临时措施。剖宫产时可备血小板。
- 脾切除术：只有在其他疗法失败后才考虑。

产科处理
- ITP不是剖宫产指征。理论上讲，母体抗血小板IgG可通过胎盘进入胎儿，导致血小板减少和颅内出血，这种情况极少见，没有证据说明剖宫产能防止这种并发症。

张寅、吴颖怡、王雪峰

神经系统疾病

头痛
- 妊娠期头痛很常见，慢性不剧烈的头痛多无严重的器质性疾病，但急性剧烈头痛绝不能忽视。
- 产科医生在门诊或急诊分诊会接触头痛的孕妇，对这一常见病应熟悉。

头痛的分类
- 国际头痛协会将头痛分为原发性和继发性。
- 原发性头痛：紧张型头痛(tension-type headache)、偏头痛(migraine)、丛集性头痛(cluster headache)和三叉神经痛等。紧张型头痛占大多数。
- 继发性头痛：病毒或细菌感染、外伤、脑血管疾病、肿瘤、药物和精神疾患等。

急性头痛
- 重度子痫前期患者可有突发的剧烈头痛，见于妊娠中晚期，产科最警惕的急症。
- 另外还应想到其他危及生命的神经系统疾病，例如蛛网膜下腔出血、脑动脉瘤或血管畸形破裂以及脑膜炎等。产科患者有下列情况时除了请神经科会诊，应行颅脑CT或MRI：
    - ◇ 第一次出现的剧烈头痛，一生都没有过 (worst headache ever)
    - ◇ 亚急性头痛，天天加重
    - ◇ 出现不正常神经系统体征
    - ◇ 头痛伴发热、颈强直或皮疹

慢性头痛

- 多数头痛为紧张型，可给予头部按摩、热敷或冷敷。药物首选对乙酰氨基酚(acetaminophen, paracetamol)，妊娠期最安全。

偏头痛

- 分为有先兆的偏头痛(migraine with aura)和无先兆的偏头痛(migraine without aura)。前者占20%，后者占80%。先兆多是视觉异常，例如闪光、暗点和偏盲等。头痛可限于一侧或整个全头，伴恶心、呕吐、怕光和头晕。
- 怀孕期间由于雌激素增加，症状通常减轻。
- 避免使用麦角胺。如果用非甾体抗炎药(NSAIDs)，孕晚期使用不要超过48h。

非特异性药物治疗

- 对乙酰氨基酚325～1000mg口服，根据需要q4～6h，每天总量不超过3000mg。
- 止吐药：异丙嗪(promethazine)12.5～25mg口服，根据需要q4～6h。甲氧氯普胺(metoclopramide)5～10mg 口服，根据需要q6～8h。
- 阿片类镇痛药：用于较严重的头痛。

曲普坦类(triptans)药物治疗

- 是有效的特异性抗偏头痛药物，可用于治疗和预防偏头痛。妊娠风险C类，妊娠期应用曲普坦类药物是否安全有争议，多数认为可以使用。
- 适用于中、重度偏头痛。
- 常用药物有舒马曲普坦(sumatriptan)、那拉曲普坦、利扎曲普坦、佐米曲普坦和阿莫曲普坦。

癫痫

- 癫痫(epilepsy)发病率约1.6%，育龄女性中很常见。国际癫痫分类分为全身性抽搐(generalized seizures, 大发作)、局部抽搐(focal seizures)和癫痫痉挛(epileptic spasms)。大发作表现为全身强直和阵挛，可致胎儿缺氧和心率减慢。

孕妇和胎儿的风险

- 胎儿畸形的风险较正常增加2～3倍，主要与抗癫痫药物有关。丙戊酸钠(valproate)可导致胎儿神经管畸形(neurotube defect)，是公认的致畸药物。其他第一代抗癫痫药苯妥英(phenytin)、苯巴比妥(phenobarbital)和卡马西平(carbamazepine) 也可致畸，包括神经管缺陷、心脏缺陷、颅面部发育缺陷和发育迟缓。新抗癫痫药托吡酯(topiramate)与胎儿唇腭裂有关，妊娠风险D类，其他新药尚无定论。
- 孕妇风险主要是癫痫控制不良导致癫痫发作，可能担心伤害胎儿不规范用药。
- 产科并发症是否增高有争议，这些包括流产、早产、胎儿生长受限、死胎、先兆子痫以及剖宫产率增高。

癫痫的处理

孕期咨询

- 孕前教育和孕前有效控制癫痫是关键。如果无癫痫发作>9个月，妊娠期间多能保持无癫痫发作，发作频繁的患者不宜妊娠，病情可因妊娠而加重。
- 至少每天服0.4～0.8 mg叶酸(folic acid)，ACOG建议孕前和孕期每日服4mg叶酸。目的是防止神经管缺陷，大剂量叶酸未见毒性报道。
- 如果2年以上无发作，可考虑停止抗癫痫药物，尝试怀孕。
- 停用丙戊酸钠。如有可能也避免苯妥英、苯巴比妥、卡马西平和托吡酯。
- 尽量用单药控制癫痫，并减至最低剂量。

产前保健

- 戒烟和充足睡眠可预防癫痫发作。妊娠期间癫痫发作常与不规范用药或低血药浓度有关，随妊娠进展血药浓度趋于下降。有条件者可每月测血药浓度。
- 药物致畸作用主要在妊娠前6周，如果药物控制癫痫有效，不要因担心致畸而更换药物，这会增加癫痫发作的风险。
- 早期超声核实孕周，孕16周时检测AFP，B超检查胎儿脊柱、面部和心脏解剖。AFP增高B超正常者，可考虑羊水穿刺检测AChE。孕18～22周可行胎儿超声心动图排除心脏畸形。
- 注意宫高变化，必要时行超声监测胎儿生长。
- 不需要常规行NST和AFI检查。
- 维生素K预防新生儿出血：第36周开始口服10～20mg，此治疗存在争议。

癫痫持续状态的处理

- 癫痫持续状态(status epilepticus)指癫痫发作超过5分钟或频繁发作，发作之间意识不清。
- 初始治疗：劳拉西泮(lorazepam)0.02～0.03mg/kg，静脉注射，根据需要可重复使用，最高剂量可达0.1mg/kg。
- 磷苯妥英(fosphenytoin)：苯妥英的前体；治疗剂量参照苯妥英钠相等剂量(PE)；负荷量为15～20mg PE/kg，以100～150 mg PE/分钟的速率静注。

抗癫痫药物

第一代抗癫痫药物

- 包括丙戊酸钠、苯妥英、苯巴比妥和卡马西平，均属妊娠D类药。如果妊娠早期用药，胚胎异常率分别为：苯妥英21%、苯巴比妥27%、卡马西平14%、多药疗法28%(NEJM 2001;344:1132)。
- 北美抗癫痫药物妊娠登记/Antiepileptic Drug Pregnancy Rigistry (www.massgeneral.org/aed)收集报道抗癫痫药与畸形。妊娠早期使用丙戊酸钠，神经管畸形率为5%，总体致畸率为10.7%，是其他抗癫痫药的4倍。
- 苯妥英：第一次口服400mg，2h和4h后分别给予300mg和400mg。维持剂量100mg tid或300mg qd(缓释剂)。报道畸形有骨发育不良、远端指骨骨化和颅面部缺陷。孕妇可有牙龈增生、多毛以及中枢神经、肝脏和骨髓毒性。
- 卡马西平：起始剂量200mg口服 bid，每周增加剂量一次，每次增加200mg/天，最高可达到1600 mg/天。常规剂型可分为3～4次/天口服，缓释型每天2次。与胎儿颅面和神经管缺陷相关。孕妇可能出现头晕、共济失调、视力模糊、血液系统毒性及过敏反应。

新抗癫痫药物

- 拉莫三嗪(lamotrigine, 利必通)：C类；除了唇腭裂的风险，尚无其他致畸作用。用法为前两周25mg/天，然后两周增加至50mg/天，再后每1～2周增加50mg，直到维持量每天225～375 mg，分2次给药。
- 加巴喷丁(gabapentin)：C类；对胎儿影响未明；起始剂量300 mg tid，根据反应增量，最大剂量每天2400mg，分3次口服。
- 其他C类药物：左乙拉西坦(levetiracetam)，非氨酯(felbamate)，普瑞巴林(pregablin)和噻加宾(tiagabine)。

付一元、吴颖怡、王雪峰

皮肤疾病

妊娠期皮肤变化

色素沉着

- 腹中线色素沉着，乳头、乳晕和会阴部颜色变深。面部可出现蝶状褐色斑，称黄褐斑(melasma)。可能于妊娠期黑色素细胞刺激素(MSH)升高有关，雌激素和孕激素也可刺激皮肤黑色素细胞。
- 分娩后1年可褪色或消失。避免阳光暴晒。如果黄褐斑持续存在，可外用氢醌(hydroquinone)或维甲酸(retinoid acid)，也可用激光和磨皮术。

妊娠纹

- 妊娠纹(striae或stretch marks)常在妊娠中期末出现。可能与妊娠期皮肤张力增大导致弹力纤维断裂有关，另外也与体内激素升高和个体基因有关。
- 产后妊娠纹颜色会逐渐变淡，但不会完全消失，下腹部可遗留银白色皮纹。
- 没有有效的预防或治疗方法。

血管变化

- 下肢和外阴静脉曲张较常见。少见的血管病变包括毛细血管扩张、蜘蛛痣、肝掌和化脓性肉芽肿。

妊娠皮肤病

妊娠性多型疹

- 美国称pruritic urticarial papules and plaques of pregnancy (PUPPP)，英国称polymorphic eruption of pregnancy(PEP)。
- 最常见的妊娠期皮肤病。通常发生在妊娠晚期，平均在妊娠35周起病。3/4为初产妇。病因不明。
- 典型症状为中下腹瘙痒。典型病变为中下腹红色丘疹，绝大多数沿妊娠纹分布，不累及脐部。妊娠纹和丘疹可涉及臀部和大腿近端。严重者涉及全身皮肤，但很少见。由于瘙痒和挠抓，病变可融合成斑块。
- 分娩后瘙痒和皮疹完全消失。对胎儿无不良影响，不需特殊产前监测。

诊断和治疗

- 诊断基于临床表现，不需实验室检查。
- 治疗主要是止痒。首选口服抗组胺药：羟嗪(hydroxyzine，安太乐)25～100mg口服，每日1～4次；苯海拉明25～50mg口服每4～8h一次。如果止痒效果不佳，加短效低强度类固醇激素外用，例如氢化可的松软膏每日2～3次。瘙痒和皮疹严重时可口服强的松(prednisone)0.5mg/kg/天。

妊娠皮肤瘙痒症

- 发生率可高达到14%，部分妊娠瘙痒与肝内胆汁淤积有关。一般发生于孕晚期。
- 处理：瘙痒孕妇需测总胆汁酸排除胆汁淤积，正常者用抗组织胺药止痒。

少见的妊娠皮肤病

妊娠期类天疱疮

- 妊娠期类天疱疮(pemphigoid gestationis, PG)属自体免疫性疾病，极少见。妊娠中晚期起病，丘疹常位于脐周，这是与PUPPP的鉴别之处，也可累及四肢和黏膜。荨麻疹样丘疹可进展并形成大疱。

- 母体IgG可通过胎盘，约10%的胎儿受影响，需监测胎儿生长和产前监测。
- 诊断需皮肤活检。
- 治疗：止痒、外用高强度皮质类固醇激素。如果外用无效，予强的松0.5mg/kg，每天一次口服。

妊娠痒性毛囊炎

- 妊娠痒性毛囊炎(pruritic folliculitis of pregnancy)在孕中晚期发病，毛囊周围出现丘疹和脓疱，瘙痒为主要症状。
- 毛囊炎属无菌性，不需要抗生素。外用类固醇激素以及对症治疗。

付一元、吴颖怡、王雪峰

泌尿系统疾病

- 妊娠期肾盏、肾盂和输尿管扩张，平滑肌蠕动减弱以及残余尿增多，因此妊娠期泌尿系统感染增高。
- 凭症状诊断不可靠，妊娠期需筛查泌尿系感染并积极治疗。

无症状菌尿症和急性膀胱炎

- 70%的感染由大肠杆菌引起，其他病原体包括克雷伯菌、变形杆菌、肠球菌、葡萄球菌以及B族链球菌。
- 所有孕妇均需尿液培养，多在第一次产检时进行。尿常规妊娠期不可靠。

无症状菌尿症

- 无症状菌尿症(asymptomatic bacteriuria)定义为中段尿培养单种细菌数≥10^5/ml，如果经导尿管提取尿液培养，单种细菌数≥10^2/ml。
- 非妊娠妇女的无症状菌尿无需治疗。妊娠期无症状菌尿可发展为肾盂肾炎，增加早产风险，需要治疗。

急性膀胱炎

- 急性膀胱炎(acute cystitis)表现为尿频、尿急、尿痛、溢尿和血尿，检查可有膀胱区压痛。
- 尿试纸测试为白细胞酯酶阳性(敏感性75%)或亚硝酸盐(敏感性82%)阳性，镜检见脓尿(10白细胞/μL)。妊娠期膀胱炎几乎都有脓尿，如无脓尿，应考虑其他疾病。
- 尿液培养：如有症状，中段尿标本的诊断阈值为10^2/ml。

治疗

- 无症状菌尿和急性膀胱炎的治疗基本相同。妊娠期不建议单剂量抗生素治疗，一般用3~7天的治疗方案，磷霉素(fosfomycin)除外。
- 耐药很常见，且有地区性差异。如果有条件应根据药敏结果选择抗生素。

常用抗生素方案

- 呋喃妥因(nitrofurantoin)100mg q6h或呋喃妥因释放型100mg q12h，服用5~7天。是美国妊娠期泌尿道感染常用方案。呋喃妥因是抑菌剂，不推荐3日疗法，对变形杆菌无效。因担心新生儿溶血，38周后避免此药。妊娠早期也尽量避免。
- 甲氧苄啶-磺胺甲噁唑(trimethoprim-sulfamethoxazole)160/800 mg q12h×3

天，可能干扰新生儿胆红素结合，足月时不用。妊娠早期也避免。

- 头孢氨苄(cephalexin)500mg q6h×3～7天。
- 头孢泊肟(cefpodoxime)100mg q12h×3天。
- 阿莫西林(amoxicillin)500mg q8h×3～7天。因为抗生素耐药性，此方案通常效果不佳，只在药敏试验阳性时应用。
- 阿莫西林-克拉维酸(clavulanate)500mg q8～12h×3天。
- 氨苄青霉素(ampicillin)500mg q6h×3～7天，用于肠球菌感染。
- 磷霉素(fosfomycin)3g po qd×1天。
- 氟喹诺酮(fluoroquinolone)类药物3日方案，例如，左氧氟沙星(levofloxacin)250mg qd，加替沙星(gatifloxacin)200mg qd，环丙沙星(ciprofloxacin)250mg bid，或者诺氟沙星(norfloxacin)400mg bid。妊娠风险C类。未有人体数据显示药物损伤胎儿软骨，可用于对其他药物耐药的病例。

治疗后复查和抑菌性治疗

- 服完抗生素一周再行尿培养，达30%的患者可能仍有菌尿存在，可根据药敏结果予以治疗。如果妊娠期间有2次或以上膀胱炎发作或顽固的菌尿症，整个妊娠期可予抑菌性抗生素治疗(suppressive regimens)，以防再有尿路感染。
- 用药方案：呋喃妥因100mg，qd，38周时停药。也可根据药敏选用其他抗生素，每日1次口服。

肾盂肾炎

- 肾盂肾炎(pyelonephritis)70%～80%位于右侧。
- 症状：尿急、尿频、尿痛、腰痛、发热和畏寒。
- 体征：主要特征为肋脊角(肾区)叩痛。
- 可出现感染性休克和急性呼吸窘迫综合征(ARDS)。产科并发症为宫缩或早产。
- 主要鉴别诊断：泌尿系统结石、宫内感染和胎盘早剥。

治疗

- 住院治疗过去是常规，现在美国很多医院在门诊治疗轻度的肾盂肾炎。

门诊治疗

- 病人选择：症状轻，无严重恶心呕吐，可以口服药物。体温<39.8度，心率<110次/分。无败血症、早产征象或其他合并症。病人依从性好(OG 1999; 94: 683)。
- 治疗方法：病人多在产科急诊分诊处进行评估和治疗。符合指征者予头孢曲松(ceftriaxone)1g肌注，第二天在分诊再予评估并给予第2次注射，然后给予头孢氨苄(cephalexin)500mg q6h×10天或根据药敏选择抗生素。

住院治疗

- 静脉输液，维持足够尿量。
- 检查血常规、生化常规和尿培养。根据孕周决定是否需胎儿电子监护。
- 抗生素：多用第三代头孢，例如，头孢曲松1～2g静注q24h或头孢吡肟(cefepime)1g静注q12h。
- 如果病情危重或使用抗生素48h后仍持续发热，则加用庆大霉素1.5 mg/kg q8h，或氨曲南(aztreonam)1g q8～12h。
- 如果出现呼吸困难或气促，行胸部X光或CT检查。如果有感染性休克或ARDS征象，考虑转ICU治疗。
- 如果48～72h后病情未见好转，考虑行肾脏超声排除尿路梗阻或肾周围脓肿，并根据尿培养和药敏结果调整抗生素。

- 症状改善、体温正常24～48h后，停止抗生素静注，根据药敏选择口服抗生素，继续治疗10～14天。

抑菌性治疗
- 肾盂肾炎治愈后整个妊娠期都需要抑菌治疗，以防再次感染。每日1次抗生素口服。定期行尿培养。

尿路结石

临床表现和诊断
- 输尿管结石梗阻可导致急性剧烈的腰腹部疼痛，可放射至会阴部。镜下或肉眼血尿。梗阻持续者可发生肾盂肾炎。
- 实验室检查：尿液分析、尿培养及血常规。
- 影像检查：妊娠期B超是首选，输尿管扩张提示远端梗阻。超声看不到小于4毫米的结石，敏感性和特异性比IVP、CT和MRI低。

治疗
- 大部分结石可自排。镇痛、补液和对症治疗，必要时予抗生素预防感染。美国常指导患者过滤尿液，结石排除后可以做成分分析，便于防治。
- 碎石术(lithotripsy)适合非孕患者，妊娠期不能使用。
- 如果保守治疗无效，请介入放射科会诊行肾造口置管术，或请泌尿科会诊行输尿管镜及输尿管内支架置入术。

肾脏疾病

- 　妊娠期很难精确地检测肾小球滤过率(GFR)，血清肌酐平均为53μmol/L(0.6mg/dl)，如果高于70~80μmol/L(0.8～0.9mg/dl)，应怀疑肾功能损害。

肾小球肾炎
- 急性肾小球肾炎(glomerulonephritis)妊娠期极少见。表现为蛋白尿、血尿、水肿和高血压，难与子痫前期鉴别。肾炎的以下表现有助于鉴别诊断：发热、体重减轻、尿中可见大量红细胞和管型。诊断困难者32周前可行肾活检，32周后很难保持体位，一般不做肾活检。
- 慢性肾炎：血压正常、肾功能正常或轻度异常的患者可耐受妊娠。高血压和肾功能严重异常者，应避免妊娠。

肾病综合征
- 任何肾小球疾病都可表现为肾病综合征(nephrotic syndrome)，特征为水肿、低白蛋白血症(<3g/dl)、重度蛋白尿(>3.5g/天)和高血脂。
- 如果确立病因困难，可在32周前行肾活检。

付一元、吴颖怡、王雪峰

170

母胎传染

概述

- 有些感染性疾病在非妊娠时很少引起关注，但在妊娠期这些不起眼的致病原可垂直传播给胎儿，导致胎儿或新生儿死亡、畸形或其他不良后果。
- TORCH是为了便于记忆而命名，指弓形虫(toxoplasmosis)、梅毒螺旋体(syphilis列于others)、风疹病毒(rubella)、巨细胞病毒(cytomegalovirus, CMV)和单纯疱疹病毒(herpes simplex virus, HSV)。这5种病原引起的新生儿感染有一定的共同表现，例如皮疹和眼部病变。TORCH一词在美国已不常用，因为母胎传染性疾病很多，TORCH很局限，筛查也很少用TORCH抗体滴定。
- 妊娠期任何传染病都可影响胎儿，但多数不导致畸形。本章主要讨论与致畸有关的一些感染性疾病，例如巨细胞病毒、水痘带状疱疹病毒、微小病毒B19、风疹病毒和弓形虫，重点在产科方面。其他母胎垂直传染性疾病，包括HIV、肝炎、GBS、梅毒和其他STD，在有关章节阐述。
- 临床上会碰到一些孕妇，担心接触了CMV、弓形虫、水痘或微小病毒B19感染，为此十分恐慌。一般处理是先测血清特异性IgM和IgG，IgG阳性提示以往有过感染或已经建立免疫，IgM阳性提示新近感染或再发感染，如果结果不明或阴性可重复检测。B超检查胎儿结构及确定孕周。密切随诊，必要时检测胎儿。

弓形虫

- 弓形虫是细胞内寄生虫，动物宿主很多，猫为其中一个。常见感染途径是食用含包囊的生肉和污染的水和蔬菜。包囊可经猫粪排出，妊娠期间不要接触猫粪。
- 美国不筛查弓形虫病。1/3的人有弓形虫感染，抗体呈阳性。感染后90%的人无任何症状，有些可有低热、疲倦、肌肉痛及淋巴肿大。
- 原发性感染可将弓形虫传给胎儿，传染率随孕周增加，妊娠早期为10%～15%、中期25%及晚期60%，但严重程度随孕周而降低。继发性感染一般不影响胎儿。
- 新生儿弓形虫病占所有活产的0.1%～0.8%，绝大多数在出生后确立诊断，新生儿表现为低体重、肝脾肿大、黄疸和贫血，视觉障碍和神经精神损害为远期并发症。
- 如果妊娠期怀疑原发性感染，测血清IgM和IgG，不明确时每3周复查一次。
- 确诊胎儿感染：需行羊水PCR检查。
- B超：胎儿多无特征性改变，脑室扩张和颅内钙化提示预后不良。
- 治疗：如果孕妇诊断为原发性弓形虫感染并希望继续妊娠，可给予螺旋霉素1g po q8h，传播率可以减少60%。胎儿感染可联合应用乙胺嘧啶(pyrimethamine)和磺胺嘧啶(sulfadiazine)。

巨细胞病毒感染

- DNA病毒，极常见，经体液传播。50%以上的美国妇女有过CMV感染，IgG呈阳性。先天性CMV感染是最常见的母儿垂直传播性感染，占所有活产的0.2%～2.5%。
- 母体原发性和继发性CMV感染都可将病毒传给胎儿，原发性感染传播病毒的概率大，后果严重。90%的妇女感染CMV后无任何表现，有些可有低热、肌肉酸痛和上呼吸道症状。

171

- 妊娠早期原发性CMV感染对胎儿影响最大，妊娠晚期病毒通过胎盘感染胎儿的风险虽高，但后果较轻。
- 如果怀疑CMV感染，检测IgG及IgM，但IgM阳性不能确定急性原发感染，因为CMV IgM可在体内持续1年以上，需多个指标综合判断是否原发感染。30%～40%的原发CMV感染可能导致胎儿感染。
- 先天性CMV感染多在出生后诊断，90%的新生儿出生时并无症状，以后出现视觉听觉障碍和发育迟缓。严重胎儿感染可见四联征：颅内钙化、小头畸形、发育迟缓和脉络膜视网膜炎。B超检查如果见双侧脑室旁有钙化点，应想到CMV感染的可能。
- 胎儿感染的诊断：羊水穿刺行PCR检测CMV DNA。确定感染并不能判断预后，应结合B超综合而定。
- 美国不常规筛查CMV，无疫苗，无特异性抗病毒治疗。

风疹病毒

- 是限于人类的病毒，经飞沫由呼吸道传播，潜伏期2～3周，一半病人有前驱期感冒样症状，一半无症状。临床表现为低热、斑丘疹和关节痛，淋巴结肿大见于耳后、枕后和颈部，数周内完全恢复。
- 风疹病毒严重伤害胎儿，妊娠早期感染可导致流产和胎儿畸形。先天性风疹综合征包括白内障、耳聋、心脏畸形、智力发育障碍、发育延迟、黄疸及紫癜。
- 预防是关键。自从使用麻疹(measles)、腮腺炎(mumps)和风疹(rubella)三联疫苗(MMR)后风疹已少见。所有女性均应接种MMR，美国所有医务人员必须接种MMR。妊娠期常规检测风疹抗体。抗体阴性的孕妇须在产褥期接种MMR。
- 如果怀疑风疹，系列性检测血清IgG及IgM。羊水穿刺行PCR可进一步明确有无胎儿感染。
- 处理：如在妊娠16周前诊断为原发性风疹感染，建议终止妊娠。目前无抗病毒药物预防和治疗风疹。

水痘-带状疱疹病毒

- 水痘-带状疱疹病毒(varicella-zoster virus, VZV)引起水痘(chickenpox)和带状疱疹(herpes zoser, shingles)两种不同的疾病。经飞沫或直接接触传播，传染力强。水痘多见于婴幼儿，皮疹从斑丘疹、水疱到结痂，各期可同时存在。成人水痘较严重，妊娠期可致肺炎和死亡。带状疱疹不影响胎儿，无严重并发症。
- 美国95%成年人有免疫力，妊娠期筛查VZV感染，抗体阴性者产褥期予以接种。
- 妊娠8～20周水痘可引起少见的先天性水痘综合征，发生率为1%～2%。胎儿表现为皮肤疤痕、肢体发育不良、脉络膜视网膜炎和小头畸形。分娩前3周感染会引起新生儿严重感染。
- 如果接触了患水痘的幼儿，免疫力不明的孕妇应立即测VZV特异性IgG 和IgM抗体，无免疫力者在接触水痘96h内给予VZV免疫球蛋白(VZIG)。
- 妊娠期水痘应行抗病毒治疗，轻者口服阿昔洛韦，水痘性肺炎需阿昔洛韦静注。系列B超观察胎儿解剖和发育。羊水穿刺检测VZV DNA有助于明确胎儿感染。

微小病毒B19

- 微小病毒B19(parvovirus B19)引起儿童传染性红斑(erythema infectiosum)，因排在麻疹(measles)、风疹、水痘和玫瑰疹(roseola)之后，俗称第五病(fifth disease)。
- 经呼吸道和密切接触传播。儿童面颊部可出现边界清晰的红斑即"掌掴面颊

(slapped cheek)"及网状斑丘疹，严重者可有贫血和再障危象。

- 成人感染症状轻微，孕妇对此病毒多有免疫力，妊娠期感染多数无不良后果。极少数可出现流产、死胎、胎儿严重贫血导致水肿(fetal hydrops)。此病毒一般不致畸。
- 如果妊娠期怀疑微小病毒感染，测IgM及IgG，羊水穿刺PCR检查可帮助确定有无胎儿感染。
- B超和多普勒可监测胎儿水肿，也可进行宫内输血。

单纯疱疹病毒

- 参见STD章节。
- 单纯疱疹病毒(HSV-1, HSV-2)极常见。病毒一般不通过胎盘传播，母儿传播主要发生在分娩时期，胎儿直接接触HSV病灶导致感染。
- 原发性疱疹感染母儿传播率最高，妊娠期所有原发感染均需抗病毒治疗。
- 有感染史的患者入院分娩时应询问前驱症状(外阴烧灼感、疼痛或感觉迟钝等)并仔细检查外阴，有前驱症状或生殖器疱疹者应选择剖宫产。
- 预防母儿垂直感染：妊娠期间有过生殖器疱疹感染或复发者，建议在36周开始口服阿昔洛韦(acyclovir)400mg tid 或伐惜洛韦(valacyclovir)500mg bid直至分娩。

张秀兴、吴颖怡、王雪峰

HIV感染

- 人免疫缺陷病毒(human immunodeficiency virus, HIV)属逆转录RNA病毒，主要通过性交和血液传播。T淋巴细胞损害可致机会性感染和罕见恶性肿瘤。
- 过去30多年的科研和临床彻底改变了HIV患者的命运，早期开始治疗的患者可以正常生活和工作，寿命与正常人接近。HIV感染同糖尿病、高血压等慢性病一样，虽不能治愈，但可以控制。
- 联合抗病毒药物治疗可以降低母儿垂直传播率至1%，无抗病毒治疗者传播率为15%～45%。HIV病毒妊娠期可经胎盘传播，分娩时经血液体液传播，产后经母乳传播。
- 美国每年都更新防治围产期HIV感染传播的指南，可上网查阅(www.aidsinfo.nih.gov)。

产前筛查

- HIV筛查保护孕妇、胎儿和医务人员，美国推荐HIV普查，不考虑高危因素，但患者可选择不查 (opt-out)。
- 初次产检时应做HIV抗体筛查，高危妇女应在妊娠28周后再复查一次。如果临产孕妇从没做过HIV筛查，可行HIV快速检测。

HIV患者的产前处理

- HIV感染的孕妇应有HIV专家负责治疗，产科医生协同治疗。
- 详细询问病史，判断有无机会性感染。

- 实验室检查：CD4计数、HIV RNA载量和血细胞计数。开始治疗后每2~4周查RNA载量，至少每3个月查一次CD4及RNA载量。34~36周时查RNA载量以确定分娩方式，RNA载量＞1000拷贝(copies)/ml者建议在38周行剖宫产。
- 妊娠期一经诊断HIV感染，应立即开始抗病毒治疗。2013年WHO指南推荐妊娠期和哺乳期给予替诺福韦(tenofovir)、拉米夫定(lamivudine)或依曲西他平(emtricitabine)、以及依法韦仑(efavirenz)3药联用，每日1次口服。如病人不能耐受，可用齐多夫定(zidovudine)替代替诺福韦(tenofovir)，奈韦拉平(nevirapine)替代依法韦仑(efavirenz)。
- 妊娠前8周服用依法韦仑与神经管缺陷相关，有些抗病毒药物与妊娠期糖尿病、早产或胎儿生长受限有关，但毫无疑问抗病毒治疗利明显大于弊。
- 妊娠期间尽量避免羊水穿刺，如果有羊穿指征，应在抗病毒治疗后RNA载量很低时进行。

分娩处理

- RNA载量<1000拷贝/ml者可以阴道分娩，＞1000拷贝/ml者最好行剖宫产。
- 分娩期间不论何种分娩方式继续服用抗HIV药物。
- 产时是否需要齐多夫定取决于RNA载量，＞1000拷贝/ml者需要齐多夫定治疗。用药方法：剖宫产前3h开始给药，首剂负荷量为2mg/kg，1h滴完，然后1mg/kg/h直到分娩。
- 依从抗病毒治疗而且妊娠晚期RNA载量持续≤1000拷贝/ml的患者不需要产时齐多夫定治疗。

产科处理

- 尽量避免人工破膜、胎儿头皮电极、钳产和吸引产，有明显产科指征时也可使用这些方法。
- 产后出血应选用缩宫素和前列腺素类药物，避免麦角碱。麦角碱与蛋白酶抑制剂合用时可导致过强的血管收缩反应。
- 产后继续抗病毒治疗，避免母乳喂养，落实避孕措施。

张秀兴、吴颖怡、王雪峰

妊娠期急腹症

概述

- 妊娠期腹部疼痛的诊断和治疗比非妊娠期复杂，妊娠生理变化和胎儿常影响急腹症的诊疗。子宫过大可将病灶与腹壁隔开，不易判断反跳痛和肌紧张。正常妊娠可出现贫血、输尿管/肾盂扩张、平滑肌蠕动减慢和白细胞升高。
- 产科急症的表现可类似外科急腹症，妊娠早期急症有宫外孕和自然流产，中晚期有早产、胎盘早剥、重度子痫以及宫内感染等。
- 急性腹部疼痛伴腹部局部压痛(tenderness)、反跳痛(rebound tenderness)和肌紧张(guarding)提示急腹症，多数需要手术治疗。
- 腹腔镜手术孕期并非禁忌。相反，腹腔镜手术提供更好的腹腔内视野，术后疼痛轻、恢复快、切口小。母体及胎儿并发症并不多于开腹手术。34周后腹腔镜手术比较困难。

- 急腹症的处理与非妊娠患者一样，不要因妊娠而避免影像学检查和手术。妊娠期影像学检查首选超声，其次MRI。
- 择期手术不要在妊娠期间做，但急腹症手术妊娠早、中、晚期都可进行。传统认为孕早期手术可导致流产或胎儿畸形，孕晚期手术困难而且担心早产，因此多数手术选择在妊娠中期进行。
- 术后子宫收缩很常见，虽然无循证医学证据支持安胎治疗，许多产科医生使用宫缩抑制剂。

阑尾炎

- 阑尾炎(appendicitis)是妊娠期最常见的急腹症，妊娠期发病率为0.1%～0.2%，低于非妊娠妇女。
- 妊娠子宫可引起阑尾上移，但移位一般轻微，约2～3cm，对诊断影响不大。
- 因早期症状不典型，妊娠期阑尾炎容易误诊。阑尾穿孔和腹膜炎形成后，流产和早产率可高达33%，母体并发症也显著增高。

临床表现和诊断

- 转移性右下腹疼痛是阑尾炎的特征性表现，伴恶心、呕吐、厌食和低热。
- 右下腹麦氏点(右髂前上棘至脐连线的中外1/3处)压痛、反跳痛及肌紧张。
- 白细胞升高，但正常妊娠期白细胞数目可高达15×10^9/L。
- 鉴别诊断：膀胱炎、肾盂肾炎、泌尿系统结石、胆囊炎、附件扭转、早产、宫内感染以及胎盘早剥。

影像学检查

- 过去阑尾炎的诊断仅凭症状和体检，术中阑尾炎阴性率达1/3。目前术前多需要影像学检查核实。
- B超为首选的影像学检查，35周前敏感性和特异性较高，操作者经验很重要。
- 若超声无法确诊，行MRI检查，必要时可以用钆(gadolinium)造影剂。如果没有MRI或不可行，立即行CT检查，不要延误时间。

治疗

- 一旦确诊，给予静脉抗生素，并立即手术。根据术者经验，开腹和腹腔镜手术均可。
- 妊娠23周(国内28周)后，行胎儿电子监测。必要时用宫缩抑制剂。
- 选择针对厌氧菌的广谱抗生素治疗。

胆囊疾病

- 胆结石多见于女性，女/男比率高达3:1，35岁以上的妇女无症状性胆结石的发生率为15%。
- 妊娠期平滑肌松弛，可致胆汁淤积及胆结石形成。绝大多数结石并无症状，产后可自行消失。

胆绞痛 (Biliary Colic)

- 胆绞痛(biliary colic)与胆囊炎相似，表现为急性上腹部绞痛、恶心、呕吐。油腻食物常为诱因。
- 触诊时右上腹压痛，一般无发热。
- 症状常在数小时内缓解。若胆管堵塞未得到缓解，可进展为急性胆囊炎。
- 治疗：禁食、补液及止痛，反复发作者建议妊娠中期手术。

急性胆囊炎

- 急性胆囊炎(acute cholecystitis)是妊娠期常见急腹症，发病率仅次于阑尾炎。

临床表现与诊断

- 右上腹或上腹部绞痛，常放射至右肩或背部，伴纳差、恶心、呕吐及发热等。
- 体征：急性病容、发热、右上腹压痛、肌紧张以及Murphy征。
- 实验室检查：白细胞升高并轻度核左移。
- B超：典型炎性表现可明确诊断。
- 鉴别诊断：重度子痫前期、胰腺炎、阑尾炎、肾盂肾炎、消化性溃疡以及心肌梗塞。

治疗

- 保守治疗适应于妊娠晚期末、症状较轻者。禁食、补液、抗生素以及镇痛。同次妊娠胆囊炎复发率超过50%，复发者症状更严重，因此很多人建议妊娠期应及早手术，以避免严重并发症。
- 手术治疗：腹腔镜下胆囊切除术已成为新的金标准，妊娠任何时期都可进行，但妊娠晚期较困难。不能进行腹腔镜手术者可行开腹术。从母儿安全角度，二者效果相同。不适合胆囊切除的患者可考虑经皮胆囊造口术，分娩后再行胆囊切除。

胰腺炎

- 妊娠期急性胰腺炎(acute pancreatitis)多为轻症，65%的患者合并胆结石或胆囊炎。

临床表现与诊断

- 症状：突然发作的持续性上腹部疼痛，可放射至腰背部，多伴有恶心、呕吐、腹胀和发热，重者出现呼吸困难。
- 体征：多数只有上腹部压痛，可有反跳痛、肌紧张、肠鸣音降低、发热和黄疸。胰腺坏死出血可引起脐周淤血斑(Cullen征)和腰部淤血斑(Grey-Turner征)。重者出现休克和多器官衰竭。
- 实验室检查：淀粉酶或脂肪酶≥正常值上限3倍。
- 影像学检查：超声或CT显示胰腺肿大，胰腺周围液体积聚。

处理

- 一般处理：胃肠减压、静脉补液和营养支持。镇痛可选哌替啶50～100mg肌注。
- 保守治疗：轻度的胰腺炎患者经保守治疗多可治愈。
- ERCP：适用于胆结石引起的胰腺炎。
- 手术治疗：适应于出血性坏死性胰腺炎或保守治疗无效者。

赵莹、吴颖怡、方大俊

妇科

Gynecology

普通妇科

避孕与绝育

- 美国近50%的妊娠为计划外受孕，这对女性健康、胎儿及新生儿可产生负面影响。有些孕龄妇女患严重疾病，不宜怀孕，必须采用有效的避孕措施。

妊娠对健康的不利影响

妇女患如下疾病不宜怀孕，有些疾病如癫痫应等到病情控制后再受孕。
- 肿瘤：乳腺癌、子宫内膜癌、肝癌及恶性妊娠滋养细胞疾病
- 心血管疾病：高血压(收缩压>160mmHg或舒张压>100mmHg)、缺血性心脏病、围生期心肌病以及复杂性心瓣膜病
- 糖尿病：胰岛素依赖型同时合并肾脏、视网膜、神经或其他血管疾病，或病程超过20年
- 神经系统疾病：中风和癫痫
- 传染病：HIV/AIDS、结核和血吸虫性肝硬化
- 其他：实质器官移植2年内、系统性红斑狼疮、镰状细胞性贫血、失代偿性肝硬化以及凝血因子突变

避孕方法的选择

- 2010年美国CDC对WHO的避孕方法选用标准做了进一步修订，这个避孕方法指南已在美国通用，见本章节后面的表8-1。指南包括所有临床情况和疾病，对避孕方法选择很有帮助。避孕应尽量选用表中的1类和2类方法，避免3类尤其4类方法。
- 避孕方法尽管众多，但没有一种方法完美无缺。避孕方法选择应因人而异。不同避孕方法第一年内的失败率见表8-2。

口服避孕药

- 含雌、孕激素的复方制剂是美国最常用的避孕方法，单含孕激素的口服药主要用于紧急避孕或产后哺乳期(详见产褥章节)。

复方口服避孕药

作用机理

- 复方口服避孕药(oral contraceptive pills, OCP)内含雌激素和孕激素。雌、孕激素相辅相成，但避孕作用以孕激素抑制排卵为主。孕激素还导致宫颈黏液增稠，子宫内膜变薄不利着床以及输卵管蠕动减缓。
- 雌激素抑制FSH及卵泡成熟，提高孕激素的避孕效果，另一个主要作用是维持子宫内膜的完整性，防止突破性出血(breakthrough bleeding)。
- 雌激素几乎都用炔雌醇(ethinyl estradiol)，0.02～0.035mg最常见。炔雌醇低于0.025mg的片剂发生突破性出血的概率稍高。
- 孕激素种类较多。第一代有炔诺酮(norethindrone)，第二代有左炔诺孕酮(levonorgestrel)，第三代有诺孕酯(norgestimate)、去氧孕烯(desogestrel)及孕二烯酮(gestodene)。孕激素由雄激素转变而来，一般认为第三代孕激素雄激素活

性最小，但血栓风险增加。新的研究表明所有口服避孕药和阴道环的动、静脉血栓发生率相同，静脉血栓发生率约为0.8～0.9/10,000 women-years，动脉血栓为0.7～0.8/10,000 women-years (OG 2013; 122: 800)。

* 屈螺酮(drospirenone)是新一类孕激素，结构近似螺内酯(spironolactone)，对抗盐皮质激素，具有微弱的抗雄激素作用。理论上可致高钾血症，深静脉血栓风险稍高。

处方咨询

* 口服避孕药失败的主要原因是没有连续服药。美国避孕药是处方药，病人需看医生。为提高服药延续率，医生常给病人开一年的药，病人一次可取一盒或几盒，用完再去药房拿(refill)。
* 开药前向患者解释口服避孕药的利弊，详细询问病史以排除雌激素的禁忌证。
* 记录血压，根据身高体重计算体重指数(body mass index, BMI)。无需行乳腺、宫颈涂片、性病筛查和盆腔检查。不需常规进行易栓症(thrombophilia)的检测。
* 口服避孕药是否对肥胖妇女的抑制排卵效果差有争议。一般认为只要每天连续服药，效果与正常体重妇女相同。

漏服处理

* 漏服1片，应尽快服用漏服的药片，继续正常服药。
* 在前两周内漏服2次，应立即服用2片/天，连续2天，然后正常服用。
* 在第三周时漏服2次或任何时间段内漏服3次，则开始一盒新药，并立即采用其他方法避孕1周。

避孕之外的益处

* 月经周期规律，减少痛经、月经量及贫血。
* 减少异位妊娠及盆腔炎性疾病。
* 改善子宫内膜异位症、良性乳腺肿瘤、卵巢囊肿、痤疮以及多毛。

表8-2 第一年避孕失败率

避孕方法	失败率		避孕方法	失败率	
	完美使用	常规使用		完美使用	常规使用
男用避孕套	2%	15%	带铜T形节育器(TCu380A, ParaGard)	0.6%	0.8%
复方口服避孕药	0.3%	8%	孕激素T形节育器(曼月乐, Mirena)	0.2%	0.2%
雌孕激素皮肤贴片	0.3%	8%	孕激素皮下埋植剂	0.05%	
雌孕激素阴道环	0.3%	8%	女性绝育	0.5%	0.5%
单孕激素口服药	0.3%	8%	男性绝育	0.10%	0.15%
长效孕激素避孕针	0.3%	3%			

* 完美使用定义为持续以及正确地使用避孕方法。年轻女性避孕失败率较高。
* 资料来源：Contraceptive Technology: 19th revised ed. 2007

- 增加骨质密度。

复方口服避孕药的禁忌证
- 孕激素的禁忌证较少，主要是乳腺癌和肝硬化。
- 雌激素因增加动、静脉血栓的风险，禁忌证相对较多，主要包括高血压、35岁以上抽烟、冠心病、中风、静脉血栓病史、雌激素依赖性肿瘤及偏头痛。

常见副作用
- 恶心起初服用时常见，有些病人有头痛或乳房胀痛，体内适应新激素水平后症状多会消失。

突破性出血(breakthrough bleeding)
- 指非计划性的出血，量可大可小。10%～30%发生在前3～4个月。子宫内膜完整性破坏所致。
- 给药前应告诉病人突破性出血的可能，不影响避孕效果，应继续服药。
- 每天同一时间服药，不要漏服。不要吸烟。
- 持续出血者必须排除妊娠，尤其是当患者漏服或有乳房胀痛、恶心及呕吐。
- 处理：可予结合雌激素1.25mg或雌二醇2mg，疗程7天，继续服用避孕药。

激素避孕的安全性
- 服用避孕药时如果怀孕，可以保留妊娠，激素不会导致先天畸形。
- 目前用的低剂量制剂不影响糖脂肪代谢，不会增重。应健康饮食，注意锻炼，增胖常与年龄增大有关。
- 皮肤色素沉着：低剂量制剂很少发生。

长期服用避孕药对肿瘤的影响
- 乳腺癌：避孕药是否增加乳腺癌风险争议很大，目前认为避孕药不会增加乳腺

表8-3 国内常用口服避孕药			
名称	雌激素(mg)	孕激素(mg)	剂型
复方炔诺酮片(口服避孕片1号)	炔雌醇0.035	炔诺酮0.6	22片/板
复方甲地孕酮片(口服避孕片2号)	炔雌醇0.035	甲地孕酮1.0	22片/板
复方避孕片(0号)	炔雌醇0.035	炔诺酮0.3 甲地孕酮0.5	22片/板
复方去氧孕烯片(妈富隆)	炔雌醇0.03	去氧孕烯0.15	21片/板
复方去氧孕烯片(美欣乐)	炔雌醇0.02	去氧孕烯0.15	21片/板
复方去氧孕烯片(敏定偶)	炔雌醇0.03	孕二烯酮0.075	21片/板
炔雌醇环丙孕酮片(达英35)	炔雌醇0.035	环丙孕酮2.0	21片/板
屈螺酮炔雌醇片(优思明)	炔雌醇0.03	屈螺酮3.0	21片/板
左炔诺孕酮/炔雌醇三相片	炔雌醇0.03	左炔诺孕酮0.05	第1相1～6片
	炔雌醇0.04	左炔诺孕酮0.075	第2相7～11片
	炔雌醇0.03	左炔诺孕酮0.0125	第3相12～21片
资源：妇产科学第8版，人民卫生出版社，2013年，377页			

癌风险(NEJM 2012;346:2028和BMJ 2007;335:651)。BRCA1或BRCA2突变的妇女也可用口服避孕药，不会额外增加风险(Cancer Epidemiol Biomarkers Prev 2005;14:350)。

- 宫颈癌：正服用避孕药的妇女，宫颈癌的相对风险(relative risk, RR)略增加。使用5年以上的妇女中，RR =1.9；停用避孕药后，RR降低(Lancet 2007;370:1609)。
- 子宫内膜癌：口服避孕药1年以上，发生率降低50%。
- 卵巢癌：服用避孕药者发病率降低40%，用药10年以上可降低80%(Clin Gynecol Endo Infertility 8th Ed 2011, p996)。

何时开始服药

美国采用以下3种方法：

- 快速开始(quick start)：拿到避孕药后立即开始服药。美国病人服药前多做尿测试除外妊娠，因为避孕药不能立即生效，服药开始后第一周需同时采用其他避孕措施，例如避孕套避孕1周。若第一盒药服完后仍未有月经来潮，应进行妊娠试验。此方法病人依从性好，美国提倡此法。
- 星期天开始(Sunday start)：从下一个月经周期开始的第一个周日开始服药，此方法避免以后周末来月经。服药开始后第一周需同时采用其他避孕措施。
- 第一天开始(first day start)：从下一个月经周期的第一天开始服药。此方法不需要额外避孕措施。

药物选择

- 美国口服避孕药极多，新药还不断推出，恐怕没人记得住所有避孕药的商业名称。没有一种避孕药明显优于或劣于其他药，病人多根据价格选择。我国常用的甾体激素复方短效口服避孕药见表8-3。
- 现在的OCP雌激素均低于0.05mg，称低剂量避孕药(low-dose pills)。雌激素低于0.02mg称极低剂量避孕药(very low-dose pills)，较适合于围绝经期避孕。
- 单相、双相或三相避孕药：单相指孕激素剂量恒定，多数避孕药为单相。双相极少见。从理论上讲三相片模拟正常的性激素周期改变，但与单相避孕药相比，并没有临床差异。
- 优思明(Yasmin)及优思悦(Yaz)内含3mg屈螺酮，其活性相当于25mg螺内酯。
- 复方长效口服避孕药：由长效雌激素(炔雌醇环戊醚，CEE)和孕激素配伍制成，服药1次可避孕1个月。因孕激素含量大，副作用较多，目前市场上已很少见，美国无此类药。
- 单孕激素如炔诺酮(norethindrone)0.35mg，每日1次，仅用于产后(见产褥期处理及保健章节)，不一定能持续抑制排卵，应在每日同一时间段服药。

无激素间期(pill-free intervals)

- 传统制剂(21/7)：从60年代以来，一盒药内均有21粒雌孕激素片(hormonally-

表8-4 国内口服用探亲避孕片

名称	孕激素含量
炔诺酮探亲片	炔诺酮 5.0 mg
甲地孕酮探亲避孕片1号	甲地孕酮 2.0 mg
炔诺孕酮探亲避孕片	炔诺孕酮 3.0 mg
53号避孕药	双炔失碳酯 7.5 mg
资源：妇产科学第8版，人民卫生出版社，2013年，378页	

active pills)，美国避孕药盒还有7粒无激素片(placebo pills)，其中可含铁或叶酸。激素片服完2天左右出现撤药性出血(withdrawl bleeding)。过去早孕检测困难，每月撤药性出血证明没怀孕。此经典方法现已受到挑战，主要原因是7天无激素影响避孕效果，另外激素降低可引起各种症状。

- 缩短无激素期间：24/4或26/2的避孕药在美国越来越多。
- 长周期口服避孕(extended cycle oral contraceptive regimens)：每月阴道流血给生活带来不便，撤药性出血虽比正常月经时间短而少，但并不是真正的月经，与健康毫无关系。长周期口服避孕药指长期连续服用避孕药，任何单相片都可以。可减少出血量，避免经期不适症状，缺点是可有突破性出血，如不规则流血或点滴出血。有突破性出血者可停服避孕药3天或加用雌激素治疗7天。

紧急避孕

- 美国不存在夫妻探亲问题，所以没有探亲避孕药一词。国内的探亲避孕药在美国属紧急避孕(emergency contraception)，此类药物也称"事后药(morning-after pills)"，常成为共和党与民主党政治斗争的焦点，一些有效的紧急避孕药如米非司酮(mifepristone)都成为政治牺牲品。
- 紧急口服避孕药就是口服大剂量孕激素。一次服用多片复方口服避孕药进行紧急避孕可致恶心、呕吐(大剂量雌激素所致)，此方法已不常用。
- 带铜宫内节育器是最有效的紧急避孕措施，应在性生活后5天内放置，孕激素节育器不做此用。
- 性交时如果没有避孕，随后应尽快采取措施，越快越好。

美国常用药物
炔诺孕酮(levonorgestrel)
- 美国用法：(1) 先服0.75mg，12h后再服0.75mg；(2)一次口服2片，共1.5mg；这两种方法在疗效及副反应上都没有明显区别。
- 炔诺孕酮用于紧急避孕的商业药名在美国叫Plan B，FDA批准在性生活后72h内使用；120h(5天)内使用也有效，但未被认可。体重指数高于30的肥胖女性效果不佳。
- 卵泡期服用炔诺孕酮缩短卵泡期，致月经周期缩短7～10天。如果月经推迟1周以上，应行妊娠试验。

醋酸乌利司他(埃拉, ulipristal)
- 选择性孕激素受体调节剂，能够抑制或推迟排卵。性生活后48～120h服药的避孕效果优于炔诺孕酮。
- 用法：30mg 一次口服。
- 可能导致月经周期延长，推迟月经来潮。

探亲避孕片
- 由于目前激素避孕种类不断增加，探亲避孕药剂量大，现已很少使用。国内常见的探亲避孕片见表8-4。

皮肤贴剂与阴道环

- 含雌、孕激素。优点是不需要每日服药，可提高患者的依从性。

Ortho-Evra皮肤贴片(Patch)
- 整个贴片含有6.0mg诺孕曲明(norelgestromin)和0.75mg炔雌醇，每天释放0.15mg诺孕曲明(norelgestromin)和0.035mg炔雌醇。因片剂内激素直接进入体循环，未经肝脏代谢，实际比含0.035mg炔雌醇的口服避孕药多释放60%的雌激素。

- 每周使用1片，连用3周，然后停用1周。在臀部、下腹部、上臂外侧以及除乳房外的躯干上部使用，不要在同一部位重复使用。
- 如果体重超过90kg，避孕失败率会增加。
- 与口服避孕药相比，非致死性静脉血栓形成的风险增加，相对危险度(odd ratio)2.4(OG 2007; 109:339)，但其他研究未发现二者间有显著差异。

阴道避孕环

- 美国市场有NuvaRing，每日释放0.015mg炔雌醇和0.12mg依托孕烯(etonogestrel)，NuvaRing的激素水平可持续35天(5周)。在复方雌孕激素制剂中，NuvaRing的雌激素含量最低，动静脉血栓发生率与口服复方避孕药近似。
- 用法：妇女自行放置阴道内，连续使用3周，然后取出，停用1周，此周有撤退性出血。连续用4周也可以。
- 带避孕环性交，男女无不适感。

注射针剂与皮下植入剂

长效醋酸甲羟孕酮针剂

- 长效注射针剂美国仅有醋酸甲羟孕酮(medroxyprogesterone acetate, MPA)。每月1次的雌孕联合针剂Lunelle仅在美国用了很短时期，现已撤离美国市场。
- 长效针剂不是缓释系统，注射药物缓慢吸收，达高峰后缓慢下降。

用法

- 150mg针剂，每12~14周肌注一次，需在门诊注射。
- 104mg皮下制剂，每12~14周皮下注射一次，其避孕效果与150mg肌注相同，妇女可自行注射。

适应证

- 1年内不打算怀孕、不能用雌激素、哺乳期、癫痫、镰状细胞贫血或智力障碍。

相对禁忌证

- 心脑血管疾病、收缩压≥160mmHg或舒张压≥100mmHg、肝脏肿瘤、糖尿病性血管疾病及抗心磷脂抗体阳性的系统性红斑狼疮。

副作用

- 突破性出血：阴道出血量一般不大，70%的发生在第一年。出血逐渐减少，使用5年后80%的患者停经。应告知患者不规则阴道流血属正常现象。处理方法：一般不用处理，可口服非甾体抗炎药或雌激素治疗：结合雌激素 1.25mg 或雌二醇 2mg 每日1次口服，连用7天。
- 骨密度降低：由于其抑制雌二醇分泌，可能降低骨密度。停药后骨密度恢复正常，不推荐骨密度测试。
- 体重增加：与肌注甲羟孕酮有关，但个体差异明显，健康饮食和锻炼很重要。
- 情绪改变：孕激素是否影响情绪尚不明了，对抑郁症的病人应密切随访。

皮下埋植剂

- 美国现用的皮下埋植剂称Nexplanon。植入棒一条，直径2mm，长4cm。含依托孕烯(etonogestrel)68mg，起初每天释放0.06~0.07mg，3年底时每天为0.025~0.03 mg。药效持续3年。
- 埋植在上臂内侧皮下，X光下显影(radiopaque)。

- 避孕最有效的方法，失败率为0.05%。
- 不规则阴道流血为最常见的副反应。

宫内节育器

- 宫内节育器(intrauterine device, IUD)具有高效、安全、经济、持久、且可逆的特点，避孕效果与双侧输卵管结扎效果相当(OG 2011;118:184)。
- 我国是使用IUD最多的国家，IUD是我国育龄妇女避孕的主要措施。
- 我国的IUD种类繁多，形式多样。美国仅有2种IUD。
- 70年代美国IUD应用广泛，但因为DalkonShield IUD引起盆腔炎的官司，整个IUD产业被摧垮。近些年IUD应用逐渐回升，但远不如其他国家广泛。

作用机制

- 作用机制主要是异物作用引起宫内局部炎症反应，还可能阻止卵子受精。所有的避孕作用均发生在胚胎种植前。
- 铜离子或孕激素有额外的避孕作用。
- 美国学术界不认为IUD有杀胚作用(abortifacient)，IUD没有成为政治牺牲品。

宫内节育器种类

T形含铜节育器(TCu-380A, ParaGard)

- FDA批准使用10年，其避孕作用可持续至少12年。
- 不影响妇女的自身月经周期。
- 有些妇女出现月经量增加、月经间期点滴出血以及痛经，9.7%的妇女由于月经过多或痛经终止使用含铜节育器。

含左炔诺孕酮的宫内节育器(Mirena, 曼月乐)

- FDA批准曼月乐使用5年，其作用可达7年。含52 mg左炔诺孕酮(levonorgestrel, LNG)，起初每日释放0.02mg，5年底每日释放0.01~0.014 mg左炔诺孕酮。曼月乐厂家还推出一种仅用3年的IUD(Skyla)。
- 能减少月经量，30%~50%的妇女使用2年后甚至停经。
- 4.3%的妇女因月经稀少和突破性出血终止使用曼月乐。
- 应告诫病人，刚置入曼月乐后可能出现不规则流血，出血一般不重，不需特殊处理。出血时间长者可予雌激素治疗。
- 机体对孕激素的吸收率较低，60%的妇女可有排卵。

禁忌证

- 盆腔炎急性期、可疑妊娠、子宫异常及宫腔形态异常及葡萄胎清宫后第一年。阴道不规则流血的妇女，使用前应排除严重病变。
- Wilson综合征和铜过敏者应避免含铜IUD。
- 乳腺癌患者禁忌使用含孕激素的IUD。

青少年及未生育女性

- 青少年及未生育女性可以使用IUD，避孕效果好，病人多满意。
- 节育器脱落率较高(5%~22%)，可能与放置不当有关。

IUD的放置

- 放置前确定妊娠试验阴性，可以在月经周期任何时候放置IUD，月经期或非月经期均可。
- 低风险妇女不需要进行性病筛查，高风险妇女可同时进行性病筛查和IUD放置。宫颈上皮内瘤变不是IUD的禁忌。

- 放置后的前几个月，盆腔炎的风险稍升高，但放置前后不推荐使用抗生素。
- 放置孕激素IUD后第1周，仍需采取其他措施避孕；放置含铜IUD后不需要再用其他避孕方法。

放置时的并发症
- 子宫穿孔：发生率约1/1000(Contraception 1998;57:251)，实际数字可能更高。与操作者缺乏经验、宫颈狭窄以及子宫位置过倾或过屈有关。多数穿孔无临床症状。有腹膜刺激征或活动性阴道出血的妇女应入院观察。如果IUD进入盆腔，应及时用腹腔镜取出。
- 血管迷走神经反应(vasovagal response)：主要表现为恶心、出汗、晕厥或先兆晕厥、心动过缓和低血压。能自行缓解，对于反应严重的患者，也可给予0.5mg阿托品肌注或静推。

IUD放置后的随诊
- 放置后2～6周回门诊复查。建议患者每个月自行触摸IUD尾丝，确认IUD存在，但很多人认为没有必要。
- 带IUD的妇女性病筛查时若发现淋病或衣原体感染，不必取出IUD，仅需治疗感染。宫颈涂片发现放线菌时，一般不需治疗或取出IUD。
- 若发生急性盆腔炎，IUD可取出亦可保留，美国CDC认为这方面循证医学证据不足，医生应根据病人情况决定。
- 如果尾丝导致阴茎不适感，可剪短宫颈外尾丝或放入宫颈管内。绝大多数夫妇无此问题。
- 节育器脱落可见于3%～10%的妇女，IUD位置不当是脱落的常见原因，其他因素包括未生育、月经过多、产后或中期引产后立即上环。

宫口不见尾丝
- 可先用宫颈刮片的管刷或长弯钳刺探宫颈管，看尾丝是否藏在宫颈管中。如果不成功，需行B超确定IUD是否在宫腔内。若宫腔内未见IUD，行正、侧位X光拍片确定IUD位置。

如何取出宫口无尾丝的节育器
- 新一代的T形节育器用取环钩很难取出，可用鳄鱼钳(alligator forceps)或腹腔镜钳夹取IUD。必要时可在B超引导下取器。
- 难取的节育器可在宫腔镜下取出。
- 如果抓住尾丝后无法取出节育器，IUD可能嵌入子宫肌层，这种情况可用宫腔镜取器，有时需联合使用腹腔镜。

带器受孕
- 如果IUD位于胚胎下方接近宫口，可拉出IUD，不会损伤胚胎。
- 如果宫口不见尾丝或IUD位于胚胎上方，可考虑带器继续妊娠，但各方面危险性应给患者讲明。

停经后IUD的取出
- 闭经1年后取出含铜节育器。美国不建议永久带器。
- 对于曼月乐，可在50～55岁之间取出。也可测FSH，确认绝经后取出。孕激素保护子宫内膜，用到失效取出也可。

绝育
- 绝育(sterilization)是美国已婚夫妇最常用的避孕方法。1030万(27%)的育龄妇女做过绝育手术，350万的男性做过输精管结扎术。口服避孕药居第二位，1170万

- (30.6%)妇女采用此法。
- 30岁前做过绝育的妇女，40%的人有后悔现象。术前一定给妇女讲明绝育术是永久性的手术，输卵管复通成功率不理想，有异位妊娠风险，且费用昂贵。另外指明其他长期避孕的方法，如宫内节育器、皮下埋植剂等。
- 绝育术不是100%有效，极少妇女术后输卵管可再通并怀孕。

经腹和腹腔镜输卵管绝育术的失败率
CREST研究总结了各种绝育方法和累积10年失败率(AJOG 1996:174:1161)：
- 产后输卵管部分切除结扎术失败率0.75%，非产后开腹输卵管部分切除结扎术2.01%，经腹腔镜硅胶带法1.77%，经腹腔镜双极电灼2.48%，经腹腔镜弹簧夹(Hulka型)3.65%，经腹腔镜Filshie夹(7年数据)0.9%

输卵管部分切除结扎术
- 开腹行输卵管结扎术多在剖宫产时或阴道产后1～2天实施，美国不再做非产后的开腹输卵管结扎(interval tubal ligation)。
- 开腹输卵管结扎术方法见图8-1，腹腔镜下输卵管绝育术方法见图8-2。

输卵管切除术
- 北美不少妇产科医生提倡输卵管切除以预防卵巢癌，相当一部分卵巢癌实际起源于输卵管。卵巢癌缺乏有效的筛查手段，死亡率极高。输卵管切除不仅达到彻底避孕，且减少卵巢癌的发生。
- 输卵管切除是否影响卵巢血供引起卵巢早衰，仍无定论。
- ACOG虽然支持预防性输卵管切除，但不赞成因输卵管切除而改变手术方法，例如，不要因切除输卵管而放弃阴式子宫切除术或微创结扎术(OG 2015;125:279)。

宫腔镜下输卵管阻塞术
- Essure在2002年获得FDA批准，它是一种高分子合金，经宫腔镜插入输卵管，如果双侧输卵管阻塞成功，避孕失败率低至0.1%。另外一种宫腔镜下输卵管阻塞装置Adiana，2009年获得批准，但2012年撤离美国市场。
- 宫腔镜下输卵管阻塞比腹腔镜绝育术创伤小，不需麻醉，可在门诊操作。
- 禁忌证：近期妊娠(6周内妊娠禁忌)、急性或近期盆腔炎、输卵管异常和造影剂过敏。
- 术前给予孕激素2周可使内膜变薄，术中容易找到输卵管开口，可提高插入率。
- 膨宫介质：Essure用生理盐水或林格氏液，Adiana需要非离子介质。
- 伴随手术：Essure绝育术前可进行内膜息肉切除及宫内节育器取出，不能同时进行子宫内膜切除术(endometrial ablation)，因宫腔粘连影响3个月后的输卵管造影。
- Essure并发症：子宫或输卵管穿孔(1%～3%)、装置脱落(1%～2.2%)、手术失败或单侧绝育(6%～14%)、3个月后输卵管阻塞失败(3.5%)、盆腔痛及感染。
- 术后3个月必需进行子宫输卵管造影，以确定双侧输卵管已阻塞。确认双侧阻塞成功之前需采取其他避孕措施。

王乐乐、石琨

186

输卵管双折结扎切除法(改良Pomeroy法)

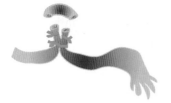

提起输卵管，使之折叠，结扎基底部，
穿过输卵管系膜第二次结扎,然后切断。

波克兰法(Parkland法)

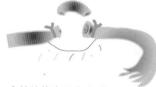

在输卵管系膜无血管区打个洞，
两端结扎后，切除2～3cm输卵管。

套袖结扎法(Uchida法)

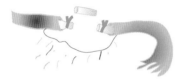

在输卵管浆膜下注射生理盐水，
打开浆膜层，分离出3～5cm输卵管，
结扎并切除。

子宫后壁包埋法(Irving法)

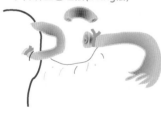

切断输卵管，将近端包埋于子宫后壁肌层。
此法很少使用。

输卵管伞部切除法 (Kroener法)

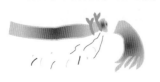

输卵管伞部切除法失败率高达3%，
不推荐使用。

美国常用Pomeroy法和Parkland法， Uchida法和Irving法稍复杂，美国少用。
国内常用的抽芯包埋法与Uchida法近似，近端包埋于系膜内，远端留于系膜外。

图8-1 经腹输卵管部分切除结扎术

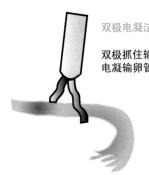

双极电凝法(Bipolar Coagulation)

双极抓住输卵管峡部，距宫角2～3cm处，电凝输卵管及系膜约3cm，通常需凝3处以上。

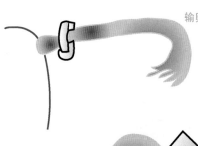

输卵管夹绝育法(Hulka or Filshie Clips)

距宫角约2cm输卵管峡部放置弹簧夹。

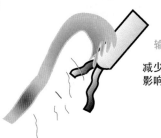

输卵管切除术(Salpingectomy)

减少卵巢和输卵管癌的风险，但可能影响卵巢血供；风险和获益尚不肯定。

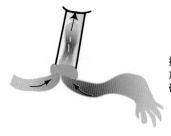

套环绝育法(Silastic Band)

抓住输卵管峡部中段，形成双折，放入套管内，在反折基底部用硅胶环套扎。

图8-2 腹腔镜下输卵管绝育术

表 8-1 美国CDC与WHO避孕方法选择指南(Summary Chart of U.S. Medical Eligibility Criteria for Contraceptive Use, 2010)

1=使用没有限制
2=益处大于风险
3=风险大于益处
4=风险太高，不宜使用

临床情况	临床情况分类	复方口服避孕药/贴片/阴道环 起始	继续	孕激素口服药 起始	继续	孕激素长效针剂 起始	继续	孕激素皮下埋植剂 起始	继续	孕激素节育器 起始	继续	含铜铜节育器 起始	继续
年龄 Age 按英文字母排序		月经初潮至40岁前=1 / 40岁以后=2		初潮至18岁前=1 / 18~45岁=1 / >45岁=1		初潮至18岁=2 / 18~45岁=1 / >45岁=2		初潮至18岁前=1 / 18~45岁=1 / >45岁=1		初潮至20岁前=2 / >20岁=1		初潮至20岁前=2 / >20岁=1	
子宫解剖异常 Anatomic	a) 宫腔异常									4		4	
	b) 其他异常									2		2	
贫血 Anemias	a) 地中海贫血	1		1		1		1		1		2	
	b) 镰状细胞贫血¶	2		1		1		1		1		2	
	c) 缺铁性贫血	1		1		1		1		1		2	
良性卵巢肿瘤(包括囊肿) Benign tumors													
乳房疾病 Breast diseases	a) 肿物性质不明	2*		2*		2*		2*		2		1	
	b) 良性乳房疾病	1		1		1		1		1		1	
	c) 乳腺癌家族史	1		1		1		1		1		1	

189

临床情况	临床情况分类	复方口服避孕药/贴片/阴道环		孕激素口服药		孕激素长效针剂		孕激素皮下埋植剂		孕激素节育器		含铜节育器	
		起始	继续	起始	继续	起始	继续	起始	继续	起始	继续	起始	继续
	d) 乳腺癌 ¶												
	i) 目前患乳腺癌	4		4		4		4		4	2	1	
	ii) 过去患乳腺癌，近5年无复发	3		3		3		3		3		1	
哺乳(Breastfeeding)参考产褥期处理及保健章节													
宫颈癌(Cervical cancer)正等待治疗		2		1		2		2		4	2	4	2
宫颈柱状上皮异位(Cervical ectropion)		1		1		1		1		1		1	
宫颈上皮内瘤变(CIN)		2		1		2		2		2		1	
肝硬化 Cirrhosis a) 轻度，代偿性		1											
b) 重度，失代偿性 ¶		4		3		3		3		3		1	
深静脉血栓 (DVT) 和肺栓塞(PE) a) 有DVT/PE病史，目前不需抗凝治疗 i) 复发危险性较高		4		2		2		2		2		1	
ii) 复发危险性较低		3		2		2		2		2		1	
b) 急性 DVT/PE		4		2		2		2		2		2	
c) DVT/PE已开始抗凝治疗3个月 i) 复发危险性较高		4*		2		2		2		2		2	
ii) 复发危险性较低		3*		2		2		2		2		2	
d) 一级直系亲属患DVT/PE		2		1		1		1		1		1	

(续表)

临床情况	临床情况分类	复方口服避孕药/贴片/阴道环 起始	继续	孕激素口服药 起始	继续	孕激素长效针剂 起始	继续	孕激素皮下埋植剂 起始	继续	孕激素节育器 起始	继续	含铜节育器 起始	继续
	e) 大手术												
	i) 长期不能活动	4		2		2		2		2		1	
	ii) 不需长期制动	2		1		1		1		1		1	
	f) 小手术，可活动	1		1		1		1		1		1	
抑郁症 (Depressive disorders)		1*		1*		1*		1*		1*		1*	
糖尿病 (Diabetes mellitus, DM)	a) 仅有妊娠性糖尿病史	1		1		1		1		1		1	
	b) 非血管性疾病												
	i) 非胰岛素依赖性	2		2		2		2		2		1	
	ii) 胰岛素依赖性 ¶	2		2		2		2		2		1	
	c) 肾/眼底/神经系统并发症 ¶	3/4*		2		3		2		2		1	
	d) 其他血管疾病或糖尿病病超过20年 ¶	3/4*		2		3		2		2		1	
子宫内膜癌 (Endometrial cancer) ¶		1		1		1		1		4	2	4	2
子宫内膜增生 (Endometrial hyperplasia)		1		1		1		1		1		1	
子宫内膜异位症 (Endometriosis)		1		1		1		1		1		2	
癫痫 (Epilepsy ¶ S), 参看下表药物相互作用		1*		1*		1*		1*		1		1	

(续表)

临床情况	临床情况分类	复方口服避孕药/贴片/阴道环 起始	复方口服避孕药/贴片/阴道环 继续	孕激素口服药 起始	孕激素口服药 继续	孕激素长效针剂 起始	孕激素长效针剂 继续	孕激素皮下埋植剂 起始	孕激素皮下埋植剂 继续	孕激素节育器 起始	孕激素节育器 继续	含铜节育器 起始	含铜节育器 继续
胆囊疾病Gall-bladder disease	a) 有症状胆囊疾病												
	i) 已做过胆囊切除	2		2		2		2		2		1	
	ii) 做过药物治疗	3		2		2		2		2		1	
	iii) 目前正患病	3		2		2		2		2		1	
	b) 无症状胆囊疾病	2		2		2		2		2		1	
妊娠滋养细胞疾病(GTD)	a) hCG下降或测不到	1		1		1		1		3		3	
	b) hCG持续上升或恶性疾病	1		1		1		1		4		4	
头痛 Headaches	a) 非偏头痛	1*	2*	1*	1*	1*	1*	1*	1*	1*	1*	1*	
	b) 偏头痛												
	i) 无先兆,年龄<35岁	2*	3*	1*	2*	2*	2*	2*	2*	2*	2*	1*	
	ii) 无先兆,年龄≥35岁	3*	4*	1*	2*	2*	2*	2*	2*	2*	2*	1*	
	iii) 有先兆,任何年龄	4*	4*	2*	3*	2*	3*	2*	3*	2*	3*	1*	
肥胖症手术治疗史(H. of bariatric surgery)	a) 限制进食手术	1		1		1		1		1		1	
	b) 吸收障碍手术	复方避孕药:3 贴片/阴道环:1		3		1		1		1		1	
肝内胆汁淤积史 H. of cholestasis	a) 妊娠相关	2		1		1		1		1		1	
	b) 复方避孕药相关	3		2		2		2		2		1	
妊娠性高血压史(H. of gestational HTN)		2		1		1		1		1		1	
盆腔手术史(History of pelvic surgery)		1		1		1		1		1		1	
艾滋病(HIV)	高危因素或已有HIV感染	1		1		1		1		2		2	

临床情况	临床情况分类	复方口服避孕药/贴片/阴道环		孕素口服药		孕激素长效针剂		孕激素皮下埋植剂		孕激素节育器		含铜节育器	
		起始	继续	起始	继续	起始	继续	起始	继续	起始	继续	起始	继续
艾滋病,接上页	艾滋病(看药物反应)¶ S	1*		1*		1*		1*		3	2*	3	2*
	接受ARV治疗,临床情况好 S;参看下表药物反应部分									2		2	
高血脂(Hyperlipidemias)		2/3*		2*		2*		2*		2*		1*	
	a) 血压控制良好	3*		1*		2*		1*		1		1	
	b) 血压高												
高血压 Hypertension	i) 收缩压140~159 或舒张压90~99mmHg	3		1		2		1		1		1	
	ii) 收缩压≥160mmHg 或舒张压≥100mmHg ¶	4		2		3		2		2		1	
	c) 血管并发症	4		2		3		2		2		1	
肠道炎性疾病(IBD)	溃疡性结肠炎, Crohn's 病	2/3*		2		2		1		1		1	
缺血性心脏病 Ischemic HD ¶	目前或过去有此病	4		2	3	3		2	3	2	3	1	
	a) 良性												
肝肿瘤 Liver tumors	i) 局部结节性增生	2		2		2		2		2		1	
	ii) 肝细胞腺瘤 ¶	4		3		3		3		3		1	
	b) 肝癌	4		3		3		3		3		1	
	疟疾(Malaria)	1		1		1		1		1		1	

临床情况	临床情况分类	复方口服避孕药/贴片/阴道环 起始	继续	孕激素口服药 起始	继续	孕激素长效针剂 起始	继续	孕激素皮下埋植剂 起始	继续	孕激素节育器 起始	继续	含铜节育器 起始	继续
冠心病多种危险因素 (Multiple risk factors for CAD)如老龄、吸烟、糖尿病和高血压		3/4*		2*		3*		2*		2		1	
肥胖 Obesity	a) BMI ≥30 kg/m²	2		1		1		1		1		1	
	b) BMI≥30 kg/m², 月经初潮至18岁之间	2		1		2		1		1		1	
卵巢癌(Ovarian cancer)¶		1		1		1		1		1		1	
生育次数(Parity)	a) 一胎	1		1		1		1		2		2	
	b) 多胎	1		1		1		1		1		1	
宫外孕史(Past ectopic pregnancy)		1		2		1		1		1		1	
盆腔炎 Pelvic inflammatory disease	a) 有过盆腔炎,目前无高危因素 i) 盆腔炎后曾怀孕	1		1				1		1	1	1	1
	ii) 盆腔炎后未怀孕	1		1						2	2	2	2
	b) 正患盆腔炎	1		1				1		4	2*	4	2*
围产期心肌病 Peripartum cardiomyopathy¶	a) 心功能正常或轻度受损 发病<6月	4		1		1		1		2		2	
	发病≥6月	3		1		1		1		2		2	
	b) 中、重度心功能受损	4		2		2		2		2		2	
流产 Post-abortion	a) 妊娠早期	1*		1*		1*		1*		1*		1*	
	b) 妊娠中期	1*		1*		1*		1*		2		2	
	c) 流产感染刚愈	1*		1*		1*		1*		4		4	

(续表)

临床情况	临床情况分类	复方口服避孕药/贴片/阴道环		孕激素口服药		孕激素长效针剂		孕激素皮下埋植剂		孕激素节育器		含铜节育器	
		起始	继续	起始	继续	起始	继续	起始	继续	起始	继续	起始	继续
产褥 (Postpartum): 哺乳和非哺乳妇女的避孕参考产褥期处理及保健章节 (CDC MMWR July 8, 2011)													
妊娠 (Pregnancy)		NA*		NA*		NA*		NA*		4*		4*	
类风湿关节炎 RA	a) 接受免疫抑制剂治疗	2		1		2/3*		1		2	1	2	1
	b) 无免疫抑制剂治疗	2		1		2		1		1		1	
血吸虫病 Schistosomiasis	a) 不复杂性	1		1		1		1		1		1	
	b) 肝纤维化 ¶	1		1		1		1		1		2	
严重痛经 (Severe dysmenorrhea)		1		1		1		1		2		2	
性传播疾病 Sexually transmitted infections	a) 目前有化脓性宫颈炎、衣原体感染或淋病	1		1		1		1		4	2*	4	2*
	b) 其他性病除HIV/肝炎	1		1		1		1		2		2	
	c) 阴道炎包括滴虫和细菌性阴道炎	1		1		1		1		2		2	
	d) 性病高危因素	1		1		1		1		2/3*	2	2/3*	2
吸烟 Smoking	a) 年龄 <35岁	2		1		1		1		1		1	
	b) ≥35岁, 1天<15支烟	3		1		1		1		1		1	
	c) ≥35岁, 1天≥15支烟	4		1		1		1		1		1	
器官移植 (Solid organ ¶)	a) 复杂性	4		2		2		2		3	2	3	2
	b) 不复杂性	2*		2		2		2		2		2	
中风 (Stroke) ¶		4		2	3	3		2	3	2		1	

195

临床情况	临床情况分类	复方口服避孕药/贴片/阴道环		孕激素口服药		孕激素长效针剂		孕激素皮下埋植剂		孕激素节育器		含铜节育器	
		起始	继续	起始	继续	起始	继续	起始	继续	起始	继续	起始	继续
浅静脉血栓 (Superficial venous thrombosis)	a) 静脉曲张	1		1		1		1		1		1	
	b) 浅静脉血栓炎	2		1		1		1		1		1	
系统性红斑狼疮 Systemic lupus erythematosus	a) 抗磷脂抗体阳性或不明	4		3		3	3	3		3		1	
	b) 严重血小板减少	2		2		3	2	2		3*	2	3*	2
	c) 免疫抑制治疗	2		2		2		2		2		2	1
	d) 不属以上种类	2		2		2		2		2		1	
凝血因子变异 (Thrombotic mutations)¶		4*		2*		2*		2*		2*		1*	
甲状腺疾病 (Thyroid disorder)	单纯性甲状腺肿/甲亢/甲减	1		1		1		1		1		1	
结核 Tuberculosis	a) 非盆腔结核	1*		1*		1*		1*		1		1	
	b) 盆腔结核	1*		1*		1*		1*		4	3	4	3
不明阴道流血 (Unexplained vaginal bleeding), 怀疑严重疾病		2*		2*		3*		3*		4*	2*	4*	2*
子宫肌瘤 (Uterine fibroids)	a) 不复杂性	1		1		1		1		1		2	
	b) 复杂性¶	4		1		1		1		1		1	
阴道流血 (Vaginal bleeding)	a) 不规律, 量不太多	1		2		2		2		1		1	
	b) 出血过多过长	1		2		2		2		1	2	2	
病毒性肝炎 Viral Hepatitis	a) 急性或慢性急性发作	3/4*	2	1		1		1		1*	2*	2*	
	b) 携带者/慢性	1		1		1		1		1		1	

(续表)

临床情况	临床情况分类	复方口服避孕药/贴片/阴道环 起始	继续	孕激素口服药 起始	继续	孕激素长效针剂 起始	继续	孕激素皮下埋植剂 起始	继续	孕激素节育器 起始	继续	含铜节育器 起始	继续
药物相互作用 (Drug Interactions)													
抗逆转录病毒疗法 (Antiretroviral therapy, ARV)	a) 核苷类逆转录酶抑制剂	1*		1		1		1		2/3*	2*	2/3*	2*
	b) 非核苷类逆转录酶抑制剂	2*		2*		1		2*		2/3*	2*	2/3*	2*
	c) 利托那韦蛋白酶抑制剂	3*		3*		1		2*		2/3*	2*	2/3*	2*
抗抽搐剂 Anticonvulsant therapy	a) 苯妥英钠(phenytoin),卡马西平(carbamazepine),巴比妥类(barbiturates),扑米酮,妥泰 奥卡西平	3*		3*		1		2*		1		1	
	b) 利必通(lamotrigine)	3*		1		1		1		1		1	
抗生素 Antimicrobial therapy	a) 广谱抗生素	1		1		1		1		1		1	
	b) 抗霉菌药	1		1		1		1		1		1	
	c) 抗寄生虫药	1		1		1		1		1		1	
	d) 利福平(rifampicin)或利福布汀(rifabutin)	3*		3*		1		2*		1		1	

* 全面内容请查阅United States Medical Eligibility Criteria for Contraceptive Use 2010. 美国CDC指南是根据WHO指南第4版修订的。http://www.cdc.gov/reproductivehealth/unintendedpregnancy/usmec.htm

¶ 意外怀孕危害看妇女健康。§请看表后面的药物相互作用

妇科健康体检

- 美国的妇产科常称Department of Obstetrics, Gynecology and Women's Health。这就意味着妇产科医生不只是处理盆腔疾患,妇产科对妇女健康起着中心枢纽作用。美国妇女每年做一次健康体检,很多年轻妇女每年只看一次妇科医生,很少去其他科室就诊,这就要求妇产科医生对所有疾病都有一定的认识,发现自己不能处理的问题后,立即送病人到其他相关专业就诊(refer/referral)。
- 从青春期、生育期、一直到绝经和老年期,妇女保健基本由妇产科医生承担,美国一些家庭医生(全科医生)也做妇科健康体检。
- 妇科健康体检也叫妇科年检(gynecological annual exam 或 well-woman exam),目的是预防疾病,识别并纠正导致疾病的高危因素,若发现疾病应立即处理。因门诊时间有限,健康体检时不可能处理复杂的妇科疾病,有复杂疾病的患者需要再次专科就医。

病史和体格检查

- 妇女就诊前常要填好一份详细的个人健康表格,告诉医护人员所有病史、用药、月经及生育史。就诊重点是疾病预防,个人生活史(吸烟、喝酒、性伴侣情况)、免疫接种和家族史是重要项目。现在很多表格都可在网上填写。
- 体检范围因人而异。如果病人在其他科室刚做过全身体检,妇科年检不必再重复检查过的项目;若一年内未做过体检,妇科医生应做全身体检。
- 盆腔检查和乳房检查是妇科年检必不可缺的部分,检查需经病人同意。宫颈癌筛查和乳房疾病详见有关章节。盆腔和乳房检查均需医助人员(medical assistant)在场,在美国即使女医生检查女病人也需要医助。

盆腔检查

- 包括 1)女性外生殖器、尿道外口、阴道口和肛周区域检查;2)阴道和宫颈的窥器检查;3)双合诊检查子宫、宫颈及附件;必要时做三合诊检查。子宫的各种位置见图8-3。
- 盆腔检查前让患者排空膀胱,膀胱充盈时根本无法触诊子宫及附件。如果尿失禁患者就医或做盆腔超声检查,膀胱应充盈。
- 让患者坐在检查台边,把脚后跟放在镫形具上,然后平躺,臀部位于检查台的边缘或略超过边缘。
- 一切准备就绪后双手戴上手套,接触病人后手指不要再摸房间设备,如检查灯和脚蹬等。
- 做每一个检查前告诉患者并解释检查目的,保持患者放松。每个动作都要谨慎轻柔。妇产科医生在美国跟病人有长期甚至终生的医患关系,动作粗暴、态度不好的妇产科医生在社区无法生存。

阴道窥器检查

- 选择合适的窥器(speculum),窥器都有大、中、小规格。经产妇多用前端较宽的Graves型,阴道窄的患者多用前端较细的Pederson型。
- 插入前用凝胶润滑窥器两叶,润滑剂不影响性病筛查和宫颈细胞学检查(OG 2010; 116:415)。
- 左手食指和中指轻压小阴唇并将其分开,暴露阴道口。阴道后壁靠近直肠具有伸展性,前壁紧靠尿道和耻骨联合伸展性受限,插入时可以向后壁施压,不要向前方施压。窥器进入阴道口后,方向与直肠呈45°角推进。

- 窥器前端一直进到后穹隆底部，然后轻轻张开。若子宫为前倾位(anteverted)或水平位(mid-position)，张开窥器后可立即看到宫颈；若子宫为后倾位(retroverted)或盆腔手术改变了宫颈正常位置，常需要在阴道内挪动窥器，寻找宫颈。有时需触诊宫颈后重新插入窥器。

双合诊

- 双合诊(bimanual　examination)一般用食指和中指，轻轻插至后穹隆，向前抬起子宫。另一只手在腹部触诊子宫的大小、位置、形状、质地、活动度和触痛。
- 最常见的子宫位置为前倾位或前倾前屈位，其次为水平位，后倾位约占20%。宫底朝向耻骨称前倾，朝向骶骨称后倾。宫体纵轴与宫颈纵轴成角方向朝前称前屈，成角方向朝后称后屈。严重前屈或后屈的子宫常给宫腔内操作带来困难，插入器械时可导致子宫穿孔。
- 子宫大小可用厘米或孕周描述。形状正常为梨形，有肿瘤者外形不规则。正常子宫质地中等，妊娠或哺乳期子宫质地软，子宫腺肌病或肌瘤时质地常较硬。阴道分娩子宫活动度大，子宫有粘连者(剖宫产、子宫内膜异位症或盆腔炎)活动度小。子宫触痛提示炎症可能。
- 触诊附件：阴道内手指深入一侧穹隆，腹部手指从髂前上棘开始，由上向下按压腹部，逐渐与阴道手指对合。卵巢比子宫敏感，避免施压过大。若摸到卵巢，应记录大小、位置、形状、质地、活动度和触痛。
- 触诊附件需要丰富的经验，约一半育龄期妇女的卵巢可触及。肥胖患者几乎无法触诊卵巢，绝经后卵巢多不能触及。

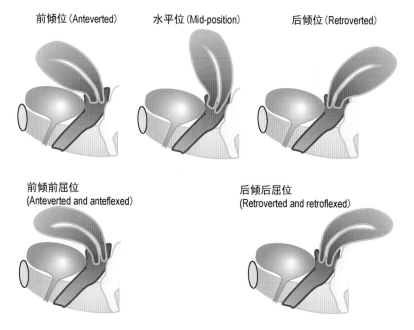

图8-3 **子宫的各种位置**

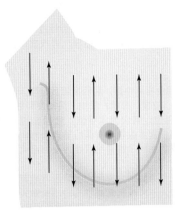

竖条法乳房触诊 (割草机方法,
lawn mower technique)

用食指、中指和无名指的指腹
触摸乳房组织,沿直线方向上、下
移动。

图8-4 乳房的触诊方法

三合诊

- 三合诊(rectovaginal examination)前应向患者解释此项检查的必要,如果怀疑恶性肿瘤、子宫内膜异位症、盆底脱垂或后倾子宫,需行直肠阴道检查。
- 检查方法:中指和食指润滑后,先将中指插入肛门,然后食指进入阴道,与腹部手指一起联合触诊。三合诊可更清楚地了解直肠阴道隔、宫骶韧带和直肠子宫陷凹的情况。
- 肛诊时患者有不适感,年轻健康患者年检时可避免直肠指诊或三合诊。如果有便秘、痔疮及大便习惯的改变,需行肛诊。

表8-5 美国健康妇女的筛查	
疾病	**实验室检查项目和指征**
生殖道衣原体和淋病	• 年龄≤25岁有性生活者
艾滋病(HIV)	• 19~64岁期间
宫颈癌	• 21岁开始,65岁终止,筛查方法与间隔时间详见宫颈癌筛查章节
乳腺癌	• 40~50岁之间每1~2年做一次钼靶检查(mammogram),50岁后每年做一次钼靶检查
心脑血管疾病	• 45岁开始,每5年测一次血脂
糖尿病	• 45岁开始,每3年一次糖尿病筛查
甲状腺疾病	• 50岁开始,每5年测一次TSH
结肠癌	• 50岁开始,每10年做一次结肠镜
骨质疏松症	• 65岁开始,行双能X线骨密度检测(DEXA),间隔至少2年
来源:Well-woman care: Assessments and recommendations. ACOG 2013	

乳房检查

- 乳腺组织对激素变化很敏感，月经第7～10天是检查乳房的最佳时间。
- 月经前期可有乳房胀痛，触诊时可有结节感，一般避免月经前行乳房触诊。
- 乳房检查应全面，包括坐位或仰卧位的视诊和触诊。乳房触诊可采用从上到下，然后从下到上的"竖条法"(图8-4)，也可用"同心圆法"围绕乳头一圈一圈地检查。

恶性肿瘤、慢性病和性病的筛查

- 国情不同，疾病的发生也不同，疾病筛查应根据人群的具体情况而定。美国妇科年检时常用的筛查项目见表8-5。

计划生育和预防接种

- 计划生育咨询和免疫接种是年检的重要部分。计划生育见避孕章节，美国疾病预防控制中心(CDC)每年更新免疫接种的内容，可到CDC网站**www.cdc.gov/vaccines**查询最新推荐。

易莉莎、石琨

乳腺疾病

- 乳腺疾病极常见，妇科医生几乎每天接触有关乳房的问题。美国妇产科住院医师培训期间都要到乳腺疾病中心轮转，与乳腺外科医生工作一个月左右，了解诊断和治疗乳腺疾病的最新方法和进展。国内妇产科虽不处理乳腺疾病，但妇产科医生对乳腺疾病也应有一定的认识。乳腺受雌、孕激素的影响很大，乳腺癌的发生与卵巢癌和子宫内膜癌关系密切，乳腺癌的治疗也影响卵巢和子宫的生理功能。
- 乳腺癌发病率在美国妇女癌症中居第一位，死亡率居第二位。罹患风险为12%或1/8，每年约有23万美国妇女诊断为乳腺癌，比所有妇科癌症的总数高一倍以上。毫无疑问，预防和早期诊治乳腺癌对改善妇女健康意义重大。
- 中国目前虽不是乳腺癌高发国家，但乳腺癌发病率上升较快，不宜忽视。

乳腺疾病的评估

- 全面地询问病史，仔细地检查乳腺，常规评估乳腺癌的高危因素。
- 乳腺钼靶检查(mammogram)及超声检查是评估乳腺疾病的常用方法。

临床乳腺检查

- 乳腺癌的特征：多为单发结节、质硬、固定而且边界不清。

乳腺超声检查

- 可鉴别乳腺实质性病变与囊性病变，可用于引导活检。
- 年轻女性和妊娠、哺乳期女性乳腺组织致密，尤其适合超声检查。
- 不能够检测微小病变，对检测微钙化病变敏感性低，可作为乳腺癌的辅助筛查工具。

乳腺钼靶检查

- 常用于40岁以上妇女乳腺癌筛查，详见乳腺癌部分。
- 有乳腺症状及异常体征时，需行诊断性乳腺钼靶检查。

- 年轻女性及东亚人种乳腺组织密度较高，X线分辨率降低。

MRI
- 对早期乳腺癌敏感性高，但特异性低，以致假阳性增高。
- 此诊断方法是否提高生存率，尚无定论。

细针抽吸
- 细针抽吸(fine needle aspiration, FNA)方法简单，直接穿刺抽吸可触及的乳腺包块及腋窝肿大淋巴结，能提供细胞学样本，10%～15%漏诊率。
- 如果乳腺体检、影像学检查和细针抽吸细胞学检查(三步检查)结果全部一致，诊断准确率接近100%。
- 如果三步检查提示良性肿物，绝经前妇女可选择动态观察也可考虑手术活检。
- 绝经后妇女乳腺癌风险更高，应更积极针吸活检或切除肿物，针吸活检结果可帮助制定手术方案。

粗针穿刺活检
- 粗针穿刺活检(core needle biopsy, CNB)能提供组织标本，进行病理诊断。
- 可在超声或X光介导下(立体定向CNB)穿刺乳腺肿物，不可触及的包块也可以做CNB。立体定向CNB的敏感性和特异性介于85%～100%之间。

乳腺钼靶定位活检
- 乳腺钼靶定位活检(mammographically localized biopsy)指征：FNA和CNB均不可行，或FNA提示有必要进行肿物切除活检。
- 方法：在X光介导下，将细针或导丝置于乳腺的可疑部位附近，然后切除已定位的异常部分。切除的标本再行X光检查以确认异常部位已切除。

良性乳腺疾病

乳房疼痛
- 乳房疼痛(mastalgia)很常见，近一半乳房疾病患者都是因疼痛而就诊。
- 2/3乳腺疼痛患者有周期性乳腺疼痛。疼痛通常自黄体期开始，至月经期缓解，通常为双侧。与乳腺纤维囊性改变有关。
- 检查：全面的乳腺体检，必要时乳腺超声检查或乳腺钼靶检查，排除妊娠。

处理
- 安抚患者：很多患者担心患乳腺癌。癌引起的疼痛通常是单侧、非周期性并且进行性加重，乳腺疼痛不是早期乳腺癌的常见临床表现。
- 穿戴大小合适的文胸，避免按摩乳房，避免抽烟、咖啡因及精神压力。维生素E及月见草无明确疗效。

药物治疗：
- 非甾体类抗炎药(NSAIDs)可缓解乳房疼痛，为首选治疗。
- 口服避孕药是否有效，仍不明确。
- 其他疗法：他莫昔芬10～20mg qd；溴隐亭起始2.5mg bid，耐受后可逐渐加量；达那唑起始100mg bid 逐渐加量至200mg。他莫昔芬、溴隐亭和达那唑均有副作用，应慎用。

乳腺囊肿
- 乳腺囊肿(breast cysts)通常表现为无症状或疼痛性的乳腺包块。
- 年龄小于40岁应首选乳腺超声检查，40岁后行乳腺超声及乳腺钼靶检查。
- 如超声检查提示单纯性囊肿或乳腺钼靶检查报告BI-RADS≤2，予观察。如行穿刺抽吸术,抽吸液为黄色或绿色清亮液体时可弃去,抽吸液为血性时应送细胞学检查。

- 如超声显示簇状囊肿、厚壁、有分隔或含实性成分,则行活检术。

纤维腺瘤

- 纤维腺瘤(fibroadenoma)是20～35岁女性最常见的良性肿瘤。
- 触诊:活动、无压痛、质韧,通常单发。
- 活检可明确诊断;临床上很难与罕见的乳腺叶状瘤(phyllodes tumor)相鉴别,叶状瘤仅占所有乳腺肿瘤的0.3%～0.5%。
- 处理:有可能自行缩小,如无增大建议观察。也可以依从患者要求,予以切除。

乳头溢液

- 乳头溢液(nipple discharge)多发生于60岁以下的患者,大部分为良性,溢液可以是水样、浆液样、绿色、灰色或血性。
- 非肿瘤性溢液:溢乳、乳腺按摩所致溢液以及双侧或多导管溢液。
- 病理性溢液:自发性、单导管、血性或浆液性溢液,病理性溢液的常见原因为导管内乳头状瘤、乳腺导管扩张或乳腺癌。
- 乳腺检查:仔细触诊乳房看是否有肿物;向乳头方向按压乳房使液体自乳头溢出,记录溢液情况,包括单侧或双侧、单导管或多导管及溢液的颜色。
- 处理:行乳腺超声及乳腺钼靶检查,必要时转至乳腺专科行乳管镜及导管切除。

溢乳

- 溢乳(galactorrhea)指非哺乳期妇女自多导管溢出乳状液体。低倍显微镜下见多量脂肪滴可明确溢乳的诊断。
- 病因:特发性、乳房刺激、口服避孕药、甲状腺功能减退、垂体肿瘤及高催乳素血症,导致溢乳的药物有多巴胺抑制剂如吩噻嗪、利血平、苯丙胺、阿片类药物、地西泮、甲基多巴、三环类抗抑郁药和苯丁酮类。
- 实验室检查:TSH和催乳素,如催乳素升高行垂体MRI检查。
- 治疗:口服溴隐亭和卡麦角林(参照闭经章节)。

乳腺癌

风险评估

- 基于盖尔模型(Gail model)的乳腺癌风险评估见www.cancer.gov/bcrisktool。
- 临床及病理风险因素见表8-6。

乳腺癌易感基因

- BRCA1 和 BRCA2基因是乳腺癌抑制基因,2%的成年女性可有BRCA1 和 BRCA2突变。近3%～5%的乳腺癌和10%的卵巢癌患者与BRCA基因突变有关。
- 50%的遗传性乳腺癌患者存在BRCA1突变,90%的遗传性卵巢癌有BRCA1突变;BRCA 1或BRCA 2突变导致乳腺癌的风险为56%～84%。BRCA 1突变导致卵巢癌的风险为36%～63%;BRCA 2突变导致卵巢癌的风险为10%～27%。
- 目前不主张常规进行遗传咨询及BRCA基因检测。

美国USPSTF建议有以下家族史的妇女可进行BRCA基因检测(国内未常规开展):

- 2个一级亲属患乳腺癌,至少一个在50岁以前诊断为乳腺癌
- 3个或以上一级或二级亲属在任何年龄诊断为乳腺癌
- 一级或二级亲属中有乳腺癌和卵巢癌病史
- 一级亲属中有人患双侧乳腺癌,诊断年龄不限
- 2个或以上一级或二级亲属诊断为卵巢癌,诊断年龄不限

- 1个一级或二级亲属诊断为乳腺癌和卵巢癌双癌，诊断年龄不限
- 男性乳腺癌亲属
- 东欧犹太血统：任何年龄的一级亲属患乳腺癌或卵巢癌，或至少2个同一系家族中的二级亲属在任何年龄诊断为乳腺癌或卵巢癌

来源：Ann Intern Med 2005;143:355

乳腺癌筛查
- 乳腺癌筛查降低乳腺癌死亡率。
- 不同机构发布的筛查指南有所不同，可引起患者和医护人员的误解。美国妇产科医生多数遵循ACOG的指南。

ACOG乳腺癌筛查指南(OG 2011;118:372)
- 40岁及以上的妇女建议每年行乳腺钼靶检查。
- 临床乳腺检查：40岁及以上的妇女每年行临床乳腺检查，20~39岁妇女每1~3年行临床乳腺检查。
- 乳腺自查(breast self-examination, BSE)：绝经前妇女应于每次月经后一周行乳腺自查。乳腺自查也许不能降低乳腺癌死亡率，但简单易行，可提高对乳腺病变的警惕性。大约50%的乳腺癌是患者自己发现的。

表8-6 乳腺癌的临床和病理风险因素

临床风险因素	RR	病理风险因素	RR
生殖激素因素		非增生性乳腺改变	1
初潮早	1.1~1.4	单纯性囊肿	
>51岁绝经	1.1~1.4	纤维囊性改变	
未生育	1.1~1.4	顶泌性汗腺化生	
35岁后初次生育	1.5~2.9	乳腺导管扩张症	
围绝经期激素补充治疗	1.31~1.56	无复杂增生的纤维腺瘤	
哺乳>1年	0.7~0.8	轻度增生	
<40岁绝经	0.5	无异型性的增生性疾病	1.3~1.9
遗传因素		复杂增生性纤维腺瘤	
一个一级亲属患乳腺癌	1.5~2.9	中度旺炽型增生	
两个一级亲属患乳腺癌	3.6~6.9	硬化性腺病	
已知BRCA基因突变	40%~80%罹患风险	导管内乳头状瘤	
高剂量胸部放射线照射(特别是年龄<21岁)	55.5	不典型导管或小叶增生	4.1~5.3
		小叶原位癌	7~18

相对危险度(RR)<1为乳腺癌保护性因素。
来源：Benign breast disease. OG 2010: 116: 747 和 Breast diseases. TeLinde's Operative Gynecology. 第10版.

美国预防医学工作组的推荐

- 50～74岁妇女每两年一次乳腺钼靶检查(B级)。
- 50岁以前是否开始两年一次的乳腺钼靶筛查应个体化，应考虑筛查的利与弊，结合患者具体情况而定(C级)。
- 75岁以上的妇女进行乳腺钼靶筛查的利与弊仍缺乏循证医学证据。
- 不主张推广乳腺自查。
- 40岁以上的妇女做过乳腺钼靶检查后有无必要再行乳腺临床检查，尚无定论。
- 数字钼靶(digital mammogram)或MRI取代常规钼靶检查的利与弊，尚无定论。

美国预防医学工作组(U.S. Preventive Services Task Force, USPSTS)的成员多是初级保健专家，包括内科、儿科、妇产科、精神病和护理。USPSTS属政府机构，但成员不是政府职工。USPSTS的推荐基于成熟的循证医学，对筛查持十分慎重的态度。为何USPSTS推荐的筛查策略与其他机构不同？原因如下：

- 40岁以后行乳腺癌筛查比50岁以后行乳腺癌筛查的危害性大，例如多次X线照射、假阳性及假阴性检查结果、过度诊断、检查时的疼痛及等待结果的焦虑和苦恼。经过10年筛查，高达49%的妇女可出现假阳性结果。
- 单纯乳腺自查不能降低乳腺癌死亡率，相反增加了不必要的干预。

乳腺癌高危妇女的处理 (OG 2010;116:1410)

- 每个月乳腺自查，每年2次临床乳腺检查，每年1次乳腺钼靶检查以及MRI检查。
- BRCA基因突变或胸部放疗的妇女应该从25岁开始密切随访。
- BRCA 1或BRCA 2突变基因携带者：预防性乳房切除可降低乳腺癌风险。3年的随访显示乳房切除组无乳腺癌发生，而对照组乳腺癌发生率为7%(JAMA 2010: 304:967)。
- 双侧附件切除可降低BRCA 1或 BRCA 2突变基因携带者乳腺癌和卵巢癌的风险，并显著降低总体死亡率。完成生育后或者年龄＞35岁时，推荐双侧附件切除。

乳腺钼靶检查

- 用低剂量X线进行乳房摄影，是乳腺癌普查最常用的方法，敏感性77%～95%，特异性94%～97%。筛查性钼靶检查(screening mammogram)不能确定病变性质时需做诊断性的钼靶检查(diagnostic mammogram)。
- 如果乳腺致密和患者年轻，钼靶检查的敏感性和特异性降低，假阴性率和假阳性率升高。
- 乳腺癌征象：小钙化灶的群集，包块的放射密度增加，乳腺实质变形以及皮肤增厚或水肿。
- 乳腺影像报告和数据系统(Breast Imaging Reporting and Data Systerm, BIRADS)广泛用于乳腺钼靶检查报告，将乳腺病变从0到6分类。
  ◊ BIRADS 0：病变不能肯定，常需进一步做诊断性的X线摄影和超声检查
  ◊ BIRADS I：阴性，常规筛查
  ◊ BIRADS II：良性结果，常规筛查
  ◊ BIRADS III：可能良性，恶性可能性＜2%；病变侧乳腺需6月后再做钼靶检查，随访1～2年。
  ◊ BIRADS IV：恶性度2%～94%，需要乳腺活检
  ◊ BIRADS V：恶性可能极高≥95%，需要乳腺活检
  ◊ BIRADS VI：已活检确诊乳腺癌

乳腺癌的处理

- 两步法：(1)门诊活检，明确诊断；(2) 根据组织学诊断，确定治疗。

- 治疗可参考美国国立综合癌症网络(National Comprehensive Cancer Network, NCCN, www.nccn.org)的最新指南。

前哨淋巴结活检

- 前哨淋巴结活检(sentinel lymph node biopsy)用于早期乳腺癌，体检未见淋巴结转移。取2～3个前哨淋巴结行组织病理检查，如前哨淋巴结无癌细胞转移，不需行腋窝淋巴结清扫。
- 与腋窝淋巴结清扫相比，前哨淋巴结活检可提供准确的分期，降低患肢淋巴水肿、感觉异常、疼痛及关节活动受限等手术并发症，不增加死亡率和局部复发率(Lancet Oncol 2010;11:927)。

保乳手术

- 对1期和2期乳腺癌，乳腺区段切除术+腋窝淋巴结清扫+术后放疗与乳房切除术一样有效。

辅助化疗

- 浸润性癌浸润范围≥5mm或有其他高转移风险时，患者需行辅助化疗。
- 化疗方案：1)多西他赛和环磷酰胺；2)多西他赛、多柔比星和环磷酰胺；3)多柔比星、环磷酰胺和紫杉醇；4)多柔比星和环磷酰胺

激素辅助疗法

他莫昔芬(tamoxifen)

- 选择性雌激素受体拮抗剂(selective estrogen receptor modulators, SERMs)具有雌激素拮抗剂和激动剂作用，阻断乳腺中内源性雌激素，在子宫、骨骼及肝脏产生雌激素样作用。
- 雌激素受体阳性的患者使用5年他莫昔芬可降低复发率50%及死亡率31%，雌激素受体阴性的患者无明显获益。
- 副作用：增加子宫内膜癌、血栓形成、子宫内膜息肉、阴道流液和潮热的风险。
- 抑制肝细胞色素P450酶的药物可减少他莫昔芬代谢为活性更高的4-羟基-N去甲基他莫昔芬。抗抑郁药应避免帕罗西汀(paroxetine)，可用文拉法辛(venlafaxine)。

雷洛昔芬(raloxifene)

- 属SERMs，在乳腺及子宫产生雌激素拮抗剂作用，在骨骼和脂肪组织中产生雌激素样作用。
- 高风险患者用于预防乳腺癌复发，不用于激素辅助疗法。
- 在预防浸润性乳腺癌方面，其有效性低于他莫昔芬；在预防非浸润性乳腺癌方面，两种药物无差异。
- 毒性低于他莫昔芬，特别是内膜癌及子宫切除的风险明显低于他莫昔芬。
- 可增加血栓形成风险，但低于他莫昔芬。
- 能够用于预防和治疗骨质疏松。

芳香酶抑制剂(aromatase inhibitors, AIs)

- 包括阿那曲唑(anastrozole)、来曲唑(letrozole)和依西美坦(exemestane)。
- 只具有抗雌激素作用，通过阻断外周组织中雄激素向雌激素的转化，降低95%内源性雌激素的生成。
- 激素受体阳性的绝经期女性适用。
- 所有AI治疗的持续时间均为5年，已完成他莫昔芬5年疗程的患者可再使用AI疗程5年。
- 骨质疏松及骨折风险升高，但子宫内膜癌、脑血管意外、静脉血栓及潮热的风险低于他莫昔芬。

辅助生物疗法

曲妥珠单抗(herceptin)

- HER2/neu过度表达(3+)或HER2基因扩增的患者使用曲妥珠单抗1年可降低复发率50%及死亡率33%。
- 可在化疗同时或化疗后给药，此药有慢性充血性心力衰竭的风险，不能与蒽环类(anthracyclines)同时使用。

乳腺癌患者的妇科问题(OG2012;119:666)

- 避孕：可用避孕套、含铜宫内节育器和绝育术，不能用含激素的口服避孕药或曼月乐。
- 绝经期潮热：降低室内温度、锻炼及精神放松，避免使用雌激素和孕激素，可尝试SSRIs和SNRIs(见绝经章节)。
- 阴道萎缩：阴道润滑剂和保湿剂是一线治疗方法。因为缺乏安全性资料，通常避免阴道内雌激素治疗。
- 骨质疏松治疗：如T值低于−1.5，可考虑药物治疗。
- 妊娠不会导致乳腺癌的复发。

冯艳、钟俊敏、石琨

性传播疾病

- 性传播疾病(sexually transmitted diseases, STD或sexually transmitted infections, STIs)指可经性行为传播的疾病，俗称"性病"。性传播疾病的名单越来越长，现已有30多种细菌、病毒、螺旋体、支原体、衣原体、真菌、原虫和寄生虫列入性传播疾病。
- 患性病常被认为很羞耻，有时病人不愿就医，延误治疗，导致疾病进一步传播，给家庭和社会带来严重问题。医务人员一定要格外关心患者，保护隐私，教育患者只有不当的性保护，没有羞耻的疾病。医生的责任是看病，不是法官或牧师。要避免把个人的价值观念强加于患者。
- 有些疾病虽上了性病的"黑名单"，但性传播并非主要因素或主要途径，这类疾病包括外阴阴道假丝酵母菌病、细菌性阴道病和甲肝。
- 每个国家对性传播疾病都有特殊规定，梅毒、淋病、衣原体、软下疳和艾滋病在美国必须上报，性伴侣需追踪治疗。
- 2010年，美国疾病控制中心(CDC)更新了性传播疾病的治疗指南，本章重点是传统"性病"的诊断、治疗和预防。因抗生素耐药有地区性差异，国内医生应结合当地情况用药。

衣原体感染

- 主要指生殖道沙眼衣原体(*Chlamydia trachomatis* 简写 *C. trachomatis*)感染，是美国最常见的性传播疾病，比淋病发病率高4倍。
- 并发症包括盆腔炎、盆腔疼痛和不孕，对年轻妇女影响最大。

筛查

- 常见感染部位是宫颈，一部分病人可有宫颈炎，但绝大多数无任何症状，多在筛查时发现。美国CDC推荐小于25岁的性活跃妇女每年进行衣原体感染筛查。

- 标本：宫颈/阴道拭子或尿液。
- 方法：核酸扩增(nucleic acid amplification testing, NAAT)用于筛查和诊断，在美国已取代其他任何方法。标本可同时做衣原体和淋病检测。国内主要筛查方法为抗原检测(ELISA)和核酸扩增。

治疗
- 一经诊断，立即治疗，以切断传播。治疗后3个月再次筛查(re-screening)，美国非妊娠期间治疗后3～4周不要求再次检测衣原体(test-of-cure)。
- 治疗期间和/或治疗后7天禁止性生活。性伴侣需同时治疗，治疗前禁止性生活。

首选方案
首选方案(first-line therapies或recommended regimens)是：
- 阿奇霉素 (azithromycin) 1g顿服或
- 多西环素 (doxycycline) 100mg，2次/日，连服7天。

次选方案
首选方案不能用时，才考虑以下次选方案 (alternative regimens)。红霉素类效果不确切。喹诺酮类虽有效，但价格贵且有耐药问题。
- 红霉素(erythromycin) 500mg，4次/日，连服7天；或琥乙红霉素800mg，2次/日，连服7天。
- 氧氟沙星 (ofloxacin) 300mg，2次/日，连服7天；或左氧氟沙星(levofloxacin) 500mg，1次/日，连服7天。

妊娠期衣原体感染
- 衣原体感染的孕妇如不及时治疗，阴道分娩后新生儿可患结膜炎和肺炎。
- 首次产检时，美国常规筛查衣原体和淋病，小于25岁的高危妇女，妊娠晚期可再次检测衣原体。
- 妊娠期衣原体感染治疗后3～4周需要再次检测，确保治愈(test-of-cure)，这点与非妊娠期不同。若检测太早，未清除的衣原体DNA可产生假阳性结果。

首选方案
- 阿奇霉素1g顿服，或
- 阿莫西林(amoxicillin)500mg，3次/日，连服7天

次选方案
- 红霉素500mg，4次/日，连服7天或250mg，4次/日，共14天
- 琥乙红霉素800mg，2次/日，连服7天或400mg，4次/日，连服14天

淋病

- 淋病(gonorrhea)由淋病奈瑟菌(*Neisseria gonorrhoeae*)所致，在美国上报的性病中发病率居第二位。
- 有淋病感染的妇女通常无症状，常伴衣原体感染。小于25岁高危妇女建议进行筛查，方法与衣原体相同。国内常用(1)分泌物涂片，在中性粒细胞内找到6对以上革兰阴性双球菌为阳性；(2)细菌培养和(3)核酸扩增。美国很少用分泌物涂片和细菌培养。
- 传统地分为下生殖道感染(uncomplicated gonococcal infections)、上生殖道感染(complicated gonococcal infections)和播散性淋病(disseminated gonococcal infection)。宫颈感染可表现为脓性分泌物增多、宫颈充血和水肿及宫颈触痛。尿道感染表现为尿频、尿痛和尿急，尿道口可挤出脓性分泌物。重度淋病现很少见。

治疗

- 淋病耐药问题严重，喹诺酮类不再推荐用于治疗淋病，头孢克肟(cefixime)因敏感性降低不再作为首选用药(CDC MMWR 2012-8-10)。

首选方案

- 头孢曲松(ceftriaxone)250mg肌注1次，加阿奇霉素1g顿服，此为最佳方案，或
- 头孢曲松250mg，肌注1次，加多西环素100mg，2次/日，连服7天。

次选方案

- 头孢克肟(cefixime) 400mg 一次口服，加阿奇霉素1g一次口服(推荐)或多西环素100mg，2次/日，连服7天。
- 如果用头孢克肟，治疗一周后再次检测淋病(test-of- cure)。

对头孢类药物过敏的处理

- 阿奇霉素 2g 顿服，治疗一周后再次检测淋病(test-of- cure)。

生殖器疱疹

- 生殖器疱疹(genital herpes)是生殖器溃疡的常见病因，由单纯疱疹病毒(herpes simplex virus, HSV) 感染所致。据CDC统计，14～49岁的人群中，1/6的人有生殖器疱疹。
- 多数无症状或症状轻微，因此80%的患者并不知道他/她们有生殖器疱疹。

HSV-1和HSV-2

- 单纯疱疹病毒属嗜神经病毒，经破损的皮肤黏膜进入人体，沿感觉神经轴突上行至神经节并终生潜伏。机体免疫力降低时沿神经下行至皮肤黏膜，引起疱疹。
- 分HSV-1型和HSV-2型。过去认为大多数生殖器疱疹由HSV-2感染所致，口唇疱疹(herpes labialis)由HSV-1感染所致。现因口交方式普遍，HSV-1引起的原发性生殖器疱疹已占多数 (Clin Infect Dis 2013;56:344)，HSV-1可同时引起生殖器及口唇疱疹，HSV-2仅局限于生殖器。
- 两型HSV引起的生殖器疱疹相同，不能从临床表现上区分，但HSV-2引起的生殖器疱疹复发率较高。

临床表现与诊断

原发性生殖器疱疹

- 原发性生殖器疱疹(primary genital herpes)指首次感染单纯疱疹病毒，以往HSV-1和HSV-2抗体阴性。潜伏期平均4天(2～12天)。
- 典型病例：疱疹出现前局部可有针刺感和感觉异常，接着出现单簇或多簇丘疹，并形成水疱。水疱破裂后致局部糜烂或溃疡，伴疼痛。2～3周内自愈，不留瘢痕。累及部位可大可小，严重者涉及整个会阴和宫颈，因疼痛窥器检查很困难。病人可有全身症状、尿道刺激症状及腹股沟淋巴结肿痛。
- 严重病例：包括弥漫性感染、肺炎、肝炎或者中枢神经系统并发症。

复发性生殖器疱疹

- 复发性生殖器疱疹(recurrent genital herpes)病情轻、疱疹少、病程短，但根据临床表现很难区分原发和复发性生殖器疱疹。

实验室检查

- 病毒培养：有水疱者可取其中液体培养，有溃疡者擦拭创面培养。病毒培养在疱疹早期敏感性高，晚期较低。
- 血清HSV抗体检测：已成为诊断的主要方法，可检测病毒糖蛋白G2(HSV-2)和

G1(HSV-1)，任何时候都可检测，敏感性为80%～98%，特异性≥96%。检测HSV IgM及IgG有助于区分原发还是复发性感染。

诊断

- 典型临床表现提示生殖器疱疹病毒感染，实验室检查予以确诊。

治疗

- 抗病毒治疗可改善症状，加快恢复，但不能彻底清除病毒。

原发性生殖器疱疹

- 阿昔洛韦 (acyclovir)400mg，3次/日，连服7～10天；
- 阿昔洛韦 (acyclovir) 200mg，5次/日，连服7～10天；
- 伐昔洛韦(famciclovir)250mg，3次/日，连服7～10天；
- 万乃洛韦 (valacyclovir) 1g，2次/日，连服7～10天。

如果症状没有完全消退，10天疗程完成后可继续服用。

复发性生殖器疱疹

症状一旦出现，立即开始抗病毒治疗。可选用以下任何一种方案：

- 阿昔洛韦 400mg，3次/日，连服5天；
- 阿昔洛韦 800mg，2次/日，连服5天；
- 阿昔洛韦 800mg，3次/日，连服2天；
- 伐昔洛韦125mg，2次/日，连服5天；
- 伐昔洛韦1000mg，2次/日，1天；
- 伐昔洛韦首剂500mg，口服1次，接着泛昔洛韦250mg，2次/日，连服2天；
- 万乃洛韦 500mg，2次/日，连服3天；
- 万乃洛韦 1g，1次/日，连服5天。

严重感染

- 阿昔洛韦5～10mg/kg 静滴，每8h一次，连续2～7天或直到症状改善，然后改为口服，总疗程不短于10天。

抑制治疗

- 抑制治疗(suppressive therapy)用于经常复发的病例，复发率减少70%～80%，可降低HSV-2传给性伴侣的风险。
- 复发率会逐年下降。如果病人采用长期的抑制治疗，应每年评估一次，看能否停药。

用药方案：

- 阿昔洛韦 400mg口服，2次/日；
- 伐昔洛韦 250mg口服，2次/日；
- 万乃洛韦 1g口服，1次/日；
- 万乃洛韦500mg口服，1次/日，对经常复发者例如每年发作10次以上，此方案治疗效果比其他方案差。

尖锐湿疣

- 尖锐湿疣 (condylomata acuminata)也称肛门生殖器疣 (anogenital warts)，90%的尖锐湿疣由HPV6或11感染引起。

诊断

- 绝大多数病例肉眼即可做出诊断。病人常以外阴赘生物就诊，病变呈乳头状突起，顶端尖锐。多位于大小阴唇、阴道前庭及肛周，少数病例可累及阴道和宫颈。

- 下列情况可考虑活检：诊断不明确、标准治疗无效、治疗过程中病情加重、免疫功能抑制或疣上有色素沉着、硬结、出血及溃疡者。

治疗

- 健康人即使不治疗，部分尖锐湿疣也可在1~5年内自行消退。自行消退率30%~90%。大部分病人确诊为尖锐湿疣后选择治疗。
- 治疗目的是去除外生疣体，不能根除HPV感染，复发率高达70%。
- 治疗方法很多，包括物理化学方法破坏疣体、免疫治疗及手术切除，应根据病人喜好、医生经验、可用资源、费用及副作用综合考虑而定。疣体的位置、大小和数量也影响治疗方法选择。没有哪一种方法是最好的，也没有一种适合所有病人或所有病灶的治疗方法。
- 一般来讲，局部药物治疗对湿润部位的疣疗效好，干燥皮肤上的疣反应差。
- 消融治疗可能会引起色素丢失、色素沉着或瘢痕。

病人自行用药方案

以下方案适用于容易看到的外生殖器湿疣，病人可按医嘱自行用药。

1. 5%咪喹莫特(imiquimod)乳膏睡前外用，每周三次，疗程16周或3.5%咪喹莫特乳外用，每天1次，持续8周。用药后6~10h用肥皂和水冲洗，局部炎症反应包括皮肤潮红、不适感或者水疱。
2. 0.5%普达非洛(podofilox)溶液或凝胶 2次/日，连用3天，然后停药4天，为一个周期。如果病情需要疗程可达4个周期。
3. 15%茶多酚(sinecatechins)软膏为一种绿茶提取物，每天3次，持续16周，用药前不需要洗掉前面涂用的药膏，对77%的病人有效，常见副作用为局部反应。

医生用药方案：

- 冷冻治疗：采用液氮或冷冻探针，如病情需要每隔1~2周重复治疗。
- 10%~25%足叶草碱(podophyllin)，每周一次，涂抹于疣体表面。为避免全身吸收和毒性，用量限制<0.5ml或涂抹面积<10cm^2，不能把药物直接涂在伤口，用药1~4h内可以洗掉。
- 80%~90%三氯乙酸(TCA)或者80%~90%二喹啉甲酸(BCA)，每周一次。TCA和BCA都是腐蚀性药物，能损伤周围组织，待药物干后病人方可站起或坐下。
- 手术切除：可用剪刀、手术刀、刮匙和电刀切除。

次选方案

- 激光切除、病变部位使用干扰素或局部应用西多福韦(cidofovir)。

妊娠期尖锐湿疣

- 妊娠期间尖锐湿疣生长迅速，疣组织脆弱，易出现。不能使用普达非洛、咪喹莫特、茶多酚和足叶草碱，一般在妊娠终止后治疗。如果妊娠期间需治疗可选用TCA。
- 剖宫产能否预防新生儿呼吸道乳头状瘤病还不明确，不能仅仅为了避免新生儿感染HPV而行剖宫产。
- 如果病灶阻塞产道或者阴道分娩可能导致大出血者，可行剖宫产。

传染性软疣

- 传染性软疣(molluscum contagiosum)由痘病毒(poxy)感染所致，儿童多见。身体任何部位均可发生，多是通过亲密的身体接触传播。成人生殖器传染性软疣通过性传播。
- 疣呈圆形，顶部中央稍凹陷，内含白色蜡状物。根据典型病变特征进行临床诊断，必要时活检。

治疗

- 如果免疫力健全，传染性软疣可自行消退。
- 液氮冷冻治疗：最常用，每2～3周重复一次，可能会有色素沉着或瘢痕形成。
- 其他治疗方式：刮匙刮除、干枯法或用细针挑出。

梅毒

- 由苍白密梅毒螺旋体(*spirochete Treponema pallidum*)感染引起的全身性疾病。

诊断

- 血清学检查是筛查和诊断梅毒的主要方法。诊断梅毒通常采用两步法，先进行非梅毒螺旋体试验，阳性者再行特异性高的梅毒螺旋体试验，予以核实。过去梅毒螺旋体试验费用高，现在一些实验室直接进行梅毒抗体IgG检测。
- 如果非梅毒螺旋体和梅毒螺旋体试验均阳性，而且从未治疗过，那么病人可能患活动性梅毒。
- 20%的一期梅毒病人两项检查都是阴性。暗视野显微镜观察螺旋体、直接荧光抗体检测或活检能早期确诊。

非梅毒螺旋体试验

- 非梅毒螺旋体试验(nontreponemal tests)包括性病研究实验室试验(VDRL)、快速血浆反应素(RPR)及甲苯胺红血清不加热实验(TRUST)。
- 抗体滴度与病情活动度密切相关。梅毒治疗后，VDRL和RPR呈阴性。
- 有时出现假阳性，可能与妊娠、静脉用毒品、结核、心内膜炎或其他微生物感染有关。

梅毒螺旋体试验

- 梅毒螺旋体试验(treponemal tests)包括荧光梅毒螺旋体抗体吸收试验(FTA-ABS)、梅毒螺旋体颗粒凝集试验(TP-PA)和梅毒螺旋体血凝试验(TPHA)，美国现多用自动酶联免疫分析(treponema pallidum enzyme immunoassay, TP-EIA)。
- 即使梅毒治愈，VDRL/RPR转阴，梅毒螺旋体试验通常终身保持阳性，但有15%～25%的病例2～3年后也有可能转阴。

临床分期和治疗

- 见表8-7。早期梅毒包括一期、二期和早期潜伏梅毒；晚期梅毒包括晚期潜伏梅毒和三期梅毒，要求治疗时间长。

对青霉素过敏者

- 非青霉素药物治疗梅毒临床经验很少，如果病人的依从性差，建议脱敏后使用青霉素治疗。

替换青霉素的方法

- 一期、二期和早期潜伏梅毒：多西环素(doxycycline)100mg，2次/日，连服14天；头孢曲松(ceftriaxone)1g 肌注或静滴，1次/日，持续8～10天；阿奇霉素(azithromycin) 2g 口服单剂。
- 晚期潜伏或感染时间不明确的晚期梅毒，多西环素100mg，2次/日，连服28天。
- 神经系统梅毒：头孢曲松2g肌注/静滴，1次/日，持续10～14天。

妊娠期梅毒

- 首次产检时常规筛查，28～32周时再次筛查，对高危病人分娩前再次筛查。
- 如果病人有梅毒病史或梅毒检测试验阳性，病历必须记录准确的治疗方案，高抗体滴度的病人可能再次感染。
- 梅毒胎儿或胎盘的B超特征：肝肿大、腹水、水肿胎和胎盘增厚。

治疗

- 青霉素治疗和非妊娠期一样。对一期、二期和早期潜伏期病人，有些专家推荐首次给药后一周再给一次青霉素 240 万单位肌注。
- 青霉素过敏：病人住院进行脱敏治疗后使用青霉素。
- 郝氏吉海反应(Jarisch-Herxheimer reaction)：由于梅毒螺旋体的大量死亡而产生一过性反应，临床表现为发热、寒战、关节痛、头痛和心动过速，40%～50% 的孕妇会有子宫收缩，但早产不常见。

表8-7 梅毒的临床分期和治疗

分期	临床表现	治疗
一期梅毒(primary syphilis)	硬下疳(chancre)和硬化性淋巴结炎。硬下疳指无痛性溃疡，3～6周内自行愈合。此期可用组织暗视野显微镜和荧光抗体检测确诊。	苄星青霉素(benzathine penicillin) 240 万单位肌注一次
二期梅毒(secondary syphilis)	累及全身，主要表现为皮肤梅毒疹、皮肤黏膜损害和淋巴结病变。可有脱发、肝炎、神经系统病变等。	苄星青霉素 240 万单位肌注一次
潜伏期梅毒(latent syphilis)：血清学试验阳性，无症状和体征。		
早期潜伏(early latent)	感染1年内	苄星青霉素 240 万单位肌注一次
晚期潜伏(late latent)	感染长于1年或感染时间不明确	苄星青霉素 240 万单位肌注3次，每周一次。
三期梅毒(tertiary syphilis)	梅毒性树胶肿(gumma)和心血管梅毒	苄星青霉素 240 万单位肌注3次，每周一次。
	神经系统梅毒或梅毒性眼病参考国内有关方案。美国CDC：水溶性晶体青霉素(aqueou crystalline penicillin G) 1.8千万～2.4千万单位静滴，持续10～14天；或 普鲁卡因青霉素 240万肌注每日一次+丙磺舒 500mg 每日4次，持续10～14天。

腹股沟肉芽肿

- 腹股沟肉芽肿 (granuloma inguinale, Donovanosis)的病原菌是细胞内革兰阴性肉芽肿克雷伯杆菌(*Klebsiella granulomatis*)，这种细菌很难培养。

诊断

- 临床表现：无痛性溃疡，因血管丰富外观呈牛肉样红色，常无局部淋巴结肿大。
- 在组织碎块或活检中发现杜诺万小体(Donovan body)而确诊。
- 可进行PCR检测。

治疗

首选方案

- 多西环素100mg，2次/日，持续3周以上，直到所有病变痊愈。

次选方案

- 阿奇霉素1g口服，每周一次，持续3周以上或
- 环丙沙星750mg，2次/日，持续3周以上或
- 红霉素 500mg，3次/日，持续3周以上或
- 复方磺胺甲噁唑2片(800mg/160mg) 2次/日，持续3周以上，直到所有病变痊愈。

性病性淋巴肉芽肿

- 性病性淋巴肉芽肿(lymphogranuloma venereum, LGV)由沙眼衣原体L1、L2或L3型感染所致。

诊断

- 临床表现：腹股沟和股部淋巴结肿大伴压痛，自限性生殖器溃疡，直肠结肠炎在同性恋中比较常见。
- 实验室检查：补体结合滴度试验≥1:64，如果技术可行，在组织抽取物中检测沙眼衣原体。
- 诊断应依据临床表现、流行病学以及沙眼衣原体检测而定，同时排除其他病因。

治疗

首选方案

- 多西环素100mg口服，2次/日，连服21天

次选方案

- 红霉素 500mg口服，4次/日，连服21天

其他方案

- 阿奇霉素1g口服，每周一次，连服3周

软下疳

- 软下疳(chancroid)的病原菌是杜克雷嗜血杆菌(Hemophilus ducreyi)。

诊断

如果以下标准全部符合，可初步诊断软下疳：

1. 病人有一个或多个痛性生殖器溃疡；
2. 无梅毒螺旋体感染，检测方法可用暗视野显微镜检测溃疡渗出物或溃疡初发7天后行梅毒血清学检测；
3. 临床表现：生殖器溃疡，典型的软下疳局部淋巴结病变；
4. 溃疡渗出物单纯疱疹病毒检测阴性。

确诊

- 特殊培养基培养出杜克雷嗜血杆菌(敏感性<80%)或
- PCR检测

治疗

- 阿奇霉素1g顿服或
- 头孢曲松250mg肌注 单剂或
- 环丙沙星(ciprofloxaxin)500mg口服，2次/日，连服3天或
- 红霉素500mg口服，3次/日，连服7天。

随访

- 治疗后3～7天出现效果，需安排随访检查。

阴虱病

- 由阴虱(pubic lice)引起，传染性极高。病人因阴部瘙痒或在阴毛上发现虱子或虱子幼体而就诊，阴虱与头虱或体虱不同。

诊断

- 病人因阴部瘙痒或在阴毛上发现虱子或虫卵而就诊，放大镜有助于发现阴虱或虫卵。

治疗

首选方案

- 1%扑灭司林(permethrin)洗发水清洗受累区域，10分钟后冲洗干净或
- 除虫菊精(pyrethrins)加增效醚(piperonyl botoxide)，10分钟后冲洗干净。

次选方案

- 0.5%马拉硫磷(malathion)溶液，8~12h后冲洗干净或
- 伊佛霉素(ivermectin)250μg/kg口服，2周后重复一次。

随访

- 1周内评估，如果阴虱或虫卵仍然存在，继续治疗或改用备选方案；
- 如果前一个月有性接触，需治疗性伴侣。

疥疮

- 疥疮(scabies)由疥螨感染引起，疥螨钻入皮肤表层定居并产卵。在拥挤的情况下通过皮肤接触而快速传播，感染可遍布全身。

临床表现

- 剧痒和丘疹样皮疹，确诊体征是皮肤表面有虫穴。

治疗

首选方案

- 5%扑灭司林乳膏涂抹全身，8~14h后冲洗干净；或
- 伊佛霉素200μg/kg口服，2周后重复一次。

次选方案

- 1%六氯环己烷(lindane)28g(1盎司)溶液或30g乳膏涂抹全身，8h后冲洗干净，六氯环己烷因其毒性而不做为一线药物。

艾滋病

- HIV急性感染病人可出现发热、淋巴结肿大、皮疹或肌痛。晚期病例可出现发热、体重下降、腹泻、咳嗽、气短和口腔念珠菌病。
- 参考其他艾滋病章节。

赵伟娥、黄峥

阴道炎

概述

- 阴道炎极常见，可能女性一生中都有过阴道炎性症状，但很多妇女并不就医，确切数字很难统计。
- 最常见的阴道炎是外阴阴道假丝酵母菌病(vulvovaginal candidiasis, VVC)，其次是细菌性阴道病(bacterial vaginosis, BV)和滴虫阴道炎(trichomoniasis)，这三种阴道炎性疾病占所有阴道炎的90%，其他阴道炎性疾病有萎缩性阴道炎(atrophic vaginitis)。阴道异物、刺激物、过敏和一些全身性疾病也可引起阴道炎性改变。
- 所有阴道炎都可表现为白带增多、瘙痒、烧灼感、异味及性交痛，外阴刺激表现为红斑、水肿、抓痕或皲裂。不同的阴道炎可有相似症状，单纯依靠病史难以确诊。

正常阴道分泌物

- 正常情况下阴道内有少许白色、稀薄、絮状及无味的分泌物。
- pH<4.5。
- 显微镜下可见上皮细胞和乳酸菌。

常见阴道炎的鉴别诊断

- 见图8-5、图8-6和图8-7。BV、VVC及滴虫感染的阴道分泌物各有特征，有经验的医生常可根据阴道分泌物作出初步判断。不典型病例和混合感染仅靠体检诊断困难。
- 最常用的辅助诊断方法是湿片法(wet mount)，窥器检查时用棉签收集阴道分泌物，放入有0.9%氯化钠溶液的试管中。美国医生诊室都有显微镜，标本收集后立即亲自观察。国内需将标本送化验室检验。湿片法的敏感性不太高，BV敏感率为92%、VVC50%、滴虫55%～60% (OG 2006; 107: 1195)。
- 新型床旁速诊法(point-of -care tests)：利用分子生物学技术如PCR、核酸扩增或免疫组化等在门诊快速鉴别阴道炎性疾病。这种新方法对病原菌敏感，诊断精确，但增加费用。
- 结合临床症状、体检和湿片法仍是美国鉴别阴道炎的主要方法。

外阴阴道假丝酵母菌病

- VVC为机会性感染，通常由白假丝酵母菌 (Candida albicans) 过度繁殖引起。发病诱因包括广谱抗生素应用、妊娠、糖尿病及免疫抑制治疗。
- 可通过性交传播，但对性伴侣不进行常规治疗。

诊断

- **症状**：外阴瘙痒、阴道分泌物增多为常见症状，外阴挠抓可致表皮损伤、水肿、外阴疼痛和性交不适。
- **体征**：典型体征是阴道内见豆腐渣样或凝乳样分泌物，块状分泌物可黏附在阴道壁上。外阴可见豆腐渣样分泌物，挠抓可致外阴发红、水肿和脱皮，长期瘙痒挠抓导致苔藓样变。
- **显微镜检查**：行湿片法时，用10%KOH清除样本中其他成分，易于发现芽生孢子或假性菌丝。也可用革兰染色协助诊断。
- **真菌培养确诊**：适用于反复或持续感染患者，或者怀疑非白假丝酵母菌引起的真

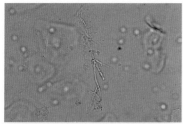

- 豆腐渣样或凝乳样分泌物，无腥臭味。
- pH<4.5
- 显微镜检查：可见芽生孢子、菌丝或假菌丝。

图8-5 阴道假丝酵母菌病(VVC)

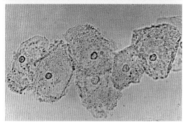

- 稀薄、腥臭味(fishy odor)分泌物。
- pH>4.5
- 显微镜检查：>20%的上皮细胞为线索细胞。

图8-6 细菌性阴道病(BV)

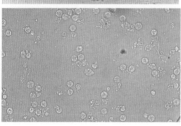

- 大量稀薄、脓性、腥臭味分泌物，宫颈点状出血。
- pH>4.5
- 显微镜检查：滴虫和白细胞，合并BV者见线索细胞。

图8-7 滴虫阴道炎(trichomoniasis)

菌性阴道炎。此方法现不常用。

单纯性VVC

- 单纯性VVC(uncomplicated VVC)指散发或非经常性发作的VVC，由白假丝酵母菌所致，症状轻至中度，非妊娠妇女，无其他合并症。

治疗方案

唑类药物是治疗VVC的首选药物，制霉菌素不常用。睡前将栓剂塞入阴道深部是最常用的方法，治愈率达90%左右，国内常用药物如下：

- 咪康唑(miconazole)栓剂200mg/1粒，连用7天
- 咪康唑(miconazole)栓剂400mg/1粒，连用3天
- 咪康唑(miconazole)栓剂1200mg/1粒，仅用1次
- 克霉唑(clotrimazole)栓剂150mg/1粒，连用7天
- 克霉唑(clotrimazole)栓剂150mg/1粒，早、晚各1粒，连用3天
- 克霉唑(clotrimazole)栓剂500mg/1粒，仅用1次
- 制霉菌素(nystatin)栓剂10万单位/1粒，连用10~14天
- 口服方案：氟康唑(fluconazole)150mg单剂口服

复杂性VVC

- 复杂性VVC(complicated VVC)指反复发作(1年至少4次)的感染，症状严重，非白假丝酵母菌感染，合并糖尿病或其他严重疾病，免疫抑制状态，合并其他外阴阴

道疾病，或合并妊娠

严重VVC或免疫抑制病人的治疗
治疗用药与单纯性VVC相同，但疗程需延长。
- 阴道内用药延长到7～14天
- 口服用药：氟康唑150mg口服，3天后加服1次。

复发性VVC的治疗
初始治疗
- 阴道内用药延长到7～14天
- 口服用药：氟康唑150mg，第1、4、7天口服，共3次
巩固治疗
- 首选方案：氟康唑150mg口服，每周一次，连服6个月
- 次选方案：唑类阴道栓，如克霉唑150mg或咪康唑200mg每周两次，或克霉唑500mg每周一次

非白假丝酵母菌VVC的治疗
- 无最佳治疗方案
- 一线治疗用药：口服或局部唑类药物连用7～14天；氟康唑效果不佳，避免服用。
- 如果复发或唑类药物无效，可用600mg硼酸胶囊，阴道给药，连用2周。硼酸口服毒性很大，切忌口服。

妊娠期VVC的治疗
- 仅推荐局部应用唑类药物，连用7天。

细菌性阴道病
- BV的最常见症状是阴道腥臭分泌物，但一半女性可无症状。
- 正常产生过氧化氢的乳杆菌被大量增殖的厌氧菌取代，包括加德纳菌、普雷沃菌、动弯杆菌、类杆菌和人型支原体
- 显微镜检查：>20%的上皮细胞为线索细胞(clue cells)，不见白细胞或者很少白细胞。线索细胞是上皮细胞被球杆菌覆盖，导致明显的细胞界限丢失。

诊断

Amsel 诊断标准
以下标准符合其中3项可确诊：
1. 均质、稀薄、灰白色、非炎症性的阴道分泌物；
2. 显微镜检查发现线索细胞；
3. 阴道pH>4.5；
4. 胺臭味试验(whiff test)：阴道分泌物加入10%KOH后，有鱼腥臭气味。

革兰染色
- 鉴定乳酸杆菌及有BV特征的其他细菌，常用Nugent标准进行评分。
- 革兰染色被认为是金标准，但临床不常用。

床旁速诊法
- 如果无法行阴道分泌物湿片检查，也可用新型的分子生物学技术协助诊断，这些快速诊断用的试剂盒费用较贵，尚未广泛使用。

治疗
- 即使不治疗，相当一部分患者症状可自行消退。为加快消退及预防并发症，国内外均建议有症状的妇女进行治疗。

- 如果宫颈细胞学检查偶然发现BV，病人无症状，不需要治疗。
- 甲硝唑或替硝唑治疗期间和治疗后3天内，避免饮酒。
- 性伴侣不需常规治疗。
- 国内治疗方案与美国稍有不同，以下为国内常用方案。

口服药物

首选方案
- 甲硝唑(metronidazole)400mg bid，连服7天(美国用500mg bid，连服7天)

次选方案
- 替硝唑(tinidazole)2g qd，连服3天；替硝唑(tinidazole)1g qd，连服5天或
- 克林霉素(clindamycin)300mg bid，连服7天

阴道内用药
- 甲硝唑栓剂200mg，每晚1次，连用7天
- 2%克林霉素软膏阴道给药，每次5g，每晚睡前一次，连用7天

其他方案
- 治疗后多次复发者，可用甲硝唑栓剂每周两次，连用4～6月。

妊娠期BV
- BV与一些妊娠并发症有相关性，如胎膜早破、早产、宫内感染和子宫内膜炎等，但目前不推荐进行BV筛查。无症状的BV孕期是否治疗很有争议，治疗BV并不能预防早产(Cochrane Database Syst Rev. 2013;1:CD000262)。
- 有症状的孕妇需口服药物治疗。甲硝唑400mg，2次/日，连服7天，或克林霉素300mg，2次/日，连服7天。
- 整个孕期都可服用甲硝唑，孕早期在美国不是用药禁忌。

滴虫阴道炎

- 性传播为主要传播方式，公共洗浴、污染衣物器械也可导致间接传播。
- 滴虫寄生于阴道、尿道、尿道旁腺、膀胱等器官，治疗需全身用药，阴道局部用药效果差。

临床表现
- 感染初期可以无症状。典型症状为阴道分泌物增多，分泌物呈黄绿色、泡沫状、有恶臭味。伴外阴刺激症状，如瘙痒、灼热、疼痛及性交痛。
- 尿路感染者可有尿频、尿痛或血尿。
- 阴道壁充血，少数典型病例可见宫颈出血斑点(草莓样宫颈, strawberry cervix)。

诊断
- 湿片法：最常用方法，阴道分泌物中发现阴道滴虫可确诊，敏感性55%～60%。
- 阴道滴虫培养：高敏感性和特异性，如果湿片法不能确诊，可送培养。
- 宫颈细胞学：不专门用于诊断滴虫感染。宫颈刮片筛查宫颈癌时如果发现滴虫，病理科会报告，这种情况如何处理有争议。液基细胞学涂片诊断滴虫感染的敏感性高于传统巴氏涂片法，如果发现滴虫，多数医生选择治疗。
- 床旁速诊法检查阴道滴虫抗原：敏感性>83%，特异性>97%。

治疗
- 性伴侣需要治疗，治愈前避免无保护性生活。
- 治疗后3个月可重新筛查阴道滴虫。

首选方案
- 甲硝唑(metronidazole) 2g 顿服或
- 替硝唑 (tinidazole) 2g 顿服

次选方案
- 甲硝唑400mg，2次/日，连服7天 (美国用甲硝唑500mg，2次/日，连服7天)。如果单次用药方案失败可应用此方案。

妊娠期滴虫阴道炎
- 妊娠期滴虫阴道炎与一些妊娠并发症有相关性，如胎膜早破、早产、低体重儿等，但甲硝唑治疗滴虫病也与早产有相关性。一般来讲，有症状的孕妇应予及时治疗，无症状者可考虑推迟到孕37周后治疗。
- 用药方案：甲硝唑2g单剂口服，或甲硝唑 400mg，2次/日，连服7天。

赵伟娥、黄峥

宫颈疾病

- 宫颈疾病的概念及诊治中美差异极大。宫颈炎(cervicitis)被认为是中国妇女常见的妇科病，即使不去医院，从大街小巷的广告，都可看出这一"疾病"的普遍性。
- 令人惊讶的是美国很少诊断或治疗宫颈炎，慢性宫颈炎一词几乎不用，如果病理报告慢性宫颈炎，妇科医生可能视而不见。
- 作者在美国做妇产科医生10多年，仅用抗生素治疗阴道炎及衣原体和淋病引起的急性宫颈炎，从未用过激光、冷冻、红外线和微波治疗过慢性宫颈炎。
- 正常宫颈表面解剖见图8-8。宫颈柱状上皮异位(ectropion、ectopy)和子宫颈腺囊肿(Nabothian cyst)属正常解剖结构，不需任何治疗。阴道分娩后宫颈增大，属生理现象，不要称宫颈肥大。

宫颈柱状上皮异位

- 柱状上皮异位实际也不是"异位"。正常情况下，青春期、妊娠期及育龄妇女的宫颈外口附近常被鲜红色、颗粒状的柱状上皮覆盖，有时表面可见白色或黄色的分泌物。
- 妊娠期柱状上皮增生更加显著，柱状上皮比鳞状上皮脆弱的多，容易出血。
- 柱状上皮增生与雌激素有关，绝经后柱状上皮和整个宫颈、子宫逐渐萎缩， 鳞、柱上皮交界处内移至宫颈管内。
- 用阴道窥器检查经产妇时，因宫颈外口松弛，张开窥器后常可看到宫颈管内面的柱状上皮，此为正常生理现象。

宫颈糜烂
- 宫颈糜烂(cervical erosion)早已从国内、外妇产科教科书中剔除。
- 宫颈柱状上皮异位("宫颈糜烂")与宫颈癌无任何关系，HPV感染是导致宫颈癌的主要原因，宫颈柱状上皮异位并不增加HPV感染机会。宫颈癌筛查依靠宫颈刮片和HPV检测，外表光滑的宫颈也可能有重度的宫颈上皮内瘤变。
- "宫颈糜烂"不需治疗，这是正常解剖生理现象。
- "First, do no harm/首先，不伤害病人"是医学伦理的基石，治疗宫颈疾病时更要想想这句话。问一下自己：治疗有必要吗? 治疗的目的是什么?

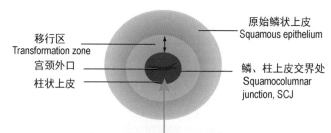

原始鳞状上皮
Squamous epithelium

移行区
Transformation zone

宫颈外口

柱状上皮

鳞、柱上皮交界处
Squamocolumnar
junction, SCJ

这是正常解剖，不是宫颈糜烂，切勿伤害育龄妇女！

图8-8 宫颈的表面解剖

宫颈息肉

- 宫颈息肉(cervical polyp)病因不明，40岁后多见。多数无症状，体检时可偶尔发现。宫颈息肉也可引起阴道出血和分泌物增多。
- 宫颈息肉呈紫红色、舌头状，多数有蒂。
- 治疗：用卵圆钳抓住息肉，顺时针或逆时针持续扭转，直至息肉蒂部脱落为止，一般不会出血。

急性子宫颈炎

- 急性宫颈炎(acute cervicitis)的常见原因是衣原体、淋球菌或滴虫感染。
- 多无症状，也可有阴道分泌物增多、月经间期出血或性交后出血。
- 体检：宫颈充血和水肿，触之出血，宫颈口可有脓性分泌物流出，宫颈触痛。

诊断

至少具备以下两者之一：

1. 肉眼可见脓性或者粘液脓性宫颈分泌物
2. 用棉拭子轻轻擦拭宫颈管时，容易诱发宫颈管出血

治疗

- 评估是否合并细菌性阴道病和滴虫阴道炎，还应检测衣原体及淋球菌感染。
- 经验性抗生素治疗：衣原体引起的急性宫颈炎最常见，未获病原体检测结果前，可予阿奇霉素1g顿服，或者多西环素100mg，2次/日，连服7天。
- 病因明确后，根据致病原用药，参看性传播疾病和阴道炎章节。

慢性宫颈炎

- 慢性宫颈炎(chronic cervicitis)的诊治中美差异很大。美国妇科医生很少诊断慢性宫颈炎，但宫颈活检时病理医生会报告慢性宫颈炎。宫颈炎性细胞浸润很常见，对育龄经产妇是正常现象，无诊疗价值(Comprehensive Gynecology 6th Edition, 2012, 541页)。
- 国内对有症状患者如长期粘液脓性分泌物或反复接触性出血，排除CIN及宫颈癌后，可采用激光、冷冻、微波和中药等治疗。

王雪峰、黄峥

盆腔炎

- 盆腔炎(pelvic inflammatory disease, PID)指上生殖道感染性疾病，感染可涉及子宫内膜、输卵管、卵巢和盆腔腹膜，输卵管炎(salpingitis)为特征性病变。
- 盆腔炎是威胁年轻女性健康的常见病，其并发症包括不孕症、异位妊娠和慢性盆腔痛。1/4的盆腔炎患者有远期并发症。
- 为减少盆腔炎的危害，诊治标准应放宽，一旦怀疑盆腔炎，立即开始治疗。国内盆腔炎的诊断标准与治疗方案与2010年美国CDC的指南一致。

病因及流行病学

- 盆腔炎多见于性活跃女性，属性传播疾病。内源性和外源性病原体经阴道及宫颈逆行感染上生殖道，为厌氧菌和需氧菌的混合感染。
- 诱发盆腔炎的常见外源病原体是沙眼衣原体和淋球菌，但盆腔炎急性期这两种病原体检测可为阴性。需氧菌有金葡菌、链球菌、大肠杆菌、克雷伯菌及变形杆菌，厌氧菌有类杆菌、普氏菌及消化球菌等。
- 美国15～25岁的性活跃女性是高危人群。其他危险因素包括多个性伴侣、过早的性生活、盆腔炎病史和宫内节育器放置后三周内。
- 屏障避孕和输卵管结扎减低盆腔炎性疾病的风险。

临床表现

- 轻度盆腔炎可无任何症状，但仍可造成输卵管损害。重度患者可表现为败血症和脓毒血症。
- 下腹痛为最常见的临床表现。其他主诉包括阴道出血、白带增多和性交疼痛。严重PID的病人可有高热、呕吐和腹胀。
- 腹部检查：双侧下腹压痛，反跳痛和肠鸣音降低提示腹膜炎。
- 盆腔检查：阴道可有脓性臭味分泌物，宫颈可充血水肿，宫口可有脓性分泌物流出。宫颈举痛(cervical motion tenderness)和附件压痛是盆腔炎的特异性表现。输卵管卵巢脓肿形成后可扪及包块。
- 肝周围炎(Fitz-Hugh Curtis综合征)：炎症涉及肝包膜，无肝实质损害。表现为上腹部疼痛和压痛，疼痛可放射至右肩，转氨酶可轻度升高。急性期消退后膈肌与肝脏可形成粘连，腹腔镜手术中可见经典的"提琴弦"状粘连。

诊断

- 主要根据症状和体检诊断盆腔炎，虽然临床诊断不精确，但目前尚无既敏感又特异的诊断方法。
- 超声适用于鉴别输卵管卵巢囊肿和附件肿物，轻度盆腔炎无特异性超声表现。
- 腹腔镜过去认为是诊断盆腔炎的金标准，发现输卵管炎可确诊盆腔炎，但腹腔镜的敏感性低，诊断和治疗目前多不需要腹腔镜。如果怀疑阑尾炎或者卵巢扭转，应立即行腹腔镜检查，腹腔镜对鉴别其他急腹症很有用。

2010年美国CDC诊断标准

最低标准(Minimum Criteria)

1. 盆腔疼痛或/和下腹疼痛
2. 宫颈举痛或者宫体压痛或者附件区压痛

满足1和2两个标准即可诊断盆腔炎，以下标准可进一步支持盆腔炎的诊断。

附加标准(Additional Criteria)

用于提高最低标准的特异性：

- 口腔体温大于38.3℃
- 宫颈或阴道黏液脓性分泌物(mucopurulent discharge)
- 阴道分泌物湿片法镜检见大量白细胞
- 红细胞沉降率升高
- 血C反应蛋白升高
- 实验室证实宫颈淋球菌或者衣原体感染

特异标准(Specific Criteria)

- 子宫内膜活检证实子宫内膜炎
- 阴道超声或者磁共振显示输卵管增厚、积水伴或不伴游离液体、或输卵管卵巢肿块，或多普勒显示盆腔感染(例如输卵管充血)
- 腹腔镜检查发现盆腔炎性疾病征象。

治疗

- 性活跃的年轻妇女一旦满足盆腔炎的最低诊断标准，排除其他急腹症后，应立即给予经验性抗生素治疗。
- 如果宫内放置节育器，可根据临床情况决定是否取出节育器。美国CDC对宫内节育器的问题因循证医学证据不足，未作定论。若保留节育器，应严密随访。

门诊治疗

- 轻度或中度盆腔炎性患者无论年龄大小都可在门诊治疗，治疗效果与住院治疗基本相同(OG 2005;106:573)。
- 门诊治疗要求病人每2～3天复诊，如病情无改善，考虑入院进一步检查和治疗。

首选方案

1. 头孢曲松(ceftriaxone)250mg单次肌注，多西环素(doxycycline) 100mg，2次/日，连服14天；根据病情决定是否加用甲硝唑(metronidazole)。甲硝唑用法：400mg，2次/日，连服14天 (美国用甲硝唑500mg，2次/日，连服14天)。
2. 头孢西丁(cefoxitin) 2g单次肌注和丙磺舒(probenecid)1g单次口服，然后给多西环素100mg，2次/日，连服14天；根据病情决定是否加用甲硝唑。
3. 其他第三代头孢菌素，如头孢唑肟(ceftizoxime)或头孢噻肟(cefotaxime)，加多西环素100mg，2次/日，连服14天；根据病情决定是否加用甲硝唑。

次选方案

1. 头孢曲松250mg单次肌注+阿奇霉素(azithromycin)1g口服，每周1次共两次+甲硝唑400mg，2次/日，连服14天
2. 阿莫西林/克拉维酸(amoxicilin/clavulanic acid)+多西环素+甲硝唑，疗程14天
3. 氟喹诺酮类：因淋球菌耐药问题，美国不再建议使用。如果头孢菌素不可行时可以考虑应用，治疗前明确是否有淋病。治疗方案：左氧氟沙星 (levofloxacin) 500mg口服每日1次，或者氧氟沙星(ofloxacin) 400mg口服每日2次，共14天，同时加用阿奇霉素2g单次口服，根据病情决定是否加用甲硝唑。

住院治疗

住院标准

- 不能排除急诊手术可能，如阑尾炎
- 患者合并妊娠

- 口服抗生素治疗无明显疗效
- 患者不能接受门诊治疗
- 严重盆腔炎、恶心和呕吐或高烧
- 输卵管卵巢脓肿(tubo-ovarian abscess, TOA)

抗生素治疗方案

方案A
- 头孢替坦(cefotetan)2g静滴每12h1次，或者头孢西丁2g静滴每6h1次，同时给予多西环素100mg口服或者静滴每12h1次。
- 口服多西环素为首选，静脉用药可刺激血管引起静脉炎。
- 病情好转后，静脉抗生素继续24h再停药，此后可安排出院并继续口服多西环素，多西环素总疗程为14天。

方案B
- 克林霉素(clindamycin)900mg静滴每8h1次，并加用庆大霉素(gentamicin)负荷剂量2mg/kg，静滴或者肌注，然后继续维持剂量1.5mg/kg，每8h1次；庆大霉素也可以按3～5mg/kg/日，单次静滴。停药、出院及口服抗生素见方案A。

静滴替代方案
- 氨苄西林/舒巴坦钠(ampicillin/sulbactam)3g静滴每6h，加用多西环素100mg口服或者静滴，每12h1次。停药、出院及口服抗生素见方案A。

输卵管卵巢脓肿的治疗

- 大约75%的输卵管卵巢脓肿可经抗生素治疗治愈，不需要手术。

抗生素方案

对输卵管卵巢脓肿或盆腔脓肿并无特异的抗生素方案，可用以上治疗盆腔炎的标准方案，也可考虑以下方案：

1. 克林霉素900mg静滴每8h1次加头孢曲松1g静滴每12h1次
2. 克林霉素和氨基糖苷类±氨苄青霉素
3. 新一代抗生素厄他培南(ertapenem)1g静滴每24h1次或者哌拉西林-三唑巴坦(piperacillin-tazobactam)3.375g静滴每6h1次。

- 病情好转后改用口服抗生素多西环素100mg，2次/日，连服14天，加用甲硝唑400mg，2次/日，连服14天。也可用克林霉素口服替代甲硝唑，用法：450mg每6h口服，连服14天。

手术治疗

- 抗生素治疗无效或脓肿＞10cm可考虑手术引流。
- 脓肿引流方法：如果脓肿靠近阴道，经阴道切开引流，可在超声引导下进行，一般不需要留置导管。其他方法包括CT或超声引导下经皮引流、经直肠引流或腹腔镜引流等。

预防和随访

- 预防盆腔炎复发是保证生育能力的关键。不孕症的发生与患盆腔炎次数有密切关系，1次盆腔炎后不孕症发生率为7.7%、2次为18.4%、3次或3次以上为37.7%。
- 如果诊断为衣原体和淋病，治疗3～6个月后需行衣原体和淋球菌复查。
- 性伴侣的治疗：盆腔炎发病前60天内有性生活者，性伴侣也需检查和治疗。

张伟强、石琨

异位妊娠

- 异位妊娠(ectopic pregnancy, EP)俗称宫外孕, EP破裂导致的大出血是孕早期死亡的主要原因。近年来, 由于及时的hCG测试、B超及腹腔镜检查, EP的死亡率已明显降低。
- 美国EP的发病率为所有妊娠的0.64%~1.9%, 死亡率现已很低, 1百万活产里仅有5人死于EP(OG 2011;117:837)。中国EP的发病率约为1%, 近年来发病率迅速上升, 由1970年的1/167增至1989年的1/56。

病因和高危因素

- 盆腔炎导致输卵管受损是最常见的病因, 其他高危因素包括输卵管手术、异位妊娠病史和辅助生殖技术治疗不孕。
- 50%以上的患者并无任何高危因素。

避孕与异位妊娠

- 所有避孕措施都减少EP发生的绝对风险, 但一些避孕措施失败后(如绝育术、宫内节育器及紧急避孕药)EP的发生风险会增高。
- 绝育术双极电凝输卵管后发生EP的风险最高(17.1/1000), 而产后部分输卵管切除术则风险最低(1.5/1000)。

复发性异位妊娠的机率

- 一次EP后为10%, 两次EP后为25%。

病理

- 异位妊娠的发生部位: 输卵管壶腹部70%、峡部12%、伞部11.1%、卵巢3.2%、输卵管间质部或角部2.4%以及腹部妊娠1.3%(Hum Reprod 2002:17;3224)。
- 临床医师常混淆间质部妊娠、残角妊娠及宫角妊娠的定义。输卵管间质部是指输卵管行走在子宫肌壁间的一段1~2cm的管腔。严格来讲, 残角妊娠及宫角妊娠属于宫内妊娠。宫角妊娠是指胚胎种植在宫腔内的一侧宫角, 而残角妊娠专指胚胎种植在单角或双角子宫的一个角部。
- 宫颈妊娠及子宫切口疤痕妊娠很少见, 辅助生殖技术导致的宫内合并异位妊娠有所上升。

临床表现

症状

- 腹痛(99%)、停经(74%)及阴道点滴出血(56%)。异位妊娠破裂后疼痛加剧, 肩膀痛提示腹腔内出血刺激横膈。

体征

- 下腹部压痛及反跳痛提示腹腔内出血引起了急腹症, 此时无论β-hCG值的高低, 都可行腹腔镜诊治术。低血压及心动过速, 提示休克。

实验室检查

hCG测定

- 尿hCG检查结果很快, 阴性结果可立即排除异位妊娠破裂的可能。定量的血清

β-hCG常需要几小时才有结果。

- 正常妊娠的β-hCG在10 000U/L以下时每两天上升53%～230%(通常称每两天翻一倍)，但用β-hCG上升率鉴别正常妊娠和异位妊娠并不实用，β-hCG上升很小或不升常提示妊娠失败或异位妊娠。
- 当β-hCG≥1500～2000 U/L(鉴别域值)，阴道B超通常可以发现正常宫内妊娠；但多胎妊娠及一些少见的单胎妊娠在β-hCG值达到2000 U/L时，也可能看不见。

其他实验室检查

- 血常规及血型。如计划行甲氨蝶呤杀胚治疗，还需行生化检查。
- 孕酮：因敏感性和特异性不高，美国已不再常规检测孕酮。

盆腔超声

- 阴道超声是诊断异位妊娠的主要方法。宫内发现妊娠囊可排除异位妊娠。如果使用辅助生殖技术，宫内合并异位妊娠的发生率增高。
- 如果发现宫外妊娠囊伴卵黄囊或胚胎(伴或不伴胎心搏动)，可确诊异位妊娠。
- 最常见的超声影像是附件区有与卵巢分开的混合性不均质包块(60%)，宫腔正中可见形状不规则的假孕囊。
- 大量腹腔积液提示异位妊娠破裂，但流产型的异位妊娠，血液也可通过完整的输卵管及伞部流入腹腔，造成腹腔积血。

诊断和鉴别诊断

- 根据病史、体检、hCG测试和盆腔超声，诊断异位妊娠多无困难。后穹隆穿刺术在美国已不再使用，若病情危急，来不及做B超或无B超时可行后穹隆穿刺术或腹腔穿刺术助诊。
- 若hCG阴性，即不再考虑妊娠问题，可考虑其他原因引起的急腹症如卵巢黄体破裂、囊肿破裂或蒂扭转、急性阑尾炎和盆腔炎等。
- 若hCG阳性，主要鉴别诊断包括早期正常妊娠和流产(如先兆流产、稽留流产、不全流产及完全流产)。流产常有大量的阴道流血及血块和组织物的排出，但无急腹症的体征。妊娠期黄体破裂术前难与异位妊娠鉴别，需在术中明确诊断。
- 辅助生殖技术可导致卵巢过度刺激综合征，患者常伴大量腹水及双侧卵巢增大，一旦合并异位妊娠或宫内外同时妊娠时，常因误诊或漏诊而延误治疗。

诊断步骤

- 尿妊娠试验阳性，提示妊娠。如月经期可靠，用末次月经的第一天推算孕周。异位妊娠诊断和处理的流程详见图8-9及图8-10。

异位妊娠的治疗

甲氨蝶呤杀胚治疗

- 甲氨蝶呤(methotrexate, MTX)治疗前必须确诊异位妊娠并且排除正常妊娠。
- 实验室检查：MTX治疗前行血常规、生化检查及血清β-hCG测定。
- 多剂量治疗的成功率(93%)稍高于单剂量治疗(88%)。单剂量治疗容易实施、费用较低且副作用较少(OG2003;101:778)。多剂量方案可能适用于β-hCG值>5,000 U/L的患者。在美国，MTX治疗都在门诊进行，给药方法见表8-8。
- MTX治疗与输卵管切开术相比，其输卵管通畅率、将来异位妊娠及宫内妊娠发生率无明显差异。
- 妊娠囊内注射MTX：国内用于治疗输卵管妊娠和其他异位妊娠，在B超引导下妊娠

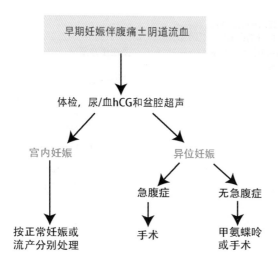

图8-9 异位妊娠的初步处理

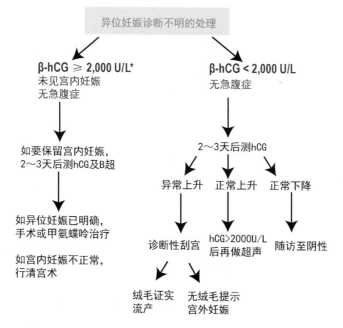

*多胎妊娠和一些少见的单胎妊娠有时hCG已达到2,000 U/L，但超声不能显示宫内胚胎。

图8-10 异位妊娠诊断不明的处理

表8-8 甲氨蝶呤肌注治疗异位妊娠

时间	单剂量方案	多剂量方案
第1天	MTX 50mg/m²肌注	测血清β-hCG，MTX 1mg/kg肌注
第2天		甲酰四氢叶酸(亚叶酸)0.1mg/kg肌注
第3天		测血清β-hCG，MTX 1mg/kg肌注
第4天	测血清β-hCG	甲酰四氢叶酸(亚叶酸)0.1mg/kg肌注
第5天		测血清β-hCG，MTX 1mg/kg肌注
第6天		甲酰四氢叶酸(亚叶酸)0.1mg/kg肌注
第7天	测血清β-hCG，若比第4天下降<15%，可再次给予MTX 50mg/m²肌注	测血清β-hCG，MTX 1mg/kg肌注
第8天		甲酰四氢叶酸(亚叶酸)0.1mg/kg肌注
此后	每周监测血β-hCG值至阴性	

给予MTX后，最初β-hCG值可能会上升，如果第7天值较第4天值下降<15%，可行手术治疗；若病人用单剂量方案，可再给一次MTX。

囊内注射MTX 25～50mg；术中辅助局部注射MTX 25mg防止持续性宫外孕也经常实施。美国很少使用此方法。

MTX治疗的最佳指征
- 无症状或症状轻微
- 血清β-hCG<5,000U/L
- 无胎心搏动
- 妊娠包块<4cm

MTX治疗的禁忌证
- 病人情况不稳定，如低血压及心动过速
- 有急性出血征象，如腹腔内大量游离液体
- 不能定期随访
- 存在MTX的禁忌证：哺乳、免疫缺陷、酗酒、慢性肝病、肾脏疾病、血液病、肺病、消化道溃疡以及对MTX过敏

MTX的副作用
- 恶心、呕吐、口腔炎和腹泻是常见的副作用；骨髓抑制、转氨酶升高、脱发或肺炎不常见。
- 使用MTX后应避免性生活，避免剧烈活动及暴晒，勿饮酒，忌服叶酸及非甾体类消炎药，轻微疼痛者可口服对乙酰氨基酚。

手术治疗

腹腔镜与开腹手术
- 腹腔镜手术：首选。出血少、粘连轻、恢复快、费用低以及住院时间短，美国病人常在术后2～4h从术后观察室出院。
- 开腹手术：适用于失血性休克以及生命体征不稳定的病人。

输卵管切开及妊娠物剔除术
- 病人情况稳定，希望保留生育功能且输卵管完整时可采用该术式。
- 因术后有持续性宫外孕的可能(3%～30%)，需监测血清β-hCG至阴性。若出现持续性宫外孕，可用MTX治疗。
- 同侧输卵管将来可再发生异位妊娠。

输卵管切除术
- 病人已完成生育，同侧管腔重复性异位妊娠，不可控制的大出血或输卵管广泛受损者宜采用该术式。
- 如对侧输卵管正常，将来受孕的机率不受很大影响。

期待治疗
- 如果β-hCG值低于1,000～2,000U/L并且呈下降趋势、未见宫外妊娠囊而且无急腹症者，可考虑期待治疗。
- 每周监测β-hCG值至阴性。

黄峥

自然流产

- 自然流产很常见，大约1/3的妊娠早期可发生自然流产。妊娠6周胎心搏动出现后发生自然流产的概率为8%(Fertil Steril 2003:79:577)。

定义

- 国内将流产(abortion)定义为妊娠不足28周或胎儿体重不足1000g而终止者。12周前称自然流产，12周或之后称晚期流产。根据妊娠结束的方式，流产可分为自然流产 (spontaneous abortion) 和人工流产(artificial abortion, pregnancy termination)。
- 美国流产定义为妊娠在20周前自然丧失或终止。WHO将胎儿体重定为 ≤ 500g，美国很多州规定为350g。自然发生的流产美国妇女称为miscarriage。20周以后的胎儿死亡称死胎(stillbirth, intrauterine fetal demise)。

病因

胚胎因素
- 胚胎本身的缺陷是导致自然流产的主要原因，占70%～85%。染色体异常占50%以上，最常见的是三体；45X是最常见的单个染色体异常，占20%。

母体因素
- 何种母体因素可致自然流产并不十分清楚，这方面的循证医学证据不强。

- 常见的母体因素有高龄、自然流产病史、放射线损伤、肥胖和营养不良、吸烟、酗酒和吸毒、有害药物和化学物质、子宫畸形以及感染性疾病包括巨细胞病毒，细小病毒B19，风疹病毒、利斯特菌及弓形虫等。
- 黄体功能不足的定义有争议，是否与自然流产有关也有争议。
- 咖啡与流产：每天摄入量＜200mg不会引起流产，过量咖啡因摄入是否导致流产尚不明确。

临床表现与诊断

- 早孕妇女出现下腹阵痛伴阴道流血，即提示流产。各型流产的特征见表8-9。
- 诊断主要依靠临床表现，必要时做盆腔超声以及检测血 β-hCG。早期妊娠阴道超声特征及血 β-hCG 的关系见表8-10。
- 诊断不明确时动态检查盆腔超声和血 β-hCG。

盆腔超声
- 阴道超声是诊断自然流产并排除异位妊娠的主要方法。

胚胎停止发育的超声特征(NEJM 2013; 369: 1443)
1. 妊娠囊(gestational sac)≥25mm时无胎芽或卵黄囊。
2. 头臀径(crown rump length, CRL)≥7mm时无胎心搏动。
3. 超声见妊娠囊但无卵黄囊，2周后仍不见有心动的胚胎。
4. 超声见妊娠囊和卵黄囊，11天后仍不见有心动的胚胎。

绒毛膜下血肿
- 阴道流血患者超声有时发现绒毛膜下血肿(subchorionic hematoma)，胎盘早剥和早产的风险增高。
- 多数患者无妊娠并发症，不需任何特殊治疗。

表8-9 流产类型与临床表现	
流产类型	临床表现
先兆流产(threatened abortion)	阴道流血少，宫口闭合，通常无腹痛。如果胚胎正常，继续妊娠多无问题。如阴道流血增加、腹痛加重，可发展为难免流产。
难免流产(inevitable abortion)	阴道流血，宫口已开，无妊娠物排出。
不全流产(incomplete abortion)	宫口已开，部分孕产物排出。
完全流产(complete abortion)	妊娠物完全排出，宫口闭合，无阴道流血及腹痛。
稽留流产(missed abortion)	胚胎或胎儿死于宫内未及时排出，如果超过5周仍未排出，可发生凝血功能障碍，但很少见。空妊娠囊(empty gestational sac, anembryonic pregnancy, blighted ovum)也可归为稽留流产。
流产合并感染(septic abortion)	下腹痛、白带恶臭、腹部压痛、宫颈举痛、发热及白细胞增高。

表8-10 早期妊娠阴道超声特征及血β-hCG		
孕周	超声表现	血β-hCG
4~5周	妊娠囊(2~5mm)	1500~3000U/L
5~6周	卵黄囊	5000U/L
6~7周	胎心搏动，CRL>5mm	15000U/L

治疗

先兆流产
- 仅需严密观察，无有效的治疗方法。
- 通常建议卧床休息、避免性交和黄体酮治疗，但无循证医学证据，美国不用黄体酮治疗。

完全流产
- 症状已消失，不需要治疗。
- 如果有疑问，可做超声检查，或2~4周后做尿妊娠试验，阴性提示妊娠已完全结束。

难免流产、不全流产和稽留流产
- 治疗方法包括宫腔吸刮术、前列腺素药物和期待治疗，这3种方法感染发生率相似(BMJ 2006;332:1235)。
- 出血多、生命体征不稳定或合并感染者，需要入院治疗，并及时清宫。
- RhD血型阴性者应给予免疫球蛋白治疗，12周前给50μg，12周或之后给300μg。

宫腔吸刮术(Suction & Curettage)
- 是传统的、有效的治疗方法，国内最常用。
- 直径大的吸管清宫快、出血少。
- 并发症包括子宫穿孔、感染、宫颈裂伤和麻醉意外，宫腔粘连为远期并发症。

米索前列醇(Misoprostol)
- 由于安全、有效及价廉，美国用的越来越多，可以阴道给药、口服或舌下含服。
- 完全流产率为66%~99%，大剂量米索前列醇、不全流产和难免流产成功率较高。
- 副作用包括腹泻，恶心，呕吐，低热。

阴道给药
- HIN方案：800μg置入阴道后穹隆，2~5天后随访，如果流产不完全，再次给予同样剂量。第8天流产仍不完全者，行吸宫术。单次用药的成功率71%，8天内两次用药的成功率为84%。不全流产和难免流产的成功率为93%，稽留流产的成功率为88%，空囊妊娠的成功率为81%(NEJM 2005;353:761)。
- 其他方案：400μg每4h置入阴道后穹隆，共4次，24h后成功率为70%~90%。

口服或舌下含服
- 600μg口服，48h和1周分别随访一次，不全流产的成功率为96%(OG 2005; 106:540)。
- 400μg口服，3h后重复给药，总剂量800μg，48h后复诊，如果组织物未排出，再给800μg口服，稽留流产和空囊妊娠的成功率为73.6%(Fertil Steril 2006; 86:

956)
- 600μg口服，每3h一次，共3次，稽留流产成功率为87.5%(Hum Reprod 2003; 18: 176)。

期待治疗
- 组织物自然排出的成功率取决于等待时间的长短。一般允许患者等待一个月，每周复诊一次。
- 4周期待治疗的成功率：不全流产为91%，稽留流产为76%，空囊妊娠为66%(BMJ 2002; 324 :873)。
- 期待治疗结果不易预测，患者常会忧虑。

流产合并感染
- 需立即给予广谱抗生素，抗生素的使用见产褥感染章节。
- 尽快行清宫术。

随访和指导
- 完全流产后2～4周血hCG通常转为阴性。完全流产不确定时，可监测尿妊娠试验至阴性或血清β-hCG达正常。
- 建议避孕2～3个月后再尝试妊娠。孕前每天口服叶酸800mg可能减少流产发生(OG 2014; 124: 23)。
- 患者可有负疚感，告诉患者流产不是她的过错。流产多由胚胎本身缺陷所致，性活动、提重物、腹部碰撞和精神压力与流产无关。

复发性流产
- 2～3次以上的流产称为复发性流产(recurrent abortion)。
- 3次流产者应全面检查。除病史和体格检查外，所有实验室和影像学检查都有争议。应告诉患者无论检查多么全面，都可能找不到真正病因，有时会发现与复发性流产无关的结果并导致不必要的治疗(NEJM 2010; 363: 1740)。

全面评估—SUCK
- 全身检查(Systemic evaluation)：是否患甲状腺疾病、糖尿病、多囊卵巢综合征。感染、黄体功能不足以及免疫性因素不作为常规检查。
- 子宫检查(Uterine evaluation)：盆腔超声、超声下输卵管通水、子宫输卵管造影及宫腔镜检查，以明确有无解剖异常。
- 凝血功能(Coagulation evaluation)：检测抗磷脂综合征(antiphospholipid syndrome)，诊断标准见静脉血栓栓塞性疾病章节。不需要常规进行遗传性易栓症(inherited thrombophilia)的筛查。
- 染色体检查(Karyotyping)：夫妇双方做染色体疾病筛查，染色体平衡易位或倒位在复发性流产的夫妇中发病率为2.9%～4.7%。流产的胚胎也建议行染色体检查。染色体检查昂贵，仍有争议。

治疗
- 根据全面检查结果，决定是否需要治疗。
- 如果原因不明，最有效的治疗方法是给予情感上的支持和安慰。即使无任何干预，下次妊娠成功率大约是70%。
- 阿司匹林±低分子肝素预防复发性流产无效(NEJM 2010;362:1586)，ALIFE试验未包括抗磷脂综合征的患者。
- 抗磷脂抗体综合征患者怀孕后建议使用预防性性剂量的肝素和低剂量阿司匹林，

有血栓性疾病史者更要考虑抗凝治疗。

- 子宫畸形：子宫中隔是否需要常规切除仍有争议。

范佳颖、石琨

盆腔疼痛

急性盆腔疼痛

- 女性盆腔疼痛很常见，其他科室也经常请妇科会诊协助处理盆腔疼痛。妇科医生不仅要精通妇科急症，对其他专业的腹部急症也应有一定的认识。

常见病因

- 妇科疾病：盆腔炎、异位妊娠、流产、附件蒂扭转、卵巢囊肿破裂、痛经、子宫内膜异位症和子宫肌瘤坏死或浆膜下肌瘤蒂扭转等。
- 非妇科急症：阑尾炎、憩室炎、溃疡性结肠炎、膀胱炎、尿路结石及肠易激综合征。

初始评估

病史

病史要详细系统，主诉和现病史应包括以下内容：

- 起病(Onset)：突然还是缓慢起病，缓慢起病后逐渐加剧提示炎症，急剧发病提示异位妊娠破裂、囊肿破裂或卵巢扭转等。
- 疼痛位置(Location)：下腹正中提示病变来自子宫或膀胱。年轻女性右下腹疼痛和压痛提示阑尾炎，卵巢脓肿蒂扭转和囊肿破裂也以右侧多见。双侧下腹痛见于盆腔炎。单纯左下腹疼痛少见，应考虑卵巢、输卵管和乙状结肠疾患。
- 持续时间(Duration)：急腹症或输尿管结石患者就诊快，子宫内膜异位症和一些盆腔炎患者可等相当一段时间才就医。
- 疼痛特征(Character)：钝痛提示炎症，空腔脏器痉挛表现为阵发性绞痛，脏器破裂可呈撕裂样疼痛。
- 疼痛加重或减轻的因素(Alleviating/Aggravating factors)：有腹膜刺激征者不愿任何人触摸腹部，不愿变动体位。空腔脏器痉挛者常不断地按摩腹部。
- 放射部位(Radiation)：腹腔出血或弥漫性腹膜炎可刺激膈肌引起右肩疼痛，输尿管结石疼痛放射到阴部和大腿内侧。
- 疼痛时间(Timing or Temporal pattern)：子宫内膜异位症和痛经在月经来之前开始出现疼痛，直到月经结束为止。排卵性疼痛(Mittelschmerz)和卵巢囊肿破裂发生在月经中期。
- 严重性(Severity or Symptoms associated)：卵巢扭转、异位妊娠破裂、阑尾穿孔和结石嵌顿的疼痛剧烈，排卵性疼痛、痛经和子宫内膜异位症多为轻中度，盆腔炎疼痛轻重不一。炎性疾病伴发热和白细胞升高，卵巢扭转和阑尾炎伴有呕吐，尿痛和血尿提示泌尿系统急症。

美国医学生常用字母缩写帮助记忆问诊的项目，除了上述的OLD CARTS外，还有苏格拉底(Socrates)和阴蒂(Clitoris)等

- SOCRATES: Site, Onset, Character, Radiation, Alleviating factors, Timing, Exarcerbating factors, Severity; CLITORIS: Character, Location, Intensity,

Timing, Onset, Radiating, Irritating and relieving factors, Symptoms associated 育龄妇女月经史极重要，问诊包括初潮年龄、周期和经期长短、经量及伴随症状。其他项目有生育史、既往史、个人史及家族史。

腹部和盆腔检查

- 首先明确有无外科急腹症征象，局部压痛和反跳痛提示腹膜刺激征，这些病人可能需要急诊手术。
- 腹胀和肠鸣音降低提示肠麻痹。
- 宫颈举痛表明盆腔腹膜刺激征，盆腔感染或出血均可导致宫颈举痛。
- 如果见脓性分泌物从宫颈口排出考虑盆腔炎。

妊娠试验

- 所有育龄女性都要做妊娠试验，hCG检测是最重要的实验室检查。尿妊娠试验结果快，能提示急性盆腔疼痛是否与妊娠相关。

影像学

- 盆腔超声是诊断盆腔疾病的首选影像学检查。
- 其他科急腹症如阑尾炎、结肠憩室炎及输尿管结石，常需要腹部CT。
- 中等或者大量的游离液体提示出血，常需要急诊手术。

卵巢扭转

临床表现与诊断

- 卵巢扭转(ovarian torsion)表现为突发性下腹剧烈疼痛，常伴恶心和呕吐(70%会出现呕吐)。由于压痛明显，附件难以触诊，可有反跳痛。
- 右侧扭转多见，少数病人有低热。
- 盆腔超声：扭转的卵巢体积增大最常见，有些病例可见卵巢囊肿和肿瘤。儿童及年轻妇女恶性肿瘤罕见。
- 多普勒：静脉血流减少或缺乏，动脉血流也有可能受损。即使血流正常也不能排除卵巢扭转。
- 临床诊断卵巢扭转根据病史、体检及超声和多普勒而定。临床表现缺乏特异性，临床诊断与腹腔镜的诊断符合率仅38%。

处理原则

- 时间就是卵巢的生命！一旦怀疑卵巢扭转，应立即行腹腔镜检查。术中才能确诊卵巢扭转，过多的影像检查和长时间的观察可贻误时机，导致卵巢坏死。
- 保留儿童及年轻妇女的卵巢功能极为重要。手术处理原则为卵巢复位。扭转的卵巢可严重充血、水肿及出血，颜色呈紫红色或黑色。复位后随血流建立，卵巢颜色会立即改变，也可能变化不大。
- 复位后卵巢活力的判断尚没有确切有效的方法，即使表面紫黑，80%的卵巢仍可恢复一定功能。对未生育的年轻女性，不论外观情况，复位后保留卵巢益处肯定大于害处。感染、癌症误诊及血栓风险多属理论上的猜测，不应作为切除卵巢的理由。以起病到手术时间(例如6h)来决定卵巢切除，会伤害年轻患者。
- 如果病人不需要生育，卵巢肉眼观已坏死或有肿瘤，可行卵巢输卵管切除术。
- 复发性的卵巢扭转可考虑卵巢固定术。

卵巢囊肿破裂

临床表现与诊断

- 黄体囊肿(corpus leteum cyst)破裂最常见。黄体囊肿破裂发生在黄体期。因排卵具体时间不恒定，即便月经规律也难以用月经天数诊断囊肿破裂。

- 大多数妇女仅有轻度的下腹疼痛，持续几小时或者一天。有些病人可突发下腹剧痛，急诊就医。
- 子宫内膜异位囊肿破裂或囊性畸胎瘤破裂常导致剧烈腹痛。
- 卵巢囊肿破裂的症状常与卵巢扭转相似，均发生于年轻女性，且多发生于右侧。扭转引起的疼痛更加严重，常伴呕吐。
- 体格检查：腹部压痛和反跳痛最常见，宫颈举痛提示盆腔腹膜刺激征。
- 盆腔超声/多普勒：可见卵巢囊肿，盆腔游离液体提示出血，卵巢血流多数正常。
- CT：不能排除其他科急腹症时可使用。

处理原则
- 症状轻的患者仅需镇痛及对症治疗。
- 如果不能排除卵巢扭转及外科急腹症，尽快行腹腔镜检查。

慢性盆腔疼痛

病因
- 美国近15%的女性患慢性盆腔疼痛，子宫内膜异位症虽可引起盆腔疼痛，但许多慢性盆腔疼痛的病人可能没有妇科疾病。
- 慢性盆腔疼痛的病因很多，详细询问病史极为重要。病人以盆腔疼痛就诊，但真正的病因可能是性和躯体虐待、抑郁症、吸毒和药物依赖。所有慢性盆腔疼痛患者都要询问这些项目。
- 盆腔痛的病史和体格表格评估可在www.pelvicpain.org网站下载。

妇科疾病
- 子宫内膜异位症、盆腔炎、癌症晚期、残余卵巢综合征、粘连、子宫肌瘤、子宫腺肌症、痛经、排卵痛、附件囊肿、陈旧性异位妊娠、子宫内膜或宫颈息肉、宫内节育器和慢性子宫内膜炎。

非妇科疾病
- 泌尿系统：间质性膀胱炎、癌症、放射性膀胱炎、尿道综合征、膀胱痉挛、尿道憩室、尿路感染、尿路结石及尿道肉阜。
- 胃肠系统：肿瘤、便秘、肠炎性疾病、肠易激综合征、肠梗阻和憩室病。
- 肌肉骨骼系统：纤维肌痛、脊椎病和腹部瘢痕引起的肌筋膜疼痛，例如横向剖腹产瘢痕。
- 精神因素：抑郁症及精神心理疾病的躯体化表现。

慢性盆腔疼痛的诊治
- 全面的病史和体检包括直肠检查。
- 妊娠试验、血常规、尿液分析及培养和盆腔超声。
- 必要时可行腹腔镜检查。
- 治疗方法需根据盆腔疼痛的病因来选择。子宫切除术治疗慢性盆腔疼痛是否有效有很大争议(OG2011;117:1175)。

膀胱疼痛综合征
- 膀胱疼痛综合征(bladder pain syndrome, BPS)没有公认的定义。美国泌尿学会定义为不明原因的膀胱疼痛和不适持续6周以上。常称为间质性膀胱炎(interstitial cystitis, IC)，间质性膀胱炎一词不反映疾病的真正过程，不应该使用。
- 病因不明，一般认为是膀胱壁糖胺聚糖(glycosaminoglycan)层的缺陷导致尿路上皮通透性改变，使刺激物进入膀胱壁。

评估和诊断

- 诊断PBS主要依靠症状和体检。
- 特征性症状：膀胱充盈导致耻骨上疼痛、尿频、夜尿和尿急。排尿日记(vioding diary)和各种问卷(questionnaire)常用于评估和监测IC/PBS的进展。
- 体征：在耻骨上区和阴道前壁压痛。盆腔检查时因为疼痛，有时难以实施。
- 鉴别诊断：尿路感染、肠炎性疾病、膀胱过度活动症或子宫内膜异位症
- 实验室检查：尿液分析和培养是最重要的项目，主要是排除感染和血尿。排尿后测残余尿量可明确有无梗阻或神经源性疾病。

膀胱镜

- 膀胱镜检查不是诊断PBS的常规方法，其漏诊率达60%。有血尿或可疑膀胱癌者需行膀胱镜检查及活检。
- 典型表现包括亨纳溃疡(Hunner's ulcer)，指含小血管的红色黏膜斑辐射到一个中央苍白区。球形(glomerulations)或点状出血(petechial hemorrhage)属非特异性征象。

钾离子敏感试验(potassium sensitivity test)

- 该试验很少用。膀胱内灌注KCL严重刺激膀胱，加剧疼痛，结果无特异性。

治疗

- 没有标准的方案，经验治疗及个体化治疗为主。目的是缓解症状，提高生活质量。首选副作用小的治疗方法，非手术疗法失败后才考虑手术治疗。

行为治疗和膀胱训练

- 逐步增加排尿间隔以恢复正常的膀胱容量，避免刺激膀胱的食物和饮料，包括茶、咖啡、酒和辛辣食物。每日饮水量适中，不要过多或过少。

药物

- 阿米替林(amitriptyline)睡前口服，始量10mg，可逐渐提高到75mg；安泰乐(hydroxyzine)睡前口服，始量25mg，可增加到50mg。
- 恢复上皮功能的药物：木聚硫钠(pentosan polysulfate sodium, 爱泌罗)100mg口服，3次/日，或者200mg bid。需长期治疗，治疗6～8个月后有效率约为65%～70%。副作用不大，约4%患者发生可逆性脱发。

膀胱扩张(bladder hydrodistention)

- 麻醉下往膀胱注入生理盐水至70cm水压，20%～90%的患者在3～6个月内症状有缓解。膀胱扩张不是常规治疗方法，药物治疗失败后考虑。

膀胱灌注治疗

- 肝素40000单位或爱泌罗100mg、2%利多卡因8ml以及8.4%碳酸氢钠3ml，共15毫升。在膀胱中保留液体15～30分钟，每周治疗2～3次，持续2～3周，有效率为80%。
- 其他药物：二甲基亚砜(dimethyl sulfoxide, DMSO)、卡介苗以及透明质酸

其他方法

- 骶神经调节：有前景，但设备昂贵，创伤性大，见尿失禁章节。
- 膀胱壁肉毒素注射：尿潴留为常见并发症，病人常需自行导尿。

张伟强、石琨

原发性痛经

- 痛经很常见，绝大多数女性都经历过经期下腹疼痛或不适。
- 原发性痛经占痛经的90%，无明显器质性病变，可能与经血中前列腺素升高有关，多见于青少年和年轻女性。初潮后三年内多见，足月分娩后痛经常缓解。
- 继发性痛经的常见病因是子宫内膜异位症、子宫腺肌病、肌瘤、宫腔炎和宫内节育器放置等，多见于25～35岁后的女性，根据症状很难区分原发性痛经与继发性痛经。

原发性痛经的诊断

原发性痛经根据典型的临床表现而诊断，特点如下：

1. 见于青少年及年轻女性。
2. 下腹部阵发挛缩性疼痛，可有腰痛、大腿内侧疼痛、恶心、呕吐、腹泻、头痛及乏力等。
3. 疼痛呈周期性，多在月经前1天开始，月经开始后持续2～3天。几乎每个经期都有症状。不会进行性加重。
4. 盆腔检查无任何器质性疾病。

辅助检查

- 如果怀疑器质性疾病，可行相关的辅助检查。
- 盆腔超声最常用，帮助诊断子宫肌瘤、腺肌病、子宫内膜异位囊肿和子宫畸形。
- 腹腔镜：一般不需要，原发性痛经与子宫内膜异位症早期很难鉴别，治疗无效时可考虑腹腔镜检查。

治疗

一般治疗

- 疾病教育很重要，原发性痛经是自限性生理反应，无长期并发症。

药物治疗

- 非甾体抗炎药(前列腺素合成酶抑制剂, nonsteroidal anti-inflammatory drugs, NSAIDs)和口服避孕药是最常用的药物。如果无避孕需求，可先用非甾体抗炎药；有避孕需求者可用口服避孕药。如果单一药物效果不明显，可联合使用避孕药和非甾体抗炎药。

非甾体抗炎药

此类药物很多，可根据经验选择药物。月经开始或有症状时立即服用，连服2～3天。下列药物为国内外常用药：

- 布洛芬(ibuprofen)200～400mg，每6～8h口服
- 萘普生(naproxen)375mg 或者 500mg，每日2次口服
- 酮洛芬(ketoprofen)25～50mg，每6～8h口服
- 甲芬那酸(扑湿痛, mefenamic acid)首次500mg口服，然后250mg，每6h口服
- 吲哚美辛(消炎痛, indomethacin)25mg，每6～12h口服

避孕药

- 见避孕章节。所有激素类避孕药都有效，含雌孕激素的复方口服药最常用。

黄峥、王雪峰

经前期综合征

- 很多育龄妇女月经来前或黄体期都有一些症状，如乳房胀痛或腹胀。这些症状多很轻微，并不影响工作和社会活动，不要称经前期综合征。
- 经前期症状可能影响5%的妇女的日常生活，如符合标准可诊断为经前期综合征(premenstrual syndrome, PMS)，症状严重者诊断为经前焦虑性障碍(premenstrual dysphoric disorder, PMDD)。

经前期症状

报道的经前期症状有上百种，常见症状如下：

- 精神症状：情绪波动、易怒、悲伤、抑郁、焦虑、愤怒、喜怒无常、不知所措及自卑。
- 躯体症状：乳房胀痛、腹胀、头痛、潮热、失眠、疲劳、便秘及食欲改变(例如喜食巧克力)。
- 行为改变：对日常活动兴趣减低(例如工作、人际关系和性生活等)、注意力不集中、反应迟钝、工作效率低及不合群。

评估与诊断

- 症状与月经的关系是诊断经前期综合征最重要的部分。症状必须在黄体期出现，月经来潮后减轻和消失。几乎每个经期都有症状，呈周期性发作。
- 诊断前患者需每天记录精神症状和躯体行为的表现，共2~3个周期。美国病人常用 Daily Record of Severity of Problems (DRSP)的表格记录主要症状和月经，表格可在网上下载。
- 需排除抑郁症、焦虑症、肠易激综合征、甲状腺疾病或吸毒；40%的经前期综合征患者有焦虑症和/或抑郁症。
- 经前期综合征(PMS)无统一的诊断标准，经前焦虑性障碍(PMDD)多采用美国精神病学会(American Psychiatric Association)最新发表的Diagnostic and Statistical Manual of Mental Disorders, 5th Edition (DSM-5)。
- 无论诊断PMS还是PMDD，症状必须影响到工作、学习、日常活动或人际关系等，同时排除其他疾病和社会因素。

经前焦虑性障碍

下列4项条件中至少有1条(core criteria, 核心标准)

1. 情绪不稳定、突发悲伤感或过于敏感(常有被人排斥的感觉)。
2. 易怒和焦躁。
3. 绝望感、心情抑郁或自弃。
4. 紧张、焦虑或忐忑不安。

其他条件

1. 注意力不集中。
2. 食欲改变，例如特别想吃某种食物或过食。
3. 对日常活动兴趣降低。
4. 容易疲倦乏力。
5. 常有不知所措的感觉。
6. 乳房胀痛、腹胀、增胖、关节或肌肉疼痛。

7. 嗜睡或失眠

诊断标准及注意事项

- 须用症状日记行前瞻性记载月经期症状。
- 症状必须在月经前一周出现，月经来潮后自然缓解。症状必须严重影响日常生活。
- 上述11个条件中至少满足5个条件，核心标准至少满足1个。

经前期综合征

- 经前期症状已经影响日常生活，但不符合经前焦虑性障碍的诊断标准。
- 无统一的诊断标准。一般来讲，上述11个条件中有1～4条出现即可诊断PMS。最常见的PMS症状是情绪波动、腹胀和乏力。

治疗

- 症状轻微者可尝试心理治疗，通过身体锻炼以减轻心理负担和精神紧张。症状明显者首选药物治疗。

抗抑郁症药物

选择性5-羟色胺再摄取抑制剂(selective serotonin reuptake inhibitors, SSRIs)是公认的最有效的一线治疗药物，连续服药比仅在黄体期用药效果好。如果对一种药无效，可换用另一种SSRI或文拉法辛(venlafaxine)。常用药物如下：

- 氟西汀(fluoxetine)20mg，每日1次
- 舍曲林(sertraline)50～150mg，每日1次
- 帕罗西汀(paroxetine)20～30mg，每日1次
- 西酞普兰(citalopram)20～30 mg，每日1次

抗焦虑药

二线治疗药物，仅在SSRIs失败后考虑使用。常用药物如下：

- 阿普唑仑(alprazolam)0.25mg，经前服药，每日2～3次，月经来潮后2～3天停药。根据病人反应，国内建议逐渐加量，最大量每日4mg。美国对此药使用谨慎。
- 丁螺环酮(buspirone)5 mg，每日2次，根据需要增加剂量。

口服避孕药

- 二线药物。FDA批准含3mg屈螺酮(drospirenone)的Beyaz用于治疗经前焦虑性障碍(PMDD)，Beyaz的无激素间期短，为4天。

黄峥、王雪峰

子宫内膜异位症

定义、发病机理和流行病学

- 子宫内膜异位症(endometriosis)指子宫内膜出现在子宫腔外的组织。最常见的部位为卵巢表面及盆腔腹膜。10%的病例出现在尿道、胃肠道和其他部位。
- 发病机理不详，可能与经血逆流和(或)体腔上皮化生相关，其他学说包括淋巴血管转移、免疫因素及遗传易感性等。
- 1%～7%的正常育龄妇女可有子宫内膜异位现象，30%～80%的患盆腔疼痛的妇女可有子宫内膜异位症，不孕妇女子宫内膜异位症的发生率为9%～50% (Fertil Steril 2012; 98: 591)。确诊子宫内膜异位症的平均年龄为28岁，初发症状与最后确诊的平均间隔为7～8年。

临床表现和诊断

症状

- 许多子宫内膜异位症的妇女并无症状，该病的典型临床表现包括慢性盆腔痛、不孕及附件囊性包块。
- 盆腔疼痛：疼痛的程度与疾病的严重程度不相关。盆腔痛以继发性痛经及性交痛(dyspareunia)为典型表现。痛经常发生在经前及整个月经期，有时也有经后疼痛。深部性交痛提示子宫内膜异位症侵犯子宫直肠窝。伴发症状可有月经过多、经期延长、周期缩短及不规则阴道流血。
- 若病灶涉及膀胱及结肠，病人在经期可有便血和疼痛，但此种情况很少见。腹部切口子宫内膜异位症常有瘢痕处结节，经期结节增大及疼痛加重。
- 重度子宫内膜异位症可导致不孕，但轻度子宫内膜异位症是否引起不孕尚不详。

盆腔检查

- 大部分病例盆腔检查正常，子宫活动性降低及后屈子宫为非特异性表现。宫骶韧带及子宫直肠窝的痛性结节为其特征表现，但不多见。
- 如发生子宫内膜异位囊肿(endometrioma)，可扪及附件区包块。

影像学

- B超是最常用的影像检查。多数子宫内膜异位症并无特征性的影像学表现。子宫内膜异位囊肿表现为均匀毛玻璃样回声，是子宫内膜异位症最典型的超声影像。

实验室检查

- 无特异性实验室检查。CA125常升高，无特异性且不敏感，不作为常规检查。

腹腔镜

- 为诊断子宫内膜异位症的金标准。
- 镜下可见子宫内膜异位症的三种表现：(1)浅表腹膜种植表现为棕色、浅蓝色、红色或透明的结节；(2)子宫内膜异位囊肿；(3)深部浸润型病灶。子宫内膜异位症可引起致密粘连。
- 确诊不需进行组织活检。如诊断可疑，例如病灶呈白色，可进行活检。
- 子宫内膜异位症的分期(表8-11)可参考美国生殖医学会(http://www.asrm.org)的标准(Fertil Steril 1997;67:817)，但分级标准并不能准确地反映病人的疼痛程度及不孕症的治疗效果。
  1. I期(微型，分数1～5)：腹腔镜下见孤立性的病灶，没有明显的粘连。

2. II期(轻型，分数6～15)：病灶表浅，分散在腹膜和卵巢表面，所有病灶的直径加在一起不超过5cm，没有明显的粘连。
3. III期(中型，分数16～40)：有多个表浅和深层的病灶，有明显的输卵管和卵巢粘连。
4. IV期(重型，分数>40)：有多个表浅和深层的病灶以及大的巧克力囊肿，盆腔粘连致密。

子宫内膜异位症的治疗

- 无症状的妇女不需要任何治疗，治疗的目的是去除病灶，缓解疼痛，促进生育及延缓复发。

表8-11 1996美国生殖医学会(ASRM)子宫内膜异位症分期法

异位病灶			<1cm	1～3 cm	>3cm
腹膜		浅	1	2	4
		深	2	4	6
卵巢	右	浅	1	2	4
		深	4	16	20
	左	浅	1	2	4
		深	4	16	20
直肠子宫陷凹			部分消失	完全消失	
			4	40	
粘连范围			包裹范围<1/3	包裹范围<1/3～2/3	包裹范围>2/3
卵巢	右	浅	1	2	4
		深	4	8	16
	左	浅	1	2	4
		深	4	8	16
输卵管	右	薄膜	1	2	4
		致密	4*	8*	16
	左	薄膜	1	2	4
		致密	4*	8*	16

*若输卵管伞端全部被包裹，应为16分。注明病灶表面类型如红色(R)包括红、粉红、火焰状、血斑及水泡样；白色(W)包括白、不透明、腹膜缺损、黄至棕黄色；黑色(B)包括黑、铁血黄素沉积及蓝色。注明病灶的百分比例如红(R)_%、白(W)_%及黑(B)_%，总数为100%。

药物治疗

- 可缓解盆腔疼痛，但不能改善生育功能。应根据副作用、费用、药物效果及用药经验选用药物，可联合用药。

非甾体类抗炎药

- 萘普生、布洛芬和甲灭酸(药物剂量详见月经紊乱章节)

口服避孕药

- 周期性及持续性避孕药都可使用。可连续口服单相片6～12个月(弃用安慰剂)；若有突破性出血，可使用结合性雌激素1.25mg或雌二醇2.0mg，每日1次，疗程1周。

孕酮

- 可减轻盆腔疼痛，疗效与促性腺激素释放激素激动剂相似(Fertil Steril 2006;85: 314)。

常用药物

- 醋酸炔诺酮 (norethindrone acetate)口服5或10mg，每日1次。
- 醋酸甲羟孕酮(安宫黄体酮, medroxy-progesterone acetate, MPA)，每天20～30mg，分2～3次口服，连用6个月。
- 甲地孕酮(megestrol)口服20～40mg，每日1次 。
- 甲羟孕酮避孕针(Depo-Provera)150mg每3个月肌注或醋酸甲羟孕酮混悬注射剂肌注。
- 左旋炔诺孕酮宫内节育器(曼月乐, Mirena)：与GnRH效果相同。
- 依托孕烯植入剂(etonogestrel implants, Nexplanon)：详见避孕章节。

孕激素受体拮抗剂

- 米非司酮(mifepristone)每日25～100mg口服。此药以流产药物进入美国，因政治因素很难用于其他疾病如子宫内膜异位症。

促性腺激素释放激素激动剂(GnRH-a)

常用药物

- 亮丙瑞林(leuprolide, 抑那通, 博恩诺康): 11.25mg每3个月肌注一次或3.75mg每月肌注一次。此药美国最常用。国内常采用皮下注射。
- 曲普瑞林(triptorelin, 达菲林, 达必佳)：3.75mg每月肌注一次。国内较常用。
- 戈舍瑞林(goserelin, 诺雷得)3.6mg每月腹前壁皮下注射一次或10.8mg每3个月腹前壁皮下注射一次。
- 那法瑞林(nafarelin)鼻内吸入每日400~600μg。

副作用

- 雌激素水平降低引起绝经后症状，例如潮热或阴道干燥。
- 治疗6个月以上可出现骨质疏松。
- 费用高昂。
- 由于副作用的原因，GnRH的疗程仅限于6～12个月。

反向添加方案(add-back)

- 目的是减轻低雌激素造成的副作用，反加疗法通常与GnRH同时开始。美国常用醋酸炔诺酮5mg每日1次，其他包括口服避孕药或结合雌激素与甲羟孕酮配伍。
- 国内常用的方案
   ◊ 雌孕激素联合方案: 每日结合雌激素(CEE, 倍美力) 0.3~0.625mg ＋ 安宫黄体酮(MPA)2~4 mg。
   ◊ 替勃龙(利维爱, Tibolone): 1.25～2.5 mg/日。此药在美国没被FDA批准。

反加疗法的注意事项：

- 若用GnRH-a 3个月以上，应同时应用反加疗法。根据症状的严重程度，也可从用药第2个月开始，治疗剂量应个体化，有条件可监测雌激素水平。

芳香化酶抑制剂(Aromatase Inhibitors)

- 绝经前：来曲唑(letrozole)2.5mg或阿那曲唑(anastrozole)1mg 每日1次口服；加用口服避孕药，孕酮如醋酸炔诺酮2.5mg 每日1次或GnRH以抑制卵巢功能。
- 绝经后：仅使用芳香化酶抑制剂。
- 芳香化酶抑制剂目前还不是常规治疗子宫内膜异位症的药物。

雄激素类衍生物

- 此类药虽有效，但因雄激素的副作用问题美国极少使用。副作用主要包括多毛、痤疮、肌痛等。达那唑副作用较多，国内现也少用，但孕三烯酮副作用相对较少，还是主要治疗药物。
- 孕三烯酮(gestrinone)：2.5mg一周两次，共6个月
- 达那唑(danazol)：每天600~800 mg，分2~3次口服，共6个月

手术治疗

- 轻度子宫内膜异位症(1～2期)：手术治疗很有争议，切除术与消融术的效果相似。
- 中、重度子宫内膜异位症(3～4期)：手术能否提高不孕症的治疗效果有争议。大于4cm的巧克力囊肿多主张切除，但手术可增加粘连，而且可降低卵巢储备功能。
- 子宫及双附件切除术可基本缓解子宫内膜异位症导致的盆腔疼痛，适用于无生育要求的患者。双附件切除后可使用激素替代补充。卵巢外观正常的年轻患者可保留卵巢。
- 骶前神经切除术和腹腔镜下宫骶神经切断术(LUNA)能否有效的缓解疼痛很有争议。因技术要求高，术中及术后并发症多，此手术不应常规应用。

子宫内膜异位症合并不孕的治疗

- 20%～50%的不孕妇女患子宫内膜异位症(OG 2010; 116:223)。

治疗原则

- 药物治疗子宫内膜异位症引起的不孕症无效。手术治疗可以提高妊娠率，但提高程度尚不清。
- 若不孕症患者伴有卵巢囊肿，可行手术确诊子宫内膜异位症是否存在。腹腔镜手术优于开腹手术。若卵巢子宫内膜异位症囊肿≥4cm，可行手术剥除，但术前需告知患者囊肿剥除术可能导致卵巢储备功能下降。
- 若术后患者仍不能怀孕，应选择试管婴儿助孕。再次或多次手术会影响试管婴儿的成功率。除非患者仍有明显疼痛，一般不应再次或多次手术。
- 年轻的轻中度子宫内膜异位症患者，术后半年可期待自然受孕，医生应给予生育指导。有高危因素者(如年龄35岁以上、输卵管粘连严重、不孕时间超过3年或重度子宫内膜异位症伴盆腔粘连以及病灶切除不彻底者)应积极行试管婴儿助孕。
- 单纯切除深部浸润型病灶能否改善不孕症尚无定论，手术也可能对生育造成不良影响。

刘璁、黄峥

子宫腺肌病

概况

- 定义：简称腺肌病 (adenomyosis)，指子宫内膜腺体及间质侵入子宫肌层。
- 发病机制不明，异位内膜组织可诱发肌纤维结缔组织增生，形成弥漫性病变或局限性病变。弥漫性病变占大多数，局部增生亦可形成子宫腺肌瘤(adenomyoma)，临床上与子宫肌瘤相似。
- 腺肌病可与子宫肌瘤和子宫内膜异位症同时存在，腺肌病的腺体与子宫内膜异位症不同，多不发生周期性的变化。

临床表现及诊断

- 典型临床症状为痛经、月经过多和性交疼痛，发病年龄多在35～50岁之间。50%的患者无明显症状。腺肌病一般不会导致不孕、流产或产科并发症。
- 盆腔检查：子宫弥漫性增大，为正常的2～3倍。扪诊变软，但很难与子宫肌瘤区分。
- 诊断：超声及MRI有助于诊断，最终确诊需行组织学检查。

子宫腺肌病的治疗

- 期待治疗：适合于无症状的妇女。
- 药物治疗：尚无治疗腺肌病的特效药物，可试用口服避孕药或炔诺孕酮宫内节育器(曼月乐)治疗月经过多。
- 无生育要求伴月经量增多者，可进行子宫内膜去除术。
- 子宫切除是最有效的根治性手术，在美国最常用。
- 需要保留生育功能年轻患者，可以进行病灶切除或者子宫楔形切除。此类保守性手术美国很少用。
- 不孕患者可先用GnRH-a治疗3~6个月，短期观察半年或行辅助生殖技术助孕。病变局限或者子宫腺肌瘤者，可手术切除+GnRH-a治疗，然后再行辅助生殖技术助孕。

刘璁、黄峥

子宫肌瘤

- 子宫肌瘤(uterine leiomyoma)是育龄妇女最常见的良性肿瘤，临床上10%～25%的妇女可有子宫肌瘤。若用超声和病理筛查，其发生率高达70%～80%。非裔黑人发病率较白人女性高2～3倍。
- 每个子宫肌瘤起源于单个肌细胞，不会恶变。旧的教科书常提到0.5%左右的肌瘤恶变，实际是子宫肌瘤患者以后又出现新的肉瘤或其他恶性肿瘤，与肌瘤无太大关系(Comprehensive Gynecology 6th ed, Elsevier Mosby 2012, P410)。
- 根据发生部位子宫肌瘤可分为肌壁间、浆膜下及黏膜下肌瘤(图8-11)。
- 引起子宫肌瘤的原因不明。肌瘤的增长虽与性激素有关，但避孕药及妊娠对肌瘤的影响很难预测，多数并无任何影响。绝经后子宫肌瘤多缩小。

临床表现与诊断

- 70%的子宫肌瘤无临床症状，仅在妇科或影像学检查中被发现。
- 大的子宫肌瘤可引起月经过多、痛经、白带增多、下腹坠胀和疼痛、尿频、排尿困难及不孕。长期经血流失可导致贫血。大的肌瘤可压迫输尿管和直肠。
- 黏膜下子宫肌瘤可引起重度子宫出血，蒂部较长的黏膜下肌瘤可从宫颈管脱出。
- 腹部及盆腔检查可基本确立诊断。临床上常用孕周来描述子宫的大小。应除外妊娠、卵巢包块及腺肌瘤。
- 盆腔超声是确诊子宫肌瘤的最好的影像检查，并可进一步了解子宫及附件的情况。没有必要常规使用CT或MRI。

治疗

- 无症状的子宫肌瘤不需治疗。
- 近绝经期的患者应首先考虑非手术治疗。
- 治疗指征：经血过多、贫血、盆腔痛及压迫症状，宫腔变形导致不孕，不能排除恶性肿瘤如绝经后肌瘤又有增大。

药物治疗

- 非甾体类消炎药可减轻疼痛及减少出血。
- 米非司酮：可缩小肌瘤及缓解出血和痛经的症状。用法：5mg、10mg、25mg至50mg，每日1次。每日口服米非司酮5mg，6个月后可使子宫体积缩小47%(OG 2006;108:1381)。
- 如宫腔形态正常，可用左旋炔诺孕酮宫内节育器(曼月乐)治疗月经过多。
- 促性腺激素释放激素激动剂：主要用于伴发贫血的巨大子宫肌瘤的术前准备，术前使用醋酸亮丙瑞林2～3个月可缩小肌瘤以减少术中出血。
- 子宫肌瘤的患者可用口服避孕药、激素注射或植入及激素补充治疗。

手术治疗

- 子宫切除术(hysterectomy)：最可靠的治疗方法，去除症状并改善生活质量。90%以上的病人术后都非常满意。

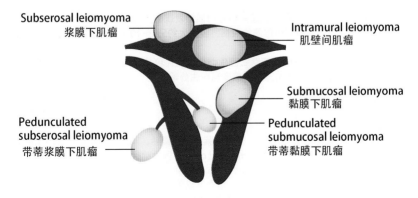

图8-11 子宫肌瘤的分类

- 肌瘤剔除术(myomectomy)：用于要求保留子宫的患者。5年复发率>50%，25%的病人最终还需要子宫切除。
- 子宫肌瘤剔除术后妊娠：经腹子宫肌瘤剔除术后，分娩前子宫破裂的发生率极低。腹腔镜下子宫肌瘤剔除者风险未知。分娩方式：若子宫肌瘤剔除术中穿透宫腔，建议剖宫产。
- 宫腔镜检查：用于切除黏膜下肌瘤。

子宫动脉栓塞术

- 子宫动脉栓塞术(uterine artery embolization, UAE)是用聚乙烯醇、明胶海绵或三丙烯微球等介入材料栓塞双侧子宫动脉，以减少月经量并改善子宫增大引起的症状。
- 有生育要求的患者禁用。
- 栓塞术后的并发症：因组织缺血，所有病人都有疼痛，组织坏死可引起发热及感染，晚期并发症包括盆腔粘连和栓塞后卵巢功能丧失。28%的患者5年内仍需子宫切除(AJOG 2010;203:105)。

MRI引导超声热消融术(ExAblate)

- 此新技术侵入性较小，可使子宫肌瘤缩小20%。虽被FDA认证，但在美国应用较少。

子宫肌瘤与不孕

- 浆膜下肌瘤和小的肌壁间肌瘤不会引起不孕。改变宫腔正常形态的或阻塞输卵管的黏膜下肌瘤可影响胚胎植入而需切除。
- 在IVF前，是否切除不压迫宫腔的大肌瘤(>5～6cm)存在很大的争议。子宫肌瘤剔除术可引起术后粘连和子宫肌层薄弱。
- 治疗方案的选择应根据每个病人的具体情况来决定。

刘璁、黄峥

附件包块

- 大多数附件包块是盆腔CT或超声检查时偶然发现的，育龄女性的附件包块多为良性，但仍需仔细检查以排除恶性可能。美国大约5%～10%的女性因附件包块做过手术。
- 美国普通妇产科和妇科肿瘤专业医生都处理附件包块。良性可能大的由普通妇科医生处理，恶性可能高的送给肿瘤专科医生处理。

鉴别诊断

良性附件囊肿

- 生理性囊肿(卵泡或黄体囊肿)、子宫内膜异位症囊肿、双侧卵泡膜黄素囊肿(theca lutein cysts)、输卵管旁囊肿(paratubal cysts, 国内称输卵管系膜囊肿或卵巢冠囊肿)和腹膜包含囊肿(peritoneal inclusion cysts)。
- 卵泡囊肿(follicular cysts)最常见，超声下见单纯性、半透明的薄壁囊肿位于卵巢皮质。避免把≤2.5cm的卵泡称为囊肿，引起病人忧虑。
- 黄体囊肿(corpus luteum cysts)比卵泡囊肿少见。超声为复杂性表现。囊肿破裂出血可以引起类似于急腹症的急性盆腔痛。

良性附件肿瘤
- 畸胎瘤(teratoma)、浆液性囊腺瘤(serous cystadenoma)、黏液性囊腺瘤(mucinous cystadenoma)、有蒂的子宫肌瘤、纤维瘤及囊性间皮瘤

感染
- 输卵管积水、输卵管卵巢脓肿、阑尾脓肿和憩室脓肿

卵巢恶性肿瘤
- 上皮性卵巢癌、交界性或低度恶性潜能的肿瘤、生殖细胞和性索间质肿瘤、转移性卵巢癌和输卵管癌

非妇科包块
- 盆腔肾、腹膜后肿瘤和胃肠道肿瘤

评估

- 盆腔超声检查是首选的影像学检查方法。CT和MRI不作为首选的评估方法。如果怀疑恶性肿瘤，行腹部及盆腔CT或MRI检查排除是否有转移。

恶性肿瘤的临床特征
- 体检发现腹水或影像学检查发现大网膜成块状(omental caking)
- 双侧卵巢包块
- 盆腔超声检查发现有实性成分的混合性包块或赘生物
- 发现固定的包块或结节
- 青春期前或绝经后附件包块

盆腔超声检查
- 通常用囊肿壁结构、分隔、声影和回声来区分良性和恶性附件包块。
- 以下特点常提示恶性附件包块：腹水、实性肿瘤、含内外乳头或赘生物。
- 多普勒：卵巢癌显示卵巢血流增加或卵巢囊性包块内可疑区域血流增加。

血清肿瘤标记物的检测
- 美国所用的卵巢上皮癌血清标志物(tumor markers)及其用途见表8-12。

癌抗原125(CA125)和其他传统的肿瘤标志物

CA125
- 是一种糖蛋白，>80％的非黏液性卵巢上皮癌的CA125可升高。其他癌症(乳腺癌，子宫内膜癌、肺癌及胰腺癌)、良性疾病(子宫内膜异位症、肝硬化及盆腔炎)和妊娠亦会升高。
- CA125预测绝经后附件包块的恶性可能性比绝经前敏感。

表8-12 附件包块和卵巢上皮癌的血清标志物			
卵巢癌筛查	发现附件包块	术前卵巢癌可能性大	卵巢癌术后监测
尚无公认的肿瘤标记物	CA125、OVA1或ROMA评估术前卵巢癌的风险	由妇科肿瘤医生施行手术	使用CA125及HE4

- 常用于卵巢癌治疗后随访。

CEA和CA 19-9
- 某些粘液性卵巢癌会升高。

AFP、hCG及LDH
- 用于卵巢恶性生殖细胞肿瘤(详见卵巢非上皮性肿瘤章节)。

抑制素A和B
- 卵巢颗粒细胞瘤会升高。

新的肿瘤标志物
- OVA1和HE4目前没有广泛使用，对早期诊断和治疗的价值仍需进一步评估。

OVA1
- 该试验测定5种血液蛋白质，包括CA-125、β2微球蛋白 (β2 microglobulin)、载脂蛋白A1(apolipoprotein A1)、甲状腺素运载蛋白(transthyretin)和转铁蛋白(transferrin)。
- 盆腔包块患者评分为0到10分，如果绝经后妇女评分≥4.4分或绝经前妇女评分≥5分，卵巢癌的风险增加。
- 敏感性为92.5%，特异性为42.8%，阳性预测值为42.3%，阴性预测值92.7% (OG 2010; 116: 246)。
- ≥18岁女性的盆腔包块术前评估可考虑使用OVA1。高度怀疑恶性肿瘤的患者建议由妇科肿瘤专业医生进行手术。
- OVA1不能用于卵巢癌的筛查或诊断。

HE4及ROMA
- 人附睾蛋白(HE4)在浆液性卵巢癌、卵巢子宫内膜样癌及透明细胞癌中过度表达，不在黏液性卵巢癌或生殖细胞瘤中表达。ROMA(Risk of Ovarian Malignancy Algorithm)是利用CA125和HE4来计算卵巢癌的术前风险。
- 对于卵巢癌的监测，HE4比CA125更有特异性。非癌性疾病如子宫内膜异位症，HE4较少升高。

何时病人需转诊至妇科肿瘤医生
- 美国妇产科学会(ACOG)和妇科肿瘤学会(SGO)关于盆腔包块的转诊指南见表8-13 (OG2011;117:742)。

卵巢囊肿的处理

绝经前妇女
- 卵巢囊肿大多与排卵相关，绝经前卵巢癌发病率很低。
- 如果囊肿为单发、活动、且<10cm，可观察3～6月后复查B超 (OG 2011; 117: 1413)。口服短效避孕药并不能加快功能性卵巢囊肿的消失，如果囊肿持续存在或增大，则考虑手术治疗。

手术指征
- 卵巢囊肿≥10厘米或持续存在或增大。
- 实性卵巢肿块或囊壁有乳头状突起。
- 出现腹水。
- 怀疑卵巢蒂扭转或破裂。

手术路径
- 对于大多数妇女，首选腹腔镜手术。
- 手术目的是切除卵巢囊肿或附件包块，育龄妇女应尽量保留健康的卵巢组织，卵

表8-13 The SGO/ACOG 关于盆腔包块的转诊指南

绝经前(<50岁)	绝经后(≥50岁)
1. CA-125>200U/ml 2. 腹水 3. 体检或影像学检查提示有腹部或远处转移	1. CA-125>35U/ml 2. 腹水 3. 结节状或固定的盆腔包块 4. 体检或影像学检查提示有腹部或远处转移
符合其中一项标准，需转诊给妇科肿瘤医生。	

巢良性病变极少行双卵巢切除术。

- 不宜单纯行囊肿抽吸术。
- 大多数附件包块宜先行腹腔镜手术，如腹腔镜手术困难，则转开腹手术。

绝经后妇女

单纯附件囊肿

- 直径<10cm的单房囊肿发生卵巢癌的可能性极小。
- 每三个月进行一次盆腔检查、B超及CA-125检测，70%的囊肿会在3个月内自行消失，如果囊肿持续存在则行手术治疗(OG 2003; 102: 594)。

混合性附件囊肿

- 建议手术治疗。

妊娠合并卵巢包块

- 大多数卵巢囊肿做B超时偶然发现，无症状的附件包块建议期待治疗 (OG 2007; 110: 201)。妊娠期间许多囊肿也会自行消失。
- 妊娠期大多数附件包块是生理性囊肿、畸胎瘤和输卵管系膜囊肿。卵巢黄素化囊肿是妊娠期特有的囊肿，分娩后自行消失。
- 卵巢囊肿蒂扭转或怀疑恶性肿瘤者应手术治疗。

卵巢畸胎瘤

- 畸胎瘤(teratoma)是20～40岁的女性中最常见的生殖细胞肿瘤(germ cell tumors)和卵巢肿瘤，10%～15%的畸胎瘤为双侧。
- 分为成熟性(囊性或实性)、未成熟性或高度特异性畸胎瘤。恶性未成熟畸胎瘤仅占1%。
- 良性囊性畸胎瘤也称皮样囊肿(dermoid cyst)，含有外胚层(毛发、皮脂腺、神经组织、牙齿和软骨)、中胚层(骨和脂肪组织)和内胚层(甲状腺、胃肠道、泌尿道和呼吸道上皮组织)。头结(prominence)或Rokitansky结节指囊壁内小丘样的隆起。
- 超声表现：多数畸胎瘤可经超声明确诊断，典型表现有实性成分引起的声影。
- 卵巢甲状腺肿及类癌是较罕见的特异性的畸胎瘤。卵巢甲状腺肿是含有甲状腺组织的畸胎瘤，可致甲状腺功能亢进，但极少发生(<5%)。类癌可引起面部潮红、腹泻、腹痛和心脏疾病。

处理

- 一般行囊肿切除术，尽量保留正常卵巢组织。

- 囊液漏至腹腔会导致化学性腹膜炎并影响术后恢复，术中应避免囊液外漏。

张璐希、黄峥

多囊卵巢综合征

- 多囊卵巢综合征(polycystic ovarian syndrome, PCOS)是育龄妇女最常见的妇科内分泌疾病，发病率约为5%~10%。
- Stein和Leventhal1935年报道了这一综合征，但病因目前仍不明确，PCOS是否由肥胖所致尚不清楚。
- PCOS的主要表现为月经稀发和雄激素过多。因持续无排卵，PCOS是导致妇女不孕最常见的原因。心血管疾病和糖尿病的发病率升高。

临床表现

- 起病年龄：多从青春期开始，因无排卵，有些患者表现为表现为原发性闭经。
- 月经失调：主要表现为月经稀发或闭经，月经无规律，经量可多可少，经期可长可短。
- 雄激素增高征象：多毛和痤疮，性毛和体毛呈男性分布，严重的雄激素增高或雄性化(virilization)极少见。
- 不孕：很多患者因不孕而就诊。
- 肥胖：PCOS患者多有不同程度的肥胖。
- 黑棘皮症(acanthosis nigricans)颈项部、腋下及外阴等皮肤皱褶处见黑褐色素沉着，此征表明胰岛素抵抗。

评估和诊断

- 诊断多囊卵巢综合征多数仅需要详细的病史和体检。

诊断标准

- 无统一的诊断标准，目前最常用的是2003年鹿特丹标准(Rotterdam criteria)。
- "多囊卵巢"一词不利于这一综合征的诊断和深入研究，所有诊断标准都不要求多囊卵巢必须存在。

2003年鹿特丹标准(Hum Reprod 2004; 19:41)

如果以下三个特征符合两个，则可诊断为多囊卵巢综合征：

1. 稀发排卵或无排卵
2. 高雄激素的临床表现和/或高雄激素血症
3. 多囊性卵巢：阴道超声显示一侧或双侧卵巢有≥12个卵泡，每个卵泡的直径2~9mm，和/或卵巢体积大于10ml

三点中具备2点，且排除甲状腺疾病、先天性肾上腺皮质增生、雄激素肿瘤、库欣(Cushing)综合征以及高催乳素血症等，可诊断为PCOS。根据鹿特丹诊断标准，PCOS的定义明显放宽，月经正常或雄激素正常的妇女也可诊断为PCOS。

其他标准

- 1990年美国国立卫生研究院(NIH)的标准与2008年Androgen Excess Society(AES)的诊断标准近似，均要求满足(1)排卵障碍，(2)高雄激素症状或血清雄激素升高，(3)排除引起雄激素升高的其他疾病。

辅助检查

- 辅助检查需个体化。

盆腔超声

- 检查卵巢体积和卵泡数目及大小，一般要求阴道超声。
- 典型超声表现为"项链征"，指卵泡沿卵巢边缘环状排列。"项链征"并无特异性，正常女性也可见这种超声征象。

实验室检查

血清雄激素

- 睾酮(testosterone)：清晨血清总睾酮水平>5.2nmol/L(150ng/dl)提示分泌雄激素的肿瘤或卵泡膜细胞增殖症(ovarian hyperthecosis)。
- 硫酸脱氢表雄酮(DHEA-S)：DHEA-S来源于肾上腺，正常水平可排除肾上腺疾病，轻度升高见于PCOS，高于13.6μmol/L(700μg/dl)提示肾上腺分泌雄激素肿瘤。
- 17-羟孕酮(17-hydroxyprogesterone，17-OHP)：晨血17-OHP>6nmol/L(200 ng/dl)提示先天性肾上腺皮质增生症。必要时行ACTH刺激试验予以核实。
- 有指征时可筛查库欣综合征，24h尿游离皮质醇测定的敏感性及特异性最高。

其他激素

- 测量TSH、FSH及催乳素。LH、LH/FSH比值、E1和E2均不用于PCOS的诊断，无必要常规测定。

糖尿病和心血管病的筛查

- 葡萄糖耐量试验和血脂为常规项目，无必要常规检测胰岛素水平。

代谢综合征的诊断标准

代谢综合征(metabolic syndrome)也称胰岛素抵抗综合征(insulin resistance syndrome)，以下5点中符合3点则诊断成立(Circulation 2005;112: 2735)：

1. 腰围：女性≥88厘米(35英寸)，男性≥102厘米(40英寸)
2. 甘油三酯≥1.7mmol/L(150mg/dl)
3. 高密度脂蛋白：女性<1.3mmol/L(50 mg/dl)，男性<1mmol/L(40 mg/dl)
4. 收缩压≥130mmHg，舒张压≥85mmHg，或正在服用降压药
5. 空腹血糖≥5.6 mmol/L(100mg/dl)

处理

一般处理

- 节食及健康饮食。减肥可降低血清胰岛素及雄激素水平，恢复排卵和正常月经，改善子宫功能性失调性出血、不育及多毛症状。每天减少摄入500～1000热卡，6～12个月内可以减轻7%～10%的体重。减少脂肪和淀粉摄入，增加含纤维素的全麦及谷类食品及蔬菜和水果。
- 每天至少锻炼30分钟。

月经调节

- 如果需要避孕，可用复方口服避孕药或孕激素宫内节育器(曼月乐)。
- 孕激素后半周期疗法：保护子宫内膜，但达不到避孕效果。用药方法如下：
  ◇ 甲羟孕酮 (安宫黄体酮，medroxyprogesterone)10mg/天，每月10～14天；
  ◇ 微粒化黄体酮(micronized progesterone)200mg，每日睡前服用，每月10～12天；
  ◇ 地屈孕酮10mg，每日2次，每月10～14天。

改善内分泌和代谢功能

二甲双胍

- 二甲双胍(metformin)是胰岛素增敏剂, 用于改善胰岛素抵抗, 有胰岛素抵抗的妇女可用于排卵。
- 用法: 始量500mg每日两次; 缓释片500mg每日1次, 晚饭后服。如果无副作用, 可逐渐加量。
- 副作用: 主要是胃肠反应, 包括腹泻、恶心、呕吐和腹胀, 乳酸中毒很少见。

他汀类药物

- 降低总胆固醇和低密度脂蛋白。
- 辛伐他汀(simvastatin)20mg, 每日一次口服, 在降低睾酮和脱氢表雄酮方面似乎比二甲双胍更为有效(J Clin Endocrinol Metab 2009;94:4938)。

PCOS相关症状的处理

- 参考异常子宫出血、多毛、闭经及不孕等章节。

多毛症

- 多毛症(hirsutism)是指面部须毛及中线部位的体毛过度生长呈男性分布, 常伴无排卵及高雄激素血症。无高雄激素血症性多毛症称特发性多毛症。
- 脸部及身体毛发的生长有明显的种族差异, 东亚妇女多毛症罕见。
- 女性男性化(virilization)罕见, 多由产生雄激素的肿瘤所致, 临床表现包括阴蒂肥大、声音低沉、头顶脱发及肌肉发达。

评估与诊断

- 多毛症是临床诊断, 美国是多民族国家, 轻微多毛现象较多见, 不一定常规检测雄激素水平。70%~80%的多毛与PCOS有关, 起病短而且逐渐加重的多毛症提示分泌雄激素肿瘤的可能。
- Ferriman-Gallway评分适用于白人, 轻度多毛症8~10分, 中重度多毛症>15分。
- 辅助检查: 盆腔超声、雄激素及其他激素的测定(详见PCOS)。必要时行CT或MRI排除肿瘤。

多毛症的治疗

口服避孕药

- 首选治疗。症状改善一般需6个月, 如单用复方口服避孕药无效, 可加用抗雄激素治疗。
- 避孕药可降低血LH水平, 增加性激素结合球蛋白水平, 降低总睾酮及游离睾酮。
- 不同品牌的避孕药疗效无明显差异, 炔雌醇含量一般为0.03~0.035mg。

抗雄激素治疗

- 由于潜在的致畸作用, 服药期间需要避孕。

螺内酯(安体舒通, spironolactone)

- 是美国治疗多毛症的首选抗雄激素药物。减少卵巢及肾上腺来源的雄激素, 竞争性结合毛囊雄激素受体, 通过抑制5a还原酶, 减少二氢睾酮(dihydrotestosterone, DHT)。
- 剂量: 50~100mg, 每日2次, 需要治疗6个月才能观察到临床效果。
- 副作用: 高血钾或肾功能不全者慎用。

其他药物

- 环丙孕酮(cyproterone)50mg, 每日2次, 可增至每日100~150mg, 每日2次。

- 非那雄胺(finasteride)2.5~5mg/日。

脱毛治疗
- 可用激光或强脉冲光脱毛。
- 局部使用脱毛霜例如二氟甲基鸟氨酸软膏，可减少毛发生长。
- 剃毛不影响毛发生长速度或毛发直径，可用镊子拔毛、打蜡脱毛或电溶解脱毛。

张璐希、石琨、黄峥

异常子宫出血

- 异常子宫出血(abnormal uterine bleeding)很常见，1/3的妇科病人都因月经不正常而就诊。异常出血原因很多，有时寻找确切病因很困难。每个妇科医生对这个常见病都应有一套系统的处理方法。

正常及异常月经周期
- 月经周期：28±7天(21~35天)
- 月经期：平均4~5天(超过7天为异常)
- 月经量：平均35ml(超过80ml为异常)
- 准确测量月经量很困难，有以下情况应考虑出血过多：贫血、血块大于1cm、湿透衣服或床单以及夜里需换卫生巾等。

异常子宫出血的术语
- 术语混乱，不利于临床和科研。2011年国际妇产科联盟(FIGO)对术语做了系统地修订(Int J Gynaecol Obstet 2011;113:3/Fertil Steril 2011;95:2204/OG 2012;120:197)，建议摒弃所有拉丁名词如menorrhagia、metrorrhagia、meno-metrorrhagia、polymenorrhea和oligomenorrhea，应使用简单的英语描述异常子宫出血的情况。
- 功能失调性子宫出血(dysfunctional uterine bleeding, DUB)一词不能准确地说明出血性质，应停用。中英文常用术语见表8-14。

表8-14 异常月经周期的术语	
月经过多(heavy menstrual bleeding, menorrhagia)	• 大量月经出血。月经周期正常但月经量增多或经期延长(>80 ml)
子宫不规则出血(intermenstrual bleeding, metrorrhagia)	• 月经间期出血，月经周期不规则但经量正常
子宫不规则出血过多(metromenorrhagia)	• 经量增多，经期延长，周期不规则
月经稀发(infrequent menstrual bleeding, oligomenorrhea)	• 月经周期超过35天
月经过频(frequent menstrual bleeding, polymenorrhea)	• 月经周期小于21天
功能失调性子宫出血(DUB)	• 多指无排卵引起的异常子宫出血

异常子宫出血的病因及鉴别诊断

- FIGO将异常子宫出血分为器质性(PALM)和非器质性异常子宫出血(COEIN)。

器质性病变引起的异常子宫出血—PALM
表现为月经过多及月经间期点滴出血，排卵多数正常。此类病变包括：

- 子宫内膜或宫颈息肉(Polyp)：表现为经期延长及经量增多，也可有月经间期和绝经后出血。许多息肉无症状，直径小于10mm及无症状者多可自行消退。行盆腔超声检查，并经超声下子宫造影或宫腔镜检查来确诊。
- 子宫腺肌病(Adenomyosis)：70%的病人有异常子宫出血。
- 子宫肌瘤(Leiomyoma)：黏膜下肌瘤和大的肌壁间肌瘤常导致子宫出血。
- 恶性肿瘤及子宫内膜增生(Malignancy and hyperplasia)：宫颈癌和子宫内膜癌或子宫内膜增生症。

非器质性病变引起的异常子宫出血—COEIN

- 凝血功能异常(Coagulopathy)：血管性血友病、血小板异常和白血病常伴有排卵性出血。
- 排卵障碍(Ovulatory dysfunction)：青春期、围绝经期、肥胖、PCOS，甲状腺疾病和高催乳激素血症
- 子宫内膜病变(Endometrial)：炎症、感染及血管畸形
- 医源性(Iatrogenic)：激素、抗凝药物、化疗和节育器所致
- 未归类(Not yet classified)：不属于以上各类的疾病

根据年龄的鉴别诊断

- 13~18岁：下丘脑-垂体-卵巢轴不成熟，无排卵性子宫出血最常见，其他原因包括避孕药、妊娠、盆腔炎、凝血功能异常或罕见肿瘤。
- 19~39岁：妊娠、肌瘤或息肉、无排卵、避孕药物并发症或子宫内膜过度增生。子宫内膜癌少见。
- 40岁至绝经期：无排卵、肌瘤或息肉、子宫内膜过度增生或内膜癌。

评估

- 详细采集病史，全身体检及盆腔检查，确定是否子宫出血。
- 周期性(有排卵)子宫出血：经前症状伴随规则经期提示正常排卵。有排卵性大量出血可能与宫内病变如息肉和黏膜下肌瘤有关，内膜息肉、内膜增生和内膜癌都可有月经间期出血。
- 无排卵性出血：月经不规则，可相隔几个月，月经量过多且经期延长。
- 性交后出血：宫颈炎、宫颈柱状上皮异位、宫颈息肉或子宫颈癌。

实验室检查
- 妊娠试验、血常规、TSH、宫颈刮片和衣原体检查，必要时行凝血功能检查。

子宫内膜活检
- 常用来排除子宫内膜过度增生或内膜癌，在月经周期的第18天或18天以上可以用来确定是否排卵，分泌期子宫内膜提示已经排卵。
- 45岁以上患者有不正常子宫出血时均应做内膜活检，45岁以下若有内膜癌高危因素如肥胖或PCOS也应活检。

盆腔超声检查
- 如怀疑器质性病变或盆腔检查不满意时行盆腔超声检查。子宫内膜厚度≤5mm，

- 表明子宫内膜过薄，恶性肿瘤可能性很小。绝经前子宫内膜增厚无诊断价值。
- 盐水灌注宫腔超声造影(sonohysterogram)可诊断黏膜下肌瘤及内膜息肉。

青春期月经过多

- 大多由于无排卵的月经周期引起。
- 首选实验室检查：血常规、PT、aPTT及血纤维蛋白原。
- 如果可怀疑血管性血友病(VWD)，建议到血液科就诊，VWD特异性检查包括VWF瑞斯托霉素辅因子(ristocetin cofactor assay)、VWF抗原以及VIII因子活性，这些检查比较难做而且难以分析。

无排卵性子宫出血的药物治疗

慢性无排卵性出血

有避孕要求的女性

- 口服避孕药：常为一线治疗方案
- 长效醋酸甲羟孕酮150mg肌注，每3月一次。
- 含左炔诺孕酮的宫内节育器：对月经过多非常有效，显著减少出血并提高患者生活质量，效果和子宫内膜去除术相当。

无避孕要求的女性

非甾体消炎药(NSAIDs)
- 月经开始后立即服用，持续整个经期，可减少20%～40%的经血量，可以单独或联合其他药物应用。常用药物如下：
  ◇ 甲氧萘丙酸(naproxen)500mg，每日两次
  ◇ 甲芬那酸(mefenamic acid)500mg，每日3次
  ◇ 布洛芬(ibuprofen)600mg，每6～12h
  ◇ 吲哚美辛(消炎痛,indomethacin)25mg，每6～12h

口服抗纤溶药
- 氨甲环酸(tranexamic acid)可以减少三分之一的月经量。
- FDA批准的用法：每次两片(650mg/片)，每日三次(3900 mg/天)，月经一来，马上服药，不超过5天。
- 如果与口服避孕药合用会增加血栓风险。其他副作用包括痛经、头痛或背痛。

孕激素
- 甲羟孕酮(medroxyprogesterone)10mg每日一次，每月服用10～15天。
- 微粒化孕酮200 mg每日睡前服用，每月服用10～15天，微粒化孕酮多用于想怀孕的妇女。
- 停用孕激素后1～7天出现撤退性出血。孕激素保护子宫内膜，预防内膜增生。

急性中重度出血

- 如果血红蛋白水平小于80g/L或休克应收入院，输血应个体化。
- 雌激素或雌激素加上孕激素通过诱导子宫内膜增生促进止血。若有雌激素的禁忌证，可以单纯使用孕激素。
- 激素治疗方案众多，疗效接近，但循证不足。应选易用的方案。

口服避孕药(Oral Contraceptive Pills, OC)

1. 国内方案：OC1～2片/次，每8～12h，血止3日后逐渐减量至1片/日，维持21天。

2. OC1片，3次/日，共1周，然后1片，1次/日，再服3周，治疗成功率达88%(OG 2006;108:924)
3. OC1片，3次/日，共3天，然后2次/日，再服3天，之后每天1次
4. 递减方案：第1天服用5片，第2天服用4片，第3天服用3片，第4天服用2片，第5天服用1片，以后每天1片
5. 小剂量方案：OC1片，2次/日，共2天；如果出血量减少，持续该剂量1周；如果出血继续较多，增加至3次/日，共1周，然后1次/日共3周

雌激素治疗
静脉使用雌激素
- 结合雌激素(conjugated estrogen, CE)25mg IV q4～6h；出血通常在24h内减少；然后口服结合雌激素2.5mg q6h，共21～26天；周期后十天加用甲羟孕酮10mg qd。
- 患者可能出现撤退性出血，需口服避孕药或孕激素预防严重出血；大剂量雌激素可引起静脉血栓或栓塞。

口服雌激素
- 结合雌激素2.5mg或雌二醇2mg q4～6h至血量减少；血止后逐渐减量至每日一次，共7～10天；然后每日1片口服避孕药。

孕激素
- 甲羟孕酮20mg，3次/日，共1周，然后1次/日，共3周，成功率达76%(OG 2006;108:924)。
- 醋酸炔诺酮(norethindrone acetate)5～10 mg口服q4h或微粒化孕酮 (micronized progesterone)200 mg q4h直到出血停止，然后递减药物用量。
- 长效醋酸甲羟孕酮150mg肌注，同时给予甲羟孕酮20mg，3次/日，共3天。适用于随访困难的患者(AJOG 2013;208:499)。

手术治疗

诊刮
- 诊刮(dilation & curettage, D&C)既可以诊断也可以治疗，对大部分患者可以迅速止血。血压低、心跳快的休克患者输血输液稳定后可行诊刮术。
- 操作简单但不够准确，可漏刮宫内病变。达不到长期治疗目的，诊刮后仍需药物治疗。

宫腔镜
- 宫腔镜(hysteroscopy)可用于宫内病变的诊断及处理。
- 术前准备：术前晚上口服或阴道给予200～400mg米索前列醇(misoprostol)利于宫颈扩张。尽量在卵泡期安排手术。
- 宫腔镜手术并发症：出血、膨宫液(distention media)过度灌注、子宫穿孔及气体栓塞。

膨宫液
- 电解质液(生理盐水或林格氏液)：等渗，用于诊断性宫腔镜或使用双极、激光的治疗性宫腔镜。液体过度灌注可引起肺水肿及充血性心衰(CHF)。
- 不含电解质的液体：1.5%的甘氨酸和3%山梨糖醇是低渗液，5%甘露糖醇是等渗液。用于射频或单极宫腔镜手术，可引起低钠血症、癫痫和脑水肿。

灌注液监控及处理

- 电解质液：如果入液量与出液量相差超过2500ml应停止手术。
- 不含电解质的液体：如果入液量与出液量相差超过1000～1500ml应停止手术；年老、合并其他疾病或术中有烦躁现象，出入液量相差超过750ml时应停止手术。
- 过度灌注及低钠血症：入院，高渗盐水和速尿可以纠正低钠血症。

子宫内膜去除术

- 比子宫切除术创伤小，要求宫腔大小正常或接近正常。
- 目前多用非电切子宫内膜去除术，比内膜电切术容易操作，并发症少。
- FDA通过了下列几种子宫内膜去除术的方法：射频消融术(NovaSure)、热球去除术(ThermaChoice)、循环热水去除术(HTA)、冷冻消融术(Her Option)、微波去除术(MEA)以及子宫内膜激光去除术(ELITTE)。NovaSure在美国最常用。

适应证

- 慢性月经过多为主要适应证
- 急性子宫出血药物治疗无效或禁忌

禁忌证

- 如果患者有子宫内膜增生或内膜癌、有可能再生育、妊娠以及急性盆腔炎(PID)，不能行内膜去除术。
- 相对禁忌证包括绝经后阴道流血、他莫昔芬(tamoxifen)引起的异常子宫出血、子宫大于妊娠12周或黏膜下肌瘤超过3cm，子宫内膜息肉或小的黏膜下肌瘤并非禁忌。

术前评估及知情同意

- 设定现实的目标：目的是减少月经量，不一定达到闭经效果。闭经率在14%～55%之间。
- 子宫内膜去除并非避孕措施。内膜去除术后一定避免妊娠，如果未行双侧输卵管结扎，必须采用其他可靠的避孕措施。
- 腹腔镜双侧输卵管结扎可以与子宫内膜去除术同时进行，但不建议行宫腔镜下双侧输卵管阻塞(Essure)。
- GnRH术前预处理：醋酸亮丙瑞林3.75mg肌注，每月一次连续1～2月。射频消融术(NovaSure)不需要内膜预处理，热球(ThermaChoice)术前刮宫可代替术前预处理。
- 选择子宫内膜去除装置：基于术者的经验及现有的器械，双极射频消融(NovaSure)比热液(HTA)及热球(ThermaChoice)操作时间短，闭经率高(OG 2010;116:819及OG 2011;117:109)。

并发症

- 子宫穿孔率0.3%、出血1.2%、子宫积血0.9%以及发热和盆腔感染 1%。术前不主张使用预防性抗生素。子宫内膜去除后2～5年内14%的患者会切除子宫。
- 子宫内膜的监测：由于子宫内疤痕形成，内膜活检相对困难。
- 内膜去除术后妊娠常合并胎盘附着位置异常。

子宫切除

- 是彻底治疗异常子宫出血的传统方法，其他治疗无效后实施。病人术后多很满意，也相对减少总的治疗费用(BMJ 2011;342:d2202)。

苏向辉、黄峥

儿童妇科

盆腔检查

- 详细询问病史十分重要，须取得孩子信任后仔细检查外阴。
- 膝胸卧位是较好的检查体位，有些情况下，需麻醉后进行检查。
- 幼儿阴道黏膜比青春期后少女更红和更薄。阴道pH属中性。

常见的儿童妇科问题

外阴阴道炎

- 最常见的儿童妇科疾病。主要原因是卫生不良、局部感染和刺激所致，但只有四分之一患儿的阴道分泌物能培养出微生物。
- 需排除阴道异物和性侵犯(sexual abuse)：异味的血性分泌物提示阴道异物可能，滴虫、淋球菌和衣原体感染常提示性侵犯，出生时婴儿有可能感染衣原体。HPV感染通常属间接的、非性交途径的传染。
- 过敏、蛲虫感染、输尿管异位和皮肤疾病也可以表现为外阴阴道炎。

处理

- 改善外阴卫生，坐浴，减少化学物质的接触(比如说泡泡浴)。
- 治疗感染，可以使用局部雌激素软膏，结合口服抗生素治疗。雌激素的使用不能超过4周，以免引起全身性副作用。

阴道出血

- 青春期前的儿童少见。
- 病因包括阴道异物、肿瘤、性早熟、外伤、性侵犯、外阴阴道炎、尿道脱垂、出血性疾病、硬化性苔藓、使用雌激素类药物、志贺氏菌和A族链球菌感染。

小阴唇粘连

- 表现为阴唇之间薄的垂直线状融合。
- 给予局部雌激素软膏治疗，2次/日。通常2周内可自行分开。

生殖器创伤

- 骑跨伤最常见，必须排除性侵犯。
- 血肿通常可以自行压迫止血，外阴撕裂伤须缝合。需在麻醉下详细检查，排除有无合并盆腔器官的损伤。

附件区包块

- 通常表现为下腹部疼痛或肿块，可能出现扭转、出血和破裂。
- 75%以上的儿童附件肿瘤是良性的。良性畸胎瘤最常见，生殖细胞肿瘤为最常见的恶性肿瘤。如果怀疑生殖细胞肿瘤，需检查抑制素、β-hCG、AFP和LDH。
- 通常为单侧。若对侧卵巢外观正常，手术时不需进行活检。

青春期

- 青春期(puberty)是儿童到成人的转变，是生殖器官、内分泌系统和体格逐渐发育成熟并具有生育功能的阶段。下丘脑-垂体-卵巢轴启动，GnRH分泌引起青春期发育。性发育至成熟的过程大约需要4年。脂肪与青春期启动有关，胖女孩性发育早，瘦女孩晚。

Tanner 分期

- 见表8-15。

第二性征的变化顺序：

1. 乳房萌发(thelarche)
2. 阴毛、腋毛生长(pubarche 或adrenarche)，由肾上腺雄激素分泌启动所致。
3. 骨生长加速(growth spurt)
4. 月经初潮(menarche)：平均年龄12.9±1.2岁

美国学生用顺口溜帮助记忆：boobs→pubs→bone→blood(乳→阴→骨→血)。

性早熟

- 性早熟(precocious puberty, PP)国内定义：8岁前出现任何一种第二性征发育或月经来潮。
- 美国根据种族不同，年龄少有差异。白人7岁前或黑人6岁前出现第二性征称性早熟。若按月经初潮，白人8岁前或黑人7岁前来潮称性早熟。
- 性早熟给女孩带来严重社会问题及精神心理障碍。雌激素过早分泌导致骨骺提前融合，患儿最终身材矮小。

性早熟的病因与分类

GnRH-依赖性(GnRH dependent precocious puberty, GDPP)

- 亦称中枢性(central PP)或真性性早熟(true PP)，占所有性早熟的80%。
- 特发性(idiopathic/constitutional)性早熟占所有性早熟的75%，占GDPP的80%；其他病因主要是中枢神经系统疾病，如肿瘤、感染、创伤和先天性发育异常。

非GnRH-依赖性(GnRH independent precocious puberty, GIPP)

- 称外周性(peripheral PP)或假性性早熟(pseudo PP)，雌激素异常分泌引起同性性早熟(isosexual PP)，雄激素异常分泌导致异性性早熟(heterosexual PP)。
- 病因包括卵巢囊肿或肿瘤、McCune Albright综合征、先天性肾上腺皮质增生(congenital adrenal hyperplasia, CAH)、肾上腺肿瘤、外源雌激素和异位hCG或GnRH分泌。
- McCune Albright综合征由G蛋白的 α 亚基基因突变所致，可激活整个内分泌功能。表现为骨纤维发育不良、易骨折、皮肤色素斑(café au lait spots)、肾上腺和甲状腺功能亢进。性早熟可为该征的最先表现。

表8-15 乳房及阴毛生长分期(Tanner分期)

分期	乳房	阴毛
1	• 青春期前：仅乳头突出	• 无
2	• 乳芽期：乳晕和乳头增大隆起，有乳核可触及，平均年龄9.8岁	• 有浅黑色绒毛稀疏地分布在大阴唇，平均年龄10.5岁
3	• 乳房和乳晕继续增大，乳房、乳晕在同一平面上，平均年龄11.2岁	• 阴阜出现粗而卷曲的阴毛，平均年龄11.4岁
4	• 乳晕第二次突出于乳房丘状平面，平均年龄12.1岁	• 局限于阴阜的成人型阴毛分布，平均年龄12.0岁
5	• 成熟期乳房，乳晕回降，全乳房弧度连续，平均年龄14.6岁	• 阴毛成人型分布，平均年龄13.7岁

不全性性早熟(incomplete PP)
- 指单纯性的乳房发育或单纯性的阴毛/腋毛生长。

诊断步骤
- 虽然绝大多数性早熟属特发性，并无明显病因，但必须排除器质性病变。
- 详细的病史和体检是最重要的一部分，对性早熟者应进行性发育分期。
- 影像检查：行腕部X光片计算骨龄。骨龄超实际年龄1岁为提前，骨龄正常可除外GDPP。必要时做颅脑CT、MRI和盆腔超声。
- 血清学检查：FSH、LH、E2、TSH、T4、睾酮、硫酸脱氢表雄酮 (dehydroepiandrosterone sulfate, DHEA-S)以及17-α-羟孕酮(17-OH progesterone)
- LH水平很有用。基础LH高于5 IU/L可诊断GDPP，LH低者可行GnRH激发试验。
- GIPP患者LH为青春期前水平，GnRH激发试验不升高。

处理
- 病因明确者应去除病因；适当进行性教育和心理教育。
- 单纯的乳房萌发或阴毛生长常会自行消退，这些可能是正常发育的变异。对不全性性早熟可先观察，必要时行激素测定。部分患者可发展为完全性性早熟。
- 特发性性早熟给予GnRH类似物治疗，可迅速抑制性早熟，改善最终身高。一般在11~12岁停用GnRH。骨龄已高的患儿GnRH增高效果不理想。

青春期发育迟缓

定义
有下列情况之一者称青春期发育迟缓(delayed puberty)：
- 到13岁，尚无任何第二性征出现
- 到15~16岁，尚无月经初潮
- 乳房开始发育已有5年，但尚无月经初潮

病因
- 功能性低促性腺激素性性腺功能减退(hypogonadotropic hypogonadism)：生理性迟缓占青春期发育迟缓的30%，其他原因包括慢性疾病、营养不良和剧烈运动。器质性低促性腺激素性性腺功能减退主要是因为中枢神经系统疾病，如垂体瘤、颅咽管瘤(craniopharyngioma)、高泌乳素血症和卡尔曼综合征(Kallmann syndrome)。
- 高促性腺激素性性腺功能减退(hypergonadotropic hypogonadism)：最常见的是性腺发育不全(gonadal dysgenesis又称Turner综合征)，其他原因引起的卵巢早衰相对少见。

诊断和处理
- 青春期发育迟缓常表现为原发性闭经，参看闭经章节。
- 血清学检查：FSH、LH、E2、TSH、T4、催乳素及DHEA-S
- 影像检查：腕部X光片计算骨龄，生理性迟缓骨龄多在12~13.5之间。必要时做颅脑MRI和盆腔超声。
- 生理性迟缓一般不需特殊治疗。Turner综合征患儿需生长激素和雌激素治疗，为促使乳房发育，雌激素从小剂量开始，逐渐过渡到成人剂量，常需2年时间。雌激素过高可致骨骺提前融合，孕激素可影响乳房发育，刺激乳房发育时不用孕激素。

黄洁贞、黄峥

闭经

- 正常月经有赖于下丘脑、垂体、卵巢、子宫和阴道的正常解剖和生理功能。闭经(amenorrhea)指无月经或月经停止。因病因极多，临床医生常感棘手。
- 为便于评估，常把闭经分为原发性闭经(primary amenorrhea)和继发性闭经(secondary amenorrhea)。原发性闭经少见，但病因很复杂。常见的继发性闭经有多囊卵巢综合征(PCOS)、下丘脑功能失常、高催乳素血症及卵巢早衰。

一般诊断步骤

- 全面的病史及体格检查，包括乳房和内外生殖器官。
- 实验室检查：FSH、LH、TSH、催乳素及染色体核型分析。如果存在男性化，则需查血清睾酮、硫酸脱氢表雄酮和17-羟孕酮。
- 影像学检查：盆腔B超，MRI检查排除中枢神经系统病变和先天性泌尿生殖道异常。
- 孕激素撤退试验：是评估下丘脑、垂体、卵巢及生殖道的间接方法。直接检测激素水平的方法越来越精确，孕激素撤退试验的运用越来越少。

原发性闭经

- 定义：年满13周岁，第二性征未发育，或年满15岁仍无月经来潮。
- 真正的原发性闭经不常见，主要有染色体异常(50%)例如Turner综合征(45X)、下丘脑功能减退(20%)、生殖道解剖异常(20%)、垂体病变(5%)和其他(5%)(AJOG 1981;140:371)。

临床评估

- 全身体检、生殖器官及乳腺检查是最重要的第一步。不能做盆腔检查时可做B超检查子宫和卵巢，但超声不能代替外阴及阴道检查。
- 乳腺发育提示雌激素存在，根据乳腺发育情况和有无子宫决定下一步检查。无子宫的病人极少见。鉴别诊断详见表8-16。
- 实验室检查：FSH升高者需染色体检查。FSH降低和正常提示下丘脑功能性失常、GnRH缺乏或其他下丘脑垂体疾病，可考虑MRI确定是否有器质性病变。

子宫和阴道的先天性畸形

无孔处女膜

- 无孔处女膜(imperforate hymen)初潮前无症状。多在青春期表现为闭经伴周期性下腹疼痛，吸气后摒力(Valsalva动作)时阴道口见紫蓝色膜状物膨隆，可扪及腹部包块。
- 早期诊断明确后，多在乳房发育开始至初潮之间手术，以避免处女膜粘连闭合。可椭圆形切除处女膜或从2点到8点，10点到4点做十字切开。术后生育功能不受影响。

米勒管发育不全综合征

- 米勒管发育不全综合征(Müllerian agenesis)也称Mayer-Rokitansky-Kuster-Hauser综合征，46XX。子宫、阴道、输卵管发育不全或缺失，卵巢功能正常，第二性征正常。
- CT或MRI检查排除泌尿系统、脊椎及心脏畸形。如有指征可行超声心动图及听力测试。

- 若想生育可考虑取卵及代孕。性生活困难者可用阴道扩张器压迫形成一有功能的阴道或行阴道成形术。

阴道横隔
- 阴道横隔(transverse vaginal septum)与阴道袋状盲端较难鉴别，术前行B超、MRI及染色体核型明确诊断，术后用阴道扩张棒。

性腺发育不全

特纳综合征
- 特纳综合征(Turner syndrome)，45X、45X/46XX嵌合体或45X/47XXX嵌合体，是最常见的先天性腺发育不全，双侧性腺呈条索状(streak gonads)。
- 特征性外貌：身材矮小、颈蹼(webbed neck)、后发迹低和乳房无发育(盾胸, shield chest)。
- 属于高促性腺激素、低雌激素性闭经，自身免疫性疾病、心血管和肾先天异常的风险增加。
- 处理：2～8岁使用生长激素治疗，12～13岁开始使用雌激素，接着给予雌、孕激素治疗。

单纯性腺发育不全
- 单纯性腺发育不全(pure gonadal dysgenesis)，46XX或46XY，性腺发育不全，伴条索状性腺，身高正常，第二性征不发育或最低限度的发育，具有正常女性睾酮水平。
- Swyer综合征指46XY性腺发育不全。Y染色体可导致性腺母细胞瘤或无性细胞瘤，应切除性腺，给予雌激素补充治疗。

混合性腺发育不全
- 混合性腺发育不全(mixed gonadal dysgenesis)常见为45X/46 XY嵌合体，外阴性别不易鉴别。

表8-16 原发性闭经的鉴别诊断	有子宫	无子宫
乳腺发育正常	- 继发性闭经 - 卵巢早衰(乳房发育后)* - 无孔处女膜 - 阴道横隔 - 阴道发育不全 - 对抗性卵巢综合征(Savage综合征)*	- 米勒管发育不全综合征 - 雄激素不敏感综合征
乳腺未发育	- 体质发育延缓 - 45X(Turner综合征)* - 中枢神经肿瘤、创伤及感染 - 先天性肾上腺皮质增生 - 神经性厌食、精神压力 - 卡尔曼综合征 - 单纯或混合性腺发育不全* - 17-羟化酶缺乏伴46XX核型*	- 46XY性腺发育不全 - 5α-还原酶缺乏 - 17,20碳链裂解酶或17-羟化酶缺乏伴XY染色体核型
	*FSH升高	

- 有Y染色体者应切除性腺，防止恶变。

雄激素不敏感综合征

- 雄激素不敏感综合征(androgen insensitivity syndrome)是X-连锁隐性遗传疾病，46 XY，但社会性别为女性。具有正常发育的女性乳腺，阴毛稀少，无阴道或阴道短浅，具有男性正常睾酮水平，缺乏睾酮受体。
- 处理：青春期后切除腹腔内或腹股沟处的睾丸。

卡尔曼综合征

- 卡尔曼综合征(Kallmann syndrome)是先天性GnRH缺乏症，低促性腺激素性腺功能不全，嗅觉缺失或减退，生长和性征发育延迟。
- 由KAL基因的各种突变引起。

继发性闭经

- 定义：正常月经建立后停经超过6个月，应除外妊娠、哺乳和绝经。
- 常见原因：慢性无排卵、下丘脑功能失常、高催乳素血症、卵巢早衰、甲状腺功能减退症、肥胖和减肥等。
- 慢性无排卵的处理参考多囊卵巢综合征章节

下丘脑或垂体功能减退性闭经

- 常与应激、减肥、神经性厌食和运动过度有关。
- 中枢神经系统病变少见，包括颅咽管瘤、垂体梗死、垂体肿瘤和空蝶鞍综合征。
- 如果雌激素水平降低则予雌激素补充治疗

高催乳素血症

- 高催乳素血症(hyperprolactinemia)的病因包括催乳素瘤、甲状腺功能减退、肾或肝功能衰竭、神经源性刺激(胸壁损伤或乳头按摩)以及妊娠。哺乳期产后6个月内催乳素变为正常。
- 药源性：抗精神病药物如利培酮(risperidone)、多巴胺受体拮抗剂(胃复安)、抗抑郁药、抗高血压药、阿片类药物或H2受体拮抗剂。
- 如果催乳素轻度升高，应空腹抽血重复检查一次。高于9.1nmol/L(200μg/L或4240mIU/L)提示催乳素瘤，催乳素水平与瘤体大小相关。另外检查hCG、TSH及游离T4。
- 如果闭经，检查FSH排除卵巢功能衰竭。
- 所有高催乳素血症者应行头颅MRI检查，如果垂体大腺瘤接近视交叉，应行视野检测。

垂体催乳素瘤

- 垂体催乳素瘤(pituitary prolactinoma)直径<10mm定义为垂体微腺瘤，≥10mm定义为垂体大腺瘤。
- 表现为月经稀发、溢乳或不孕症，可有头痛以及肿瘤压迫导致的视觉改变。

处理

- 无症状的微腺瘤可不处理，定期检查催乳素水平，根据症状决定是否行MRI。
- 多巴胺受体激动剂是垂体微腺瘤及大腺瘤的一线治疗，目标是用最低剂量维持血清催乳素在正常范围。
- 经蝶窦手术或辐射仅适用于少数不能耐受药物治疗的患者。

常用药物

- 溴隐亭(bromocriptine)：每天1.25~2.5mg开始，睡前服，每周增加1.25~2.5mg，最大剂量为10mg/天。

- 卡麦角林(cabergoline)：每周0.25～0.5mg口服，每周增加0.25～0.5mg，最大剂量为3mg/周。
- 副作用：头晕、恶心、呕吐、鼻塞及体位性低血压等，阴道用药可减轻副作用，卡麦角林的副作用少，但高剂量有导致心脏瓣膜病的危险。

妊娠期催乳素瘤的处理
- 妊娠期30%的大腺瘤会明显增大，微腺瘤仅有3%的会增大。
- 若无症状，孕期不需要监测催乳素水平和MRI检查。
- 建议大腺瘤患者每3个月进行视野检测。

Asherman综合征
- 闭经由诊刮或宫腔感染、疤痕粘连所致。
- 使用宫腔镜诊断及治疗，分离宫腔粘连后置入儿科Foley水囊尿管，放置7～10天，同时用大剂量雌激素促进子宫内膜生长。

自发性卵巢早衰
- 自发性卵巢早衰(premature ovarian failure)定义为40岁之前不明原因地发生自发性闭经，血清FSH升高，雌激素降低，与化疗、辐射和手术无关。
- 见于1%的妇女。

诊断步骤
- 参考闭经的一般诊断步骤。
- 基础FSH＞30 IU/L标志卵巢功能衰竭(＞10 IU/L提示卵巢功能下降)，E2<50 pg/ml(183.5pmol/L)。
- 卵巢早衰一经确诊，需检查肾上腺、胰腺、甲状腺及甲状旁腺等内分泌功能。
- 如果年龄≤30岁，行染色体核型分析排除脆性X突变(表现为精神发育迟缓和自闭症，FMR1基因内CGG重复)。

处理
- 激素补充治疗(HRT)，预防骨质疏松症，IVF±赠卵解决生育，极少数患者在低剂量HRT治疗时可能受孕。

范祎、黄峥

绝经和激素补充治疗

- 月经永久性停止称绝经(menopause)。可分为自然绝经和人工绝经。自然绝经需闭经1年后方可诊断，人工绝经多由双侧卵巢切除或放疗所致。
- 绝经过渡期始于45岁左右，平均持续4～5年，主要表现月经不规律。中国妇女平均绝经年龄为49.5岁，美国为51.5岁。

绝经过渡期的月经变化
- 绝经过渡早期：月经周期缩短，FSH >10 IU/L
- 绝经过渡晚期：月经周期延长，超过42天或两个月来一次月经，FSH >30～40 IU/L
- 绝经过渡期仍有排卵，FSH值可上下浮动，需避孕。美国妇女一般在50～51岁后停用避孕措施。

绝经期相关症状

- 血管舒缩症状如潮热(hot flashes)和阴道干涩引起的性交困难是主要症状，但绝大多数妇女可平稳度过围绝经期，不需任何药物治疗。
- 亚洲女性的潮热症状比白人或黑人少见(OG 2014;123:202)。

激素补充治疗

激素补充治疗的原则

- 激素补充治疗(hormone replacement therapy, HRT)的主要目的是缓解绝经期相关症状，不是预防疾病。HRT要个体化，治疗前全面评估获益与风险。
- 用最低有效剂量和最短疗程缓解血管舒缩症状。
- 过早绝经或手术绝经的妇女可应用HRT直到自然绝经的平均年龄。
- 长期服用雌、孕激素或单用雌激素对疾病的影响见表8-17。

HRT的禁忌证

- 最近6月内患有静、动脉血栓或栓塞性疾病。
- 有血栓形成的风险如手术、外伤、长期制动或易栓症(thrombophilia)。
- 乳腺癌和子宫内膜癌患者。

血管舒缩症状

- 表现为反复及短暂的面部、颈部和胸部轰热，继之出汗，病人可有心悸和焦虑感。每次发作持续1～5分钟。血管舒缩症状多在绝经后4～5年内自行消失。
- 病因不清，不仅是雌激素缺乏，10%～25%的绝经前妇女和肥胖妇女(通常雌激素升高)也可发生潮热。

全身性雌激素治疗

- 雌激素是治疗血管舒缩症状最有效的药物。心理作用也很重要，雌激素治疗有效率为72%，安慰剂为54%(OG 2006;108:41)。
- 潮热症状轻微者仅需健康指导，有中、重度症状者可用全身性雌激素治疗。
- 年轻健康女性应用HRT的危险性小，获益大。随年龄增大及绝经时间的延长，HRT的危险性增高，获益下降。
- 有子宫者，需雌孕激素联合用药，子宫切除术后单用雌激素。
- 首选最低有效治疗量，例如，结合雌激素0.3mg/天或0.45mg/天，戊酸雌二醇1～2mg/天，经皮雌激素25～50μg/天。
- 用药6～12月后评估是否可以停药。有些妇女要求长期服用HRT，ACOG指南无年龄限制。

SSRI和SNRI治疗

选择性5-羟色胺再摄取抑制剂(SSRI)/去甲肾上腺素双重再摄取抑制剂(SNRI)适用于雌激素禁忌的患者如乳腺癌、内膜癌、冠心病和血栓栓塞史；年龄＞60岁者也可先采用非激素治疗。

表8-17 长期激素补充治疗对疾病的影响		
雌孕激素	↓结肠癌和髋骨骨折	↑冠心病、中风、肺栓塞、乳腺癌和痴呆
雌激素	↓髋骨骨折	↑中风
JAMA 2002;288:321. JAMA 2004;291:1701		

- 帕罗西汀(paroxetine)控释片12.5~25mg/天口服。FDA批准了7.5mg/天的剂量 (Brisdelle)用于治疗中重度血管舒缩症状。
- 文拉法辛(venlafaxine)37.5~75mg/天口服。
- 依地普仑(escitalopram)10~20 mg/天口服。
- 舍曲林(sertraline)未证实有效(OG 2007;109:823)。

SSRI类药物抑制细胞色素P450，降低他莫昔芬的活性产物。如果患者服用他莫昔芬，有些SSRI类药物禁用，例如帕罗西汀。

其他治疗

因效果和副作用问题，以下疗法不是首选方法，仅在特殊情况下应用：

- 加巴喷丁(gabapentin)900mg/天口服。
- 高血压患者，可乐定(clonidine)0.1~0.2mg/天口服。
- 孕激素：甲羟孕酮(medroxyprogesterone)2~6mg/天口服，微粒化孕酮100~

表8-18 HRT常用药物	
商品名	**组成与剂量**
雌激素/孕激素：适用于有子宫者	
芬吗通	每片含17β雌二醇(17β estradiol)1mg，共28片，后14片另含地屈孕酮(dedrogesterone)10mg，两盒间不停药
克龄蒙	每片含戊酸雌二醇(estradiol valerate)2mg，共21片，后10片另含醋酸环丙孕酮(cyproterone)1mg，两盒间停药7天
安今益	雌二醇屈螺酮(estradiol/drospirenone)片，共28片，每片含雌二醇1mg，屈螺酮2mg，连续服用
利维爱	替勃龙(Tibolone) 2.5mg/片，1.25~2.5mg/天，连续服用
雌激素：适用于子宫已切除者	
补佳乐	戊酸雌二醇片1mg，0.5~2mg/天口服
倍美力	结合雌激素(conjugated estrogen)0.3mg/天、0.625mg/天口服
松奇	经皮吸收半水合雌二醇1.5mg/片，一片用7天，50μg/天
倍美力软膏	结合雌激素0.625mg/支，阴道用 qd，2周症状缓解后改2~3次/周
欧维婷	雌三醇(estriol)软膏1mg/支，0.5g/次，qd，2周症状缓解后改最低有效量
17-β雌二醇贴膜	有每周更换两次或更换一次剂型
孕激素：适用于绝经过渡期功能性子宫出血	
达芙通	地屈孕酮片10mg/片
琪宁	微粒化黄体酮(micronized progesterone)100mg/粒
安琪坦	黄体酮软胶囊100mg/粒
甲羟孕酮	甲羟孕酮(medroxyprogesterone)2mg/片
曼月乐	左炔诺孕酮宫内缓释系统52mg/个，20μg/天

300mg/天口服。
- 草药和针灸：ACOG认为效果不可靠，不主张使用(OG 2014;123:202)。

阴道萎缩

- 阴道干燥和性交困难患者首选阴道局部用药。局部药效比全身用药高4倍，雌激素吸收仅为全身用药的1/4。
- 低剂量阴道雌激素治疗不需添加孕激素。如病人出现阴道流血，应行超声或内膜活检，排除内膜增生或癌变。
- 乳腺癌患者禁用阴道雌激素，若需使用，先咨询乳腺外科或肿瘤化疗医生。
- 阴道润滑剂：无论是否过性生活，均可规律使用。
- 常用的阴道雌激素治疗方案：
  ◊ 结合雌激素软膏0.5g/次，每周1~3次
  ◊ 阴道雌二醇环(Estring)含2mg 微粉化雌二醇，每天释放7.5µg，一环可使用3 个月，可自由取放。

常用HRT药物

- 国内常用HRT制剂见表8-18。
- 美国最常用的口服雌激素是结合雌激素(conjugated estrogen, Premarin)。

范佳颖、黄峥

骨质疏松症

- 女性骨质疏松的发生率比男性高5倍，老年髋关节骨折女性占80%。
- 女性骨密度在19岁达高峰，闭经后明显降低。
- 骨质疏松多无任何症状，身高降低、驼背和骨折属晚期并发症。
- 预防是关键，妇产科医生应积极防治这个威胁老年妇女健康的常见病。

定义

WHO根据白种绝经后妇女髋关节T值，确定了骨量减少和骨质疏松的临界值。T值是患者骨密度与年轻健康妇女骨密度相比的标准差值。
- 正常骨密度(bone mineral density, BMD)：T值≥−1标准差(SD)
- 骨量减少(osteopenia)：T值小于−1 SD，大于−2.5 SD
- 骨质疏松(osteoporosis)：T值≤−2.5 SD，需治疗。

骨质疏松的筛查

骨折风险的预测

- WHO推出了计算骨折风险的方法(FRAX)，根据种族、国籍及多种危险因素来预测未来10年内发生骨折的风险(www.shef.ac.uk/ FRAX)。FRAX仅用于40岁以上的妇女。
- 用于计算骨折风险的高危因素包括年龄、性别、体重指数(BMI)、股骨颈的BMD、既往骨折史、父母髋部骨折史、吸烟、长期使用糖皮质激素、类风湿性关节炎、

继发性骨质疏松的疾病和酗酒史。

骨密度检测
ACOG骨密度筛查的指征(OG 2012;120:718)
- ≥65岁的女性
- 65岁以下的绝经后女性伴有以下高危因素：骨质疏松性骨折史、体重<58公斤、医源性骨量丢失(药物或疾病)、父母有髋部骨折史、吸烟、酗酒以及类风湿关节炎。

65岁以下妇女可先用FRAX计算10年内骨折风险，若大于9.3%，再做骨密度检测。

双能X线骨密度检测
- 双能X线骨密度检测(dual-energy X-ray absorptiometry, DEXA或DXA)髋骨和椎体骨密度是骨质疏松筛查和诊断的首选方法。

如果FRAX提示骨折危险性不大
- T值≥-1.5，15年后再做DEXA复查。15年内发展成骨质疏松者<10%。
- T值介于-1.5和-1.99，5年后做DEXA复查。
- T值介于-2和-2.49，1年后做DEXA复查(NEJM 2012;366:225)。

骨质疏松患者已开始药物治疗
- 2年后做DEXA复查。1年内骨质不会有太大变化，过早复查无必要。

骨更新标志物
- 不能用于诊断骨质疏松，临床意义不大。

一般预防措施
- 饮食均衡，摄入足够的钙和维生素D，戒烟，限酒。负重运动、步行和跑步。预防跌倒。

钙和维生素D
- 多数人可通过饮食获得足够的钙(600~900mg)，每日摄入钙和维生素D的剂量尚有争议，前瞻性研究表明每日摄入700mg钙可预防骨质疏松性骨折 (BMJ 2011; 342:1473)。
- 推荐的钙摄入量不是钙补充剂的剂量，钙过多摄入也可有害。

2010年美国Institute of Medicine(IOM)的建议
- 钙：9~18岁的青少年1,300mg/天，19~50岁的妇女1,000mg/天，>51岁的妇女1,200mg/天。
- 维生素D：≤70岁的妇女，600IU/天；大于71岁的妇女，800 IU/天。

骨质疏松症的药物治疗
- 常用药物有双膦酸盐(bisphosphonates)、选择性雌激素受体调节剂(selective estrogen receptor modulators, SERMs)、雌激素、甲状旁腺激素(parathyroid hormone)和降钙素(calcitonin)。目前不推荐联合用药。
- 骨质疏松症需长期个体化治疗。停药后骨折的危险性尚不明确。

药物治疗的指征
- 骨质疏松性骨折
- 股骨颈、髋骨、椎体骨密度检查：T值≤−2.5 SD
- 股骨颈、髋骨、椎体骨密度检查：−1<T值<−2.5SD；FRAX评估10年内髋关节骨折风险≥3%或其他骨质疏松症性骨折风险≥20%

双膦酸盐

- 机理是减少骨吸收。
- 是预防和治疗绝经后骨质疏松症的一线药物，可降低40%～70%的脊椎骨折，降低20%～35%的非脊椎骨折。治疗一般持续5～10年。
- 开始双膦酸盐治疗前，检查血钙和肾功能。
- 口服双磷酸盐可引起消化道症状。应空腹服药，服药后30分钟保持上身直立，防止反流性食道损伤。长期应用可致少见的非典型股骨骨折，每年每病人的发生率仅为5/10,000。肿瘤患者静脉用双膦酸盐可出现罕见的颌骨坏死。
- 常用双膦酸盐药物与剂量：
  ◇ 阿仑膦酸钠(alendronate)：预防剂量：5mg/天，或35mg/周，口服；治疗剂量：10mg/天，或70mg/周。
  ◇ 利塞膦酸钠(risedronate)：预防和治疗剂量：5mg/天，或35mg/周，口服。150mg每月一次口服可预防骨折。
  ◇ 伊班膦酸钠(ibandronate)：口服剂量：2.5mg/天，或150mg/月；静脉用药：每3个月3mg静注。口服剂量用于预防。
  ◇ 唑来膦酸(zoledronic acid)：每年5 mg静脉注射。

选择性雌激素受体调节剂

- 雷洛昔芬(raloxifene)：可预防和治疗骨质疏松性骨折，60 mg/天，口服。
- 常用于预防绝经后乳腺癌复发。
- 增加静脉血栓栓塞和中风的风险，可引起血管舒缩症状。

雌激素和雌孕激素补充治疗(HRT)

- 用于绝经早期，是预防骨质疏松的有效方法，不用于骨质疏松的治疗。停用雌激素后，骨密度的保护作用则消失。
- HRT多用于缓解血管舒缩症状，不作为预防骨质疏松的首选方法。

甲状旁腺素

- 特立帕肽(重组人甲状旁腺激素1-34, teriparatide)增加骨质密度和骨连接。
- 通常用于严重骨质疏松症或双膦酸盐治疗无效的患者，疗程不超过24个月。
- 高钙血症和骨肿瘤患者禁用。

降钙素

- 抑制骨吸收，比其他疗法效果差。其他治疗无效时可试用。

狄诺塞麦

- 狄诺塞麦(denosumab)通过结合RANK配体抑制破骨细胞。
- 用于治疗绝经后妇女的严重骨质疏松，如有骨质疏松性骨折史、多种骨折危险因素或不能耐受其他治疗方法。
- 用法：60mg，上臂、大腿或腹部，皮下注射，每6个月一次。

随访

- 治疗后2年后做DEXA检查骨密度；如果没有新的危险因素，骨密度改善或稳定后不需做DEXA复查。

范佳颖、黄峥

女性性功能障碍

女性性功能

- 性反应周期分为性欲期 (sexual desire phase)、性兴奋期 (sexual arousal phase)性持续期(sexual plateau phase)、性高潮期(sexual orgasm phase)和性消退期(sexual resolution phase)。性欲期和性兴奋期很难分开，女性开始性交时也可无性欲。女性性反应呈环形，男性是线性。
- 女性性功能较复杂。多数女性通过性生活取得身体和情感上的满足，而不是性高潮。心理社会因素对女性性功能影响很大。
- 自发的性想象比男性少。随年龄增大，性欲降低，这点和男性一样。

女性性功能障碍的分类

女性性功能障碍(female sexual dysfunction，FSD)的发生率报道迥异，多与性功能障碍的定义或分类有关。FSD常有多个环节重叠在一起。其诊断需要符合以下3个标准：

1. 症状持续存在或反复发生。
2. 引起精神焦虑或关系紧张。
3. 性功能障碍与抑郁症、焦虑症或精神分裂症无关，也不是器质性疾病、药物或毒品所致。

性欲障碍

- 性欲障碍(sexual desire disorders)包括低反应性性欲障碍(hypoactive sexual desire disorder, HSDD)和性厌恶症(sexual aversion disorder)。
- HSDD指持续的或反复发生的性欲低下或缺如，不接受性活动，导致与性伴侣关系紧张。是最常见的女性性功能障碍，患病率5.4%~13.6%
- 性厌恶症指持续的或反复发生的性交厌恶感，性交缺乏导致与性伴侣关系紧张。

性唤起障碍

- 性唤起障碍(sexual arousal disorders)指性交时无性快感，阴道缺乏充血和渗出液，无法完成性活动，引起生活痛苦或与性伴侣关系紧张。
- 常与妇科疾病和药物有关，如萎缩性阴道炎和SSRI类抗抑郁药。

性高潮障碍

- 性高潮是指在性持续期的基础上出现极度快感的阶段，特征为盆腔肌肉发生不自主的节律性收缩，仅持续数秒。性高潮的愉悦和快感可致呻吟和精神迷茫，身体集聚的性紧张得以释放，性高潮后身心得到极大的放松。
- 女性性高潮与男性不同。男性通过性交可很快达到高潮，女性很多不能通过阴道性交达到高潮，许多女性从未有过性高潮，但这不是一种疾病。如果想尝试性高潮之感，可采用刺激阴蒂的方式而获得，阴蒂是最敏感的性器官。自我刺激阴蒂称自慰(俗称手淫，masturbation)是正常生理现象，对身体无害。美国约1/3女性经常通过自慰获得性满足。
- 性高潮障碍(sexual orgasmic disorders)指有足够的性刺激和性兴奋，但性高潮延迟或缺乏，此现象持续存在或反复发生，导致生活痛苦或关系紧张。询问患者是否有既往痛苦和创伤性经历，可尝试心理咨询和治疗。

性交疼痛障碍

- 性交疼痛障碍(sexual pain disorders)分为性交疼痛和阴道痉挛。

- 性交疼痛(dyspareunia)指持续的或反复发生的性交时生殖器或盆腔疼痛，不是因缺乏润滑或阴道痉挛引起。病因很多，寻找病因是治疗的关键。
- 阴道痉挛(vaginismus)是阴道外三分之一在性交时不自主痉挛，干扰或阻止阴茎插入，疼痛持续存在或反复发生，导致性生活痛苦或关系紧张。阴道痉挛不常见，治疗以心理行为疗法为主，可用阴道扩张器做脱敏治疗。

性功能障碍的评估

采用开放式问卷，克服沟通障碍。完整的评估应包括以下内容：
- 情感因素及个人关系
- 引起FSD的疾病：抑郁症、焦虑症、糖尿病和甲状腺功能减退
- 引起FSD的药物：
  ◇ 降压药：噻嗪类利尿药、ACE抑制剂和钙通道阻止剂。
  ◇ 抗抑郁药：5-羟色胺再摄取抑制剂(SSRI)和三环类药物。
- 社会因素：滥交、滥用毒品和酗酒。

性功能障碍的治疗

- 针对病因进行治疗。如果无任何器质性原因，可以考虑性治疗或药物治疗。
- FDA尚未通过任何治疗女性性功能障碍的药物。很多药物试图获得FDA许可，但都不成功，抗抑郁药氟班色林(flibanserin)的失败是最近的一个例子。不通过的原因多与缺乏疗效和药物副作用有关。

性治疗

- 大多数妇产科医生并不熟悉该领域。美国性教育、咨询和治疗师协会(www.aasect.org)推荐合格的性治疗师。
- 性器械：阴蒂振动器有各种尺寸和形状，可用于性唤起和性高潮障碍。

激素治疗

雌激素治疗

- 用于生殖器官萎缩，可改善阴道血流并起到润滑作用。局部用药比口服效果好。

雄激素治疗

- 睾酮(testosterone)是治疗性欲障碍的常用药物，用药不应超过6个月(OG 2011; 117:996)。
- 因副作用问题FDA没有认证任何雄激素治疗。宝洁的睾酮贴剂2004年未获FDA批准，Estratest(雌激素和甲基睾丸酮的组合)2009年在美国退市。
- 雄激素的副作用包括多毛、痤疮、男性化和心血管并发症，还可能增加乳腺癌的风险。若考虑雄激素治疗，应与患者讲明风险并记录。

其他治疗方法

- 有报道安非他酮(bupropion)治疗性欲障碍有效，其疗效需进一步证实。
- 磷酸二酯酶抑制剂如西地那非(sildenafil, 伟哥)常用于男性勃起功能障碍，但对女性无效。

苏向辉、王雪峰

外阴良性疾病

概况

- 外阴不适和搔痒虽很常见，但易被病人和医护人员忽视。
- 瘙痒最常见的原因是皮炎和阴道炎，其他原因有银屑病、硬化性苔藓、扁平苔藓、慢性单纯苔藓、外阴上皮内瘤变、癌症、佩吉特病(Paget disease)、外阴感染、外阴疼痛、疥疮、阴虱病和阴部受累的系统性疾患。
- 有外阴症状的病人都需要体检，依据病因进行治疗。

外阴护理

- 穿全棉内裤并勤换，睡觉时可不穿内裤，使用全棉卫生巾或卫生棉。
- 避免紧身和化纤衣物，比如护垫、牛仔裤和其他紧身裤。潮湿和过热会刺激损伤外阴。
- 外阴部避免使用香水、染料、洗涤剂，及时清除汗液、尿液、精液、阴道及外阴药物，但不要过度清洗。
- 温水冲洗外阴后用毛巾吸干，不要用力擦。可用含有凡士林或者植物油的润肤剂。
- 外阴疼痛病人可用冷凝胶缓解疼痛，性生活时需用足量的润滑剂。

外阴皮炎

- 皮炎(atopic dermatitis)也称湿疹(eczema)，占外阴疾病的1/3至1/2，最常见的外阴皮肤病。多见于过敏体质，病人其他部位也可能有皮炎。很多外阴皮炎与局部过敏原和刺激有关。

临床表现

- 瘙痒(itch, pruritus)和挠抓(scratch)：是皮炎的共同特点。病人越痒越挠，越挠越痒(itch-scratch cycle)。
- 新鲜病变有触痛，见抓痕，长期的瘙痒和挠抓导致苔藓样变(lichenification)，形容苔藓样变的术语很多也很混乱，包括慢性单纯苔藓(lichen simplex chronicus)，鳞状上皮增生(squamous hyperplasia)或神经性皮炎等。

处理

- 打破瘙痒和挠抓的恶性循环。夜间不自主的挠抓很常见，避免留长指甲，睡前可服用苯海拉明25～50mg或其他抗组胺药。
- 有阴道炎或其他病因者应首先治疗。

糖皮质激素局部治疗

- 轻型：使用1%或2.5%氢化可的松、0.1%或0.5%泼尼松每日一次持续2～4周，然后按需逐渐减少用量或停药。
- 苔藓样变：先有高效激素制剂，如氟轻松、0.05%氯倍他索(clobetasol)或0.05%乌他倍索(halobetasol)药膏每日涂抹一次，持续4周，然后改为隔天一次，持续2～4周。症状及病变改善后改用低效激素或停药。

硬化性苔藓

- 硬化性苔藓(lichen sclerosus)不常见，所有年龄都可发病，但以老年人为主。外阴鳞状细胞癌风险增高。

临床表现

- 瘙痒、疼痛、性交困难或无症状。
- 常涉及大小阴唇、阴蒂包皮、阴唇后联合和肛周。病变区皮肤变薄、萎缩和发白，常形容像香烟纸一样。病变后期可至阴唇融合。
- 根据典型的局部病变可下初步临床诊断，需组织活检确诊并排除恶变。

局部处理

- 高效糖皮质激素是治疗的主要方法。0.05%的氯倍他索(clobetasol)或0.05%的乌倍他索(halobetasol)软膏每晚一次，6~12周后减为每周1~3次。可用高效激素长期维持也可停药。
- 美国已不用睾酮或任何雄激素治疗此病。
- 老年硬化性苔藓很难治愈，应每6~12个月复查一次。怀疑恶变时活检。

外阴疼痛

- 外阴炎症、感染和肿瘤均可导致疼痛。本节主要讨论无明显原因的外阴疼痛(vulvodynia)、不适或烧灼感，疼痛常导致性交困难。此症名词很多，分类混乱。因定义不明确，发病率很难统计。
- 2003年国际外阴阴道疾病学会(International Society for the Study of Vulvovaginal Disease, ISSVD)将此病分为全外阴疼痛(generalized vulvodynia)和局部外阴疼痛(localized vulvodynia)。外阴前庭炎(vulvar vestibulitis)一词建议停用，因为前庭组织多无炎症反应。

评估

- 病史要全面，病人可伴有下腰部疼痛、肠易激惹综合征(irritable bowel syndrome)、间质性膀胱炎、周期性偏头痛和纤维肌痛症(fibromyogia)。筛查精神心理疾病和家庭关系问题。
- 外阴及盆腔检查要除外各种阴道炎和皮炎。外观正常者可用棉签探察疼痛区域，局部外阴疼痛或前庭炎表现为前庭区触痛，可有局部发红(erythema)。

治疗

- 正确护理外阴并全面寻找病因。无明显原因的全外阴疼痛可尝试抗抑郁药、抗癫痫药加巴喷丁(gabapentin)或卡马西平。
- 有外阴萎缩病变者可局部应用雌激素，局麻药如利多卡因软膏可缓解局部疼痛。
- 手术切除病变仅用于其他治疗均无效的局部外阴疼痛。

前庭大腺疾病

- 前庭大腺(巴氏腺，Bartholin gland)位于阴道口两侧后方，4点及8点的位置。前庭大腺疾病很常见，包括前庭大腺囊肿(Bartholin cyst)、脓肿(Bartholin abscess)和血肿(hematoma)。
- 腺管开口堵塞可形成囊肿，合并感染后可成脓肿，腺体出血可引起血肿(不常见)。
- 囊肿多无症状。脓肿表现为红、肿、热、痛。血肿疼痛较轻，触诊有柔韧感。

处理

- 无症状的小囊肿无需处理，大囊肿若引起疼痛和性交困难需手术。血肿多可自行吸收，脓肿需立即切开引流。
- 前庭大腺炎和脓肿的病原菌包括链球菌、金葡菌、大肠杆菌和厌氧菌，引流后多不需抗生素，严重感染或蜂窝织炎时给予头孢类或其他广谱抗生素。

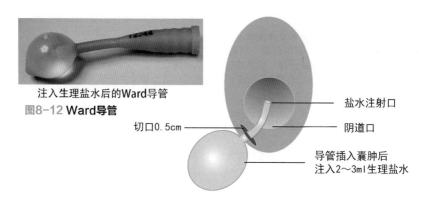

图8-12 Ward导管

注入生理盐水后的Ward导管

切口0.5cm

盐水注射口

阴道口

导管插入囊肿后
注入2～3ml生理盐水

图8-13 Ward导管的放置方法

手术方法

- 单纯切开引流(incision and drainage, I&D)：易复发，一般不推荐。
- Ward导管：此法很简单，美国最常用(图8-12和图8-13)，囊肿或脓肿切开引流后放置导管4周促进管腔上皮形成。切口一定要在阴道口附近，便于Ward导管进入阴道，将来囊肿分泌物经窦道进入阴道前庭。
- 前庭大腺造口术(marsupialization)：无Ward导管或Ward导管治疗复发时用此术，是传统有效的治疗方法。
- 囊肿剥离术：创伤大，可用于复发性囊肿及脓肿。大龄病人怀疑肿瘤时用此术。

程曦、吴天梅

围手术期处理

术前处理

- 目的是让病人在健康状态最佳的情况下进行手术，以降低手术风险。
- 关键是全面病史收集和体格检查。妇科病人相对年轻健康，无需常规进行很多的实验室及影像检查。
- 有全身性疾病的患者需其他专业会诊，术前应良好地控制疾病，改善心、肺、肾功能。会诊医生同意手术并不意味手术一定会顺利，是否手术最后由主刀医生决定。

美国麻醉协会手术死亡风险的分级

- 1级：正常健康患者。
- 2级：有轻度系统性疾病。
- 3级：有严重系统性疾病。
- 4级：严重系统性疾病而且持续危及生命。
- 5级：生命垂危。如不手术，预计存活不超过24h。

术前实验室检查

- 不同医院的术前麻醉评估可有差异。各学会的指引多是根据专家意见而定，并无很强的循证医学证据。
- 检查项目需依据患者病史、体检和手术创伤大小来定(表8-19)。原则上如果没有明显指征，不要做常规化验及影像检查。
- 进行大量的实验室检查并不能改善手术效果，反而会增加费用，延迟手术。如果对异常结果没有追踪随访，还会增加法律上的风险。

术前服用药物问题

- 慢性病服药的患者，择期手术前是调整用药的良好时机。
- 围手术期应更好地控制慢性疾病，该用的药不能停，但不必要的药物应停用，有些药物可与其他药物合用。
- 术日早晨用30～60ml水口服药物，术后能进流质的病人可口服药物。
- 术后禁食禁水者，可静脉、经皮或经黏膜给药。

增加血栓形成风险的药物

- 包括口服避孕药、激素补充治疗和选择性雌激素受体调节剂。
- 小手术患者可以在围手术期继续服用这些药物。
- 高危手术患者应在手术前4～6周停药。停用口服避孕药后可用避孕套或其他可靠的避孕方法。如果病人在手术时服用避孕药或雌激素补充疗法，可用肝素预防静脉血栓形成。

非甾体类抗炎药

- 绝大多数非甾体类抗炎药需在术前3天停药，布洛芬能使用至术前24h停药。

抗血小板药物

- 阿司匹林治疗慢性疼痛患者于术前7～10天停药。冠脉支架、冠脉搭桥或者外周动脉术后应继续服用阿司匹林，不需停药。
- 其他抗血小板药物若用于危及生命的疾病时，术前应该继续服用。

皮质类甾醇

- 如果患者服用强的松(prednisone)剂量每日≤5mg或短于3周的任何剂量，术前继

表8-19 妇科手术前实验室检查和适应证	
检查项目	**适应证**
妊娠试验	所有育龄妇女
尿常规	一般不需要
血常规	贫血病人，可致大出血的手术
血型	有输血可能
凝血指标	出血性疾病或服用抗凝药物，不是常规检查项目。
肌酐	年龄>50岁、大手术、肾疾病
电解质	肾功能不全或服用利尿剂、血管紧张素转化酶抑制剂和血管紧张素受体阻断剂；不是常规检查项目。
胸部x光	肺或心脏疾病；不是常规检查项目。
心电图	心血管疾病，中等风险及以上的手术，年龄>40～50岁

续服用同样剂量。
- 如果大剂量使用强的松超过3周，术前皮质激素应加量以预防肾上腺危象，用法如下：
  ◇ 小手术：术日静注25mg氢化可的松(hydrocortisone)或5mg甲泼尼龙(methylprednisolone)。
  ◇ 大手术如子宫全切：术日静注50mg氢化可的松或10～15mg甲泼尼龙，术后2天继续应用皮质激素，相同剂量或适当减量。

华法林
- 半衰期很长，达36～42h。大手术术前5天停用华法林，术前国标准化比值(INR)应低于1.5；小手术术前3天停药，INR可在1.5～2.0。
- 紧急手术应根据紧迫程度，术前静注维生素K 1～5mg，必要时给予新鲜冰冻血浆或凝血酶原复合物。
- 如果术后无出血，12～24h后恢复应用华法林。
- 术前停用华法林后，可用普通肝素或低分子肝素防止血栓形成。术前4～6h停用普通肝素，术前24h停用治疗剂量的低分子肝素。高危病人术前早上可用半量的低分子肝素。

术前肠道准备
- 为确保结肠和直肠排空，便于术中暴露和减轻肠道损伤并发症，术前一天推荐全流质饮食。
- 妇科手术前是否需要进行肠道准备(mechanical bowel preparation)争议很大。肠道准备过去很常用，但循证医学发现肠道准备并无益处，妇科手术前不需常规进

表8-20 妇科手术和预防性抗生素使用	
手术	术前预防性抗生素
子宫切除术和泌尿妇科手术包括网片植入	- 头孢唑林：麻醉诱导前1g静注；如果体重指数>35或体重>100公斤(220磅)则静注2g；如手术超过3h或者出血≥1500毫升需再次给药。 - 头孢唑啉替代药物：头孢替坦(cefotetan)、头孢西丁(cefoxitin)、头孢呋辛(ceforuxime)或氨苄西林钠/舒巴坦钠(ampicillin-sulbactam)。 病人有青霉素过敏史： 1. 克林霉素600mg+庆大霉素或1.5mg/kg静注。 2. 甲硝唑500mg+庆大霉素或1.5mgkg静注。 3. 喹诺酮(环丙沙星、左氧氟沙星或莫西沙星)400mg静注。 4. 阿奇霉素1g静注。
择期流产手术或清宫术	1. 强力霉素100mg术前1h口服，术后再给1次200mg口服。 2. 甲硝哒唑500mg，每日2次，共5天。
不全流产的清宫	一般不需预防性抗生素。
输卵管造影或腹腔镜下输卵管通水术	- 如果输卵管正常则不使用抗生素，如有盆腔炎病史或输卵管扩张则给予强力霉素100mg，bid，共5天。

行。肠道准备可引起病人不适和脱水。

肠道准备方法

1. 磷酸钠(速效灌肠剂, sodium phosphate)1支，术前1~2h挤入直肠，可立即诱发排便，清空结肠。此法最简单易用。
2. 磷酸钠(速效磷酸钠)45ml，加90ml水稀释，术前一天下午3点及晚上9口服。
3. 聚乙二醇(polyethylene glycol, Golytely)4升，术前一天下午3到7点口服。此方法肠道准备最彻底，但不易耐受。

磷酸钠和聚乙二醇同样有效。磷酸钠方法简单、易耐受，但肾功能不全者需慎用。

妇科手术和预防性抗生素的使用

- 术前给予抗生素的目的是预防伤口感染和盆腔脓肿。
- 指征：术中进入生殖道、胃肠道或泌尿道，如子宫切除术。
- 滥用抗生素导致细菌耐药，危害无穷。下列手术不需使用预防性抗生素：单纯开腹探查、腹腔镜检查、宫腔镜检查、上环、子宫内膜活检以及尿流动力学检查。
- 第1、2代头孢菌素(cephalosporins)具有低敏和广谱的特点，最常用，美国妇产科多用头孢唑啉(cefazolin)。
- 不同学会的指南可稍有不同。ACOG的建议见表8-20(OG 2009;113:1180)。

静脉血栓栓塞和预防措施

- 大面积肺栓塞一旦发生，病人常于30分钟内死亡，能抢救的机会很小。美国很多学会及医院质量评审机构纷纷推出指南，想通过预防深静脉血栓形成来降低肺栓塞的发生率。因为没有很强的循证医学证据，很多预防措施仍有争议，危险性、费用与效益也应考虑。
- 医院多用美国胸科医师学会(American College of Chest Physicians, ACCP)的指南(Chest 2012;141:e227s)，ACOG的指南(OG 2007: 110:429)尚未更新。

风险因素

- 风险因素很多。影响妇科手术的常见因素包括老龄、病人或近亲有深静脉血栓史、恶性肿瘤、肥胖、服用雌激素、易栓症、心脏病、中风、感染及炎性疾病。
- 外科病人常用Caprini分数决定静脉血栓的危险性(表8-21)。

抗凝药物

- 普通肝素又称未分段肝素(unfractionated heparin)，5000单位术前2h皮下注射，术后每8~12h，直到出院。
- 低分子肝素依诺肝素(enoxaparin)美国最常用，30mg皮下注射q12h，术后12~24h开始，直至出院(北美用法)；或者依诺肝素40mg术前12h皮下注射，术后每日一次，用至出院(欧洲用法)。
- 璜达肝素钠(fondaparinux)每日2.5mg皮下注射，术后6~8h开始给药。
- 华法林(warfarin)口服需3~4天才能达到有效血液浓度，不能用于手术前后的抗凝治疗。新一代的口服抗凝药抑制凝血酶和Xa因子，可能改变这一现状。

机械性预防措施

- 下肢间歇气压疗法(intermittent pneumatic compression, IPC)：最常用的机械方法，术前开始使用，一直到病人下床活动或出院。
- 逐级加压弹力袜(graduated compression stocking, GCS)：费用低，但效果不确切，应用不当可影响下肢血流。

静脉血栓风险分类及预防

- 很低风险手术：通常指手术<30分钟、年龄< 40岁、BMI<25而且没有其他高危因

素。静脉血栓预防仅需及早下床活动。
- 低风险手术：可用机械性预防措施。
- 中等风险手术：抗凝药物。
- 高危手术：抗凝药物±机械性预防措施。术后抗凝10～35天最佳。

术后处理

- 术后医嘱和简要手术记录见表8-22。

术后疼痛

- 术后疼痛是病人、家属和医护人员面临的第一挑战。剧痛常持续12～36h，术后当晚常是最难过的一晚。
- 镇痛不当可影响呼吸、循环、神经精神及各个系统，术后镇痛应采用多个方法，以达到理想效果，并减少并发症。除了静脉用阿片类药物，应考虑非甾体类抗炎药、椎管内用药以及伤口长效麻醉药等。

静脉阿片类药物

- 吗啡1～5mg，必要时q2～3h;
- 氢吗啡酮0.2～1mg，必要时q2～3h;
- 芬太尼10～100μg，必要时q2～3h。

表8-21 Caprini手术病人静脉血栓风险的评分

1分	2分	3分	4分
- 41～60岁 - 小手术 - BMI>25 kg/m^2 - 下肢肿胀 - 静脉曲张 - 妊娠及产褥 - 不明原因的多次流产 - 雌激素药物 - 败血症 - 术前1月患严重肺病如肺炎 - 肺功能异常 - 急性心梗 - 术前1月心衰 - 肠炎性疾病 - 卧床内科病人	- 61～74岁 - 关节镜手术 - 开腹开胸大手术>45分钟 - 腹腔镜手术>45分钟 - 恶性肿瘤 - 卧床>72h - 肢体制动 - 中心静脉插管	- 75岁以上 - 静脉血栓栓塞病史 - 家族静脉血栓栓塞病史 - V Leiden因子突变 - 凝血酶原G20210A突变 - 狼疮抗凝物 - 抗心磷脂抗体 - 同型半胱氨酸增高 - 肝素性血小板减少 - 其他易栓症	- 1月内中风 - 关节置换术 - 髋、骨盆或下肢骨折 - 1月内急性脊椎损伤

风险分类	总分	血栓危险性
很低风险(Very Low)	0	<0.5%
低风险(Low)	1～2	1.5%
中度风险(Moderate)	3～4	3.0%
高风险(High)	≥5	6.0%

- 病人自控镇痛(patient-controlled analgesia, PCA)美国很常用，药物及用法见表8-23。

口服阿片镇痛药

- 羟考酮(oxycodone)5mg，1～2片，必要时q3～6h。对乙酰氨基酚(acetaminophen)325～500mg常与羟考酮合用。
- 柯丁(含对乙酰氨基酚500mg和氢可酮5mg)1～2片，必要时q3～6h。
- 羟考酮5、15或30mg口服，q4～6h。
- 羟考酮控释剂(OxyContin)10、20、40、80mg，q12h。
- 吗啡控释剂(MS Contin)30、60、100、200mg，q8～12h。

阿片类药物过量表现为昏睡、呼吸抑制和血氧下降。处理：纳洛酮0.4～4mg静注、肌注或皮下注射，必要时每2～3分钟重复一次，总量不超过10mg。

非甾体类抗炎药(NSAIDs)

- 酮咯酸(痛力消，ketorolac)：美国常用的胃肠外非甾体类抗炎药；15～30mg静注或肌注，q6h，使用时间不超过5天。
- 口服药物：布洛芬(ibuprofen)200、400、600或800mg，依据胃肠道耐受程度q4～6h。
- NSAIDs的副作用包括胃酸增多、肾毒性和血小板功能抑制。

术后发热

- 术后发热多数与感染无关，应先寻找病因(见产褥感染章节的7W)，不要急用抗生素。

表8-22 术后医嘱和简要手术记录

术后医嘱	简要手术记录的项目
入院科室：	术前诊断：
诊断：	术后诊断：
一般情况：稳定还是不稳定	手术名称：
生命体征：多久测一次	主刀及助手：
过敏史：	器械护士：
活动：卧床、何时下床、坐立或步行	麻醉医生：
护理：下肢间歇气压带，清醒后用肺活量仪(incentive spirometer)每小时做10次深呼吸，记录尿量、进出量，必要时每日称重，必要时吸氧保持氧饱和度>95%。	液体：晶体和血液制品用量
饮食：禁食、流质、普食或糖尿病饮食	估计失血量：
静脉补液：什么液体和滴速	引流：引流管放置和处理
药物：止痛药、止吐药、安眠药、抗生素、血栓和溃疡预防用药等	手术标本：
实验室检查：	术中所见：
特殊检查：X光、CT或其他	并发症：
请示医生：什么情况下叫医生	术后病人去向：入院或回家

表8-23 病人自控镇痛

药物	浓度	剂量	冲击剂量	锁定时间	4h限量
吗啡(morphine)	1mg/ml	1.5mg	3mg x3	7分钟	30mg
氢吗啡酮 (hydromorphone)	1mg/ml	0.2mg	0.5mg x3	7分钟	3mg
芬太尼(fentanyl)	10μg/ml	20μg	25μg x3	7分钟	300μg

冲击剂量(rescue or bolus)指大剂量迅速止痛，给药时间5分钟，可连用3次。PCA一般不应连续输注(continuous infusion)。PCA用法每个医院不完全相同。

- 术后前2天发热多与肺不张有关，感染发热多在3～5天后发生。
- 详细体检是寻找发热原因的关键，血、尿常规是最有用的实验室检查，怀疑肺部并发症时先行胸片检查。

子宫切除术后盆腔蜂窝织炎和脓肿

- 临床表现：通常术后3～5天出现发热，有时1～2周后才有症状。阴道有恶臭分泌物排出，下腹疼痛逐渐加重，腹部触诊有压痛±反跳痛。
- 影像检查：CT增强扫描通常可显示积液和盆腔炎症变化。
- 小脓肿多可用抗生素治愈，抗生素用法见产褥感染章节。
- 大脓肿需要引流，接近穹隆部的脓肿可从阴道引流。否则，可在影像引导下经皮插管引流或经腹腔镜引流。

术后肠麻痹

- 腹部手术后小肠很快恢复蠕动，结肠需要2～3天才能恢复功能。病人多在术后第2天排气，排气表示肠道功能恢复正常。
- 术后肠麻痹(postoperative ileus)表现为腹胀、腹痛、恶心和呕吐。肠麻痹与机械性肠梗阻的鉴别见表8-24。

术后肠麻痹的处理

- 支持疗法：禁食、静脉补液及纠正电解质失衡，下床活动，减少阿片镇痛剂的使用，使用栓剂或灌肠刺激结肠活动。
- 排除手术并发症，如输尿管或肠道损伤、盆腹腔脓肿和腹膜后血肿。

伤口并发症

伤口的分类

- 根据手术过程中细菌污染程度将伤口分为I～IV类(见表8-25)。

表8-24 术后肠麻痹和机械性肠阻塞的临床特征

特征	麻痹性肠梗阻	机械性肠梗阻
发生时间	术后即出现	粘连性肠梗阻发生晚，最早也在术后5天才出现。
症状和体征	弥漫性腹胀引起腹部胀痛，肠鸣音减退或消失。	表现为间断的腹部绞痛，肠鸣音增强，有高调肠鸣音。
X线检查	肠管均匀性扩张，胃、小肠及结肠都有胀气。	近断肠袢扩张，有液气平面，远端肠道可无气体。

表8-25 伤口的分类	
Ⅰ类伤口(清洁伤口)	• 手术在理想的无菌条件下进行；没有进入胃肠道或生殖道，如单纯开腹探查术或卵巢切除术。
Ⅱ类伤口(清洁污染伤口)	• 术中进入胃肠道或生殖道，如子宫切除术
Ⅲ类伤口(污染伤口)	• 手术野被大量胃肠道或生殖道液体污染，非化脓性炎症如盆腔炎早期炎症阶段或剖腹产时伴绒毛膜羊膜炎。术中若未遵循无菌原则，伤口也列为此类。
Ⅳ类伤口(感染伤口)	• 伤口被感染，如术中脓肿破裂。

• 伤口感染多在术后5～10天发生，表现为伤口剧痛、发热及心动过速，切口表现为红、肿、热、痛。起初伤口发硬，脓肿形成后有波动感。

伤口感染的处理
• 充分开放伤口，引流脓液，清除坏死组织，伤口一定要大，切忌瓶口性引流。
• 用生理盐水充分冲洗伤口，然后用湿纱布填塞创面，敷料包扎，每天换药2～3次。新型敷料具有高吸收性能(如海藻酸盐类敷料、亲水性纤维敷料或大网眼敷料)可减少换药次数。
• 如伤口有蜂窝织炎，可给予抗生素。
• 美国医院有专业伤口护士(wound care nurse)，协助处理伤口。伤口真空泵(wound vacuum)可减轻伤口水肿，加速愈合。
• 感染控制后，大伤口可考虑二期缝合，缩短愈合时间并减少疤痕。

血肿或血清肿
• 横切口易发生血肿(hematoma)或血清肿(seroma)；病人主诉伤口疼痛并有血性液体排出。
• 小的血肿可期待治疗，大血肿需要引流。切口可在引流后立即缝合，如不能立即缝合，可予冲洗、填塞和包扎，行延迟缝合。

伤口裂开
• 伤口裂开(wound dehiscence)多由筋膜缝合处撕裂所致，通常术后5～10天发生，多见于腹正中垂直切口。癌症、糖尿病或使用免疫抑制剂患者易发生。
• 患者突感切口裂开，并见大量血性液体流出。
• 处理：立即入手术室用延迟吸收线全层连续缝合。

出院注意事项和随访
• 小手术在术后两周内复查，例如诊刮术和腹腔镜检查。
• 子宫切除术或其他大手术，术后2周及术后6周随访，通常在术后6周行全面的妇检。如果需要拆除切口钉，腹正中垂直切口患者可在术后5～7天随诊，同时拆除切口钉。
• 如果出现手术并发症如伤口感染，需多次随访。
• 鼓励病人尽早恢复正常活动，如爬楼梯或淋浴。避免增加腹压，提举重物不超过10公斤。
• 子宫切除术后6周内避免性交。

程曦、黄峥

子宫切除术

- 子宫切除术是美国最常见的妇科手术，数量仅次于剖宫产术。2002年，全美共做了680,000例子宫切除术，2010年降为430,000例。经腹子宫切除术占65%，经阴道子宫切除术占20%，腹腔镜下子宫切除术占13%，机器人辅助子宫切除术占0.9%，根治性子宫切除术占1.2%(OG 2013; 122: 233)。
- 常见手术指征为子宫肌瘤、子宫脱垂、盆腔疼痛、异常子宫出血和恶性肿瘤。

术前谈话

- 术前谈话至少包括3方面：手术的益处、手术的危险性和替代手术的治疗方法(benefits, risks and alternatives)。
- 绝大多数子宫切除术是用于提高患者生活质量，仅有少数用于治疗恶性肿瘤。
- 异常子宫出血是子宫切除的主要原因，目前治疗的新方法很多，包括孕激素宫内节育器(曼月乐)、子宫内膜去除术(endometrial ablation or resection)和子宫动脉栓塞术。这些新方法减少了子宫切除。
- 美国与中国妇女对子宫切除的态度似乎不太一样，中国妇女愿意尽力保存子宫，美国妇女愿意选择子宫切除。美国1千个妇女一年内(women-years)子宫切除率达5.38%(OG 2003;110:1091)。

预防性双侧卵巢输卵管切除

- 过去45岁以上的妇女做子宫切除术时多同时行双侧输卵管卵巢切除术(bilateral salpingo-oophorectomy, BSO)，目的是防止卵巢癌，并避免再做卵巢输卵管的手术，这种做法在美国已受到挑战，多数医生改变了预防性BSO的看法。
- 停经以后的卵巢仍有一定的内分泌功能。停经前后的卵巢不仅分泌雌激素，也分泌各种雄激素。
- 50岁前卵巢切除与高死亡率相关(OG 2013;121:709)。
- 一般来讲，无乳腺癌及卵巢癌个人史及家族史的患者，建议保留双侧卵巢，但可切除输卵管以降低卵巢癌的发生。

ACOG关于预防性BSO的指南(OG 2008;111:231)

卵巢切除术的指征

- 患者家族史或基因检测提示卵巢癌的风险增加，例如BRCA1和BRCA2突变或遗传性非息肉性结肠癌(HNPCC)，BSO常在35～40岁、完成生育后施行。
- 绝经前性激素依赖型乳腺癌的辅助治疗
- 双侧卵巢肿瘤
- 重度子宫内膜异位症
- 绝经后卵巢癌的预防
- 盆腔炎性疾病或双侧输卵管卵巢脓肿(通常用抗生素治疗)

保留卵巢的指征

- 绝经前
- 担心对年轻妇女的生活质量、性功能及性欲的影响
- 绝经前妇女骨量减少、骨质疏松或存在骨质疏松的危险因素

子宫切除术类型

经腹全子宫切除术
- 经腹全子宫切除术(total abdominal hysterectomy, TAH)最常见，易教易学，但手术并发症多。

指征
- 病人不适合行阴式子宫切除或腹腔镜下阴式子宫切除术。

经阴道子宫切除术
- 经阴道子宫切除术(transvaginal hysterectomy, TVH)是子宫切除术的首选方法。并发症少、恢复快、住院时间短而且体表无伤口。美国多个学会都反复强调TVH是最微创的子宫切除术。
- TVH在国、内外都没有得到充分推广，估计与缺乏培训有关。许多妇科医生喜欢追逐新技术，如腹腔镜和机器人，这不利于TVH的推广。
- 有些情况阴式手术难度大，例如子宫无脱垂、缺乏活动度或阴道顶端狭窄。
- 耻骨弓狭窄、无阴道产、剖宫产史、肥胖及大子宫不是手术禁忌证。

TVH的指征
- 病变局限于子宫
- 阴道无狭窄
- 子宫有一定的活动度
- 子宫重量小于280克或小于12孕周*

*子宫大小不是手术禁忌证，大子宫可通过粉碎术(morcellation)经阴道切除。可根据超声测量估计子宫重量：子宫重量(克)= 长(cm)×宽(cm)×厚(cm)×0.5 (OG 2004;103:1321)。

腹腔镜辅助阴式子宫切除术
- 腹腔镜辅助阴式子宫切除术(laparoscopically assisted vaginal hysterectomy, LAVH)恢复快，疼痛轻，切口较TAH美观。
- 手术并发症可增高，例如输尿管和膀胱损伤。手术器械贵，一次性用材多，故手术费用较高。
- 如果能做TVH±BSO，应避免LAVH。

ACOG建议的手术适应证(OG2005;105:929)
- 腹腔或盆腔粘连松解。
- 治疗子宫内膜异位症。
- 子宫肌瘤行阴式子宫切除术有困难。
- 阴式切除卵巢有困难，可经腹腔镜处理骨盆漏斗韧带，协助卵巢切除。
- 子宫切除术前评估盆腔和腹腔情况。

腹腔镜下全子宫切除术
- 腹腔镜下全子宫切除术(total laparoscopic hysterectomy, TLH)需要娴熟的腹腔镜技术，阴道残端缝合有难度。
- 手术并发症可增高。

机器人辅助子宫切除术
- 机器人辅助子宫切除术(total robotic hysterectomy, TRH)多用达芬奇(Da Vinci)机器人，TRH在美国广泛应用已有十多年，其魅力征服了许多外科医生和医院的主管人员，很多医院即使赔钱也购买机器人。

- 优点是三维视觉，手术器械尖端灵活，便于精确快速的缝合。术者坐着操作，相对轻松。掌握机器人的基本步骤后，可以很快地过渡到复杂的腹腔镜手术。
- 缺点是费用贵，手术时间长，刚开始难学，器械缺乏触觉反馈。
- 妇科通常用于子宫切除、子宫肌瘤切除、阴道骶骨固定、输卵管吻合和妇科肿瘤根治及淋巴结清扫。
- 多个临床试验表明机器人手术效果和并发症与常规腹腔镜手术近似，但费用明显增加(JAMA 2013; 309: 689)。

次全子宫切除术
- 次全子宫切除术(supra-cervical hysterectomy, SCH)容易掌握，可避免或减少输尿管和膀胱损伤。
- 10%的患者术后仍有周期性阴道出血，宫颈癌的风险依然存在，术前需进行宫颈癌筛查。
- 与全子宫切除术相比，次全切术后盆腔脱垂发生率及性功能情况基本相似。无论是否保留宫颈，子宫切除后均能改善性功能。

手术技巧

腹部切口的选择

腹部正中纵切口
- 利于暴露腹腔和盆腔器官，可快速进入腹腔，根据需要可延长切口。
- 缺点：切口不美观，疤痕较大，伤口裂开或切口疝的风险增加。
- 纵切口指征：怀疑恶性肿瘤、大子宫、多次盆腔手术后怀疑广泛粘连、可能涉及盆腔外的器官、肥胖或估计手术困难。

下腹部横切口
- 优点：美观，切口疝或裂开发生率低。
- 缺点：手术时间长、出血量多、腹壁神经损伤风险高以及腹部暴露效果差。

妇科手术常用的横切口
- Pfannenstiel切口：剖宫产及妇科良性疾病最常选择的手术切口，美观但术野暴露不佳。
- Cherney切口：于耻骨联合后方横断腹直肌，行尿失禁手术时可以较好地暴露耻骨后间隙(Retzius间隙)。Pfannenstiel切口暴露困难时可转为Cherney切口。
- Maylard切口：横断下腹部所有肌肉，术野暴露佳，可用于根治性全子宫切除和淋巴结清扫术。

子宫内注射垂体加压素减少出血
- 经腹或经阴道子宫切除时，可减少术中出血。高血压患者慎用。
- 注射前通知麻醉师。血管加压素(vasopressin)偶可引起心动过缓，剂量过大时极少患者出现心脏骤停。

给药方法
- 剂量和最佳浓度无标准化。美国1瓶含20单位的垂体加压素，作者通常用100毫升生理盐水稀释，浓度为0.2单位/毫升。
- 术中用量控制在<5～8单位，以减少心血管并发症。

术中损伤
- 泌尿道损伤最常见。因良性疾病行全子宫切除术的患者，泌尿道损伤的发生率占

4.3%，其中膀胱损伤占2.9%，输尿管损伤占1.8%，部分患者同时存在膀胱和输尿管损伤 (OG 2009; 113:6)。

膀胱损伤

- 分离膀胱与宫颈时，可损伤膀胱。

术中诊断和处理

- 若怀疑膀胱损伤，可从导尿管注入无菌牛奶(美国产房都有)、亚甲蓝(美兰)或靛胭脂。发现损伤部位后可用3-0可吸收缝线修补，简单或连续缝合，一层或两层都可。
- 术后留置Foley尿管1～2周。

术中预防措施

- 用剪刀锐性分离膀胱和宫颈，避免用手指或纱块钝性分离膀胱。
- 缝合阴道残端时，要清楚地识别阴道前壁，避免将膀胱与阴道缝在一起，引起膀胱阴道瘘。

输尿管损伤

- 输尿管是妇科手术医生的克星！输尿管损伤是妇科手术法律纠纷的主要原因。
- 切除子宫(uterus)并不难，保护输尿管(ureter)可不容易。术中一定明确输尿管的位置和走行。输尿管以及周围结构见图8-14。
- 如果怀疑输尿管损伤，须在术中确认并及时修补，以免永久性肾损害及其他并发症。

术中如何确定输尿管损伤

1. 经腹或腹腔镜子宫切除时，可游离出输尿管。
2. 膀胱镜检查：对诊断泌尿道损伤极有用。无论行何种子宫切除，若怀疑输尿管损伤，术中立即行膀胱镜检查。检查前5分钟静推靛胭脂(indigo carmine)，输

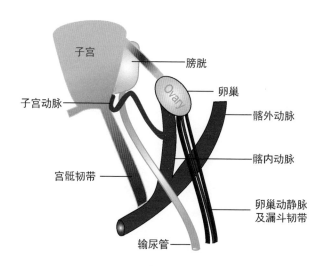

图8-14 **输尿管以及周围结构**

尿管开口喷蓝色尿液即证实输尿管通畅。无靛胭脂时可用亚甲蓝(methylene blue)，亚甲蓝显影慢，颜色浅。

输尿管损伤的三个常见部位

1. 骨盆边缘近卵巢血管处(骨盆漏斗韧带)：切除附件包块或分离致密粘连时，可能损伤输尿管。
2. 输尿管穿过子宫动脉下方处：最常见的损伤部位。术中出血多在此处发生，如有出血，切忌盲目缝合。视野不清时过多缝合组织可损伤输尿管。
3. 阴道残端两侧角部：关闭阴道残端时，不要过多缝合盆壁组织。若要悬吊阴道残端，应高度警惕输尿管损伤。

肠道损伤

- 开腹或腹腔镜手术时可发生。如果及时发现并进行修补，不会造成术后并发症；如果术中未及时发现，肠道穿孔和腹膜炎将带来灾难性的后果，术后并发症及死亡率明显升高。

肠修补的原则

- 如果只是小面积的浆膜撕裂，黏膜下层完整且肌层存在，不需要缝合修补。
- 如果黏膜膨出，需要缝合修补。缝合方法：横行缝合，与肠管轴向垂直，沿肠管轴向竖行缝合可引起肠腔狭窄。美国多用可吸收线，如4-0薇乔线或4-0单乔线。
- 广泛的肠损伤需行肠切除和吻合。

直肠损伤

- 后穹隆粘连可致术中直肠损伤。
- 直肠损伤可直接修补，不行结肠造瘘，但有些普外科医生在直肠修补后仍选择结肠造瘘。支持常规造瘘的循证医学证据不足。

术后护理

- 常规禁食(NPO)，肠道功能恢复后尽早进食。
- 术后常规鼻胃管减压有争议。

范祎、黄峥

不孕症

生殖系统生理

年龄和卵母细胞(卵子)

- 女性胚胎16~20周时，生殖细胞(germ cells)数目达高峰，卵原细胞(oogonia)占1/3，初级卵母细胞(primary oocytes)占2/3，总数约为600万~700万个。
- 胚胎16周至出生后6个月，单层前颗粒细胞围绕初级卵母细胞形成始基卵泡(primordial follicles)，始基卵泡是卵巢的基本生殖单位。卵泡不断闭锁(atrisia)，出生时卵泡总数为200万个左右，青春期卵泡数约为30万~50万个，37~38岁约25000个，绝经期卵泡数少于1000个。一生有400~500个卵泡发育成熟并排卵。
- 女性生育高峰在20到24岁之间，30岁之后生育能力缓慢下降，35~37岁后迅速下降。到40岁生育能力严重受损。

月经周期

- 月经周期规律的女性排卵基本正常，闭经(amenorrhea)或月经稀发(oligomenorrhea)表明排卵功能障碍。
- 月经初潮后的前两年和绝经前三年月经常不规律。
- 过去认为黄体期是恒定的，约14天，卵泡期的差异导致了月经周期的不同。新的研究表明黄体期和排卵时间不仅有个体差异，一个人每个月经周期的排卵时间和黄体期长短也不相同(Fertil Steril 2009;91:522)。

易受孕期

- 生育功能正常的年轻夫妇，一个月经周期的怀孕概率为20%。3个月的累积妊娠率是57%，6个月是72%，1年是85%，2年是93%。
- 正常精子存活3~5天，排卵后卵子生存12~24h，因此每次月经能受孕的时间仅有6天，包括排卵前5天和排卵当天(图9-1)。
- 在排卵前1~2天同房，怀孕的概率最高。

不孕夫妇的同房时机

- 易受孕期每天同房可增加怀孕概率。
- 如果月经周期规律，根据阴道分泌物的变化选择同房时机简单可行。
- 排卵前5~6天内，雌激素升高刺激宫颈腺体分泌大量稀薄透亮、有弹性的黏液（拉丝现象)，这种黏液可促进精子向宫腔运动。

李秋芬、黄峥、石琨

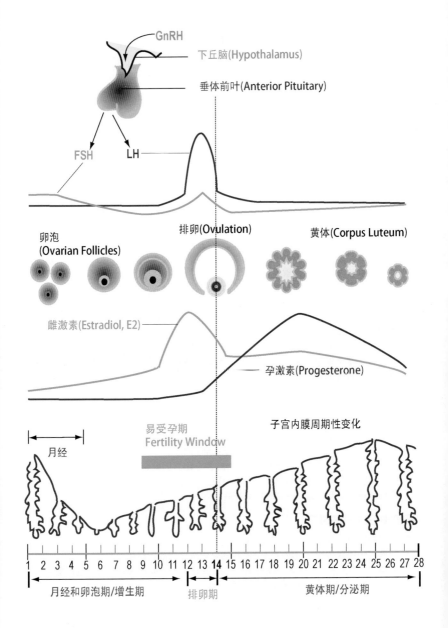

图9-1 生殖系统生理

不孕症的评估

定义和病因

- 未用任何避孕措施，正常性生活一年以上仍未怀孕者，称不孕症。原发性不孕症指既往从未有过妊娠史，继发性不孕症指既往有过妊娠史。不孕症的发病率约为7.4%(Fertile Steril 2006;86:516)。
- 人群不一样，不孕的原因也不相同。加拿大报道输卵管疾病占不孕原因的23.1%，排卵障碍占17.6%，子宫内膜异位占6.6%，男性因素占23.9%，不明原因的占25.6%，其他如黄体功能不足、宫颈因素和子宫缺陷占3.2%(JAMA 2003; 290: 1767)。
- 35岁以上的女性如果同房6个月未孕，应尽早评估。
- 如果不孕因素明确，如排卵障碍、盆腔疾病或已知男性不育等，应及时评估和治疗，不要等待。

初始评估

- 不孕症的初始评估并不复杂，常用的检查和步骤见图9-2。

病史

- 是评估不孕症最重要的部分，大多数不孕原因可从病史中找出。
- 现病史及婚育史：患者和伴侣的生育史、不孕症的年限、性交频率、润滑剂的使

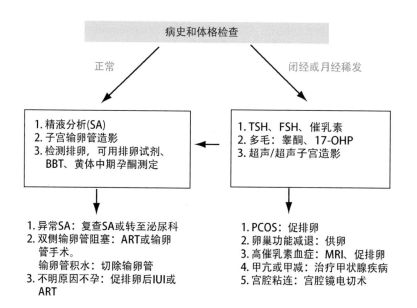

图9-2 **不孕症诊疗步骤简图**

用及既往的不孕检查和治疗。
- 妇科病史：月经初潮、月经周期特征(周期、经量、有无痛经和不适的表现)、初次性生活年龄、宫颈涂片结果、有无性传播疾病史、过去的避孕措施和末次月经。
- 内科病史：有无糖尿病、甲状腺疾病、高血压、体重增加或减少、痤疮、多毛症溢乳或化疗放疗病史。
- 手术史：有无盆腔或腹部手术史，如宫颈、输卵管、卵巢或子宫手术、阑尾切除术或子宫内膜异位症病灶去除术等。
- 生活方式：是否吸烟、酗酒或吸毒，饮食及锻炼情况及生活压力等
- 用药史

体格检查
- 体重和体重指数(body mass index, BMI)：肥胖和黑棘皮症(acanthosis nigricans)表明胰岛素抵抗。
- 厌食症(anorexia)的迹象：消瘦、头发干燥、胎毛样毛发、皮肤干燥、肤色暗黄唾液腺肿大及牙釉质腐蚀。
- 雄激素过高的迹象：脸部、胸部和腹部多毛症(hirsutism)、痤疮、皮脂溢和秃顶等。
- 甲状腺、乳房：检查甲状腺有无肿大或结节，有无溢乳。
- 腹部和盆腔：检查有无盆腔炎、子宫平滑肌瘤、子宫内膜异位和先天性生殖泌尿系统异常。

实验室检查
- TSH、催乳素、血型、Rh因子、抗体筛查、风疹、梅毒滴度、衣原体、淋病、乙/丙型肝炎病毒和艾滋病毒等。

盆腔超声
- 评估子宫和卵巢的大体形态，宫腔超声造影(saline infusion sonohysterogram, SIS)评估子宫内膜息肉、黏膜下肌瘤和子宫畸形。

不孕症的特异检查

- 特用于不孕症的检查并不复杂，可概括为以下3项：(1)精液分析评估男性因素，(2)排卵监测，和(3)子宫输卵管造影(hysterosalpingogram, HSG)了解子宫或输卵管的通畅情况。不孕症检查项目多需在月经的特定天数进行(图9-3)。
- 性交后试验、子宫内膜活检排除黄体期缺陷和精子抗体测试已被淘汰。

表9-1 精液参数(样本提供者配偶过去一年内怀孕)	
精液参数	**第5个百分数 (95% CI)**
精液量(ml)	1.5 (1.4－1.7)
精子浓度(10^6/ml)	15 (12－16)
精子的总数(10^6/ 1次射精)	39 (33－46)
总精子活动率(前向运动和非前向运动, %)	40 (38－42)
前向运动精子率 (%)	32 (31－34)
正常形态精子(依据严格的Tygerberg方法, %)	4 (3.0－4.0)
精子存活率(%)	58 (55－63)

精液分析

- 评估女性生育能力时要做精液分析(semen analysis)。近20%的不孕夫妇同时有男方和女方不孕因素。
- 精液分析报告有时不容易解释,过去不同的实验室标准不同,目前通用2010年WHO精液检测标准(表9-1)。
- 如果精液分析正常,可排除男性因素;如果初次检查不正常,需至少重复检查一次。禁欲2~7天,长时间禁欲超过10天,可能会减少精子的能动性和生育能力。射精量<1毫升时应排除样本收集失误,必要时检查射精后的尿液判断有无逆行射精。
- 精液分析异常者需转至男性生殖专科,少精症需检测睾酮水平。如果异常,检测FSH、TSH、LH及催乳素水平。
- 精液参数异常数目增多,男性不育几率下降。主要参数指精子浓度、活力和形态,如果1项参数异常,生育能力降低2~3倍,2项异常生育能力降低5~7倍,3项均异常生育能力降低16倍。

排卵测试

- 规律月经提示排卵正常,排卵监测可估计排卵的具体时间。

基础体温

- 排卵的女性有双相体温,基础体温(basal body temperature, BBT)排卵当天或排卵前1天较低,LH释放后1~2天基础体温开始升高,持续10天左右。
- 推荐使用特制的水银基础体温计,美国用华氏单位96~100°F,高于0.5°F即为显著。应在每天早上起床前测定体温。
- 此方法简单、经济,但只反映既往排卵情况,基础体温升高时排卵已发生,故不能指导同房时间。

排卵监测试纸

- 用来监测月经中期LH的释放。LH峰可持续48~50h,通常在预期LH峰的前1~2天开始测试。需按照试纸说明使用,测试时间可不相同。
- 月经周期为28天的女性,通常在第十天开始测试。月经紊乱的患者可每天测试,但费用增高。
- 排卵前24~38hLH试纸呈阳性,不孕夫妇应在LH阳性当天及此后1天同房。如果计划做宫腔内人工授精(IUI)手术的,应在LH阳性后的第二天早上实施该手术。

黄体中期血清孕酮水平

- 通常在月经18~24天、LH峰值后7~8天、或下次月经来潮前1周测定。
- 血清孕酮>19.08nmol/L(3ng/ml)表明有排卵。

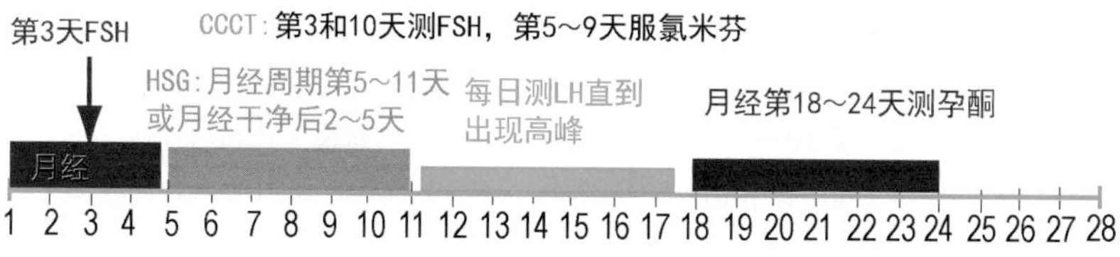

图9-3 **不孕症检查项目与月经周期的关系**

盆腔超声检查

- 可以检测到盆腔异常，比如子宫肌瘤、子宫中隔或卵巢囊肿。如果怀疑子宫息肉或黏膜下肌瘤，可考虑宫腔镜检查。
- 计算窦状卵泡数量(antral follicle count, AFC)及测量卵巢体积来预测卵巢储备功能。观察排卵前卵泡大小，卵泡破裂前可达16~30 mm。

输卵管通畅检查

子宫输卵管造影

- 子宫输卵管造影(hysterosalpingogram, HSG)可提供子宫和输卵管腔的基本解剖情况。识别输卵管梗阻的敏感性是85%~100%，特异性是90%。
- 一般在月经周期的5~11天，或月经干净后的2~5天内行HSG检查(图9-3)，这样可以降低感染的风险，避免子宫内积血的干扰，并避免早期妊娠的可能。急性盆腔炎后的2个月经周期内应避免行HSG检查。
- 为减轻疼痛，检查前30分钟可给予患者非甾体类消炎药，注入造影剂应缓慢。
- 如果高度怀疑输卵管疾病，检查前1~2天开始口服多西环素100mg bid，共5天。如果HSG发现输卵管扩张，也应口服多西环素100mg bid，共5天。如果输卵管没有扩张或近期无盆腔炎病史，则无需预防性抗生素。
- 有些少见情况下，注入造影剂可以导致输卵管痉挛从而使其远端不能充盈，造成假阳性结果，所以当HSG显示输卵管阻塞时，依然有输卵管通畅的可能，可以改日再做HSG或在腹腔镜直视下行输卵管通液检查。

输卵管通液术

- 此方法国内常用。经导管向宫腔内注入液体，根据阻力、液体回流和患者感觉判断输卵管是否通畅。也可在超声监测下进行。
- 方法简单易行，避免使用X线，但不能提供客观的影像证据。美国不用此方法。

腹腔镜输卵管通畅检查

- 准确率最高，但创伤性最大，不作为不孕症初始评估的常规检查。
- 不孕症患者有其他腹腔镜检查指征时可经宫颈插管注入亚甲蓝(美蓝)液来评估输卵管是否通畅(chromotubation)。

卵巢储备功能检查(Ovarian Reserve Tests)

- 卵巢储备功能并无统一定义，这些妇女通常有规律月经，但卵泡数量减少，对促排卵药物反应差。卵巢储备功能下降的妇女仍可自行怀孕。
- 不同机构用的测试方法不完全相同，界值(cutoff values)的选择对检测方法的敏感性和特异性影响很大，各种方法的评估见表9-2 (OG 2015; 125: 268)。

表9-2 卵巢储备功能检查方法

检测方法	界值	可靠程度	优点	缺点
FSH	10~20 (IU/L)	差	方法普遍	可靠性和敏感性低
AMH	0.2~0.7 (ng/ml)	好	可靠	不易检测
窦卵泡计数	3~10个	好	普遍、可靠	敏感性低
抑制素B	40~45(pg/ml)	差		可靠程度低
氯米芬刺激试验	10~22(IU/L)	差	敏感性比FSH高	需服药，可靠程度低

- 抗苗勒氏管激素(anti-Müllerian hormone, AMH)和窦卵泡计数是预测卵巢对促排卵药物反应的最佳方法，但任何一种方法都不能用来预测能否自行怀孕。

适应证
- 年龄大于35岁规律性生活6个月后仍不怀孕、早绝经家族史、卵巢损伤疾患(内异症或盆腔炎)、肿瘤化疗或放疗、卵巢手术史、吸烟和一些基因染色体疾病(45X和Fragile X)。

血清标记物
- FSH、雌二醇(estradiol, E2)和抑制素B(inhibin B)：一般在月经周期的第2~4天检测，第3天是标准。因激素水平波动很大，如不正常应至少再测1次。FSH 10~15 IU/L之间提示卵巢储备功能可能下降；>20 IU/L卵子很难用于体外受精。雌二醇>220.2~293.6pmol/L(60-80pg/ml)提示卵巢储备功能下降，用于协助分析FSH值，由于负反馈，雌二醇升高，FSH可降低。雌二醇和抑制素B预测卵巢储备功能价值不大，不单独应用。
- 抗苗勒氏管激素(anti-Müllerian hormone, AMH)：是评价卵巢储备的新方法，月经周期任何时间都能检测。AMH由窦前卵泡和早期窦状卵泡分泌，反映原始卵泡池的大小，绝经后测不到。IVF时AMH<0.5ng/ml表明卵巢储备功能不良。
- 氯米芬刺激试验(clomiphene citrate challenge test, CCCT)：月经周期第3天检查FSH、E2，周期第5~9天每日给予氯米芬100毫克，周期第10天检测FSH。CCCT预测卵巢储备功能的敏感性比单纯FSH高，但特异性低，不作为常规检查。

窦卵泡计数
- 窦卵泡指2~10mm的卵泡，在月经周期的第2~5天用阴道超声检测。窦卵泡计数(antral follicle count)低于3~6个提示卵巢功能下降。

宫腔镜、腹腔镜或宫/腹腔镜联合检查
- 宫腔镜用于宫腔内病变的诊断及治疗。
- 腹腔镜指征：内异症、盆腔痛、盆腔手术史及宫外孕史等。
- 腹腔镜可明确输卵管情况，有腹腔镜指征的患者可以不做HSG，直接在腹腔镜下通亚甲蓝液观察输卵管是否通畅。有些宫外孕患者行输卵管造口术后，造口处持续开放，只有腹腔镜下注液才能鉴别输卵管伞部是否通畅。

何时去不孕专科/生殖中心就诊

年龄大于35岁
- 宜尽早送病人到不孕专科/生殖中心！随着年龄增大，自然受孕率下降、IVF成功率降低及流产率增高。
- 如果排卵障碍是不孕的明确病因，可进行3~6周期促排卵治疗。切忌耽误时间！

年龄小于35岁
- 如果病史和体检没有发现明显异常，患者可尝试自然受孕12个月，如果未孕，做不孕症的各项检查。
- 排卵障碍的患者，可诱发排卵3~6个周期。
- 如果诱发排卵失败或其他因素不孕时，需到不孕不育专科就诊。

李秋芬、黄峥、王雪峰

女性不孕的处理

给不孕夫妇的建议

- 戒烟、戒毒、少喝酒。减肥，保持体重指数在20~25。
- 健康饮食，每天咖啡因摄入量小于250mg，啤酒少于335ml（1个易拉罐），葡萄酒少于140ml，40度以上烈酒少于40ml。
- 缓解精神压力，体质锻炼适当。
- 了解性生理，排卵前每日或隔日同房。

排卵功能障碍

WHO将排卵功能障碍分为4型：

- Ⅰ型(低促性腺激素型性腺功能减退)：↓GnRH、↓FSH、↓E2，由于下丘脑GnRH分泌障碍，使脑垂体分泌的FSH、LH减少，从而引起雌激素生成减少。病因包括急速减肥、过度锻炼、厌食症、卡尔曼综合征(Kallmann)和中枢神经系统病变。此类型占排卵障碍的10%。
- Ⅱ型(促性腺激素正常型排卵障碍)：FSH、雌激素和催乳素均正常，多见于多囊卵巢综合征患者。表现为闭经或月经稀发，伴或不伴有雄激素升高。此类型占排卵障碍的70%。
- Ⅲ型(高促性腺激素型性腺功能减退)：亦称卵巢衰竭。闭经伴有FSH升高，常见于特纳综合征和卵巢早衰患者。此类型占排卵障碍的10%。
- 高泌乳素血症：占排卵障碍的10%。

多囊卵巢综合征

- 多囊卵巢综合征(polycystic oavarian syndrome, PCOS)与肥胖有关，PCOS是美国妇女最常见的不孕症病因。
- 诱发排卵成功率较高。
- 先采用简单便宜的药物如氯米芬，如无效再采用其他治疗。

欧、美生殖学会共识 (Fetil Steril 2008; 89: 505)

- 肥胖女性诱发排卵前应减肥，至少减轻体重5%。
- 一线治疗：氯米芬(clomiphene, 克罗米芬)促排卵
- 二线治疗：外源性促性腺激素促排卵或腹腔镜卵巢打孔术
- 三线治疗：体外受精(IVF)

氯米芬

- 应用广泛，是FDA唯一认可的口服促排卵药物。

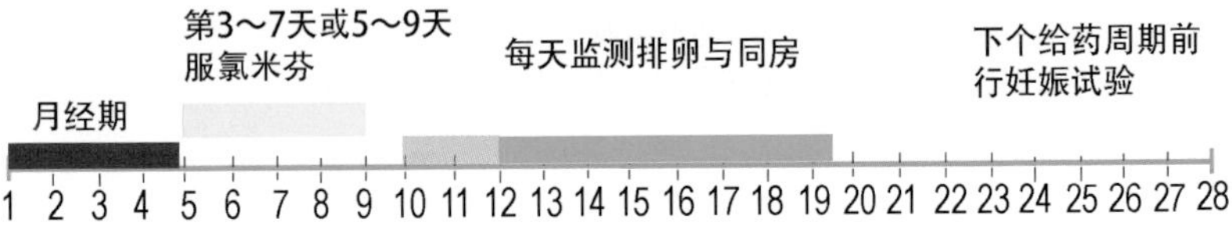

图9-4 **氯米芬促排卵方案**

- 属选择性雌激素受体调节剂(SERM)：与下丘脑雌激素受体结合，阻断体内雌激素的负反馈，诱发下丘脑释放GnRH和垂体分泌FSH，从而促进排卵。因为有雌激素拮抗作用，可使宫颈黏液变稠及子宫内膜变薄，但是否影响怀孕有争议。
- 促排卵率是60%~90%，妊娠率15%，累积妊娠率30%~50%，多胎妊娠率5%~10%。
- 年轻女性成功率较高。年龄大、体重指数高及高雄激素血症患者对药物反应差。
- 副作用：潮热、腹胀或盆腔不适、恶心、呕吐、头痛及视觉障碍等，发生卵巢过度刺激综合征的风险较小。

氯米芬的用法(图9-4)

- 如果近期无子宫出血或妊娠试验阴性，随时可以开始口服氯米芬。闭经患者传统使用醋酸甲羟孕酮10mg x 10天进行撤退出血，这种方法可能会减少受孕和活胎的机会 (OG 2012;119:902)。
- 有月经者，周期第2~5天开始口服氯米芬50mg，第3天开始给药最常用，共5天。
- 服完氯米芬后5~10天通常出现排卵。疗程完成后第3天开始用LH试纸监测排卵；若要节省费用，可用BBT判断是否排卵；还可以用阴道超声监测卵泡发育。LH阳性后1周测试血清孕酮，排卵者孕酮 > 9.54nmol/L，> 31.8nmol/L较确切。
- 氯米芬疗程结束后3天至排卵后1~2天，每日或隔日同房。
- 在下一个周期给氯米芬前，行尿妊娠试验。
- 如果有排卵，用同样氯米芬剂量进行3~6周期促排卵治疗。若无排卵，下个周期将氯米芬从50mg/天增加至100mg/天。50mg递增，最高可用250mg/天。

其他增效措施

- LH阳性或高峰当天或其后一天行宫腔内人工授精 (intra-uterine insemination, IUI)。
- 从月经周期第10~12天开始阴道超声连续监测卵泡发育，当卵泡直径达18~25mm时，肌注5000~10000IU绒毛膜促性腺激素(hCG)，注射hCG36h后，行IUI。

芳香化酶抑制剂

- 芳香化酶抑制剂(aromatase inhibitors) 抑制雄激素向雌激素的转化，对雌激素受体及子宫内膜无影响。
- 有效性同氯米芬相似。芳香化酶抑制剂能否常规用来促排卵，目前尚有争议。芳香化酶抑制剂是否增加出生缺陷的风险有争议。若选择此类药物促排卵，需向患者交代风险并签署知情同意书。使用前血清hCG必须阴性。
- 新的研究显示来曲唑比氯米芬的活产率及排卵率高，来曲唑组有4例严重畸形，氯米芬组有1例严重畸形，但无统计学意义(NEJM 2014;371:119)。

用药方法

- 来曲唑(letrozole)：月经第3天开始口服，2.5mg或5mg为初始剂量，最高为7.5mg/天，共5天。
- 阿那曲唑(anastrozole)：1mg/天，共5天。

胰岛素增敏剂

- 仅应用于糖耐量异常的患者。
- 单独用药效果不佳。单独应用二甲双胍(metformin)6个月活产率仅7.2%，与氯米芬联合使用，活产率可达到26.8%(NEJM 2007;356:551)。

二甲双胍

- 初使剂量500mg bid，或850mg qd。如果能耐受，每周增加500mg，最大量2550mg/天。起效约需每天1500mg。

- 二甲双胍缓释片可予500mg或850mg/天，如果能耐受，每周递增剂量。
- 副作用：恶心、腹泻及腹部绞痛。

促性腺激素
- 药物昂贵，通常由不孕不育专科医生使用。
- 需要密切监测血清E2水平和连续阴道超声监测卵泡发育情况。
- 多胎妊娠和卵巢过度刺激综合征发生率高，若直径大于14mm的卵泡数超过4个，则建议取消注射hCG。

腹腔镜卵巢打孔术
- 每侧卵巢用电凝或激光打孔4~10个，可降低雄激素及LH水平，诱导单卵泡排卵。
- 有效率低于50%，常需要其他的促排卵治疗。
- 卵巢打孔术适用于资源短缺的地区，卵巢打孔有增加粘连及卵巢储备能力下降的风险，美国现不常用卵巢打孔术。

卵巢过度刺激综合征
- 卵巢过度刺激综合征(ovarian hyperstimulation syndrome, OHSS)是外源性促性腺激素促排卵的严重并发症。毛细血管通透性增加，血管内液体转移至血管外，积聚在组织间隙。
- 卵巢肿大伴有多个直径5cm以上的囊肿。
- 临床表现有恶心、呕吐、腹泻、腹胀、腹水、胸水、电解质紊乱、血液浓缩、少尿及深静脉血栓，甚至危及生命。OHSS可分为轻、中、重三个级别。
- 高危因素：年轻、PCOS、大剂量使用促性腺激素、既往过度刺激史、卵泡数量多和高雌二醇水平。
- 在促排卵周期中，停止使用hCG可以避免OHSS的发生。发生OHSS后应高度重视，轻型可在门诊严密观察。重型需入院治疗：补液、监测尿量、纠正电解质紊乱以及预防深静脉血栓形成。

其他类型的排卵障碍

低促性腺激素性腺功能减退
- 维持体重指数20~25，必要时营养咨询，降低锻炼强度。
- 若发现中枢神经系统病变，应及时治疗。
- 此型排卵障碍克罗米酚治疗无效，可用含FSH和LH的促性腺激素治疗，如尿促性素(HMG)。

卵巢衰竭
- 亦称高促性腺激素性腺功能减退。用赠卵行IVF-ET治疗。

高泌乳素血症
- 参考闭经章节，可用溴隐亭或卡麦角林诱导排卵。

非排卵障碍性不孕

子宫内膜异位症
- 严重子宫内膜异位症可导致盆腔结构异常，引起不孕。
- 子宫内膜异位症Ⅰ期、Ⅱ期是否引起不孕，目前尚有争议。

治疗
- 抑制内异症的药物不能改善生育，但可以缓解疼痛。
- IVF成功率高。子宫内膜异位症可能降低卵子的受精率，但不影响卵子质量、胚胎

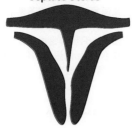

纵隔子宫
Septate Uterus

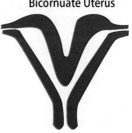

双角子宫
Bicornuate Uterus

双子宫
Uterine Didelphys

单角子宫
Unicornuate Uterus

图9-5 常见的子宫畸形

形成及植入。

- 腹腔镜下子宫内膜异位症病灶切除或消融术能否改善轻度内异症患者的生育力，目前尚未确定。若卵巢子宫内膜异位囊肿直径≥4厘米，通常手术切除，但对于有生育要求的患者需谨慎，剔除囊肿可降低卵巢的储备功能。

宫颈因素

- 在不孕病因中占较少比例。病因包括宫颈消融术、锥切术或有宫颈炎病史。
- 治疗：行宫腔内人工授精(IUI)，可避开宫颈。

子宫因素

先天畸形(图9-5)

- 发生率2%~4%，大多数子宫发育异常是由副中肾管融合障碍造成，20%~30%的病例合并泌尿系统畸形。
- 通常无症状，一般在剖宫产时或影像检查时偶然发现。
- 诊断应首选无创的三维超声或MRI，其他检查包括HSG、宫腔镜和腹腔镜。
- 如果患者无症状且生育能力正常，无需治疗。

纵隔子宫

- 较常见，可分为完全纵隔和不全纵隔。纵隔由宫底到宫颈内口或外口为完全纵隔子宫，纵隔终止于宫颈内口以上的任何部位为不全纵隔子宫。
- 可发生流产、早产、胎位异常及胎儿生长受限。
- 如果产科并发症与子宫纵隔有关，可考虑宫腔镜下切除纵隔。

双角子宫

- 包括完全性、部分性和轻微性，鞍状子宫(arcuate uterus)属轻微异常。
- 子宫整形术不能改善产科并发症，无症状妇女或原发性不孕患者不需常规手术。

双子宫

- 双子宫，双宫颈，常合并双阴道。通常无性交困难、月经异常或不育。
- 阴道斜隔综合征(Wunderlich-Herlyn-Werner综合征)：阴道纵隔伴同侧肾和输尿管发育不良或缺如，常表现为原发痛经、盆腔疼痛和盆腔包块，需切除阴道纵隔缓解症状。

单角子宫

- 一侧苗勒氏管未发育形成单角子宫，可以同时存在一侧残角子宫。可致晚期流产、胎位不正、早产和残角子宫破裂。
- 内膜有功能的残角子宫需手术切除。残角子宫与对侧宫腔相通有异位妊娠的风险，与对侧宫腔不相通则出现痛经。

宫腔粘连

- 病因：人工流产史、产后过度刮宫或宫内感染等。
- 可表现为月经减少或闭经，孕激素刺激试验阴性，子宫探条不能进入宫腔。
- 需要宫腔镜诊断，治疗需宫腔镜下分离粘连。
- 辅助治疗包括手术后宫腔放置球囊及应用雌激素。

子宫内膜息肉

- 可表现为不规则阴道流血，IVF患者着床率可下降。
- 可通过息肉钳、粉碎器或宫腔镜将其去除。

慢性子宫内膜炎

- 子宫内膜活检时有时会报告慢性子宫内膜炎，是否引起不孕目前不明确。
- 经验用药：多西环素(doxycycline)100mg bid，共7~14天。

子宫肌瘤

- 详见子宫肌瘤章节。

输卵管因素

- 病因包括盆腔炎性疾病、流产合并感染、阑尾炎穿孔、输卵管手术史、异位妊娠以及子宫内膜异位症。
- 输卵管因素不孕(除外输卵管结扎)的治疗在美国首选IVF。输卵管积水降低50%的IVF成功率，应考虑切除患侧输卵管或近端结扎。

结扎后输卵管吻合术

- 输卵管复通后能否成功怀孕与结扎的年限、类型、位置及复通后输卵管的最终长度有关。年轻和既往使用钛夹结扎的患者术后效果较好。
- 总妊娠率：剖腹行显微外科手术的妊娠率为45%~82%，腹腔镜下输卵管吻合术妊娠率25%~53%。复通术后异位妊娠风险为1%~7%。
- 美国倾向于IVF，输卵管吻合手术不常做。

不明原因不孕

- 指精液正常、排卵功能正常、宫腔形态正常及输卵管通畅。
- 可能伴卵巢储备功能或精子质量的轻微下降，现有手段无法查出。

治疗

- 期待疗法：保持正常体重、规律性生活和健康生活方式，适用于不孕年限较短的年轻患者。

- IUI联合应用促排卵，如克罗米酚、来曲唑或注射促性腺激素。单独促排卵或单独行IUI不是很有效。
- IVF效果最好，成功率取决于患者年龄。

李秋芬、黄峥、王雪峰

辅助生殖技术

- 自第一个试管婴儿路易斯·布朗1978年出生后，体外受精(in vitro fertilization, IVF)给不孕症的治疗带来了革命性的变化。试管婴儿是由英国妇科医生帕特里克·斯特普托(Patrick Steptoe)和生物学家罗伯特·爱德华(Robert Edwards)最先发展成功的，罗伯特·爱德华2010年获得诺贝尔医学奖。我国大陆第一例试管婴儿于1988年在北京诞生。
- 年龄是影响IVF成功的最重要的因素，其他因素包括卵巢储备、过去生育史及是否吸烟。
- 辅助生殖技术(assisted reproductive technology, ART)可能增加出生缺陷、早产及低体重的风险(Fertil Steril 2009; 92: 1557)。
- 2006年，美国双胎妊娠率为26%，多胎妊娠率为2%。为了降低多胎妊娠的风险，现在提倡移植1个胚胎。

术语

- ART指在体外使卵子和精子结合，然后将受精卵植入子宫。通常包括体外受精(IVF)、卵母细胞质内单精子注射(intracytoplasmic sperm injection, ICSI)、辅助孵化和赠卵等技术。人工授精(artificial insemination, IUI)在美国不称为ART。ART可用于所有原因引起的不孕。
- IVF是在体外将卵子与精子受精的方法，是ART最常用的技术。
- ICSI是将单个精子注入到成熟的卵母细胞浆内，是治疗男性不育的重大进展。
- 辅助孵化技术(assisted hatching)是利用物理或化学的方法，在胚胎的透明带上制造一处缺损，有利于胚胎从透明带内"破壳"而出，或使透明带溶解消失，以达到帮助胚胎孵化促进胚胎植入的目的。
- 配子输卵管内移植(gamete intrafallopian transfer, GIFT)、合子输卵管内移植(zagote intrafallopin transfer, ZIFT)和胚胎输卵管内移植(tubal embryo transfer, TET)均在腹腔镜下完成，目前已很少用。
- 试管婴儿代孕妈妈(gestational carrier)是指通过体外受精的方式为需求方生育子女的妇女，代孕妈妈与胎儿并没有血缘关系。
- 人工受精代孕妈妈(gestational surrogate)是指提供卵子、怀孕及分娩的妇女。孩子和代孕者有遗传关系。这种方法简单，花费少，但存在很多法律上的问题。

IVF的主要步骤

控制性超促排卵

- 控制性超促排卵(controlled ovarian hyperstimulation)方案众多，包括长方案(图9-6)、短方案、超长方案和超短方案。为避免过度刺激，常联合应用FSH、LH、GnRH激动剂、GnRH拮抗剂、口服避孕药及hCG等。

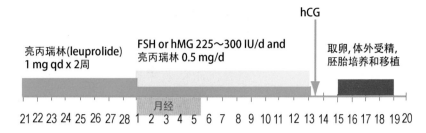

图9-6 超促排卵的长方案

- GnRH受体激动剂和拮抗剂用于预防过早释放LH。
- 促排卵后需严密监测血E_2水平及B超监测卵泡发育情况。
- 当有2个以上卵泡直径达到18~20mm及血清E_2水平>7340pmol/L(2000pg/ml)时，给予hCG 5000~10000单位或者重组hCG250μg。每个生殖中心用的方案不同，标准也不同。

取卵

- 注射hCG 34~36h后，在超声引导下抽吸卵泡液取卵。

体外受精、胚胎培养和移植

- 取卵后4h左右将卵母细胞受精，受精卵培养3~5天。
- 胚胎移植可以选择在受精后第三天(6~8细胞期)或第五天(囊胚期)进行。
- 胚胎植入前遗传学诊断(preimplantation genetic diagnosis, PGD)是用来检出带致病基因和异常核型的胚胎，主要用于解决有严重遗传性疾病风险和染色体异常夫妇的生育问题。通常是从体外受精第三天的胚胎取1~2个卵裂球进行检测，或检测受精后第五天囊胚的外胚层滋养细胞。

2009年美国生殖医学会(ASRM)关于移植胚胎数目指南

植入胚胎数目多根据患者年龄决定。若患者条件好，如第一个IVF周期、胚胎形态好、有多余的胚胎冷冻保存，或有IVF成功史，可按以下标准植入胚胎：

- <35岁应该考虑单胚胎移植，至多移植2个胚胎(卵裂期或囊胚期)。
- 35~37岁，至多移植2个卵裂期或囊胚期胚胎。
- 38~40岁，至多移植3个卵裂期或2个囊胚期胚胎。
- 41~42岁，至多移植5个卵裂期或3个囊胚期胚胎。

黄体支持

- 在取卵当天或取卵后一天开始每日肌注黄体酮或阴道给药。
- 阴道给药：8%孕酮凝胶90mg(快孕隆或雪诺酮)或微粉化孕酮200~600mg，每日1次。
- 肌注黄体酮：50mg/天。

验孕和妊娠随访

- 移植后9~12天抽血行hCG检查。
- 不孕专科医生通常随访患者到妊娠2~3个月，之后将孕妇转给产科医生。

李秋芬、黄峥、王雪峰

盆底疾病

尿失禁

概况
- 病因：衰老及分娩，顺产及阴道助产发生尿失禁的风险高于剖宫产。
- 发病率：育龄妇女25%，经后妇女40%，养老院妇女50%。

定义及分类
尿失禁指尿液不自主漏出，通常分为：
- 压力性尿失禁(stress urinary incontinence, SUI)：指腹压增加(如运动、打喷嚏或咳嗽)时出现不自主漏尿。
- 急迫性尿失禁(urge urinary incontinence, UUI)：指有尿意时发生不自主漏尿，也称膀胱过动症(overactive bladder, OAB)。
- 混合性尿失禁(mixed urinary incontinence, MUI)：同时存在以上两种尿失禁。
- 其他术语：体位性尿失禁、夜间遗尿、持续性尿失禁及性交后尿失禁。

诊断及评估

病史
- 病史寻问最重要，尿失禁的诊断及治疗多由病史决定。
- 询问引起压力性、急迫性或混合性尿失禁的诱因。
- 询问日间及夜间的排尿次数，评估漏尿的严重程度，例如使用哪种尿片？更换尿片的频率？性生活的频率？并评估跌倒及骨折的风险。
- 排除引起暂时性尿失禁的病因，如精神错乱、尿道感染、萎缩性尿道阴道炎、心理因素如抑郁症、内分泌因素导致尿液产生过多如高血糖及高血钙、活动受限、便秘以及药物因素等。

三句话筛查尿失禁 (Ann Intern Med 2006; 144: 715)
1. 最近三个月，你发生过漏尿吗？(即使漏尿量很少)
2. 当你打喷嚏、咳嗽、举重、锻炼等腹压增加时，会发生漏尿吗？(提示SUI)；当你有尿意但未能及时排尿时，会发生漏尿吗？(提示UUI)。
3. 哪一种漏尿(压力性或急迫性)发生较多呢？

盆腔检查
- 外阴、阴道、尿道萎缩及炎性表现，是否存在尿道憩室。
- 神经检查：是否存在完整的球海绵体肌反射。
- 阴道窥器检查、双合诊及三合诊：可用单叶窥器置入阴道，分别在增加腹压及放松时评估阴道前、后腔室及顶端有无脱垂及脱垂程度，检查尿道活动度。

尿失禁的术前检查
- 尿液分析及培养。
- 棉签试验(Q-tip test)：用以检查尿道的活动度(urethral mobility)，结果阳性提示单纯性SUI(uncomplicated SUI)，尿道中段悬吊术(midurethral sling)效果好。

- 排尿后残余尿量测定：可用导尿管或超声测量，排除尿潴留。残余尿量≥150ml 提示慢性尿潴留(chronic urinary retention)。
- 膀胱压力试验：也称咳嗽压力试验(cough stress test, CST)，是诊断SUI的有效方法。充盈膀胱后让患者做咳嗽动作，如见尿液流出，CST即为阳性。仰卧位阴性者须在站立位测试，膀胱至少有300ml尿液或生理盐水。

单纯性尿失禁术前评估(OG 2014;123:1403)

1. 病史
2. 尿常规
3. 体格检查
4. 膀胱压力试验直观显示压力性尿失禁
5. 尿道活动度检查
6. 残余尿量测定

尿动力学检查

单纯性SUI不需要尿动力学检查(multichannel urodynamic testing)，简易门诊检查与尿动力学检查相比，单纯性SUI的确诊率及治疗效果相同(NEJM 2012;366:1987)。下列情况提示复杂性尿失禁(complicated SUI)，应行尿动力学检查。

- 尿失禁伴急迫感
- 反复性尿路感染
- 曾做过根治性子宫切除
- 曾做过尿失禁手术或其他尿道手术
- 有排尿障碍症状如排尿缓慢、尿流细小、排尿用力、尿线分叉、排尿不尽、尿后沥滴和尿痛
- 怀疑神经源性膀胱(控制不良的糖尿病或智力障碍)
- 盆腔脏器脱垂超过处女膜、尿瘘或憩室
- 尿道活动度缺失
- 尿潴留，排尿后残余尿量≥150ml

压力性尿失禁的分度

国内根据症状轻重将SUI分为：

- 轻度：一般活动及夜间无尿失禁，腹压增加时偶发尿失禁，不需佩戴尿垫。
- 中度：腹压增加及起立活动时有频繁的尿失禁，需要佩戴尿垫生活。
- 重度：起立活动或体位变化时即有尿失禁，严重地影响患者的生活及社交活动。

根据尿动力学检查腹压漏尿点(ALPP)分三型：

- I型：属解剖型，ALPP≥90cm H_2O。
- II型：也属解剖型，ALPP 60~90cm H_2O。
- III型：多属于尿道内括约肌功能障碍型(ISD)，ALPP≤60cm H_2O。

治疗

行为治疗

- 减肥能降低肥胖及超重妇女尿失禁的发生率(NEJM 2009;360:481)。
- 避免服用膀胱兴奋剂如咖啡因、茶及酒精。
- 定时排尿及戒烟。
- 晚上6~7点后减少液体摄入量，以减少夜尿。
- 排尿日记：记录摄入液体及排尿的时间及容量，同时记录发生漏尿的时间、诱因及频率。排尿日记是病人健康教育及行为干预的有效措施。

- 膀胱锻炼：一般用于UUI，对SUI及MUI亦有效，延长膀胱排空间隙期能增加膀胱容量及减少膀胱痉挛。

盆底肌锻炼
- 凯格尔(Kegel)锻炼、阴道圆锥锻炼、阴道置子宫托、电刺激及生物反馈治疗均是有效的盆底肌锻炼法。
- 盆底肌锻炼有效、无创而且便宜，是各类尿失禁的一线治疗方法。
- 可推荐病人到门诊盆底康复中心治疗。

Kegel锻炼方法
- 收缩盆底肌做憋尿动作，在排尿时做此动作有助于识别并收缩正确的盆底肌，但不要在排尿时常规做此动作。
- 持续收缩盆底肌10秒，然后放松，重复收缩-放松动作，每日3次，每次做8~12个收缩-放松动作。
- 通常Kegel锻炼6周后，膀胱尿控功能得到改善。

UUI及MUI的药物治疗
- 从低剂量开始，如果病人能耐受，则增加剂量。
- 所有的抗胆碱能类药物均有口干、便秘及视物模糊等副作用，禁用于狭角性青光眼患者。药物治疗的长期依从性较差。
- 各种抗胆碱能类药物的疗效相似，可以根据药物副作用、耐受性及价格选择用药。
- 雌激素及激素补充治疗(HRT)对尿失禁无效。

治疗尿失禁的抗胆碱能类药物
- 奥昔布宁(oxybutynin)：初始剂量2.5mg，2~3次/日，必要时加量至10mg，2~3次/日。
- 奥昔布宁缓释剂：从5mg每日一次开始，根据反应可每周增加5mg，最大剂量30mg每日一次。
- 奥昔布宁贴片：1片(5mg)，每周两次。
- 10%奥昔布宁膏：每天一次，涂抹于腹部、上肢/肩膀或臀部皮肤。
- 托特罗定(舍尼亭，tolterodine)：2mg每天1~2次。
- 托特罗定缓释剂：4mg每天一次。
- 曲司氯铵 (trospium)：20mg每天2次。
- 曲司氯铵缓释片：60mg每天一次。
- 琥珀酸索非那新片(solifenacin，卫喜康)：5mg或10mg每天一次。
- 达非那新(darifenacin)：7.5mg或15mg每天一次。
- 富马酸非索罗定缓释片(fesoterodine)：是托特罗定的前体药物，4~8 mg每天一次。
- 盐酸丙咪嗪(imipramine)：是抗抑郁药，25~75mg每天一次睡前服。

压力性尿失禁的手术治疗
- 尿道中段悬吊术(图10-1)是目前国内外治疗SUI的金标准手术。可作为中、重度压力性尿失禁的一线治疗(NEJM 2013; 369:1124)。

经阴道耻骨后尿道中段悬吊带术
- 经阴道悬吊带术(transvaginal tape，TVT)：1995年发明该手术，彻底变革了尿失禁的治疗及吊带的手术方法，与传统的金标准Burch手术相比，TVT的2年治愈率为81%，Burch手术为80%(AJOG 2004;190:324)。

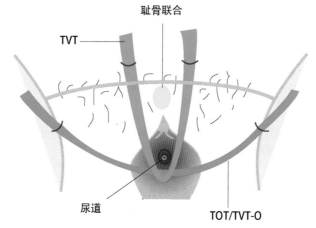

图10-1 尿道中断悬吊带术-TVT和TOT的放置方法

- 穿刺针穿过耻骨后间隙是凭感觉操作，可能导致膀胱、大血管、肠管、输尿管及尿道损伤。
- 术中必须行膀胱镜检查。

经闭孔尿道中段悬吊术

- 经闭孔尿道中断悬吊术(transobturator tape, TOT或TVT-O)2001年首次报道。
- 可以经阴道从外向内经闭孔放置吊带(TOT)或从内向外经闭孔放置吊带(TVT-O)，两种方法的疗效及并发症相同。
- TOT及TVT-O可避免损伤大血管、输尿管及肠管，可减少膀胱损伤的风险，手术步骤简单、出血少及手术时间短。

TVT及TVT的术后处理

- 排尿实验：膀胱排空后，借重力作用经尿管注入300ml生理盐水，然后拔掉尿管让病人排尿，若残余尿量少于150ml，排尿实验即为成功。若残余尿量多于150ml，病人可带尿管出院。
- 术后尿潴留的处理：术后4周内携带尿管或进行间歇性导尿。4~6周后，若尿潴留仍不改善，可行尿道扩张或手术切断尿道下方的吊带(1.3%)。

TVT与TOT及TVT-O的比较

- 客观成功率：TVT组80.8%，TOT及TVT-O组77.7%。因排尿困难需再次手术的机率：TVT组2.7%，TOT及TVT-O组0%。神经症状(通常为大腿上段乏力)：TVT组4%，TOT及TVT-O组9.4%(NEJM 2010;362:2066)。
- ISD患者或老年、III型尿失禁患者，TVT术成功率高于TOT及TVT-O术。

耻骨后阴道悬吊术(Burch术)

- 有效且持久：该术式曾是治疗SUI的金标准手术。TVT及TOT术出现以后，该术式的使用逐渐减少，大多在开腹或腹腔镜手术时施行该术式。
- 需要开腹或腹腔镜下操作，创伤性大，并发症包括输尿管扭曲、出血、尿潴留及肠疝形成。

难治性急迫性尿失禁的手术治疗

A型肉毒菌素注射

- 在膀胱镜下向膀胱后壁注射肉毒菌素(botulinum toxin type A)100～200单位。
- 60%的病人术后症状改善，效果可持续一年。
- 主要并发症是尿潴留，病人可能需要自行导尿。

骶神经刺激疗法

- 骶神经刺激疗法(sacral nerve stimulation)是一种新型的治疗方法，适用于难治性尿频尿急、急迫性尿失禁及非梗阻性尿潴留。
- 手术步骤分两阶段完成。第一阶段预试验将电极放置在S_3背侧神经根附近电刺激1～3周，如果症状改善率超过50%，则第二阶段在一侧臀外上方皮下放置永久性脉冲式发生器。

ISD的膨胀剂治疗

- ISD通常表现为重度压力性尿失禁。TVT及TOT/TVT-O术均可用于治疗ISD，治愈率分别为74%及53%。TVT效果较好可能是因为TVT悬吊的位置接近耻骨尿道韧带。
- 对于手术风险过高，因多次手术造成尿道不活动或不愿接受手术的患者可施行尿道周围注射膨胀剂治疗，膨胀剂包括牛胶原(Cotigen)、碳微粒(Durasphere)以及钙羟磷灰石(Coaptite)等。
- 膨胀剂治疗创伤性较小，但需要重复注射。

黄峥

盆腔脏器脱垂

概况

- 盆腔脏器脱垂(pelvic organ prolapse, POP)很常见。大约25%的妇女脱垂程度达到处女膜缘上方或下方1cm。美国11%的80岁以下的妇女曾需手术纠正盆底功能障碍，其中29%的患者需要再次手术。
- 病因：遗传因素(黑人盆腔脱垂率低)、阴道分娩、衰老及腹压增高。

盆腔脏器脱垂的术语及分类

- 正常盆腔解剖见图10-2，常见的盆腔脏器脱垂见图10-3。

De Lancey盆底支持系统三水平学说

1. 顶部：阴道顶端及子宫的支持，包括主骶韧带复合体。
2. 中部：阴道筋膜及其周围附属结构的侧方支持，包括耻骨宫颈筋膜及盆筋膜腱弓。
3. 底部：尿道及会阴体的支持。

盆腔脱垂的传统术语

- 子宫脱垂(uterine prolapse)：指子宫体及宫颈脱入阴道或从阴道内脱出。
- 膀胱脱垂(cystocele)：指膀胱脱入阴道内。
- 直肠膨出(rectocele)：指直肠前壁脱入阴道内。

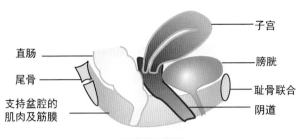

图10-2 **正常盆腔解剖**

子宫

膀胱

耻骨联合

阴道

直肠

尾骨

支持盆腔的
肌肉及筋膜

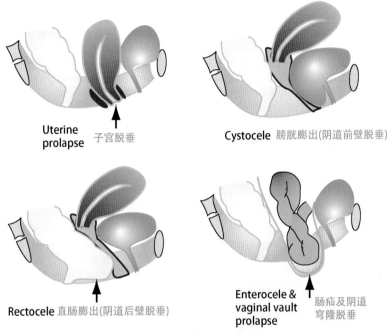

Uterine
prolapse 子宫脱垂

Cystocele 膀胱膨出(阴道前壁脱垂)

Rectocele 直肠膨出(阴道后壁脱垂)

Enterocele &
vaginal vault
prolapse 肠疝及阴道
穹隆脱垂

图10-3 **盆腔脏器脱垂的类型**

- 肠疝(enterocele)：指肠管或腹膜脱入阴道上段内。
- 阴道穹隆脱垂(vaginal vault prolapse)：指子宫切除后阴道残端脱垂，常伴肠疝。

盆腔脱垂的定量分度

- 盆腔脱垂的定量分度(pelvic organ prolapse quantification, POP-Q)详细地描述盆脏支持结构缺陷的程度(图10-4)，便于临床研究。
- POP-Q系统以处女膜做为参照点，定为0。负数表示测量的指示点位于处女膜上方，正数表示测量的指示点脱垂至处女膜下方。

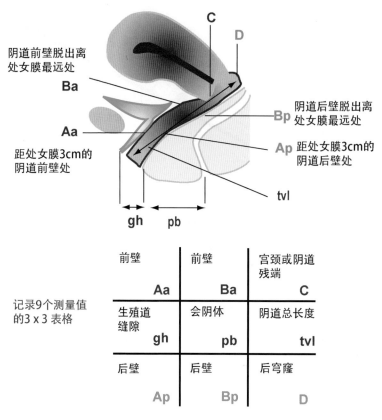

阴道前壁脱出离
处女膜最远处

Ba

Aa

距处女膜3cm的
阴道前壁处

阴道后壁脱出离
处女膜最远处

Bp

Ap 距处女膜3cm的
阴道后壁处

tvl

gh **pb**

前壁	前壁	宫颈或阴道残端
Aa	**Ba**	**C**
生殖道缝隙 **gh**	会阴体 **pb**	阴道总长度 **tvl**
后壁	后壁	后穹窿
Ap	**Bp**	**D**

记录9个测量值
的3 x 3表格

图10-4 盆腔脏器脱垂的定量分度方法(POP-Q)

盆腔脏器脱垂的POP-Q分度 (图10-5)

- 0度：无脱垂。
- I度：指脱垂最远端距处女膜上方>1cm。
- II度：指脱垂最远端距处女膜缘上方或下方≤1cm。
- III度：指脱垂最远端距处女膜缘下方>1cm，但≤阴道全长-2cm(阴道全长减去2cm是II度和III度的分界线)。
- IV度：下生殖道全长全部脱出于处女膜缘下方。

美国的盆底专科医生多采用POP-Q分度，但普通妇科医生仍用传统简单的分度方法，例如Bader-Walker分度方式。

国内常用的子宫脱垂临床分度

患者平卧用力向下屏气时子宫下降最低点为分度标准，子宫脱垂分为3度：

- I度(轻型)：宫颈外口距处女膜缘<4cm，尚未达到处女膜缘；重型：宫颈外口已达处女膜缘，在阴道口能见到宫颈。

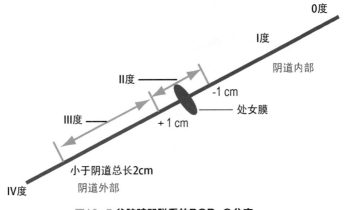

图10-5 **盆腔脏器脱垂的POP-Q分度**

- Ⅱ度(轻型):宫颈已脱出于阴道口外,宫体仍在阴道内;重型:宫颈及部分宫体已脱出至阴道口外。
- Ⅲ度:宫颈及宫体全部脱出至阴道口外。

盆腔脏器脱垂的诊断及评估

- 病人常因阴道有块状物脱出而就诊。大多数脱垂患者无症状或无特异性症状,很多患者的主诉可能与脱垂无关。
- 性功能障碍及肠道症状与脱垂严重程度无相关性。
- 严重脱垂可能导致排尿、排便困难,有些患者需要将脱垂器官回纳阴道以帮助排尿和排便。

病史
- 应询问脱垂的严重程度及其对日常活动的影响,有无压力性或急迫性漏尿,有无排尿困难或复发性尿路感染,有无便秘及粪漏。
- 一定要询问性生活情况及有无性交困难,性生活情况常决定脱垂的治疗方法。

盆腔检查
- 置入单叶阴道窥器检查阴道各腔室缺陷,前壁脱垂常伴发顶端脱垂。
- 分别以膀胱截石位及站立位检查病人,让患者做深呼吸后用力向下屏气(Valsalva动作)以确定最大脱垂程度。
- 三合诊检查评估有无肠疝及后壁缺陷。
- 评估盆底肌及肛门括约肌肌力。

非手术治疗

- 多数轻度脱垂不需手术治疗。很多患者第一次发现子宫脱垂时会很惊恐,要告诉她们这是良性病变,常与正常分娩有关。
- 防止便秘及慢性咳嗽,避免提举重物,肥胖者应减肥。

盆底肌锻炼
- 参考尿失禁章节。

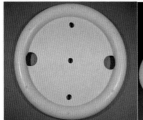 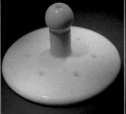 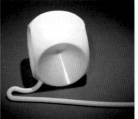

图10-6 环形子宫托　　　图10-7 喇叭形子宫托　　　图10-8 方块形子宫托

子宫托治疗

- 有效、便宜及无创，是各类脱垂患者的一线治疗。子宫托形状很多(图10-6)，大致分支持型和填充型，最常用的是环形(支持型，图10-6)，其次是喇叭形(填充型，图10-7)，重度脱垂有时可用方块形(cube pessary, 图10-8)。
- 环形宫托(ring pessary)：开始用中号，例如4号环形宫托，一端置于阴道后穹隆，另一端置于耻骨联合后，根据宫托是否滑出及患者的舒适度更换宫托。
- 喇叭形或茎杆形(Gellhorn)宫托常用于重度脱垂，喇叭形放入阴道顶部。
- 首次放置或重新放置宫托后，1～2周后随访。如果起效，第一年每3个月随访一次，此后每半年随访一次。
- 病人可以每天或每周取出子宫托并清洗，如果病人不能自行取出并再放置子宫托，可以每4～6周在门诊复查子宫托情况。

手术治疗

术前谈话

- 手术旨在纠正解剖缺陷，复发率达15%～30%。手术不能改善肠道功能及性功能，并可能导致性交困难和疼痛。
- 脱垂术后可能会发生尿失禁。经腹做骶韧带阴道固定术时可同时加行Burch术(NEJM2006;354:1557)或尿道中段悬吊带术(NEJM2012;366:2358)，以减少术后尿失禁的发生。
- 脱垂手术多在妇女完成生育之后进行。

前腔室缺陷

- 前腔室缺陷(anterior compartment defect)指膀胱脱垂或膀胱尿道脱垂。

阴道前壁折叠术

- 阴道前壁折叠术(Kelly-Kennedy plication)是沿阴道中线纵行折叠缝合阴道肌层(筋膜层)，剪除多余的阴道黏膜(上皮层)
- 该术式已有100余年历史。虽长期疗效不满意，但简单易行，仍广泛应用。

缺陷部位修补术

- 特异位点缺陷(site-specific defect)的概念虽早在美国提出，但确认位点缺陷很困难，在临床应用很难标准化，且术后效果并不理想，此术没有在美国广泛推广。
- 可经腹、经腹腔镜或经阴道手术，将阴道缝合在盆筋膜腱弓上(阴道旁侧修补术)或者折叠缝合盆腔内筋膜来修补中央型缺陷。

中盆腔缺陷

- 中盆腔缺陷(apical defect)指阴道穹窿脱垂。
- 如果子宫存在,可先行子宫切除术,但仅做单纯子宫切除是不够的。

骶骨阴道固定术

- 骶骨阴道固定术(sacrocolpopexy)是使用植入材料经腹或腹腔镜将阴道或子宫悬吊在骶骨前纵韧带上,植入材料通常使用聚丙烯网片。
- 优点:恢复了阴道的正常解剖位置,保留了阴道长度,复发率低。
- 缺点:有开腹手术的并发症。可发生网片侵蚀的并发症,但比阴道网片低。

宫骶韧带悬吊术

- 宫骶韧带悬吊术(uteroligament suspension, ULS)将阴道穹窿悬吊在双侧宫骶韧带上,将两侧韧带向中线缝合拉近,使直肠子宫陷凹消失。
- 术中同时行膀胱镜检查排除输尿管损伤或扭曲。

骶棘韧带固定术

- 骶棘韧带固定术(sacrospinous ligament fixation, SSLF)将阴道顶端悬吊于单侧或双侧骶棘韧带上。
- 此术可导致阴道向后弯曲。如损伤阴道血管及坐骨神经分支,可发生术中出血或术后臀部疼痛。
- SSLF与ULS的术后随访效果基本相同(JAMA 2014;311:1023)。

后腔室缺陷

- 后腔室缺陷(posterior compartment defect)指直肠向阴道内膨出。

阴道后壁修补术或阴道后壁会阴修补术

- 阴道后壁修补术(posterior colporrhaphy)或阴道后壁会阴修补术(posterior colpoperineorrhaphy)很常用,是将两侧肛提肌向中线折叠缝合。
- 应避免切除过多的阴道黏膜及会阴皮肤导致阴道狭窄,25%患者术后会出现性交困难。
- 可采用缺陷部位(site-specific)修补来纠正直肠膨出。

高龄无性生活患者的手术治疗

全阴道切除及阴道封闭术

- 全阴道切除及阴道封闭术(colpocleisis)是完全切除阴道黏膜,将膀胱筋膜及直肠筋膜做多个荷包缝合关闭阴道,复发少见。

阴道纵隔形成术

- 阴道纵隔形成术(La Fort阴道半封闭术)适用于重度子宫脱垂,不能耐受长时间手术的高龄患者。根据情况决定是否术前进行子宫内膜活检及宫颈细胞学检查排除恶性病变。
- 5%的患者术后可复发。

阴道网片

- 盆腔脏器脱垂即是盆腔疝,近几年无张力修补腹壁疝的理念及各种生物及合成网片已用于盆底重建,但因并发症及费用问题,国内外临床争议很大。
- 目前,对于子宫脱垂患者是否常规使用阴道网片(transvaginal mesh)尚无定论。
- 美国强生爱惜康公司的Prolift, Prolift+M, Prosima, 及TVT Secur等产品于2012年6月退市。

生物补片与合成网片的比较

- 大多数用于子宫脱垂修补的生物补片是异体移植的补片，包括猪真皮和牛心包膜等。

- 生物补片通常不会增加手术并发症，但补片可被吸收，不能提供长期支持。

- 永久性合成网片可降低盆腔脱垂的复发，但网片可导致并发症。大多数合成网片是通过穿刺针将网片锚定在适当的位置，可用于阴道前壁复发性脱垂者(OG 2011; 118:1459)。

FDA关于阴道网片并发症的警示

- FDA于2008年及2011年向公众发出两次警示：阴道网片置入后可侵蚀阴道黏膜引起网片外露、感染、疼痛、泌尿道症状、阴道疤痕、性交困难、脱垂复发、新发尿失禁或尿失禁复发等并发症。

FDA向医务人员建议：

- 大多数盆腔脏器(POP)脱垂可以不用网片而被治愈。

- 网片是永久性植入物，会使将来的任何修补术更困难。网片可导致并发症及再次手术。

- 与阴道放置网片相比，经腹放置网片发生网片并发症的风险要低。

- 术前确保病人知晓网片修补术的利弊，如果要放网片，一定要告知患者。

黄峥

生殖道瘘

概况

- 分类：分为尿瘘及粪瘘。

- 美国80%的生殖道瘘是妇科手术造成(主要是全子宫切除术)。其他原因包括产伤、放疗及创伤。在发展中国家尤其非洲，由于梗阻性分娩造成产伤是生殖道瘘的主要原因。

尿瘘

- 指泌尿道与生殖道间形成的异常通道，妇产科临床最常见的是膀胱阴道瘘(vesicovaginal fistula)，输尿管阴道瘘(ureterovaginal fistula)也可发生。

膀胱阴道瘘

临床表现及评估

- 妇科手术后一周发生阴道漏尿是最常见的症状。

- 瘘口常位于阴道上1/3，小瘘口较难发现。

- 简单的门诊试验：在阴道内置入一卫生棉，缓慢地将美蓝或靛胭脂注入膀胱，如果卫生棉蓝染，可能存在膀胱阴道瘘。如阴道内液体是清液，卫生棉无蓝染，可能是输尿管阴道瘘。

- 术前常行CT及膀胱镜检查明确瘘口的位置、大小及数目。

治疗

- 小的尿瘘可采取保守治疗。

- Foley尿管持续膀胱引流：如果瘘口<5mm，可能自行愈合，但留置尿管多长时间不好确定。

膀胱阴道瘘修补术

- 手术时机存在争议，传统习惯是在尿瘘确诊后2～3月进行修补，但长期等待会给患者的生活带来很大的不便。
- 如果术后72h内确诊尿瘘，可即行早期修补术，但多数尿瘘手术3天内很难发现。
- 美国多采用个体化方案，如果瘘周围组织健康，可在确诊后1～2周内行修补术。
- 大多数尿瘘修补术经阴道完成。Latzko术式最常用，围绕瘘口切开阴道黏膜，切除瘘口周围疤痕组织，潜行游离正常阴道黏膜，分2～3层间断、无张缝合膀胱及阴道，闭合瘘口。

输尿管阴道瘘

- 先经尿道或经皮放置输尿管支架，如果成功，则留置输尿管支架4～8周，小的瘘口可自行愈合。
- 如果输尿管支架放置不成功，则考虑行输尿管膀胱植入术或输尿管吻合术。

粪瘘

- 是指生殖器官与肠道之间形成的异常通道。妇产科临床最常见的是直肠阴道瘘(rectovaginal fistula)。

直肠阴道瘘

- 多数直肠阴道瘘与产伤相关，其他原因包括妇科手术、肛门直肠手术、肛周脓肿、肠道炎性疾病、癌症及放疗。肛门阴道瘘一般位于肛齿线以下。
- 由产伤或手术引起的粪瘘修补术后效果良好，癌症、放疗及肠道炎性疾病引起的粪瘘处理较棘手，需要多学科参与治疗。

临床表现及评估

- 患者常主诉阴道排气或排便。
- 如果粪瘘由产伤引起，会阴体可变薄或部分缺失。瘘口常位于阴道下1/3近中线处。可将水或染料缓慢灌入直肠，观察阴道漏液的情况。
- 如果简单的门诊检查没能发现瘘口，需行增强CT、直肠镜或结肠镜检查。
- 评估肛门括约肌功能，明确是否存在粪失禁。

治疗

- 小的产科瘘可能自行愈合，但多数粪瘘需要手术修补。手术时机视组织健康程度而定。病人一般需等待2～3月。
- 手术入径根据病因、瘘口位置及大小而定，多数产科瘘可经阴道行修补术。
- 小的粪瘘采用简单的瘘切除修补术，伴有会阴体损伤的产科瘘需经会阴进行修补，类似会阴体四度裂伤修补术。
- 初次修补产科瘘多不需要结肠造口改道术。
- 普外医生经直肠修补低位粪瘘，而高位粪瘘则需经腹手术。

黄峥

粪失禁

- 定义：指粪便或气体经肛门不自主排出。
- 女性粪失禁常由于产伤、衰老及慢性便秘导致，也与盆底肌肉松弛相关。肛门括约肌由内环状括约肌及外纵形括约肌组成。内环状括约肌控制80%静息肌张力，由自主神经支配，外纵形括约肌由会阴神经下支支配。
- 耻骨直肠肌呈环状，从耻骨绕至直肠后形成一个80～110度角控制排便。

评估

- 病史：粪失禁持续时间、频率、有无腹泻及便秘，控制硬便或稀便的程度。
- 直肠检查：将食、中指插入肛门，检查静息时肌张力，静息肌张力反映内括约肌功能。然后让病人做缩肛动作评估肛门外括约肌及其他盆底肌肌力。
- 粪失禁可根据病史及体检做出诊断，轻度粪失禁不必行实验室检查而直接治疗。

重度粪失禁及术前评估

- 直肠内超声：可见肛门括约肌缺陷，利于手术修补。
- 肛门直肠生理试验：用测压仪及肌电图(EMG)进行检查。

治疗

非手术治疗

- 膨胀剂：增加食物纤维如美达施(Metamucil)或甲基纤维素(Citrucel)。
- 抑制肠蠕动的药物：洛哌丁胺(imodium)4mg口服，最大剂量16mg/日。苯乙哌啶2.5mg/阿托品0.025mg 1～2片/次，可增至4次/日。
- 生物反馈治疗及盆底肌锻炼。

手术治疗

- 括约肌成形术：将撕裂的括约肌重新缝合在一起。
- 股薄肌转移术：如果括约肌不能修补或修补不充分，可行股薄肌转移代肛门括约肌成形术。
- 其他手术：骶神经刺激、射频治疗或人工括约肌术。如果全都失败，则行结肠造口改道术。

黄峥

恶性肿瘤

宫颈癌前病变及筛查

概况

- 宫颈癌是中国最常见的妇科恶性肿瘤，美国宫颈癌的发病率仅占妇科肿瘤的第三位，低于子宫内膜癌及卵巢癌。定期的的盆腔检查及宫颈涂片毫无疑问地降低了美国宫颈癌的发病率，随着HPV疫苗的广泛应用，宫颈癌将进一步得到控制。
- 随着对宫颈癌病因和病理的认识不断深入及宫颈细胞学和HPV检测的改进，宫颈癌的筛查方法及筛查间隔周期最近几年变化很大。过去宫颈癌的筛查是每年一次，后来筛查延长到2~3年一次。现在对30岁以上的正常妇女，若联合应用宫颈细胞学及HPV检测，间隔周期可延长到5年。

宫颈癌病因

- 人乳头瘤病毒(human papilloma virus, HPV)16及18是致癌的主要高危亚型，HPV16导致55%~60%的宫颈癌，HPV18导致10%~15%的宫颈癌，其他高危亚型包括31、33、35、39、45、51、52、56、58、59、66和68。
- 其他危险因素：性生活过早、多个性伴侣、吸烟、免疫功能低下、HIV感染、经济状况低下及口服避孕药。

HPV疫苗

- 疫苗在HPV感染前注射才有效。HPV亚型很多，即使被一种亚型感染，疫苗对其他HPV亚型仍有效。
- 美国妇产科医师学会(ACOG)建议在11~12岁左右注射HPV疫苗，疫苗的免疫保护持续多久尚无定论，孕期应禁用HPV疫苗。

Gardasil

- Gardasil 4价疫苗(加卫苗)预防HPV 6、11、16和18。HPV 6和11导致90%的生殖器疣，HPV 16和18引起70%的宫颈癌。
- Gardasil 9价疫苗在4价疫苗基础上又加了HPV31、33、45、52和58，防止90%的HPV引起的癌症。
- FDA准许9~26岁的女性应用Gardasil，9~26岁的男性也可用于防止尖锐湿疣。
- 用法：共肌注三次(0、2和6个月)。

Cervarix

- 是2价疫苗(卉妍康)，预防HPV 16和18感染。
- FDA批准用于10~25 岁的女性。
- 用法：共肌注三次(0、1和6个月)。
- 卉妍康可以诱导产生更高的抗体滴度，尚不肯定高抗体滴度是否有长期的免疫保护功效。
- 无临床试验直接比较卉妍康与加卫苗的临床效果。

宫颈癌前病变

- 癌前病变筛查、诊断及治疗中用的术语很多，且不统一，初学者会感难以理解。筛查的方法包括宫颈细胞学和HPV检测，诊断癌前病变和浸润癌需用阴道镜(colposcopy)和活检，治疗癌前病变的常用方法是环状电切(loop electrosurgical excision procedure, LEEP)、冷冻、激光和冷刀锥切(cold knife cone)。冷刀锥切就是用一般的手术刀沿宫颈口锥形切除部分宫颈，cold knife是美国俚语(刀不是从冰箱里拿出来的)。
- 宫颈细胞学包括常规宫颈涂片和液基细胞学检查，报告通用美国国立癌症研究所(NCI)2001年的Bethesda分类系统。
- 美国HPV检测只限于高危亚型，不包括引起皮肤疣的低危亚型。基因分型可鉴别出HPV 16、18和其他亚型。
- 阴道镜检查及组织活检用的术语是宫颈上皮内瘤变(cervical intraepithelial neoplasia, CIN)。宫颈上皮内瘤变分为低度(轻度)不典型增生(I级，CIN1或CIN I)，中度不典型增生(II级，CIN2或CIN II)和高度(重度)不典型增生(III级，CIN3或CIN III)。
- 因病理上区分CIN2和CIN3有时很困难，报告时常把两级放在一起，报为CIN2,3。
- ASCCP及CAP已建议取消CIN分级，组织病理报告也采用Bethesda系统，将病变分为低度鳞状上皮内病变(LSIL)和高度鳞状上皮内病变(HSIL)。

癌前病变的自然发展过程

- HPV感染十分常见，25岁前是最易感的年龄段。HPV通过皮肤紧密接触传播，包括性交、口交及肛交。
- 过去美国妇女一生中感染HPV的可能性高达80%。多数HPV感染只是一过性，多在8月内自行消失。少数HPV感染可持续存在，最终导致宫颈癌。
- 从HPV感染到宫颈癌的发生平均需要15~20年，从CIN3到宫颈癌可需8~12年。
- CIN1多由HPV急性期感染所致，大多数自行消失，不需治疗。CIN 2/3尤其是CIN3是确切的癌前病变，需要治疗，但孕期及24岁前应避免治疗。

宫颈细胞学报告：2001年Bethesda分类系统

- 国内称TBS(The Bethesda System)，已取代巴氏5级分类法。

鳞状细胞

- 非典型鳞状细胞(atypical squamous cells, ASC)
  ◇ 意义不明确(of undetermined significance, ASC-US)
  ◇ 不能排除高度病变(cannot exclude HSIL, ASC-H)
- 低度鳞状上皮内病变(low-grade squamous intraepithelial lesion, LSIL)包括HPV感染、高度异型增生和宫颈上皮内瘤样病变(CIN1)
- 高度鳞状上皮内病变(high-grade squamous intraepithelial lesion, HSIL)包括中度和高度异型增生、原位癌、CIN2和CIN3
- 可疑浸润癌(with features suspicious for invasion)
- 鳞状细胞癌(squamous cell carcinoma)

腺细胞

- 非典型腺上皮细胞(atypical glandular cells, AGC)：进一步分为宫颈管、子宫内膜或不指定(NOS)的非典型腺上皮细胞
- 非典型宫颈管腺细胞、倾向于肿瘤(宫颈管特异的或NOS)
- 宫颈原位腺癌(adenocarcinoma in-situ, AIS)
- 腺癌(adenocarcinoma)

表11-1 2012 美国多学会对宫颈癌筛查的建议	
人群	建议
小于21岁	不论发生性行为的时间，21岁前不做宫颈癌筛查
21～29岁	宫颈细胞学检查每3年一次，不要做细胞学及HPV联合检测
30～65岁	首选方法：细胞学及HPV联合检测，每5年一次 次选方法：单独细胞学检查，每3年一次
大于65岁	如果过去的筛查正常，可在此年龄停止宫颈癌筛查 若过去有CIN2、CIN3或原位腺癌，应在治愈后继续筛查至少20年
全子宫切除术后的妇女	如果过去20年没有CIN2-3、原位腺癌或宫颈癌的病史，应停止筛查
打过HPV疫苗的妇女	目前宫颈癌筛查与没打HPV疫苗的妇女一样
Screening for cervical cancer. ACOG Practice Bulletin No 131. OG 2012;120:1222	

宫颈癌筛查

- 美国妇产科医生遵循ACOG和ASCCP指南。宫颈癌筛查近几年变化很大，指南也很复杂，很多医务人员都跟不上最新的变化。
- 2012年美国妇产科医师学会(American Congress of Obstetricians and Gynecologists, ACOG)和美国阴道镜宫颈病理协会(American Society for Colposcopy & Cervical Pathology, ASCCP)对宫颈癌筛查的建议归纳在表11-1。
- 关于宫颈细胞学和宫颈上皮内瘤变(CIN)或原位腺癌(AIS)的处理，参考2013年ASCCP的19个流程图，从图11-1至图11-19(www.asccp.org或ACOG Practice Bulletin No. 140. OG 2013;122:1338)。

特殊人群的宫颈癌筛查

青少年

- 不论发生性行为的时间，应在21岁时开始宫颈癌筛查。
- 如果已经进行宫颈细胞学检查，异常结果可按照ASCCP流程图对21～24岁的指南来处理。

停经后妇女

- 65岁前宫颈癌筛查及随访与其他人群一致，ASC-US/HPV阴性者可等3年再联合筛查。
- 65岁后ASC-US/HPV阴性者需一年后再次筛查。

孕妇

- ASC-US的处理与普通妇女一样，阴道镜检查可等到产后6周进行。
- LSIL应首选阴道镜检查。
- 孕期可做宫颈活检，但不可刮取宫颈管内组织。

感染艾滋病毒的妇女

- HIV感染后的第一年行2次宫颈细胞学检查，以后每年一次。是否常规行HPV检测有争议，感染HIV的妇女通常有持续性的HPV感染。

- CIN的治疗及治疗后随访与普通人群一样。
- HPV检测不推荐用于异常宫颈细胞学及CIN治疗后的随访。
- 对于ASC-US或更高级别病变，使用阴道镜检查。
- CIN1在6和12个月复查宫颈细胞学。
- 如果年龄≥21岁，CIN2或CIN3可以行消融或切除治疗。治疗后第一年，每6个月做宫颈细胞学和阴道镜检查。

宫颈细胞学检查中发现良性子宫内膜细胞
- 无症状的绝经前妇女不需要进一步检查。
- 绝经后妇女应进行子宫内膜活检。

单独使用HPV筛查宫颈癌
- FDA通过了Cobas HPV检测，允许用于≥25岁的宫颈癌筛查。
- 目前美国尚未单独使用HPV进行宫颈癌筛查，此方法可能更适用于资源缺乏的地区和国家。

阴道镜检查

- 不能完全依靠视觉外观和分级系统，例如Reid指数，来分类CIN病变；视觉印象可能与组织学不符，多点活检能提高CIN2-3的诊断率 。
- 原始鳞状上皮：无柱状上皮细胞的残余，如子宫颈腺囊肿(Nabothian cyst)及腺体开口；无醋酸白色上皮；碘染色呈棕色。
- 柱状上皮：是衬在宫颈内口至宫颈外口的分泌粘液的内膜细胞。
- 转化区(transformation zone)：位于新旧鳞柱交界处之间的区域；是鳞状上皮化生、CIN和宫颈癌的发生区域；青春期和第一次怀孕时，此区的细胞层变化很大；绝经后，鳞柱交界处内移至宫颈管内。
- 化生上皮：表面光滑细腻，血管粗细一致，醋酸实验呈微白，碘实验不着色或部分着色。

2011年国际阴道镜术语(OG 2012;120:166)

大体评估
- 阴道镜是否充分适当(adequate or inadequate, 过去称满意/不满意)，若不充分适当，是什么原因引起的，如炎症、出血或瘢痕。
- 鳞柱交界处(squamocolumnar junction)可见度：全部、部分、还是完全不见。
- 转化区：1型、2型或3型。

正常表现(参见 图8-8)
- 原始鳞状上皮：成熟或萎缩。
- 柱状上皮细胞：异位及外翻。
- 转化区：鳞状上皮化生、宫颈腺囊肿及腺体开口。
- 妊娠蜕变。

异常表现
- 病变的位置：转化区的内面或外面以及钟点位置。
- 病变的大小：覆盖几个象限及占宫颈表面的百分比。

轻度病变(1度)。
- 小斑点和细镶嵌、轻微的醋酸白色上皮及不规则的地图样边界。

重度病变(2度)
- 涂醋酸后白色上皮迅速出现，白色上皮边界锐利、白色上皮增厚、白色上皮隆起、内界征(白色上皮病变内颜色深浅的交界)、粗糙的斑点和镶嵌以及宫颈腺开口的袖边征。

非特异性变化

- 白斑(角化和角化过度)、糜烂以及碘实验的颜色变化。

浸润癌的可疑迹象

- 异型血管(螺旋状、意大利面条状或点状)。
- 其他可疑迹象：血管脆弱、表面不规则、外生病变、坏死及溃疡。

其他表现

- 先天性转化区、尖锐湿疣、息肉、炎症、宫颈狭窄、先天畸形、治疗后的宫颈变化及子宫内膜异位症。

癌前病变的治疗

什么病变需要治疗

- CIN2-3是最常见的需要治疗的癌前病变，孕妇及24岁前的病人应除外。
- 若CIN1持续2年以上，可考虑治疗也可继续随访。
- 宫颈细胞学报告HSIL：若不再生育，"即诊即治(see and treat)"是可行的治疗办法。

治疗方法

- LEEP是美国治疗癌前病变的主要方法，切除的标本可用于诊断癌前病变的范围及深浅。LEEP多在门诊操作。
- 激光烧灼及冷冻：不能取得组织标本，术前要确保无浸润癌的可能。
- 冷刀锥切：传统的治疗方法，标本边缘清晰是其主要优点，但手术时间长、出血多，常需全麻或腰麻。

什么时候可行子宫切除术治疗CIN

子宫切除术不是治疗CIN的主要或首选方法，有以下情况时可考虑子宫切除：

- 复发性或持续性的CIN2-3，病人不愿做LEEP或冷刀锥切。
- 锥切后复发，再次锥切危险性大。
- 锥切标本的边缘或子宫颈管边缘发现CIN2-3：4～6个月后进行细胞学和宫颈管搔刮是首选方法，再次诊断性锥切是次选方法；若再次锥切难度大，可考虑子宫切除。
- 阴式子宫切除术并发症少，是子宫切除的首选术式。

沈青丽、石琨

图11-1 不满意的细胞学检查

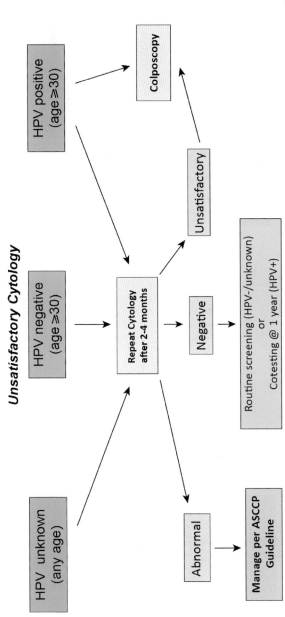

Reprinted from The Journal of Lower Genital Tract Disease Vol. 17 Issue 5, with the permission of ASCCP © American Society for Colposcopy and Cervical Pathology 2013. No copies of the algorithms may be made without the prior consent of ASCCP

图11-2 未见上皮内病变或恶变但EC/TZ缺失或不足

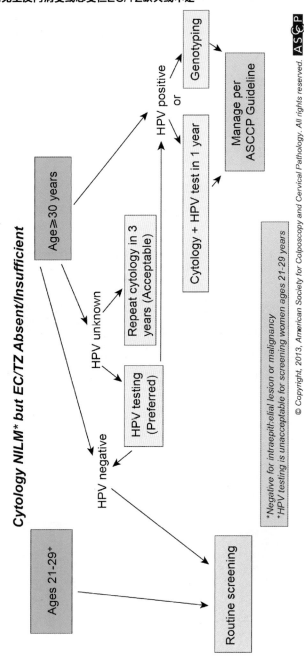

Cytology NILM* but EC/TZ Absent/Insufficient

*Negative for intraepithelial lesion or malignancy
+HPV testing is unacceptable for screening women ages 21-29 years

图11-3 细胞学正常/HPV阳性

Management of Women ≥ Age 30, who are Cytology Negative, but HPV Positive

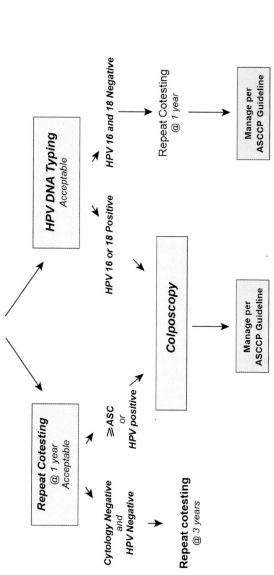

Reprinted from The Journal of Lower Genital Tract Disease Vol. 17 Issue 5, with the permission of ASCCP © American Society for Colposcopy and Cervical Pathology 2013. No copies of the algorithms may be made without the prior consent of ASCCP

Management of Women with Atypical Squamous Cells of Undetermined Significance (ASC-US) on Cytology*

图11-4 无明确意义的不典型鳞状上皮(ASC-US)

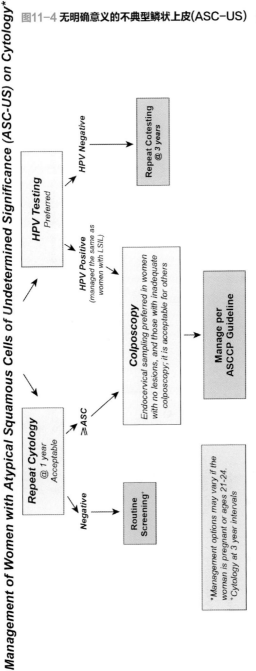

Reprinted from The Journal of Lower Genital Tract Disease Vol. 17 Issue 5, with the permission of ASCCP © American Society for Colposcopy and Cervical Pathology 2013. No copies of the algorithms may be made without the prior consent of ASCCP

图11-5 ASC-US 或 LSIL: 年龄 21~24岁

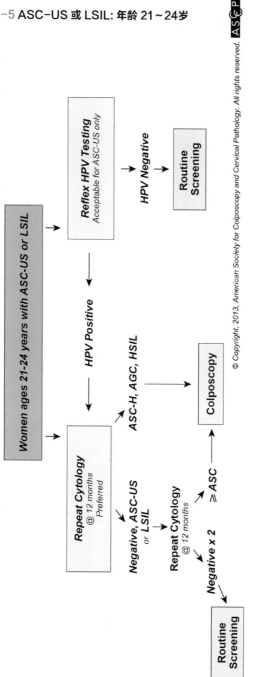

Management of Women Ages 21-24 years with either Atypical Squamous Cells of Undetermined Significance (ASC-US) or Low-grade Squamous Intraepithelial Lesion (LSIL)

Reprinted from The Journal of Lower Genital Tract Disease Vol. 17 Issue 5, with the permission of ASCCP © American Society for Colposcopy and Cervical Pathology 2013. No copies of the algorithms may be made without the prior consent of ASCCP

图11-6 低度鳞状上皮内病变(LSIL)

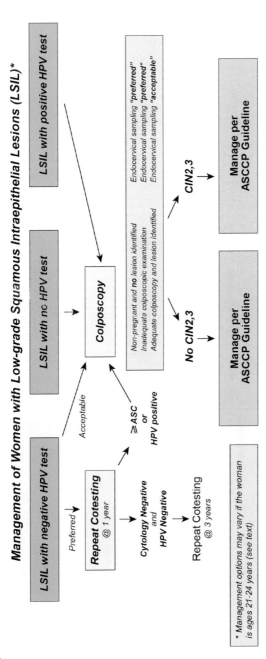

Management of Women with Low-grade Squamous Intraepithelial Lesions (LSIL)*

Reprinted from The Journal of Lower Genital Tract Disease Vol. 17 Issue 5, with the permission of ASCCP © American Society for Colposcopy and Cervical Pathology 2013. No copies of the algorithms may be made without the prior consent of ASCCP

图11-7 孕期LSIL

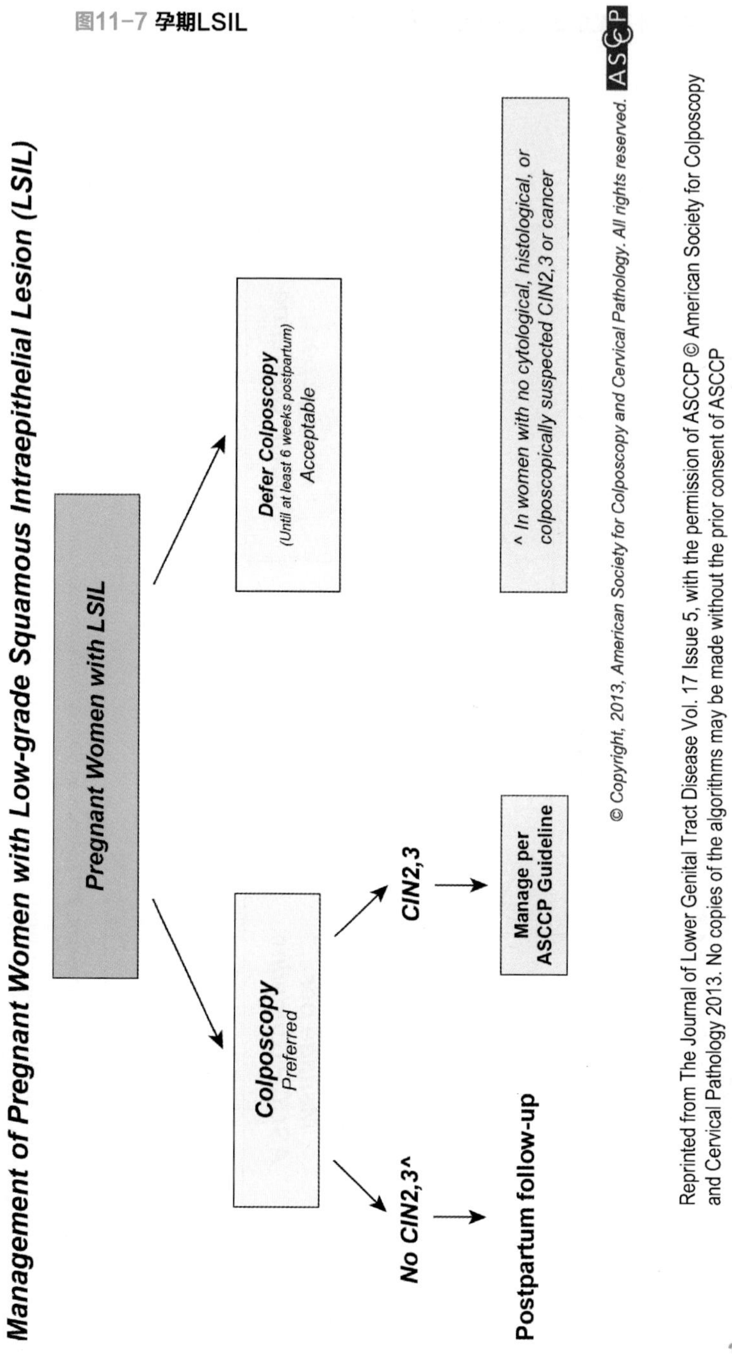

Management of Pregnant Women with Low-grade Squamous Intraepithelial Lesion (LSIL)

Pregnant Women with LSIL

Defer Colposcopy
(Until at least 6 weeks postpartum)
Acceptable

Colposcopy
Preferred

No CIN2,3^

CIN2,3

Postpartum follow-up

Manage per ASCCP Guideline

^ In women with no cytological, histological, or colposcopically suspected CIN2,3 or cancer

ASCCP

图11-8 不除外高度鳞状上皮内病变的不典型鳞状上皮细胞(ASC-H)

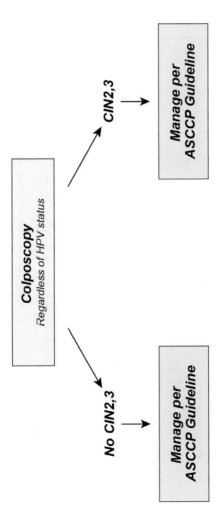

Management of Women with Atypical Squamous Cells: Cannot Exclude High-grade SIL (ASC-H)*

Colposcopy
Regardless of HPV status

No CIN2,3 → Manage per ASCCP Guideline

CIN2,3 → Manage per ASCCP Guideline

* *Management options may vary if the woman is ages 21-24.*

图11-9 ASC-H和HSIL: 年龄 21～24

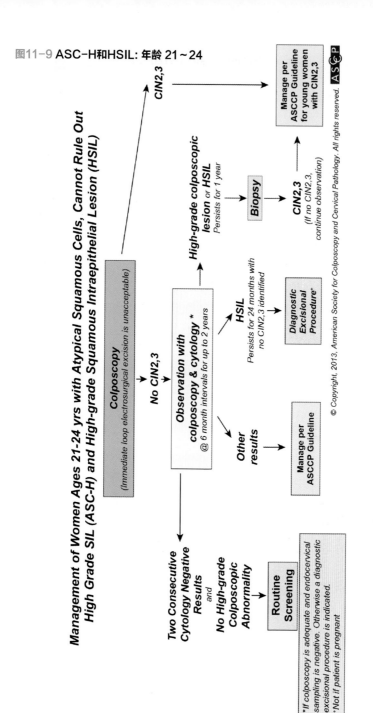

Management of Women Ages 21-24 yrs with Atypical Squamous Cells, Cannot Rule Out High Grade SIL (ASC-H) and High-grade Squamous Intraepithelial Lesion (HSIL)

Reprinted from The Journal of Lower Genital Tract Disease Vol. 17 Issue 5, with the permission of ASCCP © American Society for Colposcopy and Cervical Pathology 2013. No copies of the algorithms may be made without the prior consent of ASCCP

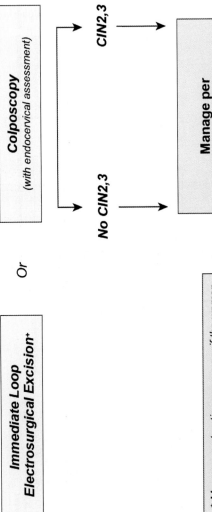

图11-10 高度鳞状上皮内病变(HSIL)

Management of Women with High-grade Squamous Intraepithelial Lesions (HSIL)*

Immediate Loop Electrosurgical Excision⁺

Or

Colposcopy
(with endocervical assessment)

No CIN2,3

CIN2,3

Manage per
ASCCP Guideline

* Management options may vary if the woman is pregnant, postmenopausal, or ages 21-24
⁺ Not if patient is pregnant or ages 21-24

图11-11 不典型腺上皮细胞(AGC)

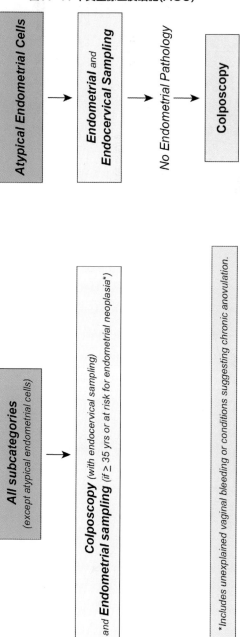

Initial Workup of Women with Atypical Glandular Cells (AGC)

All subcategories
(except atypical endometrial cells)

Colposcopy (with endocervical sampling)
and Endometrial sampling (if ≥ 35 yrs or at risk for endometrial neoplasia*)

Atypical Endometrial Cells

Endometrial and Endocervical Sampling

No Endometrial Pathology

Colposcopy

*Includes unexplained vaginal bleeding or conditions suggesting chronic anovulation.

图11-12 AGC 的后续管理

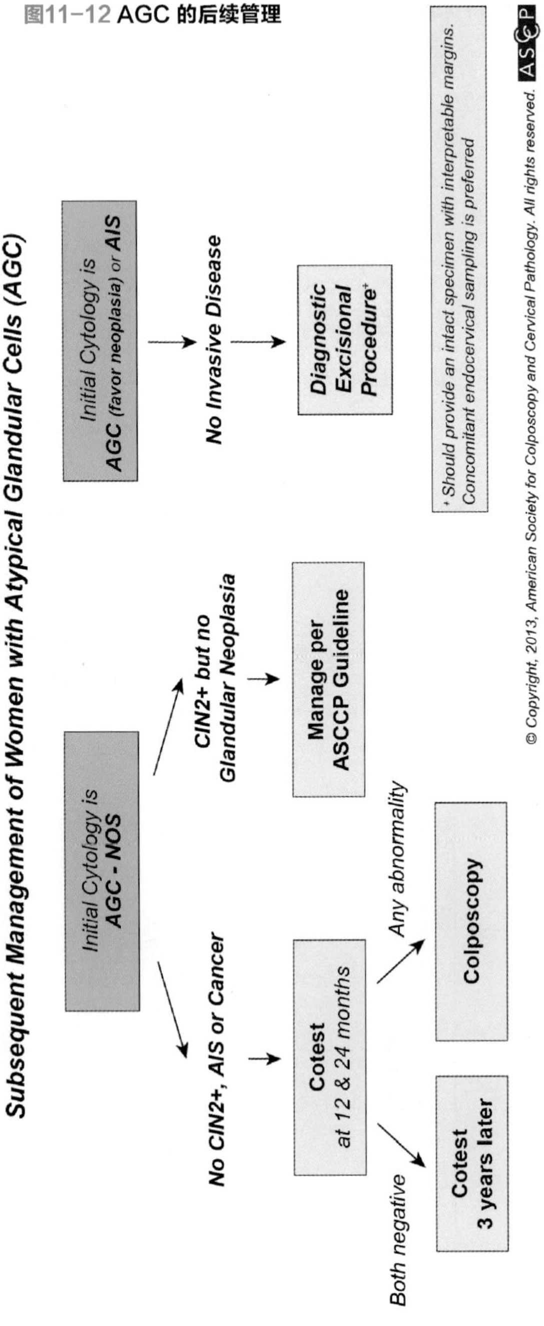

Subsequent Management of Women with Atypical Glandular Cells (AGC)

Initial Cytology is AGC - NOS

No CIN2+, AIS or Cancer

CIN2+ but no Glandular Neoplasia

Manage per ASCCP Guideline

Cotest at 12 & 24 months

Any abnormality

Colposcopy

Both negative

Cotest 3 years later

Initial Cytology is AGC (favor neoplasia) or AIS

No Invasive Disease

Diagnostic Excisional Procedure⁺

⁺ Should provide an intact specimen with interpretable margins. Concomitant endocervical sampling is preferred

Reprinted from The Journal of Lower Genital Tract Disease Vol. 17 Issue 5, with the permission of ASCCP © American Society for Colposcopy and Cervical Pathology 2013. No copies of the algorithms may be made without the prior consent of ASCCP

图11-13 细胞学轻度异常，阴道镜及活检证实无病变或CIN1

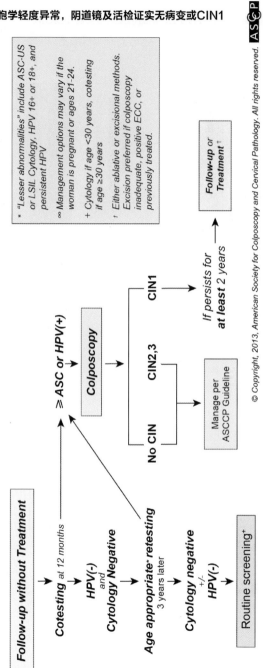

Management of Women with No Lesion or Biopsy-confirmed Cervical Intraepithelial Neoplasia — Grade 1 (CIN1) Preceded by "Lesser Abnormalities"*∞

ASCCP

* "Lesser abnormalities" include ASC-US or LSIL Cytology, HPV 16+ or 18+, and persistent HPV

∞ Management options may vary if the woman is pregnant or ages 21-24.

† Cytology if age <30 years, cotesting if age ≥30 years

† Either ablative or excisional methods. Excision preferred if colposcopy inadequate, positive ECC, or previously treated.

Follow-up without Treatment

Cotesting at 12 months

HPV(-) and **Cytology Negative**

≥ ASC or HPV(+)

Colposcopy

No CIN   CIN2,3   CIN1

Manage per ASCCP Guideline

If persists for **at least 2 years** →

Follow-up or **Treatment** †

Age appropriate* retesting 3 years later

Cytology negative +/- **HPV(-)**

Routine screening*

图11-14 细胞学ASC-H或HSIL，阴道镜及活检无病变或CIN1

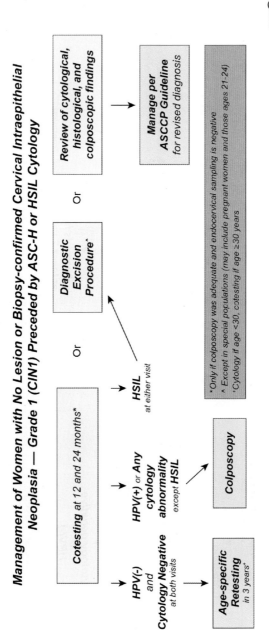

Management of Women with No Lesion or Biopsy-confirmed Cervical Intraepithelial Neoplasia — Grade 1 (CIN1) Preceded by ASC-H or HSIL Cytology

Cotesting at 12 and 24 months*

HPV(-) and Cytology Negative at both visits

HPV(+) or Any cytology abnormality except HSIL

HSIL at either visit

Or

*Diagnostic Excision Procedure^*

Or

Review of cytological, histological, and colposcopic findings

Age-specific Retesting in 3 years[+]

Colposcopy

Manage per ASCCP Guideline for revised diagnosis

*Only if colposcopy was adequate and endocervical sampling is negative
^ Except in special populations (may include pregnant women and those ages 21-24)
[+]Cytology if age <30, cotesting if age ≥30 years

© Copyright, 2013, American Society for Colposcopy and Cervical Pathology. All rights reserved. ASCCP

Reprinted from The Journal of Lower Genital T'ract Disease Vol. 17 Issue 5, with the permission of ASCCP © American Society for Colposcopy and Cervical Pathology 2013. No copies of the algorithms may be made without the prior consent of ASCCP

图11-15 CIN 1: 年龄 21~24

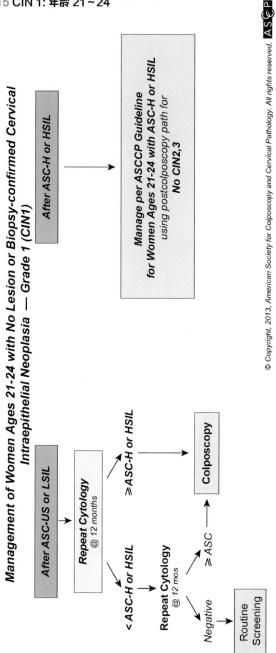

Management of Women Ages 21-24 with No Lesion or Biopsy-confirmed Cervical Intraepithelial Neoplasia — Grade 1 (CIN1)

After ASC-US or LSIL

After ASC-H or HSIL

Repeat Cytology
@ 12 months

Manage per ASCCP Guideline
for Women Ages 21-24 with ASC-H or HSIL
using postcolposcopy path for
No CIN2,3

<ASC-H or HSIL

≥ASC-H or HSIL

Repeat Cytology
@ 12 mos

≥ ASC

Colposcopy

Negative

Routine Screening

Reprinted from The Journal of Lower Genital Tract Disease Vol. 17 Issue 5, with the permission of ASCCP © American Society for Colposcopy and Cervical Pathology 2013. No copies of the algorithms may be made without the prior consent of ASCCP

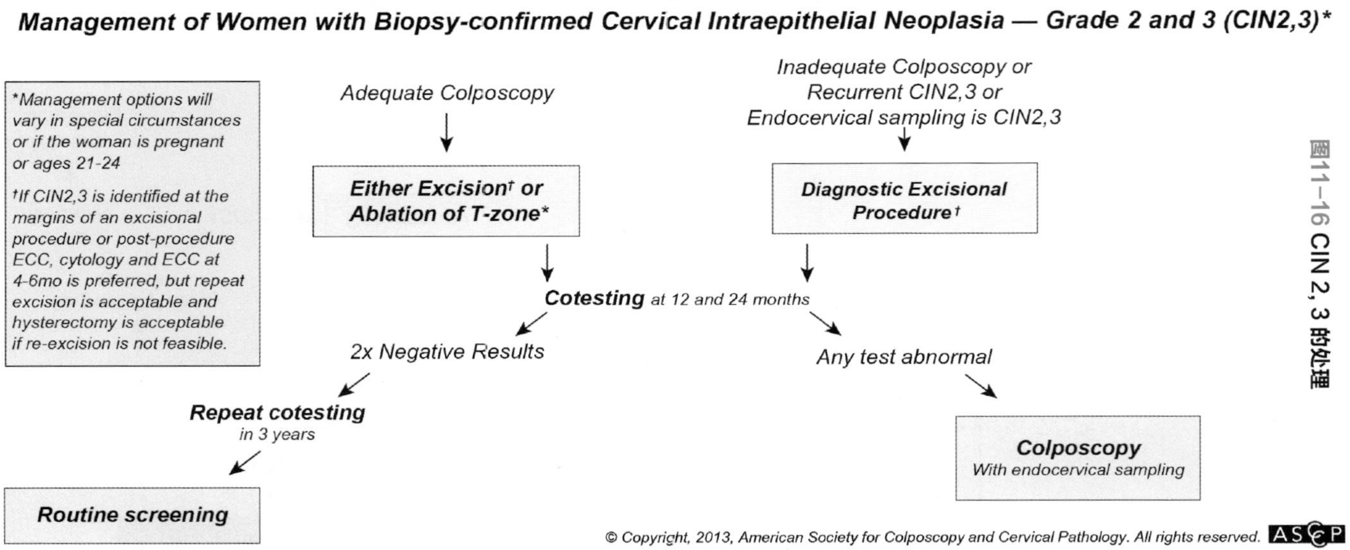

图11-16 CIN 2, 3 的处理

Management of Women with Biopsy-confirmed Cervical Intraepithelial Neoplasia — Grade 2 and 3 (CIN2,3)

*Management options will vary in special circumstances or if the woman is pregnant or ages 21-24

†If CIN2,3 is identified at the margins of an excisional procedure or post-procedure ECC, cytology and ECC at 4-6mo is preferred, but repeat excision is acceptable and hysterectomy is acceptable if re-excision is not feasible.

Adequate Colposcopy

Either Excision† or Ablation of T-zone*

Cotesting at 12 and 24 months

2x Negative Results

Any test abnormal

Repeat cotesting in 3 years

Routine screening

Inadequate Colposcopy or Recurrent CIN2,3 or Endocervical sampling is CIN2,3

Diagnostic Excisional Procedure†

Colposcopy With endocervical sampling

ASCCP

Reprinted from The Journal of Lower Genital Tract Disease Vol. 17 Issue 5, with the permission of ASCCP © American Society for Colposcopy and Cervical Pathology 2013. No copies of the algorithms may be made without the prior consent of ASCCP

图11-17 年轻女性的CIN 2, 3

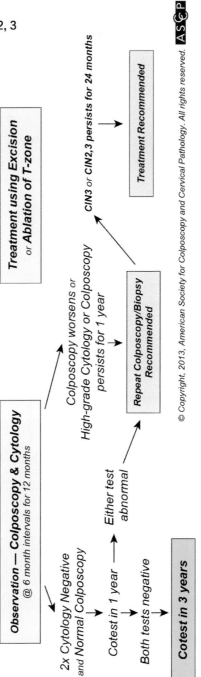

Management of Young Women with Biopsy-confirmed Cervical Intraepithelial Neoplasia — Grade 2,3 (CIN2,3) in Special Circumstances

Young Women with CIN2,3

Either treatment or observation is acceptable, provided colposcopy is adequate. When CIN2 is specified, observation is preferred. When CIN3 is specified, or colposcopy is inadequate, treatment is preferred.

Observation — Colposcopy & Cytology
@ 6 month intervals for 12 months

Treatment using Excision or **Ablation of T-zone**

2x Cytology Negative and Normal Colposcopy

Cotest in 1 year → Either test abnormal

Both tests negative

Colposcopy worsens or High-grade Cytology or Colposcopy persists for 1 year

Repeat Colposcopy/Biopsy Recommended

CIN3 or CIN2,3 persists for 24 months

Treatment Recommended

Cotest in 3 years

Management of Women Diagnosed with Adenocarcinoma in-situ (AIS) during a Diagnostic Excisional Procedure

图11-18 宫颈内膜原位腺癌(AIS)的处理

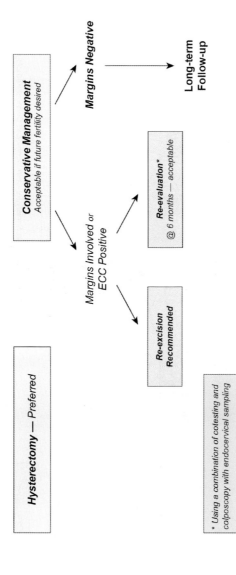

*Using a combination of cotesting and colposcopy with endocervical sampling

Reprinted from The Journal of Lower Genital Tract Disease Vol. 17 Issue 5, with the permission of ASCCP © American Society for Colposcopy and Cervical Pathology 2013. No copies of the algorithms may be made without the prior consent of ASCCP

图11-19 2012 ASCCP/CAP用于组织病理报告的新术语

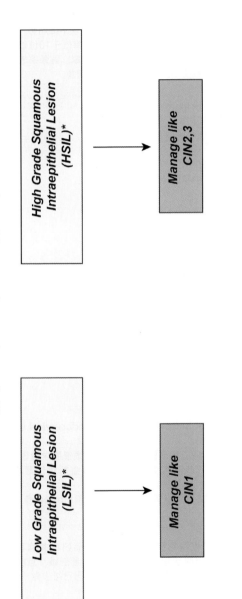

Interim Guidance for Managing Reports using the Lower Anogenital Squamous Terminology (LAST) Histopathology Diagnoses

Low Grade Squamous Intraepithelial Lesion (LSIL)*

High Grade Squamous Intraepithelial Lesion (HSIL)*

Manage like CIN1

Manage like CIN2,3

*Histopathology Results only.

Reprinted from The Journal of Lower Genital Tract Disease Vol. 17 Issue 5, with the permission of ASCCP © American Society for Colposcopy and Cervical Pathology 2013. No copies of the algorithms may be made without the prior consent of ASCCP

子宫颈癌

概述

- 由于广泛筛查，宫颈癌(cervical cancer)的发病率已呈下降趋势。在发达国家，宫颈癌的发病率在女性所有癌症中仅占第10位，死亡率低于10位以下；诊断时中位年龄为48岁，死亡时中位年龄是57岁。在发展中国家，宫颈癌的发病率和死亡率高达第二位。宫颈癌仍是威胁中国妇女健康的严重问题。

组织病理分类

鳞状细胞癌(squamous cell carcinoma)—占70%
- I级：高分化、角化性大细胞型
- II级：中分化、非角化性大细胞型
- III级：低分化、小细胞型

腺癌(adenocarcinoma)—占25%
- 黏液腺癌最常见，分高、中和低分化；恶性腺瘤少见。

腺鳞癌—占3%～5%

其他：神经内分泌癌、未分化癌和混合性上皮/间叶肿瘤。

转移途径

- 主要为直接蔓延和淋巴转移，血行转移很少见。

临床表现和诊断

症状和体征

- 早期一般无症状。
- 主要临床表现有异常阴道出血，包括性交后出血和过多的阴道排液。
- 肉眼可见病变有外生型、内生型、溃疡型和颈管型。外生型最常见，病灶呈菜花状赘生物，易出血；内生型宫颈肥大坚硬，呈桶状。肿瘤坏死脱落后可形成火山口样的溃疡。颈管型发生于宫颈管(15%)，外观可正常，浸润性强，可早期转移。美国临床上不强调肿瘤的外形分类。
- 晚期癌症可侵犯膀胱、直肠和盆壁。

宫颈活检

- 确诊需要宫颈活检(cervical biopsy)、宫颈管搔刮(endocervical curettage)和宫颈锥切(conization)。
- 若体检时发现可疑病变，应立即活检。不要依靠宫颈细胞学检查作诊断，过去高达50%的宫颈浸润癌的巴氏涂片会是假阴性；腺癌起源位置高，宫颈刮片易漏诊。
- 活检时选择坚硬隆起的部位，避免坏死区。准备用Monsel膏或纱布阴道填塞止血。

宫颈癌的分期

- 宫颈癌的分期(表11-2)根据临床检查决定，其他妇科肿瘤都是经手术分期的。除体检外，分期可用阴道镜检查、宫腔镜、膀胱镜、直肠镜、肺和骨骼X线、静脉肾盂造影或锥切活检。静脉肾盂造影在美国已很少做，评估肾盂和输尿管已由CT代替。
- 现代影像如超声、CT、MRI、PET和腹腔镜不能用于肿瘤的分期，但可用于规划肿瘤的治疗。

- 临床分期在最初诊断时已确定，不能因术后淋巴结和病理结果来改变分期。分期的一个重要目的是在世界范围内进行知识交流，宫颈癌是发展中国家的严重问题，很多地区没有现代化影像检查，很多宫颈癌也不符合根治手术的指征。
- 磁共振可准确评估原发肿瘤的大小和宫旁组织浸润范围，PET可帮助确定转移病灶的位置。

治疗

- 可参照美国国家综合癌症网络(NCCN)指南(www.nccn.org)，任何人都可免费加入。NCCN指南更新快，中文版迟于英文版。

宫颈癌的初始治疗

IA1
有生育要求的患者：

- 锥切或LEEP后，若边缘无浸润癌，初步治疗已完成。

表11-2 2009年FIGO子宫颈癌临床分期

分期	特征
I期	癌限于宫颈(宫体受侵不予考虑)
IA	临床前期，镜下浸润癌。间质浸润深度≤5mm，水平浸润范围≤7mm。血管/淋巴间隙受侵不改变分期
IA1	间质浸润深度≤3mm，水平播散≤7mm
IA2	间质浸润深度>3mm，但≤5mm，水平播散≤7mm
IB	所有肉眼可见病灶(即便是浅表浸润)至少分为IB期。>IA2的镜下浸润癌也定为IB。血管/淋巴间隙受侵不改变分期
IB1	肉眼可见病灶≤4cm
IB2	肉眼可见病灶>4cm
II期	癌已超出宫颈，但未达盆壁或未达阴道下1/3
IIA	无明显宫旁浸润
IIA1	肉眼可见病灶≤4cm
IIA2	肉眼可见病灶>4cm
IIB	有明显宫旁浸润。
III期	癌浸润达盆壁和/或累及阴道下1/3；和/或导致肾盂积水或肾功能丧失(包括原因不明者)；直肠检查时，肿瘤与盆壁间无任何间隙
IIIA	肿瘤累及阴道下1/3，但未侵及盆壁
IIIB	癌侵及盆壁和/或导致肾盂积水或肾功能丧失
IV期	癌扩散超出真骨盆和/或侵犯膀胱或直肠黏膜，膀胱或直肠黏膜的泡状水肿不能分为IV期
IVA	癌扩散到邻近器官
IVB	癌扩散至远处器官

- 如果边缘有癌灶浸润，可再次锥切或根治性宫颈切除(radical trachelectomy)。
- 若病理显示脉管间隙受侵，建议做盆腔淋巴结切除(pelvic lymph node dissection)±腹主动脉旁淋巴结取样。

无生育要求的患者：
- 若锥切标本切缘阴性或仅有上皮内瘤变，可行单纯子宫切除术。
- 若标本切缘有癌症浸润或有脉管间隙受侵，行改良根治性子宫切除(modified radical hysterectomy)+盆腔淋巴结切除±腹主动脉旁淋巴结取样。

IA2
有生育要求的患者：
- 根治性宫颈切除+盆腔淋巴结切除±腹主动脉旁淋巴结取样。
- 锥切边缘阴性者，仅行盆腔淋巴结切除±腹主动脉旁淋巴结取样也可。

无生育要求的患者：
- 改良根治性子宫切除+盆腔淋巴结切除±腹主动脉旁淋巴结取样。
- 不能手术者可用后装治疗机行阴道近距离放疗(brachytherapy)。

IB1期和IIA1期
- 根治性全子宫切除(radical hysterectomy)+盆腔淋巴结切除±腹主动脉旁淋巴结取样是目前公认的标准方案。
- 若IB1患者强烈要求保留生育功能而且肿瘤≤2cm，可行根治性宫颈切除+盆腔淋巴结切除±腹主动脉旁淋巴结取样。
- 根治性全子宫切除术可保留卵巢和阴道功能，膀胱功能失调是术后主要并发症。
- 放疗同等有效，能避免手术并发症，但放疗可导致膀胱、小肠和乙状结肠的损伤。阴道狭窄和性交困难很常见，放疗后可用阴道扩张器。

IB2期和IIA2期
- 盆腔放疗+含顺铂的同步化疗+阴道近距离放疗是公认的标准方案。
- 放疗后做辅助性子宫切除不能提高长期生存率，且可导致手术并发症。
- 含顺铂的同步化疗：美国多用顺铂单药，放疗期间每周$40\,mg/m^2$至总剂量$200\,mg/m^2$。顺铂也可与氟尿嘧啶联合应用。

新辅助化疗(neoajuvant chemotherapy)后根治性手术
- 此方法国内常用，先给铂类为基础的化疗，肿瘤病灶缩小后再行根治术，术后再行盆腔放疗。
- 美国认为此方法"双重伤害"患者，多数妇科肿瘤医生持反对态度，手术不能提高治愈率，反而增加并发症。此期患者术后都需要放疗，宫颈切除后不利于阴道近距离放疗。这一态度无疑与美国的先进放疗技术有关。

IIB~IVA期
- 盆腔淋巴结阳性、腹主动脉旁淋巴结阴性：行盆腔放疗+含顺铂的同步化疗+阴道近距离放疗。
- 腹主动脉旁淋巴结阳性病理确诊：化疗±个体化放疗。
- 腹主动脉旁淋巴结阳性也可接受延伸野放疗+含顺铂的同步化疗+阴道近距离放疗。

IVB期
- 化疗、手术或放疗局部控制肿瘤生长和支持治疗。

辅助治疗
- 主要针对IA2、IB1和IIA1。

- 有复发高危因素者(淋巴结阳性、切缘阳性和/或宫旁浸润)，需行盆腔放疗+含顺铂的同步化疗±阴道近距离放疗。
- 有复发中危因素者(原发癌大于4cm，间质浸润超过1/3和脉管间隙受侵)，需行盆腔放疗±含顺铂的同步化疗。

单纯性子宫切除术后意外发现宫颈癌的处理

- IA1期且无脉管间隙浸润者只需长期随访。
- IA1有脉管间隙浸润和≥IA2期者，若切缘和影像检查均阴性，可行(1)盆腔放疗±含顺铂的同步化疗±阴道近距离放疗或(2)全部宫旁组织切除、阴道上端切除、盆腔淋巴结切除±腹主动脉旁淋巴结取样。
- 若标本切缘阳性，行盆腔放疗+含顺铂的同步化疗±阴道近距离放疗。

宫颈癌治疗后的长期随访

- 参考表11-3美国妇科肿瘤学会(Society of Gynecologic Oncology, SGO)指南，NCCN也采用此指南。
- 复发癌的诊断主要靠症状和体检，必要时行影像检查。复发的症状和体征有阴道流血或排液、体重减轻、厌食、盆腔痛、背疼、腿疼或持续性咳嗽。
- 激素补充疗法：不属禁忌。如果子宫存在，用雌激素的同时给予黄体酮。

宫颈或阴道细胞学检查

- 对复发癌的早期诊断作用有限，SGO将细胞学减少至每年一次。
- 异常宫颈/阴道细胞学的处理：1/3的病人出现异常结果。ASC-US或LSIL可以不进行阴道镜检查，除非异常持续存在。对于高级别的异常结果(ASC-H和HSIL)，应行阴道镜检查(OG 2011;118:548)。

复发性宫颈癌的处理

- 局部复发：若复发部位无放疗史，可考虑手术切除。放疗过的部位有中心性复发，可考虑盆腔廓清术(pelvic exenteration)，<2cm的病灶也可考虑根治性子宫切除或阴道近距离放疗。
- 远处复发：根据情况可考虑手术切除、放疗或化疗。

表11-3 宫颈癌、外阴癌和阴道癌治疗后的长期随访					
项目	月			年	
	0~12	12~24	24~36	3~5	>5
回顾病史和体检					
复发率低者(早期、仅手术治疗、无辅助治疗)	每6个月	每6个月	每年*	每年*	每年*
复发率高者(晚期、联合化疗放疗或手术加辅助治疗)	每3个月	每3个月	每6个月	每6个月	每年*
阴道或宫颈细胞学检查	每年**	每年**	每年**	每年**	每年**
胸部x光、CT/PET-CT、MRI	不作为常规检查				
怀疑复发	CT和/或PET-CT				
*普通妇产科医生可随访病人；**对诊断宫颈癌复发的意义不大，但对其他下生殖道肿瘤的诊断也许有帮助。AJOG 2011;204:466					

化疗方案

- 一线联合方案有顺铂+紫杉醇、卡铂+紫杉醇、顺铂+托泊替康、或顺铂+吉西他滨。
- 一线单药方案有顺铂(首选)、卡铂和紫杉醇。

宫颈癌合并妊娠的处理

- 少见但很棘手。
- 活检诊断后，应根据宫颈癌分期、孕周和病人的意愿来决定。
- 早、中期妊娠期间可做锥切，并发症有严重出血和早产，锥切后可环扎宫颈。
- 20周前IA2及以上者国内主张终止妊娠。美国多根据病人意愿决定治疗方案，孕周大小不是决定性因素。
- 妊娠期宫颈癌多为早期，可在胎儿肺发育成熟后行剖宫产、根治性子宫切除和淋巴结清扫。

沈青丽、王雪峰、石琨

子宫内膜癌

概述

- 子宫内膜癌(uterine cancer)是美国最常见的妇科恶性肿瘤，终生发病率为2%～3%。在所有女性恶性肿瘤中排第4位，仅次于肺癌、乳腺癌和结肠癌。90%的病人年龄超过50岁，中位(median)诊断年龄61岁，中位死亡年龄73岁。
- 危险因素：长期的无拮抗的雌激素刺激、肥胖、慢性无排卵、糖尿病、高血压、服用他莫西芬、低产次、初潮早和绝经晚。
- 保护因素：口服避孕药和雌孕激素的替代治疗可保护子宫内膜，降低内膜癌的发病率。

子宫内膜癌的分型

- 1型：雌激素依赖型，占近90%的子宫内膜癌。病人多肥胖，发病于停经前后，常有子宫内膜增生，组织分化好，多属表面浸润性内膜样腺癌，预后好。
- 2型：非雌激素依赖型，占大约10%的子宫内膜癌，多发生于老年妇女，组织分化差，多属浆液性腺癌或透明细胞癌，具有侵袭性和转移性，预后差。
- 家族型：Lynch综合征和遗传性非息肉结直肠癌综合征。

内膜癌组织分化程度的分级

- 1级：分化好，≤5%的实性肿瘤生长区域
- 2级：分化中等，6%～50%的实性肿瘤生长区域
- 3级：>50%的实性肿瘤生长区域

临床表现与诊断

- 90%的病人都有不正常的阴道流血。因早期症状明显，75%子宫内膜癌诊断时都是I期。
- 围绝经期和绝经后妇女若有不正常子宫出血，应及时做盆腔检查和必要的辅助检查。绝经后阴道出血的常见原因包括应用雌激素药物(30%)、萎缩性内膜炎/阴道炎(30%)、恶性肿瘤(15%)、内膜或宫颈息肉(10%)、子宫内膜增生(5%)和其他

(10%)。绝经后出血的初始评估见图11-20(OG 2009, 114:409)。

- 癌症引起的疼痛和盆腔肿物多见于晚期。

经阴道超声

- 是评估异常子宫出血的最常用的无创方法，可作为筛查和诊断内膜癌的第一步。

绝经后子宫内膜的厚度与内膜病变的关系

- 绝经后的正常子宫内膜很薄。绝经后阴道流血伴子宫内膜增厚提示子宫内膜息肉、内膜增生和内膜癌，绝经前子宫内膜的厚度对内膜病变的诊断意义不大。
- 绝经后内膜病变的平均厚度：正常萎缩型内膜$3.4\pm1.2mm$，内膜增生$9.7\pm2.5mm$，内膜癌$18.2\pm6.2mm$。以内膜厚度5mm为分界点，经阴道超声对绝经后出血妇女中内膜癌的检测率为96%(sensitivity)，假阳性率为39%～50%。
- 一般而言，内膜厚度<4mm者内膜癌可能性极低，4～7mm者可疑，大于8mm者可能性增高。内膜厚度小于4mm不需进行内膜活检(AJOG 2009;201:5)，但需注意浆液性内膜癌可以发生于萎缩性子宫内膜。
- 绝经后妇女内膜厚度大于4mm同时合并出血者应行内膜活检。
- 绝经后无症状的妇女偶然发现内膜厚度超过4mm不需要进行内膜活检。
- 超声造影可以诊断局灶性病变，如子宫息肉或黏膜下肌瘤。
- 服用他莫西芬的妇女若有异常子宫出血，应直接做内膜活检，内膜厚度的测量不适用于此类病人。

子宫内膜活检

子宫内膜活检(endometrial biopsy, EMB)是评估异常子宫出血的主要方法，操作简单，不需麻醉，可在门诊做。美国多用一次性的宫腔吸管，金属刮宫吸管在门诊很少使用，见图11-21。宫腔吸管对绝经后妇女子宫内膜癌的检出率为95%，绝经前为

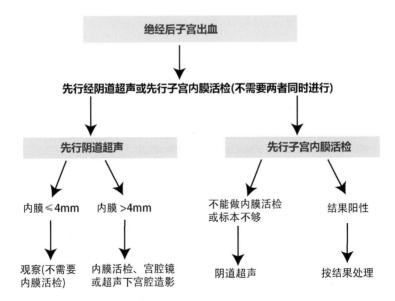

图11-20 绝经后子宫出血的初始评估

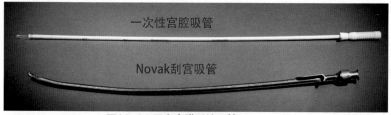

图11-21 子宫内膜活检吸管

90%。子宫内膜活检的常见适应证如下：

1. 绝经后出血：常见病因包括外源性雌激素(30%)、萎缩性子宫内膜炎/阴道炎(30%)、恶性肿瘤(15%)、子宫内膜息肉或宫颈息肉(10%)、子宫内膜增生(5%)和其他(10%)。

2. 绝经后子宫积脓或宫颈细胞学检查发现子宫内膜细胞。

3. 围绝经期月经过多或不正常出血。

4. 绝经前异常子宫出血，尤其是有长期无排卵病史者。

诊断性刮宫

美国已很少用麻醉下刮宫来诊断子宫内膜癌。有下列情况时可行诊断性刮宫：

- 门诊内膜活检不成功。
- 门诊内膜活检阴性，但病人有原因不明的持续性阴道出血。
- 门诊活检显示不典型内膜增生，可考虑诊断性刮宫排除内膜癌。

宫腔镜

- 可以在直视下活检局部病变，尤其对内膜息肉和黏膜下肌瘤的诊治有帮助。
- 不会引起癌细胞扩散。

子宫内膜增生

- 指子宫内膜腺体过度增生，核异型性(nuclear atypia)是子宫内膜癌的高危因素。

子宫内膜增生的分类与内膜癌的发生率

- 单纯型内膜增生(simple hyperplasia)1%，复杂型增生(complex hyperplasia)3%，不典型简单增生(simple hyperplasia with atypia)8%，不典型复杂增生(complex hyperplasia with atypia)29% (Cancer1985;56:403)。
- 现在不再强调单纯或复杂型增生，只要内膜活检显示不典型内膜增生，伴发内膜癌的可能性高达40%~50%(Cancer2006;106:812)。

单纯子宫内膜增生的治疗

- 甲羟孕酮(medroxyprogesterone)每天10~20mg，每月服10~14天，3~6月后行子宫内膜活检。
- 也可用其他孕激素或左炔诺孕酮宫内节育器(曼月乐)，3~6月后行内膜活检。
- 若活检结果正常或显示萎缩性子宫内膜，可继续服用甲羟孕酮10mg/天，每月10天，或用其他孕激素治疗。有生育要求者可予促排卵。
- 如果子宫内膜增生仍然存在，给予高剂量孕酮，3~6月后再行内膜活检。

不典型子宫内膜增生的治疗

- 全子宫切除术是首选治疗方法。
- 若要保留生育功能，可给予高剂量孕酮，3月后行内膜活检。方案：甲地孕酮

(megestrol)40mg，每日2～4次，或甲羟孕酮每日600 mg。子宫内膜恢复正常后予促排卵。因复发率达35%，生育完成后应及早行子宫切除。

子宫内膜癌

- 诊断和治疗可参考美国国家综合癌症网络(www.nccn.org)的指南。

术前评估

- 完整的病史和体格检查，详细询问肿瘤家族史。
- 术前病理：内膜癌分为内膜样腺癌(80%～90%)、腺鳞癌、黏液性腺癌、浆液性腺癌和透明细胞癌(与卵巢上皮癌性质接近)。癌肉瘤罕见，恶性程度高，现也归入内膜癌。
- 全血细胞计数(CBC)、电解质、肝功、肾功和CA125(可选)
- 胸腹部影像检查。CT和MRI不作为常规检查，只用于有临床指征的患者。乳腺癌和结肠癌的筛查可在术前进行。

手术和分期

- 完全分期手术包括全子宫切除、双附件切除(BSO)、盆腔和主动脉旁淋巴结清扫和所有子宫外病灶的切除。手术是内膜癌的主要治疗方法，可根治早期、分化好的内膜癌。腹膜冲洗液细胞学检查虽不再用于FIGO分期，但NCCN仍提倡使用。
- 手术分期(表11-4)可以通过开腹、腹腔镜和机器人辅助腹腔镜来完成。
- 淋巴结清扫的争议：欧洲研究显示淋巴结清扫对病人的长期生存并无益处(Cochrane Reviews 2010 CD007585)。在美国，若病人情况许可，淋巴结清扫仍是常规。
- 内膜癌侵犯宫颈间质(II期)：可行根治性子宫切除术。
- 不是所有的病人都能接受完全分期手术，有以下情况时可行其他治疗：1)早期

表11-4 2009年FIGO和TNM子宫内膜癌手术分期

FIGO分期	TNM	临床特点
I期	T1	肿瘤局限于宫体
IA	T1a	肿瘤局限于子宫内膜或子宫肌层浸润深度<50%
IB	T1b	子宫肌层浸润深度≥50% 注：1988年FIGO分期将I期划分为IA期(仅累及子宫内膜)、IB期(≤50%的子宫肌层)和IC期(>50%的子宫肌层)。
II期	T2	肿瘤侵犯宫颈间质，但未超出子宫
III期	T3	局部和/或区域转移
IIIA	T3a	肿瘤浸润或转移至浆膜和/或附件
IIIB	T3b	肿瘤扩散至阴道或子宫周围组织
IIIC1		转移至盆腔淋巴结
IIIC2		转移至腹主动脉旁淋巴结 注：1988年FIGO分期未分IIIC1和IIIC2
IVA期	T4	肿瘤浸润膀胱和/或肠黏膜
IVB期	M1	远处转移，包括腹股沟淋巴结、腹部器官、肺、肝或骨

分化好的内膜癌患者希望保留生育能力；2)手术风险高如病人有严重的心肺疾病；3)早期分化好的内膜癌(IA期)也可行阴式子宫切除术，双侧附件应同时切除。

早期内膜癌(IA和IB期)的术后辅助治疗

- 若内膜癌局限于子宫，5年存活率达90%左右；IA患者若无高危因素(年龄>50岁、淋巴血管间隙浸润、肿瘤体积大和子宫下段浸润)，只需要观察，不需要辅助治疗；其他患者可观察也可加阴道近距离放疗(vaginal brachytherapy)。
- 阴道近距离放疗可减少内膜癌的局部复发，但并不提高长期生存率。
- 外部盆腔放疗可以用于IB、分化差(3级)的内膜癌，但很有争议。

晚期或复发癌的治疗

- 常用的化疗方案包括卡铂+紫杉醇(首选)、卡铂+多西他赛、顺铂+阿霉素(doxorubicin, Adriamycin)和顺铂+吉西他滨+紫杉醇。
- 激素治疗：包括高剂量孕激素、他莫西芬或芳香酶抑制剂，雌、孕激素受体(ER/PR)阳性的内膜癌伴肺转移者效果好。
- 阴道近距离放疗和外部盆腔放疗：阴道内放疗对局部复发效果好。

子宫内膜癌治疗后的监测

- 见表11-5
- 雌激素补充疗法：需个体化。一般不会导致内膜癌复发，但仍有争议。

5年生存率 (Int J Gynaecol Obstet 2006;95:S105)

- IA 90.8%、IB 91.1%、IC 85.4%
- IIA 83.3%、IIB 74.2%
- IIIA 66.2%、IIIB49.9%、IIIC 57.3%
- IVA 25.5%、IVB 20.1%

苏慧琳、王雪峰、石琨

表11-5 子宫内膜癌治疗后的长期随访					
项目	月			年	
	0~12	12~24	24~36	3~5	>5
回顾病史和体检					
复发率低(IA1、IA2)	每6月	每年	每年*	每年*	每年*
复发率中等(IB~II期)	每3月	每6月	每6月**	每6月**	每年*
复发率高(III/IV期、浆液性或透明细胞癌)	每3月	每3月	每6月	每6月	每年*
阴道或宫颈细胞学检查	不推荐				
CA125	不作为常规检查				
胸部x光、CT/PET-CT、MRI	不作为常规检查				
怀疑复发	CT和/或PET-CT±CA125				
*普通妇产科医生可随访病人；** 普通妇产科医生和妇科肿瘤医生可交替随访病人。AJOG 2011;204:466					

子宫肉瘤

- 子宫肉瘤(uterine sarcomas)很少见，仅占子宫恶性肿瘤的3%。癌肉瘤现已归类于子宫内膜癌。
- 2010年FIGO发布了子宫肉瘤的分期标准，在此之前子宫肉瘤按子宫内膜癌分期。
- 过去子宫肉瘤的术语很多，新的NCCN指南把子宫肉瘤分为3类：子宫内膜间质肉瘤(endometrial stromal sarcoma, ESS)、未分化的子宫内膜肉瘤(high-grade or undifferentiated endometrial sarcoma)和平滑肌肉瘤(leiomyosarcoma)。

临床表现和诊断

- 通常表现为围绝经期或绝经后阴道出血、盆腔包块、疼痛和腹胀。
- 诊断多在子宫切除后才能明确，术前子宫内膜活检仅能诊断<50%的子宫肉瘤。
- 依靠子宫或肌瘤的生长速度判断是否子宫肉瘤极不可靠。
- 淋巴结转移不常见，恶性程度高的肿瘤可经血管转移，肺转移灶较常见。

手术

- 经腹子宫和双附件切除，年轻病人可保留卵巢。切除子宫外的病灶。淋巴结清扫很有争议。

子宫肉瘤的分类及临床特征

子宫平滑肌肉瘤

- 常用的病理诊断标准：细胞异型性显著，核分裂相丰富(≥10/10高倍视野)和肿瘤细胞凝固样坏死。
- 术后辅助放疗和化疗：二者都有争议。
- 晚期癌症的化疗：多西他赛(docetaxel)+吉西他滨(gemcitabine)是首选的化疗方案，其他组合包括阿霉素(doxorubicin)+异环磷酰胺(ifosfamide)、阿霉素+甲氮咪胺(dacarbazine)、吉西他滨+甲氮咪胺和吉西他滨+长春瑞滨(vinorelbine)。以上药物也可单一使用。
- 复发率50%～70%，复发病人可用化疗和放疗。
- 总的5年生存率为66%。1期75%，2期60%，3期45%，4期29%。

子宫内膜间质肉瘤

- 以前称低度恶性子宫内膜间质肉瘤。
- 术后激素治疗：孕激素受体阳性使用孕激素治疗，雌激素受体阳性使用芳香化酶抑制剂±GnRH，应避免使用雌激素和他莫西芬。
- 辅助放疗可用于II～IV的肿瘤。
- 10年生存率65%～76%，1期的5年生存率90%。

未分化的子宫内膜肉瘤

- 以前称高度恶性子宫内膜间质肉瘤，侵袭性高，预后不良。
- 治疗与子宫平滑肌肉瘤相同。
- 平均存活仅1年，1期患者可存活2年多。

苏慧琳、王雪峰、石琨

卵巢上皮性癌

概述

- 卵巢癌多见于经济发达国家，美国卵巢癌的发病率居妇科恶性肿瘤的第二位，但死亡率居妇科恶性肿瘤首位。在女性所有恶性肿瘤中，卵巢癌死亡率名列第五，终生罹患风险1.3%(78人里1人患卵巢癌)，中位诊断年龄63岁，中位死亡年龄71岁(Gynecol Oncol 2010:119:7)。
- 中国卵巢癌的发病城市高于农村，发病率约为8.28/10万，占女性恶性肿瘤的第8位，呈上升趋势(中国肿瘤.2012,6)。每年约1.5万人死于卵巢癌。

卵巢上皮性癌的分类与起源

- 卵巢上皮癌、输卵管癌和腹膜上皮癌的临床表现、诊断及治疗基本一致，报告分析时常统称为卵巢上皮癌。
- 卵巢上皮性癌占卵巢恶性肿瘤的90%(图11-22)。组织学分型：浆液性癌75%，粘液性癌10%，子宫内膜样癌10%，透明细胞癌、未分化癌和移行细胞癌（Brenner肿瘤)5%。
- 卵巢上皮性癌的起源最近研究很多。目前认为浆液性癌、子宫内膜样癌和透明细胞癌实际上源于输卵管和子宫内膜，不是来自卵巢(OG 2015; 125: 279)。浆液性输卵管上皮内瘤变(serous tubal intraepithelial lesions, STIL)可能是高度浆液性腺癌的癌前病变(Adv Anat Pathol 2010;17: 293)。
- 良性卵巢肿瘤和囊肿不会恶变。

危险因素

- 家族史：若一级亲属如母亲和姐妹中有1人患卵巢癌，该女性患卵巢癌的终生风险为5%；若两人患卵巢癌，终生风险将升到15%。
- 基因变异：BRCA1和BRCA2变异(终生发病风险为28%～40%)和Lynch II综合征。
- 其他：乳腺癌病史、白种人、低产次、不孕症、初潮早、绝经晚、仅用雌激素的激素治疗时间大于10年。

保护因素

- 口服避孕药超过5年、母乳喂养、足月妊娠、多产次、输卵管结扎手术和预防性卵

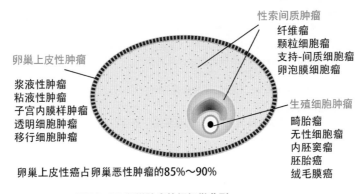

图11-22 卵巢肿瘤的组织学分型

巢切除。

卵巢癌的筛查
* 因为卵巢癌发病率低，目前尚无行之有效的筛查方法。美国所有学会都反对卵巢癌的普查。
* CA-125和阴道超声筛查不能降低卵巢癌死亡率。假阳性结果反而迫使患者手术，带来不必要的伤害(JAMA 2011;305:2295)。

临床表现
* 卵巢癌是臭名昭著的无声杀手。因早期无特异症状，诊断非常困难，70%～75%的卵巢癌诊断时已处于Ⅲ～Ⅳ期。

早期症状
* (1)腹胀、(2)盆腔或腹部疼痛、(3)进食困难或很快有饱胀感、(4)泌尿系症状(尿急或尿频)
* 以上症状超过1周尤其症状几乎每天出现时，应进行妇科检查(JAMA 2004;291:2705)。但这些症状并无特异性，常被病人和医务人员忽视。

晚期表现
* 除所有的早期症状外，病人可有腹水、胸水引起的症状。体检可扪及盆腔及腹腔包块。肿瘤可致肠梗阻、恶病质和下肢血栓形成。

卵巢上皮癌的诊断与评估
* 初步诊断根据年龄、病史、盆腔肿物、尤其腹水来决定。影像检查(超声及CT)和肿瘤标志物根据临床情况而定。确诊多要等到手术后。
* 因组织穿刺可引起癌症扩散，术前一般不用活检来确立诊断。
* 若病人不能耐受手术或病灶已广泛扩散，可根据影像检查、胸腹水穿刺以及影像引导下穿刺活检来确立诊断。
* 除外转移到卵巢的腺癌如结肠癌、乳腺癌和胃癌。
* 卵巢癌的诊疗可参考NCCN卵巢癌指南(www.nccn.org)。

肿瘤标志物
* CA125：最常用的卵巢上皮癌标志物，是一种糖蛋白，CA125升高见于80%以上的卵巢癌。对有盆腔包块的绝经后妇女，卵巢癌的阳性预测值可达90%。CA125并无特异性，其他恶性肿瘤(子宫内膜癌、乳腺癌、肺癌和胰腺)和良性疾病(子宫内膜异位症、肝硬化和盆腔炎性疾病)也可引起CA125升高。
* CEA和CA19-9：升高见于粘液性和子宫内膜样癌。
* 人类附睾蛋白(HE4)适用于监测卵巢癌的进展和复发。

术前检查
* 病人多是中老年人，可能需多科会诊决定病人能否耐受手术。
* 实验室检查：血常规、电解质、凝血时间、肝肾功能、CA-125和心电图。
* 影像学：胸部X光、腹部盆腔超声和CT根据临床情况而定。
* 如果怀疑卵巢转移癌，行结肠镜、胃镜和乳房X光检查。
* 评估癌症家族史包括卵巢癌、乳腺癌和结肠癌。

手术
* 对大多数卵巢癌患者，手术是治疗的第一步。分期手术(staging procedure)应该

由妇科肿瘤医师来做，卵巢癌分期标准见表11-6。

- 手术步骤包括系统地探查腹腔，吸取腹水或腹腔冲洗液做细胞学检查，检查并活检膈下、双侧结肠旁沟、腹部及盆腔腹膜，切除全子宫、双侧附件、大网膜和阑尾，盆腔和腹主动脉旁淋巴结切除，清除所有可见的癌症病灶(debulking procedure, 大块切除术)。病人也可能需要肠切除、脾切除和部分肝切除。理想的大块切除术或肿瘤细胞减灭术是完全切除病灶或至少将病灶切到小于1cm。应先从最难的部位开始，若达不到理想效果，只需切除卵巢为病理用即可。
- 如果患者有生育要求，经过全面的分期术确定肿瘤局限于一侧卵巢时(IA或IC)，无论肿瘤分化程度如何，都可以保留子宫和健侧附件。

术前化疗(新辅助化疗)

- 目的是降低手术并发症及死亡率，提高完全切除肿瘤病灶的概率。
- 尤其适用于体质较弱或手术难以完全切除病灶的卵巢癌患者，是否所有晚期病人都需新辅助化疗(neoadjuvant chemotherapy)尚有争议。
- 术前通常用3个周期的紫杉醇和卡铂，若肿瘤缩小或无变化，可行手术。若化疗期肿瘤进一步增大应放弃手术，病人按铂耐药卵巢癌进行化疗。

癌症病灶能否完全切除常由影像学检查决定。若难以决定，也可做腹腔镜检查。若影像学有以下征象，提示癌症病灶难以完全切除：

- 病灶广泛或深层侵犯小肠系膜根部。

表11-6 卵巢癌和原发性腹膜癌的FIGO分期系统(2010)	
分期	**临床表现**
I期	局限于卵巢(单侧或双侧)
IA	局限于一侧卵巢
IB	局限于双侧卵巢
IC	肿瘤局限于一侧(IA)或双侧卵巢(IB)，伴有以下任何一项： 1. 包膜破裂 2. 卵巢表面有肿瘤 3. 腹水中有癌细胞 4. 腹腔冲洗液含有癌细胞
II期	累及一侧或双侧卵巢，伴盆腔内扩散
IIA	蔓延和/或转移到子宫和/或输卵管，腹水或腹腔冲洗液无癌细胞
IIB	蔓延到盆腔其他组织，腹水或腹腔冲洗液无癌细胞
IIC	IIA或IIB病变，腹水或腹腔冲洗液含有癌细胞
III期	一侧或双侧卵巢肿瘤伴有镜下证实的盆腔外的腹膜转移
IIIA	镜下证实盆腔外腹膜有转移(微转移，无肉眼病变)
IIIB	盆腔外腹膜有肉眼可见的转移灶，但最大直径不超过2cm
IIIC	盆腔外腹膜有肉眼可见的转移灶，最大直径超过2cm，和/或区域淋巴结转移
IV期	腹腔外的远处转移

- 病灶广泛侵犯胃、小肠和大肠。
- 病灶侵犯十二指肠和胰腺(不只是胰尾)。
- 病灶侵犯肝十二指肠韧带内的大血管、腹腔干或肝门后部。
- 病灶侵犯肝内实质。

基于分期的处理

一期
- 应进一步区分为一期低危或一期高危。
- 低危指细胞分化好(low-grade)，包膜完整，卵巢表面无赘生物，无腹水，腹腔冲洗液细胞学阴性，术中肿瘤未破，无致密粘连和正常二倍体染色体。
- 高危指细胞分化差(high-grade)，肿瘤侵犯卵巢表面，表面有赘生物，腹水，腹腔冲洗液细胞学阳性，术中肿瘤破裂，有致密粘连和非整倍体染色体。
- 低危病人不需要辅助化疗，但高危病人多需3~6个周期的化疗。

二期或二期以上
- 病人需要进一步辅助化疗。化疗开始时间应根据病人恢复情况而定，一般在术后2~4周开始。

一线化疗
- 铂类包括顺铂(cisplatin)和卡铂(carboplatin)。卡铂副作用小，静脉化疗多用卡铂。腹腔内化疗目前用顺铂。
- 紫杉类包括紫杉醇(paclitaxel)和多西他赛(docetaxel)，可根据副作用选择用药。紫杉醇的神经性副作用大，引起肌肉疼痛和无力；多西他赛常导致骨髓抑制，过敏反应和恶心呕吐。

静脉和腹腔内联合化疗方案
- 第1天，紫杉醇135mg/m^2，24h持续静滴；第2天，在紫杉醇滴完后开始腹腔内化疗(intraperitoneal therapy, IP)，顺铂剂量为75~100mg/m^2；第3天，用紫杉醇60mg/m^{2}腹腔内化疗。每3周一个疗程，共6个疗程。
- 腹腔内化疗要求完全切除癌症病灶或病灶小于1cm。

常规静脉化疗方案
- 紫杉醇175mg/m^2，3h滴完；卡铂(剂量按AUC5~7.5计算)，60分钟滴完。每3周一个疗程，共6个疗程。
- 多西他赛60~70 mg/m^2，60分钟滴完，卡铂AUC5~6静滴1h。每3周一个疗程，共6个疗程。

剂量密集的化疗(dose-dense chemotherapy)
- 第1天，紫杉醇80mg/m^2，静滴1h；卡铂AUC6静滴1h；第8天和第15天，紫杉醇80mg/m^2，60分钟滴完。每3周一个疗程，共6个疗程。
- 可用于大块切除术不理想的病人。

化疗注意事项
- 患者每次接受顺铂前和用药后都必须进行水化，其目的是通过充分的静脉补液来减少肾毒性。
- 如果患者已多次使用卡铂和/或顺铂，再次使用时有可能发生致命性的过敏反应，要向患者及家属讲明。

化疗后的评估
- 病史和体检，盆腔检查每2~3个周期后要做一次。
- 血常规和电解质，根据情况每次化疗前测CA125或其他肿瘤标志物。

- 根据病人情况做必要的影像学检查。
- 若肿瘤全部消失(complete remission)，病人不需要维持性的化疗。

复发性卵巢癌的治疗

- 卵巢上皮癌的复发率很高，III～IV期的复发率为80%～85%。复发性卵巢癌不大可能被治愈。
- 基于CA125上升的早期化疗并不能提高生存率(J ClinOncol 2009;27:18s)。

铂耐药卵巢癌

- 指卵巢癌对铂类化疗缺乏反应，铂治疗期间或在完成治疗的6个月内病情恶化。
- 无铂类治疗间期(platinum-free interval, PFI)是复发卵巢癌最重要的预后因素，其他预后因素包括手术分期、年龄和病灶大小。
- 对铂耐药卵巢癌可用的药物包括拓扑替康(topotecan)、脂质体阿霉素、紫杉醇类和吉西他滨(gemcitabine)。

铂敏感卵巢癌

- 指卵巢癌对铂类一线化疗反应好，且复发间隔超过6个月。
- 以铂类为基础的二线方案对铂敏感卵巢癌有效。
- 常用铂类配伍方案：卡铂+紫杉醇、卡铂+吉西他滨、或卡铂+脂质体阿霉素。
- 无铂类配伍的方案：脂质体阿霉素+曲贝替定。

卵巢上皮癌治疗后的监测

- 参考表11-7 (AJOG 2011;204:466)
- 详细的病史和体检是卵巢癌随访中最重要的一部分，复发征象包括盆腔疼痛、饱胀感、肚胀、梗阻、削瘦和乏力。
- 昂贵的影像学和实验室检查并不能提高卵巢癌的生存率，有必要时再做。

5年生存率(Int J Gynaecol Obstet 2006;95:S161)

- I期：IA 89.6%、IB 86.1%、IC 83.4%
- II期：IIA 70.7%、IIB 65.5%、IIC 71.4%
- III期：IIIA 46.7%、IIIB 41.5%、IIIC 32.5%
- IV期：IV 18.6%

表11-7 卵巢上皮癌治疗后的长期随访					
监测项目	**月**			**年**	
	0～12	12～24	24～36	3～5	>5
回顾病史和体检	每3个月	每3个月	每4～6个月	每6个月	每年*
巴氏涂片/细胞学	不推荐	不推荐	不推荐	不推荐	不推荐
CA125	可选	可选	可选	可选	可选
胸部x光、CT/PET-CT、MRI	不应作为常规检查，应根据病人的具体情况而定				
怀疑复发	CT和/或PET、CA 125				
*普通妇产科医生可随访病人。AJOG 2011;204:466					

卵巢交界性肿瘤

- 现称低度潜在恶性卵巢肿瘤(ovarian tumor of low malignant potential, LMP)，绝大多数属于交界性浆液性肿瘤，占卵巢上皮性肿瘤的10%～15%，发病年龄多在30～50岁，10年生存率高达90%。
- 病理诊断标准：(1)核异型性、(2)镜下乳头状增生、(3)上皮细胞层数增加、和(4)无间质浸润(OG 2004;104:261)
- 诊断交界性肿瘤需多层病理切片，术中有可能对肿瘤的严重性估计不足。
- 手术：对有生育要求者行单侧输卵管卵巢切除术，否则行全子宫和附件切除。完全分期手术有争议，但NCCN推荐完全分期手术。
- 术后处理：I期交界瘤不再需要治疗，若病理发现侵袭性病灶(invasive implant)，肿瘤复发率可高达50%～70%，可考虑辅助化疗。

库肯勃瘤

- 库肯勃瘤(Krukenberg tumor)占卵巢转移性癌的30%～40%，起源于胃、结肠和乳腺，多为双侧，病理可见充满黏液的印戒细胞。
- 主要是治疗原发癌症，生存多不超过1年。

原发性腹膜癌和输卵管癌

- 原发性腹膜癌和输卵管癌的治疗和随访与卵巢上皮癌相同。

原发性腹膜癌的诊断标准
1. 卵巢大小正常(直径不超过4cm，良性占位性病变除外)
2. 卵巢周围病灶大于卵巢本身的病灶
3. 组织学主要表现为浆液性
4. 表面病灶的深度和宽度小于5毫米

输卵管癌的典型三联征
- 阴道排液、盆腔痛和盆腔包块

苏慧琳、黄峥、石琨

卵巢非上皮性肿瘤

- 恶性卵巢非上皮性肿瘤(nonepithelial ovarian tumors)包括恶性生殖细胞瘤(malignant germ cell tumors, MGCTs)、性索间质肿瘤(sex cord-stromal tumors, SCSTs)及癌肉瘤(carcinosarcomas)。
- 非上皮性恶性肿瘤约占所有卵巢恶性肿瘤的5%。其病因、病理和治疗与卵巢上皮性肿瘤几乎完全不同。

恶性生殖细胞肿瘤

- 良性囊性畸胎瘤(dermoid cyst, 皮样囊肿)是最常见的卵巢生殖细胞肿瘤(ovarian germ cell tumor)—见附件包块章节。
- MGCT约占所有卵巢恶性肿瘤的2.6%，未成熟畸胎瘤和成熟畸胎瘤恶变占MGCT

- 的38.5%,无性细胞瘤占32.8%,混合性生殖细胞瘤占32.7%(OG 2006;107:1075)。
- 50%～75%的患者处于I期。即使晚期,也多可治愈。
- 5年生存率:1期100%,2期85%,3期79%,4期71%。
- MGCT的临床特征见表11-8。

临床表现
- 多见于年轻女性,15～19岁年龄段发病率最高。
- 盆腔包块和腹痛是常见的症状,包块多增长迅速,也可有月经不调和性早熟。

手术治疗
- 术前测CA125、LDH、AFP、hCG和抑制素(inhibin)。术前需给患者和家属讨论分期手术(staging procedure)和是否保留生育功能。
- 有生育要求者,任何期别的MGCTs都可行单侧输卵管卵巢切除术和分期手术;无生育要求者则行全子宫和双附件切除和完全分期手术。
- 晚期患者行大块切除术或肿瘤细胞减灭术。

化疗

化疗适应证
- 无性细胞瘤:大于IA期(IA期只需监测)。
- 恶性(未成熟)畸胎瘤:大于IA期、G1级。
- 内胚窦瘤:所有病人均需化疗,因此不需要进行分期手术。

表11-8 恶性生殖细胞肿瘤和及其临床特征	
肿瘤分类	**临床表现和治疗**
无性细胞瘤(dysgerminoma, 相当于男性的精原细胞瘤)	• 双侧发病(10%～15%) • 肿瘤标记物:可检测LDH和hCG • 病理学:实性,间质中有典型的淋巴细胞浸润、"煎蛋"样的大泡状细胞和透明细胞质 • 可出现异常性腺和核型(46 XY或45X/46XY),如果含有Y染色体则行双侧卵巢切除 • IA期以上肿瘤手术后常用BEP方案化疗。肿瘤虽对放疗非常敏感,但放疗导致不孕,一般不用
内胚窦瘤(endodermal sinus tumor或称卵黄囊癌, yolk sac tumor)	• 1/3的患者尚未月经初潮 • 肿瘤标记物:AFP和LDH • 病理:伴中央血管的乳头状结构(Schiller-Duval小体)
混合性生殖细胞肿瘤	• 最常见的是无性细胞瘤和内胚窦瘤的混合性肿瘤。
恶性畸胎瘤	• 未成熟畸胎瘤多发病于10～20岁,45岁后偶见良性畸胎瘤恶变,恶变多发生于向腔内突出的头节(Rokitansky protuberance)内的鳞状细胞 • 肿瘤标志物大多数为阴性,AFP和LDH可升高 • MGCT中只有恶性畸胎瘤有组织学I、II、III分级 • 若高于IA期1级,术后应按BEP方案化疗
其他	• 其他罕见的MGCT包括胚胎癌、绒毛膜癌和多胚瘤,分泌AFP和hCG

BEP方案

手术后7～10天之内开始化疗，早期患者化疗3个疗程，晚期4个疗程；疗程间隔3周，可保留生育功能。每个疗程的药物用法如下：

* 博来霉素(Bleomycin)每周30单位静滴，共3周；博来霉素可导致肺纤维化，用药前应行肺功能检查。
* 依托泊苷(Etoposide)每天100mg/m²静滴，第1～5天。
* 顺铂(cisPlatin)每天20mg/m²静滴，第1～5天。若病人有神经性病变或肾脏疾病，可用卡铂替代。

性索间质肿瘤

* 恶性性索间质肿瘤大约占卵巢恶性肿瘤的1.2%。可发生在任何年龄段，平均诊断年龄45岁。
* 诊断需通过术中或术后病理确诊。SCST的临床特征见表11-9。

癌肉瘤

* 癌肉瘤也称恶性混合性苗勒氏瘤(malignant mixed Mullerian tumors)，先行全面

表11-9 常见的性索间质肿瘤和临床特点	
肿瘤分类	**临床特点**
颗粒细胞肿瘤 (granulosa cell tumor)	• 低度恶性肿瘤，常见于中年女性(成人型)，少年型只占5%；分泌抑制素和雌激素 • 临床特征：多囊性巨大包块、异常子宫出血、早熟和子宫内膜增生或癌变。抑制素为肿瘤标志物 • 病理："咖啡豆"槽形核和环绕中央腔的细胞群(Call-Exner小体) • 治疗：子宫、卵巢和输卵管切除(TAH-BSO)和分期手术是标准的治疗方法。通常不行盆腔和腹主动脉旁淋巴结清扫术。有生育要求IA/IC期患者可行单侧附件切除术，IC期或IC以上、低分化(G3)的肿瘤用BEP或紫杉醇+卡铂化疗。复发性肿瘤可做手术、化疗和放疗(肿瘤敏感) • 1期长期生存率：5年94%, 10年82%, 20年62%
纤维瘤(fibroma)	• 最常见的SCST，良性实体瘤，不分泌激素 • 偶伴有腹水和胸腔积液(Meigs综合征) • 治疗：单侧输卵管卵巢切除术
卵泡膜细胞瘤 (thecoma)	• 良性的实体瘤，可能产生雌激素 • 治疗: TAH-BSO
支持-间质细胞瘤 (Sertoli-Leydig cell tumor)	• 较少见，可分泌睾酮和雄烯二酮，通常表现为附件巨大包块和男性化，属低度恶性肿瘤 • 治疗：TAH-BSO和分期手术(不需行淋巴结清扫)，有生育要求的年轻病人行单侧附件切除术，分化差的肿瘤多需BEP化疗 • 5年生存率：70%～90%

分期手术。Ⅰ期术后行化疗，化疗方案参照上皮性卵巢癌。Ⅱ～Ⅳ期或复发者参照上皮性卵巢癌化疗方案(www.nccn.org)。

恶性非上皮性卵巢肿瘤的长期随访

- 参考表11-10美国妇科肿瘤学会(SGO)指南，NCCN也采用此指南。
- 肿瘤标志物对MGCT治的随访很有用，但不少肿瘤在诊断时标志物水平并不高。

表11-10 恶性卵巢非上皮性肿瘤(MGCT和SCST)治疗后的长期随访					
项目	月份			年	
	0～12	12～24	24～36	3～5	>5
回顾病史和体检					
MGCT	每2～4个月	每2～4个月	每年	每年	每年
SCST	每2～4个月	每2～4个月	每6个月	每6个月	每6个月
血清肿瘤标志物					
MGCT	每2～4个月	每2～4个月	不推荐	不推荐	不推荐
SCST	每2～4个月	每2～4个月	每6个月	每6个月	每6个月
放射影像学(胸部x光、CT/PET-CT、MRI)					
MGCT	不推荐，除非最初的肿瘤标志物正常	不推荐	不推荐	不推荐	
SCST	不应作为常规				
怀疑复发	CT和肿瘤标记物				
来源：AJOG 2011;204:466					

苏慧琳、黄峥、石琨

外阴癌和阴道癌

外阴上皮内瘤变

- 外阴上皮内瘤变(vulvar intraepithelial neoplasia, VIN)多见于40岁以上女性，发病率呈上升趋势。

2004年国际外阴疾病研究协会分类

- 国际外阴疾病研究协会(International Society for the Study of Vulvar Diseases, ISSVD)2004年对VIN做了新的分类(J Reprod Med 2005; 50: 807)。过去VIN分类近似CIN分类，分为VIN1、2和3。
- ISSAD不建议使用VIN1的诊断，VIN1主要由低危HPV病毒感染所致，病变包括尖锐湿疣，不属于癌前病变。

- VIN现仅指高度的鳞状上皮病变，过去称为VIN2-3，上皮内瘤变超过上皮层1/3，但基底膜完整。
- ISSVD将VIN分为普通型(usual type)和分化型(differentiated type)两类。

VIN-普通型

- 占VIN的95%，包括原来的疣型、基底细胞型和混合型。
- 常发生于年轻患者，与HPV感染、吸烟和免疫缺陷有关。
- 高危HPV16、18和31较常见。

VIN-分化型

- 占VIN的5%，包括过去的单纯型(simplex type)。
- 常发生于老年患者。与硬化性苔藓相关，与HPV感染无关。
- 病变累及基底层及基底层旁细胞，常伴发于鳞状细胞癌附近。

临床表现与诊断

- 外阴瘙痒最常见，但50%以上的病例可无症状。
- 大部分VIN呈多个病灶，发生于无阴毛覆盖部位。多数病灶突出皮肤表面，外观多样，颜色不一，无特征性外观。
- 识别困难时用3%～5%的醋酸涂抹外阴，细胞脱水后VIN可显示为界限清晰的醋白病变(acetowhite lesions)。也可用放大镜或阴道镜检查外阴。
- 确诊需要组织活检。

治疗

- 戒烟。
- 治疗需个体化，根据病变位置、范围、活检结果和患者要求综合决定。
- 如果不治疗，VIN可持续存在，约10%的病例发展为外阴癌。VIN也可自行消失，35岁以下女性VIN自行消失可能性大。

手术治疗

- 局部切除术(wide local excision)：切除边缘超过病灶边缘1cm，适合于远离重要结构的局限病灶。
- 激光治疗：适合于大面积或多处病灶，或病变接近重要结构例如尿道、肛门或阴蒂等。
- 会阴切除术(simple vulvectomy)和外阴皮肤剥除术(skinning vulvectomy)：较少用。

局部药物治疗

- 咪喹莫特(imiquimod)：5%乳膏病灶局部涂抹每周2～3次，共16周。治疗前组织活检排除浸润癌。常见并发症为局部皮肤症状例如红斑和脱皮。
- 5-氟尿嘧啶：5%软膏局部涂抹，局部刺激症状严重，美国不用。

治疗后随访

- 治疗后第6个月、第12个月复诊，其后每年复诊。复发率30%～50%。

Paget病

- 占外阴恶性肿瘤的1%～2%，多见于白人老年妇女。
- 临床表现：外阴瘙痒，病变呈红色湿疹样伴白色痂皮，病灶多发，常位于外阴、肛周和会阴。
- 诊断：病灶活检。Paget细胞为表皮内含明显丰富胞浆的大细胞。病灶下方可有腺癌发生。
- 治疗：广泛局部病灶切除，争取达到切缘病灶阴性。但由于病变广泛，切缘常有阳性病灶。
- 随访：需每年随访，即使切缘阴性也可能出现局部复发。

外阴癌

- 占女性生殖道恶性肿瘤的3%～5%，平均发病年龄65岁。
- 发病机理与VIN相同。一种类型与HPV感染、吸烟相关，多发生于年轻妇女，占60%；另一种与硬化性苔藓相关，多发生于老年妇女，预后差。
- 5年生存率：Ⅰ期78.5%，Ⅱ期58.8%，Ⅲ期43.2%，Ⅳ期13% (Int J Gynaecol Obstet 2006;95:S7)
- 外阴恶性肿瘤病理类型：鳞状细胞癌(90%)、恶性黑色素瘤(5%)及其他罕见类型例如基底细胞癌、肉瘤、Paget病和前庭大腺腺癌。

临床表现与诊断
- 外阴瘙痒和肿物是最常见的表现。晚期可有疼痛、出血和溃疡。
- 鳞状细胞癌多发生于大阴唇和外阴前庭部，一般生长慢、转移晚。恶性黑色素瘤多发生于小阴唇、大阴唇内侧及阴蒂附近，预后与黑色素瘤侵犯的深度有关。
- 外阴病变治疗无效时均应活检。

表11-11 2009FIGO和TNM外阴癌分期		
FIGO分期	**TNM**	**肿瘤累及范围**
	Tis	原位癌
Ⅰ期	T1	肿瘤局限于外阴及/或会阴，无淋巴结转移
Ⅰ A	T1a	肿瘤的最大径线≤2 cm，间质浸润深度 ≤1 mm
Ⅰ B	T1b	肿瘤的最大径线>2 cm或间质浸润深度＞1 mm(不论肿瘤大小)，局限于外阴或会阴
Ⅱ期	T2	不论肿瘤大小，肿瘤侵犯至会阴临近结构(下1/3尿道、下1/3阴道、肛门)，无淋巴结转移
Ⅲ期		任何大小的肿瘤伴腹股沟-股淋巴结转移
Ⅲ A	N1a	1～2个淋巴结转移(<5 mm)
	N1b	1个淋巴结转移(>5 mm)
Ⅲ B	N2a	≥3个淋巴结转移，但每个个均<5mm
	N2b	≥2个淋巴结转移，≥5mm
ⅢC	N2C	阳性淋巴结伴淋巴结包膜外扩散
Ⅳ期		肿瘤侵犯上2/3尿道、上2/3阴道或远处结构
ⅣA	T3	不论大小，肿瘤侵犯至下列任何部位：上2/3尿道、上2/3阴道、膀胱黏膜、直肠黏膜或骨盆壁
	N3	腹股沟-股淋巴结出现固定或溃疡形成
ⅣB	M1	盆腔淋巴结转移或其他任何远处转移

- 诊断外阴癌需病灶活检。一般从病灶中部或最不正常的部位取样。

处理

治疗前评估
- 详细病史及体检，包括腹股沟、腋窝及锁骨上淋巴结触诊，外阴病灶大小测量。
- 宫颈癌筛查，建议行宫颈及外阴阴道镜检查。
- 影像学检查：PET、腹部及盆腔CT或MRI检查，判断有无肿瘤转移。
- 外阴癌分期：见表11-11。

早期外阴癌（Ⅰ、Ⅱ期）

手术治疗原则
- 广泛局部病灶切除，切缘距肿瘤1～2 cm。
- 若病灶距中线＞1cm，仅需同侧腹股沟-股淋巴结清扫，同侧淋巴结阳性者行对侧腹股沟-股淋巴结清扫。
- 若病灶距中线≤1cm，需行双侧腹股沟-股淋巴结清扫。

前哨淋巴结活检
- 与乳腺癌前哨淋巴结活检技术相似。如果前哨淋巴结无癌细胞转移，不需行腹股沟-股淋巴结清扫。前哨淋巴结活检可降低传统淋巴结清扫的并发症，不增加死亡率和局部复发率。
- 适合于下列患者：病灶无感染、不位于中线、且小于4 cm，体检或影像检查未见腹股沟淋巴结肿大，以前无外阴手术史。

晚期外阴癌
- 根据病人具体情况综合考虑，能切除者可行广泛性外阴切除。淋巴结转移者术后辅助放疗。
- 不能完全切除者，可行放疗或放疗加同步化疗。常用化疗方案为单药顺铂或顺铂联合5-FU。

复发
- 外阴癌复发可再次行切除术。
- 腹股沟复发预后欠佳，建议行放疗和化疗。

阴道癌

- 原发阴道癌罕见。多见于60岁以上女性，临床表现和处理类似于宫颈癌。
- 临床表现：阴道出血及异常阴道分泌物为常见症状，阴道癌原发部位最常发生于阴道后壁上1/3处。
- 诊断：阴道镜下活检以明确诊断，85%为鳞状细胞癌，15%为腺癌。
- 治疗：放疗和/或化疗是首选治疗方案。早期患者行腔内放疗，晚期行腔内及体外放疗。早期原发阴道癌患者可选择广泛阴道切除术。

外阴癌及阴道癌的随访

- 同宫颈癌，随访时间及检查见宫颈癌章节。

陈微微、石琨

妊娠滋养细胞疾病

- 妊娠滋养细胞疾病(gestational trophoblastic disease, GTD)包括完全性和部分性葡萄胎(hydatidiform mole)、侵蚀性葡萄胎、绒毛膜癌及胎盘部位滋养细胞肿瘤，后3种统称为妊娠滋养细胞肿瘤(gestational trophoblastic neoplasia, GTN)。

葡萄胎

- 90%的完全性葡萄胎由单倍体精子自我复制而来(母系染色体缺乏或者失活)，10%由一个空卵和两个单倍体精子同时受精而成(AJOG 2010;203:531)。

临床表现与诊断

- 几乎所有病人都有孕早期不规律阴道流血。
- B超可明确诊断。完全性葡萄胎表现为宫腔内无胚胎，充满不均质"落雪状"或"蜂窝状"的回声。术前禁止宫腔活检，可致大出血。
- 部分性葡萄胎常表现为流产或不全流产。超声显示胎盘水肿样改变，有时可见胎儿和孕囊，胎儿多有畸形。部分性葡萄胎需通过吸刮后病理确诊。
- 完全性和部分性葡萄胎的临床及病理特点见表11-12。

术前实验室检查

- 血常规、血型(如果 Rh阴性，术前给Rh免疫球蛋白)、电解质、肝功、肾功、hCG、TSH及T4。
- 胸透(肺是最常见的转移部位)。

清宫

- 吸刮术是处理葡萄胎的常规方法。美国多在全麻下操作。
- 尽量扩大宫颈口，粗吸管利于快速清宫，减少出血。吸刮时可同时静滴缩宫素。若子宫较大可以在B超监视下行吸刮术。
- 二次清宫：这点国内与美国不同。国内对子宫大于12孕周或术中感到一次刮净有困难时，常于1周后二次刮宫。美国不论子宫大小极少做二次吸刮，一次吸刮干净后检测血清hCG即可。

其他治疗方法

- 子宫切除术：不是首选方法，对无生育要求的患者可行，术后滋养细胞肿瘤的发生率仍高达3%～5%。
- 预防性化疗：不是常规方法。
- 合并活胎妊娠：罕见。要求终止妊娠者可行吸刮术，若要保留胎儿，则无需干预，但可有阴道流血、子痫前期、早产或死胎等并发症。

治疗后的随访

hCG水平监测

- 术后每周测血清hCG，正常后至少连续测3周，hCG多在9周左右降至正常。
- hCG正常后每月测一次hCG，共半年。然后可每年测一次，共1～3年。
- hCG假阳性：源于非特异蛋白干扰及嗜异性抗体，血清hCG假阳性时，尿hCG多为阴性。

避孕与生育

- 随访期间需要避孕至少1年。35岁以上的患者若要生育，可缩短至6个月。
- 避孕要可靠，美国多用口服避孕药或避孕针剂，避免宫内节育器以免穿孔。
- 有葡萄胎病史的妇女怀孕后应及早做B超，若早期胎儿正常，妊娠过程与其他健康

表11-12 完全性与部分性葡萄胎

特征	完全性葡萄胎	部分性葡萄胎
临床症状	阴道出血(最常见的临床表现)	流产或先兆流产
排出水泡组织	常见	少见
子宫大小	比相应孕周大(28%～51%的患者)	正常或比相应孕周小
黄素化囊肿	15%～30%	少见
剧吐	8%～26%	少见
贫血	5%～54%	少见
子痫前期	1.3%～27%	少见
甲亢	1%～7%	少见
染色体	二倍体(46XX, 46XY少见);所有染色体都是父系的	三倍体 (69 XXX, 69 XXY);一个正常卵子与2个单倍体精子受精
胚胎/胎儿	不存在	存在, 常有三倍体畸形
绒毛	弥漫性水肿	局部水肿
滋养细胞	弥漫性增生	中度局限性增生
hCG	较高(>50,000)	中度升高或正常
滋养细胞肿瘤的风险	20%	5%

妇女相同。

再患葡萄胎的危险性

- 发生1次葡萄胎后, 再次发生葡萄胎的风险为1%, 正常人群低于0.1%。
- 两次葡萄胎后, 葡萄胎的再发率高达16%～28%。

葡萄胎后妊娠滋养细胞肿瘤

GTN的高危因素

- 血hCG>100,000 U/L
- 子宫明显大于停经孕周
- 卵巢黄素化囊肿>6cm

2002年FIGO/WHO葡萄胎后GTN的诊断标准(下列任何一项)

- hCG连续测定4次呈平台状态(±10%), 并持续3周或更长时间, 一般在术后第1、7、14和21日测hCG。
- hCG连续测定3次升高(≥10%), 并至少持续2周或更长时间, 即1、7和14日。
- 清宫后hCG水平持续升高达6个月或更长。
- 病理学诊断为绒毛膜癌、侵蚀性葡萄胎或胎盘部位滋养细胞肿瘤。
- 转移灶表现, 无原发灶, 非妊娠性的hCG升高。

妊娠滋养细胞肿瘤

GTN的类型及临床特点

侵蚀性葡萄胎

- 侵蚀性葡萄胎(persistent or invasive mole)指滋养细胞组织侵入子宫肌层，宫腔内可有也可无原发病灶。局部浸润多见，广泛转移较少。
- 全部继发于葡萄胎，表现为清宫后不规则阴道流血，子宫可有不均匀增大。
- 诊断和化疗均基于持续性hCG升高。因病人多不需子宫切除，病理诊断不多见。
- 部分侵蚀性葡萄胎可以自然消退。

绒毛膜癌

- 绒毛膜癌(绒癌，choriocarcinoma)来源于各种滋养细胞组织，可继发于葡萄胎、流产、早产、异位妊娠和足月妊娠。
- 阴道出血是常见的临床表现，肺转移后可有咳嗽、咯血、胸痛和呼吸困难。
- 肺转移最多，另外可转移到肝、脑、盆腔、阴道、脾脏、肠和肾脏。

胎盘部位滋养细胞肿瘤

- 胎盘部位滋养细胞肿瘤(placental site trophoblastic tumor, PSTT)罕见，来源于中间层滋养细胞。
- 表现为阴道流血，子宫异常增大，低水平hCG及HPL，晚期可转移。
- 子宫切除是主要的治疗方法，病变对化疗不敏感。

诊断及辅助检查

- 详细病史和体检
- 实验室检查：hCG、肝功、肾功、TSH及T4
- 影像学：胸片是首选方法，病灶数目计入预后风险评分。国内对胸片阴性者常规做胸部CT。胸部阴性者极少有肝、脑转移。
- 绒癌、阴道或肺转移者应做腹部和大脑CT或MRI，确定是否有转移灶存在。

临床分期

- FIGO/WHO预后评分系统见表11-13。预后评分对制定治疗方案很重要，评分标准世界通用。

表11-13 2000年FIGO/WHO预后评分系统

	0	1	2	4
年龄	<40	≥40	——	——
前次妊娠	葡萄胎	流产	足月产	
距前次妊娠时间(月)	4	4～6	7～12	>12
治疗前血清hCG (U/L)	<1000	10^3～10^4	10^4～10^5	≥10^5
最大的肿瘤(包括子宫)	<3cm	3～<5cm	≥5	
转移部位	肺	脾、肾	胃肠道	脑、肝
转移病灶数目	0	1～4	5～8	>8
先前化疗失败	——	——	单药	≥2种药
总分<7为低危，≥7为高危				

FIGO解剖学分期如下：

- I期：病变局限于子宫
- II期：病变超出子宫但局限于生殖器官(附件、阴道和阔韧带)
- III期：肺转移
- IV期：其他部位转移

GTN的化疗

低危型 GTN(评分≤6)

- 甲氨蝶呤(methotrexate, MTX)是最常用的化疗药物，美国另外还用放线菌素D(actinomycin-D, Act-D)。国内除MTX和Act-D外，一线单药还有5-FU、环磷酰胺、长春新碱和依托泊苷。
- 单药化疗有70%~90%缓解率。
- 疗效评估：每周查血hCG，持续化疗至hCG降至正常。正常后至少再给1疗程化疗。若hCG持续平台或升高或毒性症状明显则更改化疗方案。
- 无生育要求者可考虑子宫切除来缩短治疗时间。

MTX化疗方案

- 连续5天方案：0.4mg/kg，每天1次肌注，连续5天，每2周一个疗程(每疗程第1天间隔是2周)。
- 每周冲击方案(pulse regimen)：MTX 50mg/m^2，肌注，每周1次。
- 其他方案：1mg/kg肌注，第1、3、5、7天；四氢叶酸0.1mg/kg 肌注，第2、4、6、8天；每2周一个疗程。

Act-D化疗方案

- 10~12μg/kg/d 静滴，连续5天，每2周一个疗程。

5-FU化疗方案

- 28~30mg/kg/d 静滴，连续8~10天，疗程结束后2周重复下一个疗程。

高危GTN(评分≥7)

- 需联合化疗，首选国内外通用的EMA-CO方案，国内化疗方案还有5-FU+Act-D。

EMA-CO方案

第一天：

- 依托泊苷(Etoposide, VP-16) 100mg/m^{2}静滴
- 甲氨蝶呤(Methotrexate, MTX) 100mg/m^2 静注，然后200mg/m^2 静滴12h
- 放线菌素D(Actinomycin-D, Act-D) 0.5mg 静注

第二天：

- VP-16 100mg/m^{2}静滴
- Act-D 0.5mg 静注
- 四氢叶酸15mg肌注或口服，每12h，共4次(延续到第3天)，从MTX静注开始24h后给药。

第八天：

- 环磷酰胺(Cyclophosphamide) 600mg/m^{2}静注
- 长春新碱(vincristine, Oncovin) 1mg/m^{2}静注

化疗开始第15天开始下一周期化疗，hCG正常后巩固化疗2~3疗程。必要时行手术或放疗。高危GTN多药化疗方案的治愈率在80%~90%。

5-FU+ Act-D联合方案

- 5-FU 26～28mg/kg.d 静脉滴注8天。
- Act-D(也称更生霉素，KSM) 6μg/kg.d 静脉滴注8天。
- 从上一疗程结束至下一疗程开始的间隔时间为3周。

苏向辉、石琨

化疗药物

妇科化疗常用药物

直接作用于DNA的化疗药物

烷化剂

- 作用机制：分解为活性产物，与DNA发生共价结合，交联DNA双链。
- 常见毒性：骨髓抑制、脱发、性腺发育异常、黏膜炎、肺纤维化以及白血病(继发性恶性肿瘤)。
- 常用药物见表11-14。

抗肿瘤抗生素

- 共同的作用机制：与DNA结合，产生自由基，破坏或交联DNA。
- 常用药物见表11-15。

间接作用于DNA的化疗药物

抗代谢药物

- 共同的作用机制：结构与嘌呤或嘧啶的前体结构相似，干扰嘌呤和嘧啶的合成，间接导致DNA损伤，主要作用于S期。
- 共同的毒性：口腔炎、腹泻和骨髓抑制。不导致继发性恶性肿瘤。
- 常用药物见表11-16。

抗有丝分裂的药物

- 常用药物见表11-17。

其他药物

- 分子靶向药物见表11-18，抗血管生成药物见表11-19，激素类药物见表11-20(参见乳腺疾病章节)和细胞保护剂表11-21。

周洁、石琨

表11-14 烷化剂

药物	机制	特殊毒性	适应证
环磷酰胺 Cyclophosphamide	破坏DNA双链	出血性膀胱炎、剂量依赖性的白细胞减少症、抗利尿激素分泌失调综合征、脱发	卵巢癌、子宫内膜癌、滋养细胞疾病
异环磷酰胺 Ifosfamide	环磷酰胺类似物	出血性膀胱炎、肾毒性	宫颈癌、子宫肉瘤
顺铂 Cisplatin	与DNA结合，引起DNA交联，产生DNA复合物	剂量依赖性的肾毒性(肾小管坏死)、神经毒性以及耳毒性的发生率高达30%。恶心与呕吐、低镁血症和低钙血症。20%～30%出现骨髓抑制	卵巢癌、宫颈癌和子宫内膜癌
卡铂 Carboplatin	作用机制与顺铂类似，PK与毒理学方面不同	剂量依赖性的骨髓抑制，血小板抑制明显，少数有肾毒性、耳毒性及神经毒性	卵巢癌、宫颈癌和子宫内膜癌
六甲密胺 Hexamethyl-melamine	活性代谢产物与DNA共价结合	恶心、呕吐、轻中度骨髓抑制、神经毒性	难治性及复发性卵巢癌

表11-15 抗代谢药物

药物	机制	毒性	适应证
5-氟尿嘧啶 5-Fluorouracil, 5-FU	抑制胸腺核苷酸合成酶	骨髓抑制和胃肠道反应	卵巢癌和宫颈癌
甲氨蝶呤 Methotrexate MTX	阻碍二氢叶酸还原成四氢叶酸，抑制胸腺核苷酸合成酶	骨髓抑制、胃肠道症状和肝毒性	滋养细胞肿瘤
吉西他滨 Gemcitabine	活性代谢产物与DNA结合，导致DNA损伤	中性粒细胞减少	卵巢癌、宫颈癌和子宫肉瘤

表11-16 抗肿瘤抗生素

药物	作用机制	毒性	适应证
更生霉素(放线菌素-D) Actinomycin-D	嵌入DNA	骨髓抑制、放射增强反应及黏膜炎，药液外溢致组织损伤	滋养细胞疾病、卵巢生殖细胞肿瘤和子宫内膜癌
博来霉素 Bleomycin	破坏DNA	肺间质纤维化、皮肤色素沉着和轻度骨髓抑制，无局部刺激性	生殖细胞瘤、宫颈癌和外阴癌
多柔比星(阿霉素) Doxorubicin, Adriamycin	与DNA结合，产生自由基，抑制拓扑异构酶II，在DNA复制的各阶段均起作用	骨髓抑制、脱发和与剂量有关的心脏毒性，放射增强作用，漏出血管可致组织损伤	卵巢癌和子宫内膜癌
脂质体阿霉素 Doxil, Caelyx	与多柔比星作用机制相同，PK及毒理学方面不同	手掌、脚掌肿痛(PPE)及口腔炎，心毒性小，无局部刺激性	卵巢癌
依托泊苷 Etoposide, VP-16	主要作用于G2期，抑制拓扑异构酶II，破坏DNA	骨髓抑制	生殖细胞肿瘤和滋养细胞肿瘤
拓扑替康 Topotecan	抑制拓扑异构酶I，破坏DNA	中性粒细胞减少	卵巢癌
伊立替康 (CPT-11)	抑制拓扑异构酶I，破坏DNA	腹泻及中性粒细胞减少	晚期宫颈癌

表11-17 抗有丝分裂的药物

药物	作用机制	毒性	适应证
紫杉醇(泰素) Paclitaxel, Taxol	作用于有丝分裂的纺锤体，稳定微管结构，对抗解聚	过敏(用药前给抗过敏药)、骨髓抑制、神经毒性以及脱发	卵巢癌、宫颈癌和子宫内膜癌
NAB-紫杉醇 Abraxane	白蛋白结合紫杉醇，机制同紫杉醇	中性粒细胞减少及感觉神经病变	卵巢癌、宫颈癌及乳腺癌
多西他赛(泰索帝, Docetaxel, Taxotere)	机制与紫杉醇相同	中性粒细胞减少、水潴留、皮疹、脱皮和过敏	卵巢癌和子宫肉瘤
长春新碱 Vincristine, Oncovin	结合于微管蛋白，抑制微管结构的合成	神经毒性：反射缺失、足下垂、感觉异常及便秘	生殖细胞肿瘤、子宫肉瘤和滋养细胞肿瘤
长春碱 Vinblastine	与长春新碱相同	骨髓抑制	生殖细胞肿瘤

表11-18 分子靶向药物

药物	作用机制	毒性	适应证
厄洛替尼(特罗凯, Erlotinib)	口服的酪氨酸激酶抑制剂(TKI),靶向是HER1/EGFR)	腹泻和皮疹	对卵巢癌有潜在价值,对肺癌及胰腺癌有效
舒尼替尼 Sunitinib	口服多激酶抑制剂(VEGFR、PDGFR、KIT、FLT3和RET抑制剂)	胃肠道副反应	对子宫肿瘤及卵巢癌有潜在价值,对肾细胞癌有效
拉帕替尼 Lapatinib	口服双激酶抑制剂,以HER2和EGFR为靶向	皮疹、恶心和呕吐	对乳腺癌有效

表11-19 抗血管生成药物

药物	机制	毒性	适应证
贝伐单抗 Bevacizumab	IgG1抗体,抑制血管内皮生长因子	乏力、疼痛、高血压、腹泻、白细胞减少、胃肠道穿孔、出血及伤口愈合并发症	对宫颈癌、子宫肿瘤及卵巢癌有价值,对结肠和直肠癌有效
沙利度胺 Thalidomide	尚不清楚,抑制 $TNF-\alpha$ 和白细胞迁移	致畸	对卵巢癌和腹膜癌治疗有价值

表11-20 激素类药物

药物	机制	毒性	适应证
甲地孕酮 Megestrol	孕酮	子宫异常出血、乳房疼痛、恶心和体重增加	子宫内膜增生和I期子宫内膜癌
甲羟孕酮 Medroxyprogesterone	孕酮		子宫内膜增生和晚期乳腺癌及子宫内膜癌

表11-21 细胞保护剂

药物	机制	毒性	适应证
美司那 Mesna	灭活异环磷酰胺和环磷酰胺的丙烯醛代谢物	头痛、注射部位反应、恶心和呕吐	出血性膀胱炎
阿米福汀 Amifostine	净化顺铂产生的自由基，防止顺铂引起的肾脏损伤	恶心、呕吐和低血压	肾毒性
右雷佐生 Dexrazoxane	金属螯合剂，防止阿霉素引起的急性心肌损伤	轻度骨髓抑制	心脏损害
奥普瑞白介素 Oprelvekin	与IL-11相似，增加血小板	过敏反应	预防血小板减少症
帕利夫明 Palifermin	人角质细胞生长因子	皮疹	黏膜炎
亚叶酸 Leucovorin	补充叶酸，保护细胞		减轻甲氨蝶呤毒性

基本手术技能

- 基本手术技能是所有手术专业的基石，坚实的手术基本功为一个妇产科医生或其他手术专业医生的成功生涯奠定了基础。熟练的手术操作可以缩短手术时间，改善手术效果，加快病人恢复。不论什么专业，手术基本功都完全相同。通过观察术者使用器械、打结或处理组织，即便是未受过训练的人都可以区分出优秀术者和普通术者。
- 手术基本功多在住院医师培训时掌握。基本功好的住院医师往往信心十足，受同行和病人爱戴。相反，基本功不强的住院医师会动摇信心，不能充分发挥个人潜力。没有人生来就是外科医生！有天赋的外科医生是经过多年的重复实践而诞生的。
- 每个住院医师都能成为优秀术者，不要因挫折动摇信心。努力(hard work)和毅力(determination)会使你达到手术专业的最高境界—3E。
  1. Efficiency: 基本功熟练，能迅速完成手术。
  2. Economy: 节省动作，每个动作都有目的，绝无花样。缝了又拆，拆了又缝，即使速度再快，也是浪费时间。极好的外科医生看起来并不快。
  3. Elegance: 手术最终成为艺术，一种优美的享受。

美国手术室和手术专业培训

美国手术室

- 美国医生做手术跟美国人打仗一样，依赖先进技术。好钢用在刀刃上，这句话在美国手术专业体现的淋漓尽致。美国医院对手术室投资巨大，手术室的设备和器械充分展现了多学科先进技术的结晶，任何国家的访问学者到美国手术室参观都会对琳琅满目的手术器械表示惊叹。
- 以手术钳子为例，国内经腹子宫切除仅用几把大、中弯钳，美国几乎不用这些弯钳，因为这些钳子容易滑脱，重要组织常需双重钳夹。美国子宫切除常用的Haney钳结实牢固，不易滑脱，很少需要双重钳夹。另外还有多种比Haney钳更牢靠的手术钳。特制的手术钳很多，似乎每一步操作都有一把特制的钳子。
- 美国手术室里很多一次性的器械，开腹也常用LigaSure。美国早已淘汰丝线，术中多用pop-off缝针，缝穿组织后缝线与缝针脱离，缝线用手打结。缝一针即用一条可吸收线，仅缝线一项，费用超出国内十几倍。
- 手术室人员全面听从主刀医生的安排，每个手术包的器械都是根据每个主刀医生的习惯而包装的。为顺利完成手术，手术室几乎不惜任何代价，提供所有先进设备、器械和药物。
- 毫无疑问，美国手术费用极高。随着新技术的不断出现，降低手术室的开支十分困难。为节省费用，美国医院在缩短住院时间方面做了很大改进，以降低总的住院费用。手术病人术前不入院，病人术前直接到手术室报到，手术后再决定是否需要入院。子宫切除术后多需入院观察，但有些医院准许阴式子宫切除、腹腔镜下子宫切除或机器人辅助子宫切除后的病人手术当日出院，甚至一些淋巴结清扫的病人也可当日出院。另外，很少医院设立单独的妇科病区，术后病人多与其他科室的病人一起护理。

美国手术专业医师培训

- 手术专业住院医师的培训比非手术专业要难。美国手术专业住院医师不仅培训时间长，而且强度大。住院医师培训期间不论专业，工资基本一样。培训结束后，手术专业医生收入相应较高，例如，妇产科医生的起薪大约相当于住院医师的4~5倍。

- 非手术专业住院医师只要多看病，多读书，多思考，把循证医学与临床结合起来，逐渐地就成为一个好医生。外科医生的成功不仅需要良好的个人素质，也同时需要良好的训练环境。手术专业的培训仍沿用传统的学徒方式，老师教你怎么做，学生就学怎么做(图12-1)。手术操作很难进行双盲随机的检验，以显示孰优孰劣。

- 俗话讲名师出高徒，但不是所有医院都有名师，也不是所有好的外科医生都受过名师指点。对住院医师来说，最重要的是打好手术基本功。不论与哪个医生做手术，都要仔细观察并思考每一个步骤，每一个术者都有优点。住院医师培训期间要学习每个术者的优点，将来自己独立操作时综合发挥每个老师的长处，成为更好的术者，这样才真正是青出于蓝而胜于蓝。

- 美国手术专业住院医师受训期间要去多家医院学习手术，带教手术的上级医师可能有几十甚至上百个。住院医师有时也许觉得上级医师的手术方法不太理想，但绝不会在手术室挑战上级医师，上级医师让怎么操作就怎么操作。住院医师在美国无独立行医资格，主治医师(attending physician)负所有责任，若有法律诉讼，一般不涉及住院医师。

王雪峰

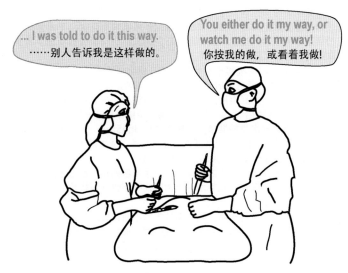

图12-1 在手术室一切听从上级医师

基本手术器械及使用

镊子

- 手术镊子种类很多，最常用的是无齿镊和DeBakey镊子。镊子的各种设计和用途详见常用手术器械图谱，避免图12-2中持镊子的方法，镊子的正确使用方法见图12-3。
- DeBakey镊子可能损伤组织最小，镊子端部细，提拉力量相对弱。
- 有齿镊损伤组织，缝合时不易固定或抓取缝针，应尽量避免使用。

持针器

- 妇产科常用的持针器是直持针器，现代设计的直持针器可以在任何角度固定缝针，不打滑。
- Haney型持针器开口端为弧形，阴式手术常用。此型持针器不容易抓取缝针，作者认为用处不大。

用法

- 缝合表浅组织用小持针器时可以把手指放入持针器指环中。盆腔手术较深，用的持针器较长，术者应用全手掌持握器柄 （图12-4）。把手指放入持针器指环中影响术者的力度及准确性，前臂的旋转也受限制。
- 用手掌打开扣齿是手术医生的特殊技能，掌握这个技能后能更好地使用持针器，

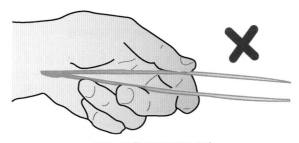

图12-2 错误的持镊子方法

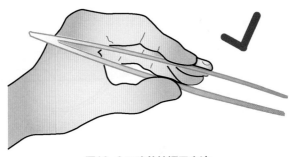

图12-3 正确的持镊子方法

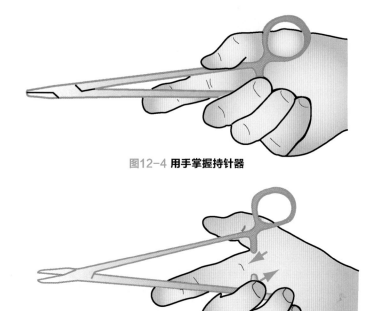

图12-4 **用手掌握持针器**

大拇指和大鱼际向内推持针器柄
其他手指向外推持针器柄

图12-5 **用手掌打开持针器**

并加速缝合。所有手术科室医生都应学会用手掌开合持针器及其他有叩齿的手术器械 (图12-5)。掌握这一技能并不容易，除了大量练习还需要一点决心。

- 当然，初学者和手掌小的医生需要把手指放入指环中打开持针器，要求他们用手掌打开持针器不现实。

缝针

- 缝合坚韧组织时，如筋膜、骨膜或疤痕组织，用持针器固定针的中部或更靠近尖端，这样针不易弯曲或折断。顺着针的弧度旋转前臂和持针器，针轴与所缝组织应垂直，避免暴力。
- 针用完后，将针尖藏在持针器下面，以免刺伤医护人员(图12-6)。

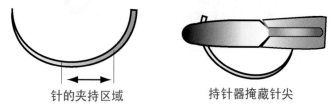

针的夹持区域   持针器掩藏针尖

图12-6 **正确夹持缝针并避免刺伤**

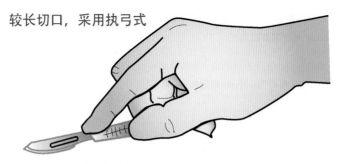

较长切口，采用执弓式

图12-7 长切口的持刀方法

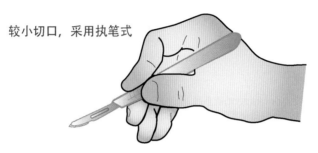

较小切口，采用执笔式

图12-8 短切口的持刀方法

针的选择
- 三角或反三角形切割缝合针：△-边形针的针尖和针边均锋利，仅用于缝合皮肤，不用腹膜内组织。
- 锥形针：CT-型最常用。SH型较细，用于浆膜、黏膜和小阴唇等纤细或脆弱组织。
- 钝针：针尖是钝的，美国剖宫产时常用。可避免刺伤术中人员，艾滋病或肝炎患者更适合。

手术刀
- 切皮时使用刀腹，不要用刀尖。持刀的常用两种方法见图12-7和图12-8。
- 下刀前绷紧皮肤。初学者可以考虑使用标记笔在皮肤上标记。
- 尽量一次切透皮肤全层，重复切割皮肤会导致切缘不齐。有些术者用刀部分切开皮肤，然后用电刀完成切皮过程，以避免出血。若用电刀切皮，一定要用电切键，电凝可严重损伤皮肤。

自动拉勾
- 暴露术野是手术的关键。只要暴露的好，再复杂的手术做起来也得心应手。自动开腹拉勾在美国是必不可少的手术器械。
- 在私立医院，即使很大的手术也由一个妇产科医生和一个助手来完成。手术助手可以不是医生，手术器械师经过培训后可成为手术助手(surgical assistant)。

Bookwalter自动拉勾
- 大型的万能自动拉勾，固定在手术床架上。术野暴露极好，是妇科肿瘤医生最爱用的拉勾。重度肥胖的病人常需要这种拉勾。

O'Conner & O'Sullivan自动拉勾
- 容易用，可以向四个方向拉，适用于多数妇科手术。
- 拉勾浅，肥胖患者不适合。

Balfour自动拉勾
- 传统的Balfour拉勾只能向三个方向拉，加多一个臂后可以向四个方向拉。
- 这种拉勾已逐渐少用。

王雪峰、苏向辉、石琨

缝线

可吸收线
- 分单股(monfilament)或多股 (multifilament)线。
- 单股线避免隐藏细菌，但打结可靠性稍差。多股线较易打结，吸受液体后线结更牢固，理论上有掩藏细菌的可能。

可吸收合成线
- 是现代手术所用的主要缝线。通过组织液的水解作用吸收，吸收所用时间基本恒定。

生物线
- 铬制肠线和普通肠线是用牛肠浆膜层的胶原蛋白合成。因蛋白水解作用，这种缝线可引起轻至中度的组织炎症，缝线吸收速率不好预测。
- 普通肠线比铬制肠线吸收快，其张力在1星期内完全失去。
- 肠线由组织酶溶解吸收，胶原蛋白过敏者禁用。肠线在美国已很少用。

不可吸收线
- 聚丙烯缝线(polypropylene)是盆底重建手术最常用的缝线。聚酯线例如Mersilene带子用于宫颈环扎。
- 丝线、聚酰胺(尼龙)、聚乙烯(Ethibond)和聚四氟乙烯(Gore-Tex)很少用于妇产科手术。

缝线的选择
- 缝线对机体是异物，不要滥用。除了吸收问题外，缝合过多过紧可妨碍组织愈合，并不增加任何强度和安全性。
- 妇产科手术常用的缝线规格是0-0到4-0。其粗细与线号成反比，例如，3-0比2-0细。
- 外科医生选择缝线主要基于他们熟悉的品牌和材料。

妇产科手术常用缝线

缝线名称	成分	吸收特点
爱惜康缝线		
单乔(Monocryl)	乙交酯及己内酯	单股线，术后3周完全失去张力
薇乔(Vicryl)	90%乙交酯及10%L-乳酸	多股线，术后2周有75%张力，术后3周有50%张力，术后7～8周完全吸收
快薇乔(Vicryl Rapide)	90%乙交酯及10%L-乳酸	多股线，用于缝合黏膜和输卵管结扎，吸收快，术后10～14天完全失去张力
普迪斯(PDS)	聚二氧六环酮聚合物	单股线，术后4周保持50%张力，6周保持25%张力
柯惠缝线		
快胜(Caprosyn)	乙交酯、己内酯及三亚甲基碳酸酯	单股线，能有效地支持伤口10天，术后第10天保持20%～30%的张力，56天内完全吸收
百胜(Biosyn)	乙交酯、三亚甲基碳酸盐及对二氧环己酮	单股线，术后21天保持40%张力，90～110天完全吸收
宝胜(Polysorb)	乙交酯、己内酯及钙硬脂乳酸钠	多股线，术后21天保持30%张力，56～70天完全吸收
德胜(Dexon)	乙交酯	多股线，3周内保持有效的张力，60～90天完全吸收
迈胜(Maxon)	乙交酯及三亚甲基碳酸酯	单股线，6周内保持有效的张力，180天完全吸收

妇产科手术常用缝线

- 厚筋膜：2-0普迪斯(PDS)环形线(loop suture)，1-0或0-0普迪斯(PDS)单线
- 皮下筋膜(Scarpa筋膜)：3-0薇乔(Vicryl)或3-0单乔(Monocryl)
- 子宫下段横切口：0-0，1-0或2-0薇乔或单乔
- 古典子宫切口外层(浆膜层)缝合：3-0或4-0单乔或薇乔
- 皮内缝合：4-0单乔或4-0薇乔
- 腹膜：3-0或4-0薇乔
- 血管蒂如卵巢漏斗韧带(suspensory ligament)：0-0或1-0薇乔
- 阴道断端缝合：0-0或1-0缝合阴道
- 阴式子宫全切：用0-0或1-0薇乔，结扎血管蒂时如果缝线断裂很难处理，线要结实。
- 阴道裂伤修补：3-0薇乔或3-0单乔
- 阴唇裂伤修补：4-0薇乔或4-0单乔
- 输卵管结扎术：多用快吸收缝线，如2-0薇乔Rapide或普通肠线

打结

打结的原则

- 方结(square knots)是最可靠的手术结。
- 外科结(surgeon's knots)并不比方结牢固，但可以在打第二个结之前较好的固定第一个结，防止第一个结变松。
- 避免打"外婆结"(granny knots)。外婆结指两个结打的完全相同，有张力时外婆结会滑移。
- 剪线时留出3mm长的线头，以防止手术结滑脱。一般情况下，多股线打的结不容易滑脱，线头可留得短些；单股线打的结容易滑脱，线头需留得长些。
- 至少打三个结才能保证结的牢固性。单股缝线至少需四个结。单纯连续缝合结束后，单线与双线打结时需增加两个结，以防滑脱。美国医生用粗的单股缝线时常打7～8个结，看起来有1厘米长。
- 结不要打得过紧，以影响组织血供。避免过度用力，损伤组织或拉断缝线。

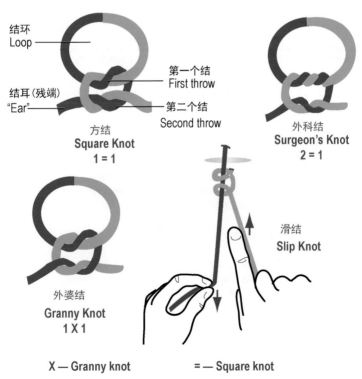

结环
Loop

第一个结
First throw

结耳(残端)
"Ear"

第二个结
Second throw

方结
Square Knot
1 = 1

外科结
Surgeon's Knot
2 = 1

滑结
Slip Knot

外婆结
Granny Knot
1 X 1

X — Granny knot   *= — Square knot*

图12-9 **手术结的结构图**

手术结的结构

- 常见手术结的打法见图12-9。

滑结

- 打结时如果仅拉一边的线，即形成滑结(slip knots)，打深部结时容易发生。
- 在滑结两端相反方向同时用力，可转滑结为方结。

实习医生和住院医师的打结须知

- 打结是衡量外科基本功的一项重要指标，打结熟练容易获得上级医师的信任，赢得更多的操作机会。
- 练习打结时可戴上手套或拿着器械，以模仿真正手术。很多初学者台下能打结，上台后让打结却不知所措，丢掉展现手术技能的良机！
- 如果每次打结时你还要想一下步骤，就证明你还差的很远。这一基本技能对外科医生来讲就像吃饭一样，根本不用想！

双手打结法

- 双手结是最安全、最可靠的结。美国住院医师必须学会双手打结，许多培训中心甚至不允许低年资的住院医师用单手打结。
- 组织张力高时，双手打结可防止第一个结滑脱。另外，双手打结还可避免过度牵拉组织。
- 用双手打结法很容易打外科结。
- 结要打正打平(flat knots)。正结和方结需要术者前臂交替交叉打结，前臂可上下交叉或左右交叉。没有必要完全按照图12-10和图12-11来打结，可先打第一个结，也可以先打第二个结。

单手打结法

- 单手打结看起来较快且优雅。术者可一手持器械，一手打结。
- 住院医师应学会用右手和左手打单手结。
- 右手打结见图12-12。

苏向辉、石琨

Two-Hand Knot

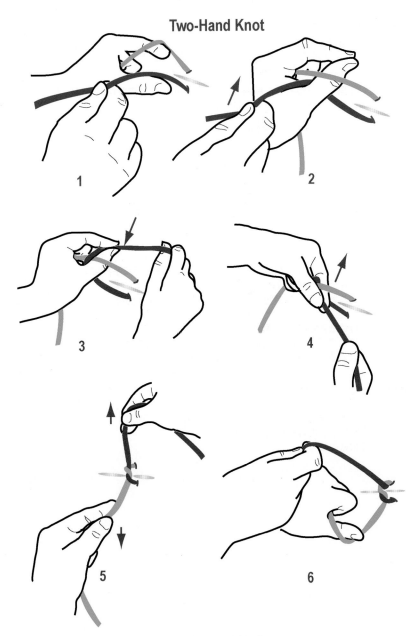

图12-10 双手结的打法(图1)

Two-Hand Knot

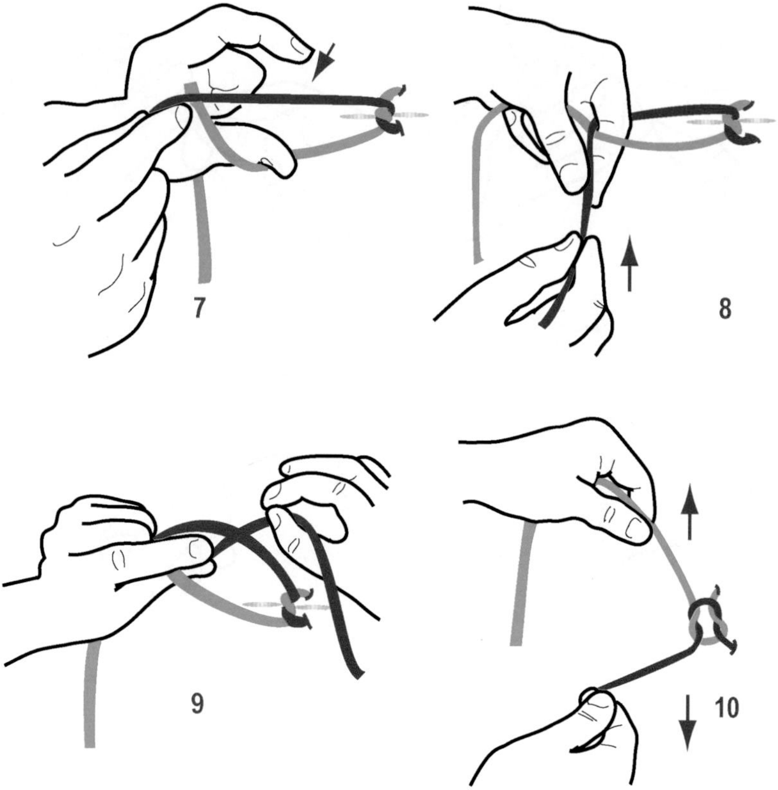

图12-11 **双手结的打法(图2)**

One-Hand Knot

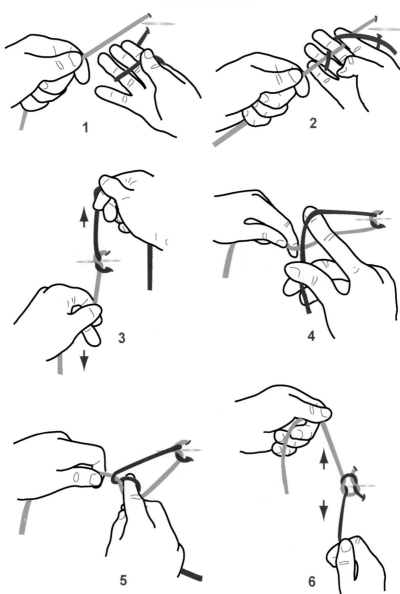

图12-12 **单手结的打法**

内镜手术

腹腔镜手术

- 妇科腹腔镜手术(laparoscopy)多用5-mm或10-mm的腹腔镜(laparoscope)，美国多用0度腹腔镜，国内目前大多数用30度镜。

5-mm的腹腔镜

- 5-mm的腹腔镜质量已大为改善，大小腹腔镜手术包括腹腔镜辅助下阴式子宫切除和腹腔镜下全子宫切除，都可用 5-mm的镜子。
- 用 5-mm的镜子时，不用缝合筋膜层，节省时间。

10-mm的腹腔镜

- 10-mm的腹腔镜手术视野更清晰。
- 筋膜层需要缝合，以防大网膜膨出或脐疝形成。

腹腔镜手术的体位

- 体位极重要，正确体位的摆放见图12-13。下肢摆位不当可损伤腓神经(peroneal nerve)、胫神经(tibial nerve)或肌肉。
- 术中病人多需头低臀高位(Trendelenburg position)，有时几乎45度以充分暴露盆腔术野。若用极陡位置，应防止病人下滑和肩颈部神经损伤。

套管穿刺器

- 套管穿刺器(trocars)分一次性穿刺器和重复使用穿刺器，美国多用一次性的套管穿刺器。金属套管穿刺器可重复使用，节省费用，但因有时不够锋利，美国医生不愿用。
- 根据套管表面是否带有螺纹，穿刺的方法略有不同。对初学者，带有螺纹的穿刺器比较好用，可以螺旋钻透组织，缓慢进针。
- 有些穿刺器尖端藏有利刃，切割组织后，利刃迅速缩回管腔。穿刺要快，不能螺旋用力。若螺旋用力，利刃即缩回管腔。
- 妇科手术常用的腹壁穿刺位置见图12-14。

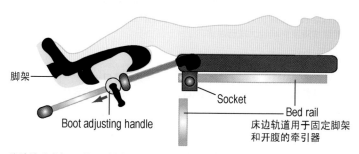

脚架

Socket

Boot adjusting handle

Bed rail
床边轨道用于固定脚架
和开腹的牵引器

腹腔镜手术都用Allen型脚架固定下肢，术中可随时抬高、降低、内收或外展下肢。臀部稍超出床边。上肢与躯体平行固定便于术者操作。

图12-13 妇科腹腔镜手术的体位

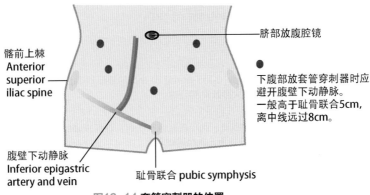

图12-14 套管穿刺器的位置

气腹

* 气腹(pneumoperitoneum)是用二氧化碳气体充满腹膜腔,腹腔内压力多设为15 mmHg。肥胖病人可将腹内压升至18～20 mmHg,以保证足够视野进行手术。

气腹针穿刺

* 气腹针穿刺 (Veress needle)是建立人工气腹的经典方法,尤其适用于5-mm的腹腔镜。拔除5-mm的腹腔镜后,不用缝合筋膜层。
* 若有腹腔粘连,进针可有困难,且容易损伤肠管。

开放置入术

* 开放置入术(open technique)适用于腹腔有粘连的患者,开放置入术多用10-mm或以上的套管穿刺器。带气囊的套管穿刺器可防止切口漏气,在美国很常用。
* 可以从脐孔切口取出标本和组织,做宫外孕和卵巢附件切除时多用此术。

宫腔镜手术

* 宫腔镜(hysteroscope)的角度多为30度。
* 宫腔镜检查(hysteroscopy)最常用的膨宫液是生理盐水,适用于双极电凝手术。
* 如应用单极电凝,膨宫液不能含电解质,避免形成电极回路造成人体损伤。国内常用葡萄糖溶液,美国仍用1.5%甘氨酸(glycine)。山梨糖醇和甘露醇由于过于粘稠,对视野清晰度影响较大现已淘汰。

膀胱镜检查

* 膀胱镜(cystoscope)的角度多用70度,便于寻找输尿管开口。
* 美国妇产科住院医师均会做膀胱镜检查(cystoscopy)。膀胱镜检查是术中诊断输尿管和膀胱损伤的最佳方法。
* 膀胱镜插入前5～10分钟静脉注射靛蓝胭脂红(indigo carmine),如输尿管开口见蓝色尿液喷出,即证明输尿管无损伤。如果没有靛蓝胭脂红,可用1%甲胺蓝(美蓝,methylene blue),甲胺蓝排出慢,颜色也淡。
* 复杂盆腔手术后看到输尿管口喷蓝是术者最开心的一瞬间。

王雪峰

382

常用手术器械图谱

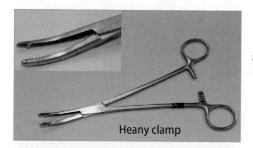

Heany clamp

子宫切除常用的手术钳

（图13-1～图13-9）

- 这些手术钳的共同特点是钳夹组织牢靠，不易滑脱，不需要双重钳夹组织。
- Heany钳最常用，适用于经腹子宫切除术和阴式子宫切除术。
- 妇科肿瘤专业喜欢Zephyr钳(Z clamp)，钳夹牢靠，且组织损伤小。

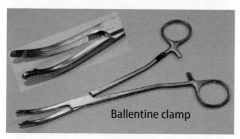

Ballentine clamp

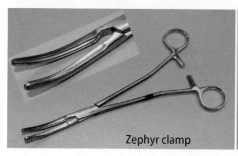

Zephyr clamp

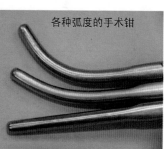

各种弧度的手术钳

图13-1 美国子宫切除常用的手术钳

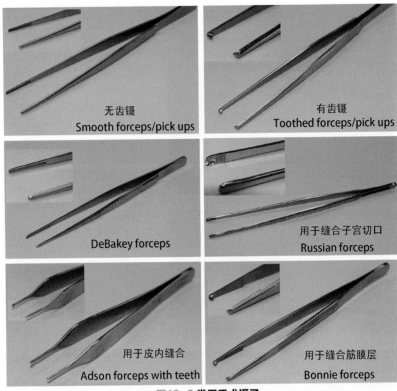

无齿镊
Smooth forceps/pick ups

有齿镊
Toothed forceps/pick ups

DeBakey forceps

用于缝合子宫切口
Russian forceps

用于皮内缝合
Adson forceps with teeth

用于缝合筋膜层
Bonnie forceps

图13-2 常用手术镊子

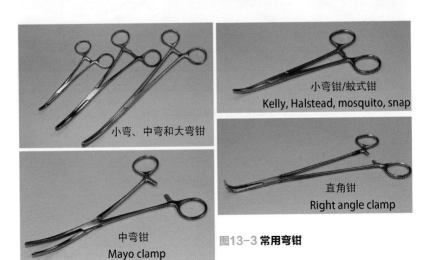

小弯、中弯和大弯钳

小弯钳/蚊式钳
Kelly, Halstead, mosquito, snap

中弯钳
Mayo clamp

直角钳
Right angle clamp

图13-3 常用弯钳

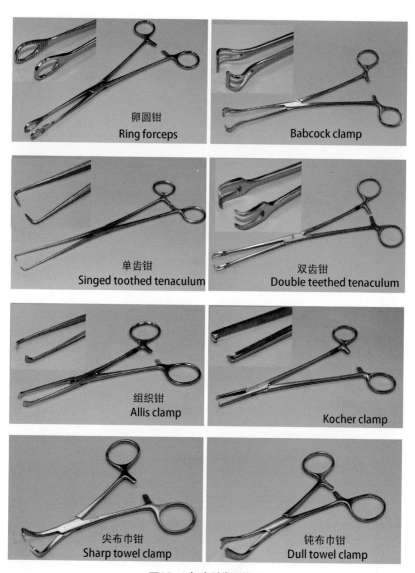

卵圆钳
Ring forceps

Babcock clamp

单齿钳
Singed toothed tenaculum

双齿钳
Double teethed tenaculum

组织钳
Allis clamp

Kocher clamp

尖布巾钳
Sharp towel clamp

钝布巾钳
Dull towel clamp

图13-4 妇产科常用钳子

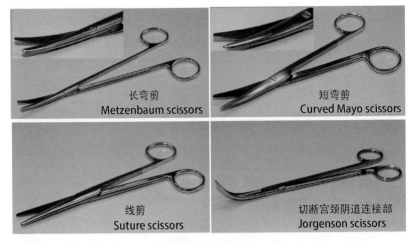

长弯剪
Metzenbaum scissors

短弯剪
Curved Mayo scissors

线剪
Suture scissors

切断宫颈阴道连接部
Jorgenson scissors

图13-5 常用剪刀

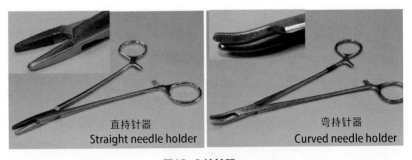

直持针器
Straight needle holder

弯持针器
Curved needle holder

图13-6 持针器

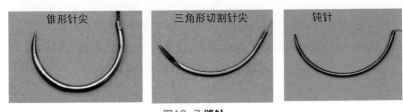

锥形针尖

三角形切割针尖

钝针

图13-7 缝针

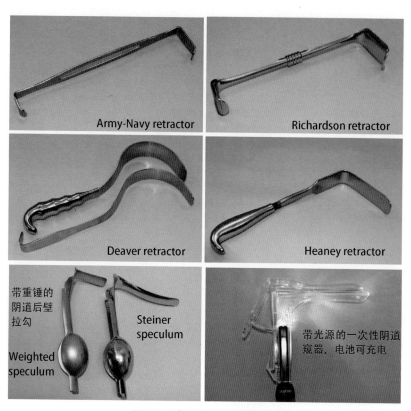

Army-Navy retractor

Richardson retractor

Deaver retractor

Heaney retractor

带重锤的
阴道后壁
拉勾

Steiner
speculum

Weighted
speculum

带光源的一次性阴道
窥器，电池可充电

图13-8 常用拉勾和阴道窥器

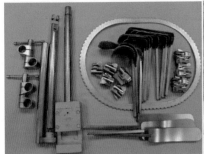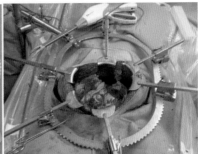

Bookwalter Retractor

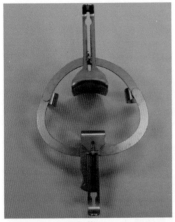

O'Connor & O'Sullivan retractor

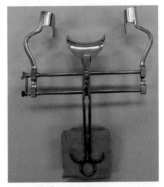

Balfour retractor

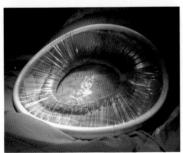

Alexis single-use retractor
一次性腹部手术拉勾

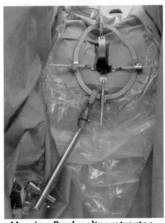

Magrina-Bookwalter retractor
阴式手术自动拉勾

图13-9 各种自动手术拉勾

手术记录

根据美国Joint Commission(过去称Joint Commission on Accreditation of Healthcare Organizations, JCAHO)的要求，为了确保医护人员能及时了解手术细节并做好术后护理，手术记录必需在手术结束后立即书写，且必需至少包括以下内容：
- 主刀医生及助手
- 手术名称及术中所见
- 估计失血量
- 手术标本
- 术后病人情况

剖宫产术

患者姓名： 医院名称： 住院号：
手术日期：
术前诊断：(1)孕40+3周；(2)可疑胎监
术后诊断：
手术名称：子宫下段剖宫产术(low transverse cesarean delivery)
主刀：
助手：
麻醉方式：硬膜外麻醉
失血量：600ml
输液量：1500ml
尿量：200ml
送检标本：胎盘
并发症：无
术中所见：新生儿女性，头位，Apgar评分1分钟7分，5分钟9分，体重3684克。子宫及双附件无异常。

手术指征和知情同意
- 胎心监护期间发现胎儿有缺氧表现，立即给孕妇吸氧、变换体位并停止使用催产素，然后静脉给予舒喘灵抑制宫缩，以上措施仍不能改善胎儿缺氧状况，胎心监护仍显示反复性的变异减速。此刻，为了胎儿安全，建议患者行剖宫产术。
- 术前向患者讲明了剖宫产的风险，包括脏器或血管损伤、感染、大出血及输血的并发症。患者表示理解且同意手术。

手术步骤
- 病人被推到手术室。硬膜外麻醉效果良好。术前给予1克头孢唑啉预防感染。病人取仰卧位，左侧倾斜，常规消毒铺巾。取下腹部横切口(Pfannenstiel切口)，依次切开皮肤和皮下组织直到筋膜，于中线两侧切开筋膜，并向两侧横向延伸。用Kocher钳提起筋膜下切缘，用组织剪锐性游离筋膜下的腹直肌和锥状肌，用同样的方法提起筋膜的上切缘并分离其下方的腹直肌。用蚊氏止血钳进行止血。腹直肌自中线两侧向下分离到耻骨联合水平。钝性分离腹膜前脂肪组织以暴露腹膜。确定腹膜周围没有肠管附着粘连后，用剪刀剪开腹膜。腹膜切口分别上下延长，向下直到膀胱反折，清楚暴露膀胱。

- 放置膀胱拉钩，暴露子宫膀胱反折腹膜。腹腔内探查可见少量清亮的腹腔液以及变薄的子宫下段。用剪刀剪开子宫膀胱反折处腹膜，提起腹膜切缘，钝性分开腹膜与子宫下段。重新放置膀胱拉钩，将膀胱隔离在手术区域之外。用手术刀切开子宫下段，Allis钳刺破羊膜囊，见清亮羊水流出。用手指向两侧及上方牵拉、钝性扩大子宫切口。
- 胎儿的方位为头位。用手将胎头抬出盆腔(避免将子宫的切口用作杠杆)。胎头上抬到切口位置时，轻柔地在宫底加压，娩出胎儿。用吸球吸净胎儿口鼻中的分泌物，钳夹脐带并断脐，随即将新生儿交给助产士。静脉使用缩宫素帮助子宫收缩。按摩宫底，完整娩出胎盘。随后将子宫从腹腔内搬出，宫腔内面用纱布轻柔擦拭，以保证完全清除胎膜组织。用0-0薇乔线连续扣锁缝合子宫切口。双侧卵巢和输卵管检查均正常。随后将子宫和附件回纳入腹腔。用湿的手术纱布清除盆腹腔内的血块和液体。再次检查子宫切口，未见任何活动性出血。
- 用4-0薇乔线连续缝合关闭腹膜，2-0 PDS缝线连续缝合关闭筋膜层，皮肤切口用4-0薇乔线行皮内缝合。
- 病人耐受手术良好。清点器械、纱布两次，数目正确无误。术后病人生命体征稳定，转入复苏室观察。

李秋芬

胎头吸引产术

患者姓名：　　　医院名称：　　　　住院号：
分娩日期：
术前诊断：(1)足月妊娠；(2)第二产程延长
术后诊断：
手术名称：胎头吸引阴道助产(vacuum-assisted vaginal delivery)
术者：
助手：
麻醉方式：硬膜外麻醉
失血量：400 ml
并发症：无
结果：新生儿男性，Apgar评分1分钟7分，5分钟9分，体重3458克。II°会阴裂伤。

吸引产指征和知情同意

- 21岁女性，孕1产0，孕40+3周，宫口开全后随宫缩向下用力屏气已超过3小时，孕妇感觉极其疲倦，且会阴水肿明显。她不想继续用力且希望行剖宫产或用其他方法帮助胎儿出生。此刻，胎方位是OA，先露+2(主观判断-3~+3分类法，不是cm)，骨盆条件好，胎儿不大，有阴道试产条件。硬膜外麻醉镇痛有效。
- 剖宫产和胎头吸引阴道助产两种可供选择的方法及每种操作的风险与患者详细交代，孕妇要求行吸引产。她理解胎头吸引有可能引起胎头血肿，也有一定的肩难产风险。术前向孕妇解释吸引产的步骤，并把吸引器展示给孕妇看。

胎头吸引产步骤

- 导尿排空膀胱，阴检再次确认胎方位OA，先露+2。将胎头吸引器放在距离后囟3cm的矢状缝上，负压压力至500 mmHg，仔细检查真空吸盘边缘，确保没有母体组织被吸到吸盘内。在孕妇有宫缩且用力时，左手固定负压吸盘预防漏气，右手轻柔地沿着骨盆轴线水平往外牵引吸引器及胎头。每一次牵拉都能看到先露下降。胎头降至会阴可见会阴体膨胀时，逐渐抬高负压吸引器的手柄，并娩出胎头。整个操作过程中，吸盘未与胎头分离(pop-off)。胎头娩出后，立即解除负压，移除吸盘。吸球吸净新生儿口鼻中的羊水，随后顺利娩出胎儿。
- 胎盘完整娩出后，按摩子宫并静脉给予缩宫素。全面检查宫颈及阴道壁后，缝合Ⅱ°裂伤(直裂)的会阴。
- 检查新生儿，没有发现明显的皮损或裂伤。

李秋芬

产钳助产术

患者姓名：　　　医院名称：　　　住院号：
分娩日期：
术前诊断：⑴足月妊娠；⑵可疑胎心率
术后诊断：
手术名称：产钳助产(forceps-assisted vaginal delivery)
术者：
助手：
麻醉方式：硬膜外麻醉
失血量：400ml
并发症：无
结果：男婴，Apgar评分1分钟7分，5分钟9分，体重3458克。Ⅱ°会阴裂伤。

产钳助产指征和知情同意

- 28岁女性，孕2产1，孕39+5周，宫口开全后2小时，每次宫缩孕妇用力时胎监均显示变异减速，最低至60次/分，持续1分钟才缓慢恢复至正常水平。此时胎方位是OA，先露+2(主观判断-3~+3分类法，不是cm)，骨盆条件好，有阴道试产条件，硬膜外麻醉镇痛效果良好。
- 此时决定行产钳助产，向孕妇交代了操作过程。孕妇理解产钳助产有可能引起胎儿头皮损伤、颅内血肿及母体软产道损伤。对她提出的问题做了全面解答，孕妇同意施行产钳助产。

步骤

- 导尿排空膀胱，打开Simpson产钳，甘油润滑双侧钳叶。再次阴检确定胎方位OA，先露+2。在会阴前方先试摆产钳。
- 左手持左叶钳，用右手轻柔地将叶片顶端推入阴道壁左侧，钳叶放置于胎头左边。同法，右手持右叶产钳，用左手将右叶产钳放置在阴道壁右侧。产钳放置顺利，未遇异常阻力，扣合钳柄无难度。宫缩出现时，孕妇用力下推胎儿，同时沿骨盆轴线牵拉产钳带动胎头下降。当胎头枕骨到达耻骨联合下时，逐渐上抬钳柄，娩出胎头，然后松开产钳并撤出。胎头娩出后，吸球吸净新生儿口鼻中的羊水，随后顺利娩出胎儿。

- 胎盘完整娩出后，按摩子宫并静脉给予缩宫素。全面检查宫颈及阴道壁后，缝合Ⅱ°裂伤(直裂)的会阴。
- 检查新生儿，没有发现明显的皮损或裂伤。

李秋芬

产后输卵管结扎术

患者姓名：　　医院名称：　　住院号：
手术日期：
术前诊断：绝育(产妇已生育多胎，希望永久性绝育)
术后诊断：同上
手术方法：产后输卵管结扎(postpartum tubal ligation)-双折结扎切除法
主刀：
助手：
麻醉：腰麻(spinal anesthesia)
出血量：50ml
静脉液体量：800ml
尿量：术后50ml清澈尿液
并发症：无
术中所见：触诊子宫底平脐，术中见宫底、输卵管和卵巢正常。

知情同意

- 正常阴道分娩后，患者要求行输卵管结扎，她明白输卵管结扎术是永久性绝育，也知道其他可以替代结扎的长期避孕措施如宫内节育器。输卵管结扎的风险包括内脏器官损伤及腹腔内出血。术后也有输卵管再通的风险(1%左右)，虽然概率很低，但如果绝育失败，可能导致怀孕或宫外孕。
- 患者理解手术风险，同意手术程序，并签署了知情同意书。

操作步骤

- 病人被送入手术室。椎管内麻醉顺利。病人置于仰卧位，腹部常规消毒铺巾。
- 两个Allis钳横向放置于脐下皱褶两侧，做横向牵引。横向切开脐下皮肤，逐层切开皮下组织。用两把Kocher钳提起筋膜，然后切开，筋膜切口用弯剪横向延长。用手指钝性分开腹膜前脂肪并打开腹膜。
- 用长纱布条将大网膜和小肠与子宫底部隔离，用拉勾先暴露子宫右角。从腹部外用手推动子宫，找到右侧输卵管，用Babcock钳提起输卵管，并沿输卵管追索到伞部，以确认输卵管无疑。
- 用Babcock钳将输卵管峡部提出切口，使之折叠，用2-0薇乔Rapide线结扎输卵管底部，然后用两条线绕过输卵管系膜，分别在输卵管底部的远端和近端再次结扎，然后切断。切除的输卵管送病理确认。以同样方式结扎切除左侧输卵管。
- 脐筋膜用2-0薇乔线连续缝合，皮肤用4-0Monocryl线进行皮内缝合。
- 患者耐受手术良好。器械、纱布两次清点无误。情况稳定后转入复苏室观察。

卢燕玲

腹腔镜下输卵管电灼术

患者姓名：　　　医院名称：　　　病历号：
手术日期：
术前诊断：经产妇，要求永久性绝育
术后诊断：同上
手术名称：腹腔镜双侧输卵管电灼术(laparoscopic tubal fulguration)
主刀医生：
一助：　　　　　　二助：
麻醉：气管内全麻
出血量：　ml
静脉补液量：　ml
尿量：　ml
送检标本：无
术后情况：情况稳定至复苏室(post-anesthesia care unit, PACU)
并发症：无
术中所见：正常子宫、输卵管和卵巢

术前谈话

- 与患者及其家人交待手术利弊、手术风险以及可供选择的替代方案。患者明白输卵管结扎术是永久性绝育术。手术风险包括腹腔内脏器损伤，腹腔内出血，还有极小的可能会手术失败，导致妊娠或异位妊娠。患者仍希望手术并签署了手术同意书。

手术步骤

- 全身麻醉成功后患者取膀胱截石位，在麻醉状态下妇检示子宫前位、正常大小、双侧附件未触及异常。常规消毒下腹部术野及外阴和阴道，导尿后铺无菌巾。

- 阴道置入窥阴器，宫颈钳(tenaculum)钳夹宫颈前唇，上举宫器。予两把巾钳钳夹脐周皮肤并上提腹壁，于脐正中做垂直切口，气腹针顺利进入腹膜腔后，充CO_2气体建立气腹，压力至15毫米汞柱。用5-mm的套管穿刺器穿刺进入腹腔，置入腹腔镜。

- 腹腔内检查显示盆腔解剖以及肝、胆、脾外观均正常，无任何脏器或血管损伤。在耻骨联合上方5cm腹中线处做一小横切口。在腹腔镜直视下，置入5-mm的套管穿刺器。取头低脚高位以便于将肠管及大网膜移出骨盆。

- 用举宫器抬高子宫。予双极钳抓取右侧输卵管峡部并提拉以与周围组织结构分开，充分电凝峡部约长约3cm并切断，左侧输卵管同法处置。

- 手术顺利，盆腔无活动性出血，患者无不适。取出所有器械，清点器械纱布无误。常规缝合手术切口，术毕患者安返病房*。

秦爽、黄峥

美国此类手术病人在复苏室观察1~2小时后直接出院回家，患者2周后门诊复查。

扩宫与吸刮术

患者姓名:　　　医院名称:　　　病历号:

手术日期:

术前诊断:稽留流产,孕9周

术后诊断:同上

手术名称:扩宫与吸刮术(dilation and curettage, D&C)

主刀医生:

一助:　　　　　二助:

麻醉:静脉全麻

静脉补液量:　ml

出血量:　ml

尿量:　ml

送检标本:宫内妊娠物

并发症:无

术中所见:子宫前位,增大如孕9周大小,宫颈口关闭,宫内妊娠物约50克

术后情况:情况稳定至复苏室 (post-anesthesia care unit, PACU)

术前谈话

- 与患者讨论手术风险、手术利弊、手术适应证以及可供选择的替代方案。征得患者同意并签署手术同意书。

手术步骤

- 全身麻醉成功后患者取膀胱截石位,在麻醉状态下妇检示子宫前位,增大如孕9周大小,宫颈口关闭。常规消毒外阴和阴道,导尿后铺无菌巾。
- 阴道置入窥阴器,宫颈钳(tenaculum)钳夹宫颈前唇,小心探宫深9cm,予Hegar扩宫条逐步扩张宫颈至8号,将7号吸管置入宫底,打开吸引器,运用吸管旋转向外运动吸出宫内妊娠物,随后用小号刮匙轻柔的刮宫,再次使用吸管刮子宫至宫壁有粗糙磨砂感。术毕取出宫颈钳,彻底止血。检查宫内吸出物见绒毛。
- 手术顺利,清点器械纱布无误,患者无不适。术毕安返病房*。

秦爽、黄峥

*美国此类手术病人在复苏室观察1~2小时后直接出院回家,患者2周后门诊复查。

宫腔镜检查和诊断性刮宫术

术前小结

- **病例特点**:患者35岁,G2P2,有不规则阴道流血史,曾行内膜活检为正常内膜组织。经六个月的非甾体抗炎药和口服避孕药治疗,症状无明显好转。超声检查提示子宫内膜息肉可能。
- **手术指征**:异常子宫出血,无明显手术禁忌证。
- **手术可能出现的并发症**:子宫穿孔、出血、过度水化综合征、心脑综合征、盆腔感染、损伤膀胱或直肠、宫腔粘连等。
- **防止并发症的措施**:术前详细询问病史及妇检了解子宫大小、位置、质地、有无

病理情况，术中充分扩宫，操作谨慎防止子宫穿孔及损伤周围脏器。以生理盐水膨宫，控制手术时间，统计入水及出水量，必要时利尿防止过度水化综合征，心动过缓时使用阿托品。严格无菌操作而且操作轻柔，减少出血及宫腔粘连。

患者姓名：　　　医院名称：　　　病历号：
手术日期：
术前诊断：异常子宫出血
术后诊断：异常子宫出血，子宫内膜息肉
手术名称：宫腔镜检查术+诊断性刮宫术(hysteroscoy and diagnostic curettage)
主刀医生：
一助：　　　　　二助：
麻醉：静脉全麻或硬膜外麻醉
静脉补液量：1000ml
膨宫液入量：　ml生理盐水；膨宫液出量：　ml生理盐水；膨宫液差值：　ml
出血量：　ml
尿量：　ml
手术标本：子宫内膜组织和息肉组织
并发症：无

术前谈话
- 手术前充分告知病人关于手术的风险、利弊、手术步骤以及替代手术的治疗方法，征得病人及家属同意并签署手术同意书。

手术步骤及术中所见
- 麻醉成功后患者取膀胱截石位，常规消毒外阴和阴道，导尿后铺无菌巾，阴道窥器暴露宫颈，宫颈钳(tenaculum)钳夹宫颈前唇，探子宫前倾位，宫深9cm，扩宫至7号，Hegar扩宫棒顺利通过宫颈内口。以生理盐水膨宫，设置膨宫压为90~120mmHg，置入宫腔镜，见宫腔形态正常，双侧输卵管开口清晰。子宫前壁内膜增生，形成一有蒂的息肉样组织。宫颈管无异常。
- 以小号刮匙顺时针依次搔刮宫腔各壁至磨砂感，刮出子宫内膜组织约2克及前壁息肉样组织约0.5x0.5x1cm送病检。术毕宫深9cm，取出宫腔镜及宫颈钳。手术顺利，清点器械纱块无误，患者无不适，术毕安返病房*。

卢燕玲、黄峥

*美国此类手术病人在复苏室观察1~2小时后直接出院回家，患者2周后门诊复查。

腹腔镜下异位妊娠输卵管切除术

患者姓名：　　　医院名称：　　　住院号：

手术日期：

术前诊断：左输卵管妊娠

术后诊断：同上

术式：腹腔镜下左侧输卵管切除术(laparoscopic left salpingectomy)

主刀医生：

一助：　　　　　　二助：

麻醉：气管内全麻

出血量：100ml

补液量：1200ml

尿量：100ml(手术结束时)

送检标本：左侧输卵管及其妊娠物

一般情况：稳定后送复苏室

并发症：无

术中所见：麻醉下检查子宫大小正常，呈前倾位，可扪及左侧附件包块。腹腔镜下见腹腔内暗红色血液及凝血块约500ml。子宫、右侧输卵管及双侧卵巢形态正常。左侧输卵管外观增粗并见破裂口，浆膜面可见活动性出血。妊娠物突出于左侧输卵管破裂口处。

手术指征及知情同意

- 25岁女性，孕2产1，因"停经8周，下腹部剧烈疼痛及少量阴道流血"到急诊就诊，生命体征平稳。下腹部有压痛及轻反跳痛。血清 β-HCG 10300U/L。盆腔超声未见宫内妊娠，左侧附件区见一包块，并见大量游离液体。患者被诊断为输卵管妊娠破裂，需行急诊手术。手术风险、利弊及可选择的手术方式均向患者交代。患者了解手术有可能导致肠管、膀胱或输尿管损伤、将来不育以及死亡，腹腔镜手术有可能转为开腹手术。患者同意手术并签署知情同意书。

手术过程

- 患者被送至手术室。气管内插管全麻顺利。患者取平卧位，留置Foley尿管导尿，排空膀胱。常规消毒铺巾。

- 用两把皮钳提起脐两侧皮肤，在脐皱褶中取纵切口。Kocher钳钳夹筋膜并切开。腹膜用组织剪剪开。10mm球囊穿刺器置入腹腔内，气球充气锁住穿刺器。腹腔镜确认进入腹腔，然后向腹腔内充入二氧化碳，压力维持在15mmHg。

- 腹腔内探查可见腹腔积血，肝脏、胆囊、脾脏外观正常。腹腔镜直视下在左下腹及右下腹分别置入5mm的穿刺器，取头低足高位以暴露盆腔。左输卵管已严重破裂无法修复，右侧输卵管外观正常。此时决定行左侧输卵管切除术。

- 吸引器吸除腹腔内血液，钝钳钳夹并举起左侧输卵管远离盆腔侧壁。用5mm的PlasmaKinetic双极电刀(PK刀)钳夹并电凝、横断输卵管种植部位的近端，接着电凝并切断输卵管系膜。输卵管及妊娠物彻底游离并放置在膀胱子宫陷凹以便之后取出。

- 从脐部切口取出10mm的腹腔镜，在右下腹置入5mm的腹腔镜，然后经脐部置入直径10mm的EndoCatch标本袋，在5mm腹腔镜直视下接近标本，将标本放入标本袋中从脐部切口取出。

- 彻底检查盆腔术野，切除部位止血彻底。取出所有器械，放空腹腔内气体，清点器械两次无误。脐切口筋膜用2-0薇乔线缝合，真皮层用4-0线行皮内缝合。
- 术后患者生命体征平稳，然后送入复苏室*。

邹先翔、石琨

*美国此类手术病人在复苏室观察1-2小时后直接出院回家，出院时给止痛药。患者2周后门诊复查。

腹式全子宫切除术

患者姓名：　　　医院名称：　　　住院号：　　　　　手术日期：
术前诊断：月经过多、子宫肌瘤
术后诊断：同术前
手术经过：腹式全子宫切除术(total abdominial hysterectomy)
主刀医生：
一助：　　　　　二助：　　　　参加人员：
麻醉方式：气管内插管麻醉
术中失血量：250 ml
补液量：1,200 ml
尿量：150 ml 清亮尿液
送检标本：切除子宫
并发症：无
术中所见：麻醉下盆腔检查见子宫增大如孕12周，阴道狭长。术中见子宫增大，有多个肌壁间肌瘤。双侧输卵管及卵巢外观正常。

手术指征及知情同意
- 43岁女性，孕2产2，入院行腹式全子宫切除术。患者有多年的月经过多和子宫肌瘤病史，曾使用口服避孕药、非甾体抗炎药和孕酮治疗，但出血和盆腔疼痛未能缓解，患者希望子宫切除，彻底消除症状。该患者有两次剖宫产史。
- 术前已向患者讲明子宫切除术的风险、益处以及替代疗法。患者理解手术风险包括腹腔内感染和伤口感染、血管损伤及大出血、肠管损伤、膀胱及输尿管损伤等。膀胱和输尿管的损伤会引起肾功能障碍或尿瘘，泌尿道并发症出现后可能需要重建手术。失血过多需要输血。手术死亡风险虽小但还是存在。患者要求手术治疗并签署同意书。

手术过程
- 在术前区开始静脉输液，下肢放间歇气压带。麻醉师和术者与病人谈话后，推送患者入手术室。气管内插管全身麻醉顺利完成。在麻醉状态下行盆腔检查，检查结果如上所述。
- 患者仰卧位。留置Foley导尿管，排空膀胱。阴道和腹部常规消毒铺巾。
- 在耻骨联合上缘3cm行横切口(Pfannenstiel)，手术刀切开皮肤后用电刀切开皮下脂肪达筋膜，切开筋膜并向两侧扩大。用Kocher钳提起下端筋膜，用Mayo弯剪将筋膜与腹直肌和锥状肌锐性分离。以同样方式，Kocher钳提起上端筋膜，锐性分离腹直肌与筋膜。创面电凝止血后，沿中线分离腹直肌至耻骨联合。钝性分离腹膜前脂肪暴露腹膜。用小弯钳提起腹膜，确认无肠管粘连后用长弯剪

(Metzenbaum剪刀)打开腹膜，并向下延伸至膀胱上缘。探查腹腔发现如前所述。

- 用湿纱布排垫肠管，放置O'Conner-O'Sullivan牵引器，病人至于轻度的头低脚高位。两把长弯钳沿宫角部钳夹子宫两侧(也可用一把双齿钳抓起宫底)，向上牵引子宫，以便暴露和分离。用电刀切断圆韧带并止血。打开阔韧带前叶腹膜至膀胱子宫反折中线部位。长弯剪锐性分离膀胱与子宫下段及宫颈处筋膜。
- 在阔韧带后叶无血管区打洞，钳夹、切断并双重结扎卵巢固有韧带和输卵管。(如果做卵巢切除，在圆韧带断端和外侧分离腹膜至骨盆漏斗韧带。在阔韧带后叶中部确认输尿管。在骨盆漏斗韧带下方打洞，钳夹、切断并双重结扎骨盆漏斗韧带)。
- 暴露子宫血管，双重钳夹并切断，在其根部缝扎。依次钳夹、切断、缝扎主韧带和宫骶韧带。弯Heaney钳钳夹阴道角。自宫颈阴道处剪开阴道，用Jorgenson弯剪断开阴道壁，切除子宫。子宫标本可见完整宫颈。
- 缝合关闭阴道角，并固定其在宫骶韧带断端，为阴道断端提供支持。为达良好的止血效果，用0-0薇乔(Vicryl)线单纯连续缝合阴道断端。
- 温生理盐水冲洗盆腔。病人恢复正常仰卧位。撤离所有手术器械，并清点无误。2-0普迪斯(PDS)线连续缝合筋膜层，4-0单乔线皮内缝合关闭皮肤。病人在平稳状态下送至恢复室。

苏向辉、石琨

美国子宫切除术与国内不同之处
- 诱导麻醉时给一次抗生素预防感染，术后不再用抗生素。
- 麻醉后导尿并常规做盆腔检查(examination under anesthesia, EUA)，此时最容易决定病人是否适合阴式子宫切除术。如果打算EUA后再决定手术方法，术前应向病人讲明可能做腹式、阴式或腹腔镜辅助下阴式子宫切除。
- 术前几日不用消毒液清洗阴道，术中阴道不放纱布，阴道断端不用碘酒、酒精消毒，关腹时很少单独缝合腹膜层。
- 术后不让家属看标本，美国无此习惯。有些医生甚至认为让家属看标本是对家属的"无情惩罚"。
- 为保持标本完整性，术者取出子宫后不切开，直接送病理。

阴式全子宫切除术

患者姓名：　　　医院名称：　　　住院号：
手术日期：
术前诊断：月经过多
术后诊断：同术前
手术经过：阴式全子宫切除术(total vaginal hysterectomy)
主刀医生：
一助：　　　　二助：参加人员
麻醉方式：气管内麻醉
术中失血量：250 ml

补液量：1,200 ml

尿量：100 ml 尿色清

送检标本：切除子宫

并发症：无

术中所见：麻醉后盆腔检查及术中检查发现子宫正常大小，前位子宫中度脱垂。双侧输卵管及卵巢正常。

术前谈话

- 术前充分告知病人手术的风险、手术指征、手术步骤和替代手术的其他疗法，征得病人及家属同意并签署手术同意书。

手术过程

- 在术前区开始静脉输液，下肢放间歇气压带。麻醉师和术者看病人后，推送患者入手术室。气管内插管全身麻醉顺利完成。
- 患者取膀胱截石位，臀部稍微露出于床的边缘。麻醉状态下再次检查病人，检查所见如上所述。留置Foley导尿管，排空膀胱。阴道和腹部常规消毒铺巾。
- 加重窥器放入阴道用作后壁牵引。双齿钳钳夹子宫颈前后唇，并向外牵拉宫颈。用电刀在宫颈与阴道交界部环切宫颈，深达宫颈筋膜，离断宫颈与阴道黏膜。出血点进行电凝止血。
- 暴露后穹隆，组织剪尖部朝向子宫方向剪开直肠子宫间隙及腹膜进入腹腔，此时看到清亮的腹腔液流出。缝合后腹膜中部于阴道黏膜作为标记。取出加重窥器，在直肠宫颈间隙放入长Steiner加重窥器。
- Heaney钳钳夹宫骶韧带，切断后缝扎。同法处理主韧带。这时可以看到子宫明显下降，接下来处理前腹膜。轻轻下拉宫颈，暴露前腹膜，提起后锐性剪开。直角拉钩暴露膀胱子宫间隙。确认子宫血管，钳夹并切断，残端双重缝扎。沿子宫两侧继续钳夹、切断、缝扎阔韧带及圆韧带。最后，钳夹、切断及双重缝扎卵巢固有韧带及输卵管。自阴道取出子宫。检查卵巢及输卵管正常，所有断端止血彻底。阴道断端两侧角缝合于宫骶韧带。8字缝合阴道断端与后腹膜(也可连续缝合)。
- 取出阴道内所有手术器械，并清点无误。病人在平稳状态下送至复苏室。

苏向辉、石琨

腹腔镜辅助下阴式子宫切除术

患者姓名：　　**医院名称：**　　**住院号：**

手术日期：

术前诊断： 子宫平滑肌瘤合并月经过多

术后诊断： 同上

手术名称： 腹腔镜辅助下阴式子宫切除+双附件切除术(laparoscopic-assisted vaginal hysterectomy+bilateral salpingo-oophorectomy)

主刀医生：

一助：　　**二助：**

麻醉： 气管内全麻

腹腔CO_2入气量： ml (美国一般不记录此项)

输液量：　ml

尿量：　ml

标本：子宫、输卵管和卵巢

并发症：无

术中所见：麻醉后盆腔检查发现子宫约妊娠12周大小，轮廓不规则，呈前倾位。术中检查发现子宫内有多个肌瘤，双侧输卵管和卵巢正常。

术前谈话

- 术前充分告知病人手术的风险、手术指征、手术步骤和替代手术的其他疗法，征得病人及家属同意并签署手术同意书。

手术步骤及术中所见

- 麻醉成功后患者取膀胱截石位，腿和下肢架在艾伦型脚架(Allen-type stirrups)上，膝关节弯曲30°角。麻醉下盆腔检查如上所述。患者双侧上肢与身体平行固定。留置Foley尿管导尿，排空膀胱。常规消毒腹部皮肤及外阴、阴道，铺无菌巾，留置尿管，上举宫器。

- 两把布巾钳钳住并提起腹部脐周皮肤，在脐孔处做一长约1cm切口，Veress针垂直进入腹腔，接通二氧化碳气体建立气腹，气体压力为15mmHg，将一个10mm套管穿刺器经脐孔插入腹腔。拔出针芯，置入10-mm腹腔镜，连接CO_2气腹机，调整患者体位为臀高头低位。探查肝脏、胆囊和脾脏外观正常，子宫前倾位，增大如孕12周大小，可见多发子宫肌瘤，双侧输卵管和卵巢正常。

- 双侧麦氏点作为第二、三穿刺点，在腹腔镜监视下双侧各分别插入一个5mm的套管穿刺器，并置入手术器械，将肠和大网膜从盆腔拨开。用举宫器上举子宫。

- 用5mm LigaSure钳夹右侧骨盆漏斗韧带，电凝后切断。盆侧壁可见右侧输尿管正常蠕动。用LigaSure依次切断右侧圆韧带及阔韧带，暴露右侧子宫动脉。同法处理左侧。腹腔镜操作到此为止。释放腹腔内气体。

- 转入阴式手术：用宫颈钳钳夹宫颈，水压分离膀胱宫颈间隙及直肠宫颈间隙，用电刀环形切开阴道穹窿，上推膀胱及直肠，暴露前、后反折腹膜并剪开，进入腹腔。钳夹、切断及结扎双侧宫骶韧带及主韧带后可见子宫明显下降，然后钳夹、切断及结扎双侧子宫血管，从阴道完整取出子宫、双侧输卵管和卵巢并送检。阴道断端两侧角与双侧宫骶韧带缝合固定。连续扣锁缝合阴道残端及前、后反折腹膜。

- 重建气腹，腹腔镜下检查盆腔无活动性出血。从腹部和阴道取出所有器械，清点器械纱布无误。术毕患者生命体征稳定，安返病房。

董涛威、黄峥

腹腔镜下全子宫切除术

患者姓名：　　　医院名称：　　　住院号：

手术日期：

术前诊断：子宫平滑肌瘤，月经过多

术后诊断：同上

手术名称：腹腔镜下全子宫切除+双附件切除术(total laparoscopic hysterectomy+ bilateral salpingo-oophorectomy)

手术医生：
一助：　　　　　　二助：
麻醉：气管内全麻
腹腔CO_2入气量：　ml (美国一般不记录此项)
输液量：　ml
尿量：　ml
标本：子宫、双侧输卵管和卵巢
并发症：无
术中所见：麻醉后盆腔检查发现子宫约妊娠10周大小，外表光滑，呈前倾位。术中检查发现子宫内有多个肌瘤，双侧输卵管及卵巢正常。

术前谈话

- 术前充分告知病人手术的风险、手术指征、手术步骤和替代手术的其他疗法，征得病人及家属同意并签署手术同意书。

手术步骤及术中所见

- 麻醉成功后患者取膀胱截石位，腿和下肢架在艾伦脚架上，膝关节弯曲30°角。麻醉下盆腔检查如上所述。患者双侧上肢与身体平行固定。常规消毒腹部皮肤及外阴、阴道，铺无菌巾，留置尿管及放置杯状举宫器。

- 用两把皮钳提起脐两侧皮肤，在脐皱褶内取纵切口。Kocher钳钳夹筋膜并切开。腹膜用组织剪剪开。10mm球囊穿刺器置入腹腔内，气球充气锁住穿刺器。腹腔镜确认进入腹腔，然后向腹腔内充入二氧化碳建立气腹，压力维持在15mmHg。腹腔镜下探查肝脏、胆囊和脾脏外观正常。

- 取左侧下腹部平脐距中线约8厘米处及双侧麦氏点为第二、三、四穿刺点，在腹腔镜下将一个10mm及两个5mm套管针分别插入，并置入手术器械。调整体位为臀高头低位，将肠和大网膜从盆腔拨开，用举宫器上举子宫。子宫如孕10周大小，可见多发子宫肌瘤，双侧输卵管和卵巢正常。

- 用5mm LigaSure分别钳夹双侧骨盆漏斗韧带，电凝后切断。盆侧壁可见双侧输尿管蠕动正常。用LigaSure顺序切断双侧圆韧带、阔韧带及宫旁组织，暴露双侧子宫动脉。单极剪剪开膀胱返折腹膜，下推膀胱至阴道穹隆下方3cm。

- 用LigaSure分别切断双侧子宫血管。举宫器上举子宫，暴露阴道穹隆，然后切断双侧宫骶韧带及主韧带。用单极电钩环形切开阴道穹隆，完整切除子宫及双附件，从阴道取出标本后送病检。

- 电凝阴道残端出血点，在腹腔镜下用薇乔线连续扣锁缝合阴道残端，两侧角部分别与双侧骶韧带缝合固定。生理盐水冲洗盆腔，降低腹腔内气压充分止血。

- 清点器械纱布无误，取出腹腔镜及手术器械，常规缝合腹部各切口。术毕患者生命体征稳定，安返病房。

董涛威、黄峥

其 他

盆腔解剖

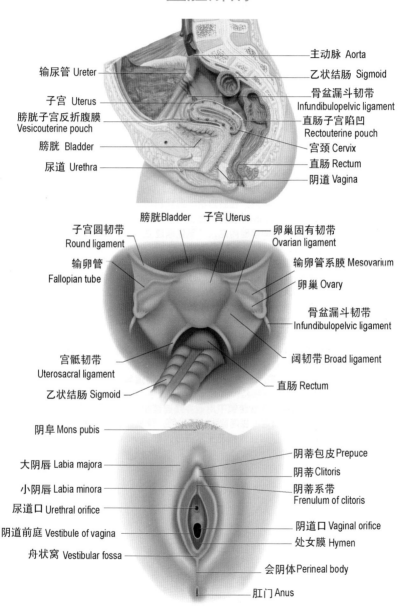

主动脉 Aorta

输尿管 Ureter

乙状结肠 Sigmoid

子宫 Uterus

骨盆漏斗韧带
Infundibulopelvic ligament

膀胱子宫反折腹膜
Vesicouterine pouch

直肠子宫陷凹
Rectouterine pouch

膀胱 Bladder

宫颈 Cervix

尿道 Urethra

直肠 Rectum

阴道 Vagina

膀胱Bladder   子宫Uterus

子宫圆韧带
Round ligament

卵巢固有韧带
Ovarian ligament

输卵管
Fallopian tube

输卵管系膜 Mesovarium

卵巢 Ovary

骨盆漏斗韧带
Infundibulopelvic ligament

宫骶韧带
Uterosacral ligament

阔韧带 Broad ligament

乙状结肠 Sigmoid

直肠 Rectum

阴阜 Mons pubis

大阴唇 Labia majora

阴蒂包皮 Prepuce

阴蒂 Clitoris

小阴唇 Labia minora

阴蒂系带
Frenulum of clitoris

尿道口 Urethral orifice

阴道前庭 Vestibule of vagina

阴道口 Vaginal orifice

处女膜 Hymen

舟状窝 Vestibular fossa

会阴体Perineal body

肛门 Anus

美国妇产科参考书和网站

- 英文医学参考书不仅琳琅满目，而且非常昂贵，中国读者购书常感困难。国内经费紧张，如何买一本真正有用的参考书是妇产科医生关心的问题。
- 首先明确买书的目的，每本书都有特定的读者对象。美国医学参考书选择余地很大，每个人喜欢的书也不一样。
- 美国没有统编教材，也不把任何教材视为权威。每本书都有很多错误，美国不依据教材打医疗官司或判断医生是否失误。
- 下列书籍是美国妇产科常用的参考书。

参考书

产科 Obstetrics

Obstetrics: Normal and Problem Pregnancies
6th edition by Gabbe SG, Niebyl JR, Galan HL, Simpson JL , et al. Elsevier Saunders 2012

- 每个章节的作者在美国都有一定的影响，全面概括产科领域的进展，是妇产科住院医师必读书。

Williams Obstetrics
24th edition by Cunningham FG, Leveno KJ, Bloom SL, Spong CY, Dashe J. McGraw-Hill 2014

- 作者基本来自德州大学医学院西南医学中心(Dallas, TX)，属经典产科著作。生理产科部分叙述详细，插图优美。因经验主要来自一家医院，覆盖可能不全面。

Maternal−Fetal Medicine: Principles and Practice
7th edition by Creasy RK, Resnik R, Iams JD, Lockwood CJ, Moore T, Greene MF. Elsevier Saunders 2013

- 是高危妊娠和母胎医学必读书，不包括生理产科。

普通妇科 General Gynecology

Comprehensive Gynecology
6th edition by Lentz GM, Lobo RA, Gershenson DM, Katz VL. Elsevier Mosby 2012

- 老一代妇科专家(Droegemueller/Herbst/Mishell/Stenchever)为此书奠定了基础，是妇产科住院医师必读书。

Williams Gynecology
2nd edition by Hoffman B, Schorge J, Schaffer J and Halvorson L. McGraw-Hill 2012

- 作者来自德州大学医学院西南医学中心，新妇科参考书，手术学占相当一部分。

Berek and Novak's Gynecology
by Berek JS. Lippincott Williams & Wilkens 2011

- 斯坦福大学的Berek为此书注入了新的活力，概括全面，容易阅读。此书厚重，插图过大，书中空白部分多。

妇科内分泌和不孕症 Gynecologic Endocrinology and Infertility

Clinical Gynecologic Endocrinology and Infertility
8th edition by Fritz MA and Speroff L. Lippincott Williams & Wilkens 2011

- Leon Speroff是第1版至第8版的作者，是妇科内分泌专业最响亮的名字，此书被视为妇科内分泌的圣经。内容全面，文笔优美。内分泌著作都不太容易读，读者需要集中精力，才能充分理解。

妇科肿瘤 Gynecologic Oncology

Clinical Gynecologic Oncology
8th edition by Di Saia PJ, Creasman WT. Elsevier Saunders 2012
- 此书面向妇产科住院医师，容易理解。

Principles and Practice of Gynecologic Oncology
6th edition by Barakat RR, Berchuck A, Markman M, Randall ME. LWW 2013
- 此书面向妇产科肿瘤专科医生，内容全面，每个章节都有妇科肿瘤专家、化疗专家和放疗专家共同编写。属西方典型教科书写作方法，读书时需要分析才能完全理解。无经验的读者有时读完了一个章节，可能还弄不清如何处理病人。

盆底医学 Pelvic Medicine & Reconstructive Surgery

Urogynecology and Reconstructive Pelvic Surgery
4th edition by Walters MD, Karram MM. Elsevier Mosby 2014
- 盆底医学专业(female pelvic medicine & reconstructive surgery)较新，而且发展变化很快，这个领域的传统教科书不多。培训中的盆底专科医生多用这本教科书。

妇科手术学和图谱

Te Linde's Operative Gynecology
10th edition by Rock JA, Jones HW. Lippincott Williams & Wilkens 2011
- 经典的妇科手术学。要想了解每个妇科手术的历史过程和演变，此书最佳。内容多，但插图少。几乎每个妇产科住院医师都有这本书，但认真阅读此书的人似乎不太多。

妇产科超声

Ultrasound in Obstetrics and Gynecology
5th edition by Peter W. Callen. Elsevier Saunders 2007
- 美国妇产科住院医师培训首选的超声教材，母胎医学也多用此书。此书更新较慢。

医学生妇产科实习用书 OB/GYN Clerkship

Obstetrics and Gynecology
7th edition by Beckmann CRB), Herbert W, Laube D, Ling F, Smith R. Lippincott Williams & Wilkens 2013
- 紧扣美国医学院教学和考试要求，反映美国医学生的具体情况。内容相对简单，容易阅读和理解。美国临床教学与中国相差很大，医学生很少去课堂上课，绝大多数时间都在临床科室轮转，有空就赶快读书，准备考试。
- 此书重点不在治疗方面，治疗内容不全面，也不包括药物剂量，住院医师不用此类参考书。

妇产科手册 OB/GYN Handbook

Comprehensive Handbook Obstetrics & Gynecology
2nd edition by Thomas Zheng. Phoenix Medical Press 2012
- 美国妇产科住院医师最常用的手册。体积小，内容新，重点为诊断和治疗。可到www.amazon.com查阅读者对此书的评价。

The Johns Hopkins Manual of Gynecology and Obstetrics
Hurt KJ, Guile MW, Bienstock, JL. Lippincott Williams & Wilkens 2010
- 每个疾病都叙述的相对全面，可作为小型教材。很难作为口袋用书。

网站

妇产科常用网站

www.uptodate.com
- 内容全面，而且更新很快。诊断和治疗均基于循证医学，不受任何商业影响。最快的途径获得最新的信息。
- 妇产科是网站收录的最早的专业之一，现已包括所有专业。网站源于哈佛大学医学院肾脏病医生Burton Rose。
- 美国医生个人年费$500，很多教学医院为医生集体购买。

www.acog.org
- 美国妇产科医生常在此查阅临床指南(Practice Bulletins)和各个学会小组的建议(Committee Opinions)。美国妇产科学会会员(Fellow of American College of OB/GYN, FACOG)免费，会员年费近$700。

www.cdc.gov
- 网站免费，非常有用。可以查阅所有性传播疾病、传染病、预防接种以及避孕方法的最新指南。全美各个学会基本遵循所有CDC的指南。

www.asccp.org
- 可以免费查阅最新的宫颈癌筛查指南。近些年，宫颈癌筛查新技术很多，指南变化很快。美国妇产科和全科医生均依赖此网站获得最新信息。

www.nccn.org
- 网站免费，肿瘤专业必不可少。指南每年都更新。此网站虽有中文版，但中文版较落后，且内容不全面。

其他网站
- 妇产科各个亚专科都有自己的网站，也发行自己的指南。有时各个学会之间会有冲突。读者选用指南时应慎重，有些指南是针对美国特有情况制订的，在中国不适用。

www.menopause.org
- 可以查阅North American Menopause Society的最新指南。

www.sart.org
- 可了解美国各个生殖中心的IVF成功率。美国的生殖中心或诊所属个人拥有，规模远不能与中国相比。

www.asrm.org
- 生殖专业的官网，会员可查阅Fertility & Sterility月刊。

www.sgo.org
- 妇科肿瘤专业的官网，会员可查阅Gynecologic Oncology月刊。

www.smfm.org
- 母胎医学的官网。

王雪峰

缩写说明

- AGC: atypical glandular cells, 不典型腺上皮细胞
- ASC-US: atypical squamous cells of undetermined significance, 无明确意义的不典型鳞状上皮
- BPP, biophysical profiles, 生物物理评分
- CRL: crown rump length, 头臀径
- CST: contraction stress test, 宫缩应激试验
- CVS: chorionic villus sampling, 绒毛取样
- D&C: dilation and curettage, 扩宫与刮宫
- DEXA: dual-energy x-ray absorptiometry, 双能X线骨密度检测
- DM: diabetes mellitus, 糖尿病
- DVT: deep vein thrombosis, 深静脉血栓形成
- ECC: endocervical curettage, 宫颈内管搔刮
- ECV: external cephalic version, 外转胎位
- EDC或EDD: estimated date of confinement/delivery, 预产期
- EMB: endometrial biopsy, 子宫内膜活检
- fFN: fetal fibronectin, 胎儿纤连蛋白
- FHR: fetal heart rate, 胎心率
- FL: femur length, 股骨长度
- FLM: fetal lung maturity, 胎肺成熟度
- FSH: follicle-stimulating hormone, 卵泡刺激素
- GBS: group B *Streptococcus*, B族链球菌
- GDM: gestational diabetes mellitus, 妊娠期糖尿病
- GTD: gestational trophoblastic , disease, 妊娠期滋养细胞疾病
- GTT: glucose tolerance test, 糖耐量试验
- GYN: gynecology, 妇科
- h or hr: hour, 小时
- HC: head circumference, 头围
- HELLP: hemolytic anemia, elevated liver enzymes, and low platelets, HELLP综合征
- Hb or Hgb: hemoglobin, 血红素
- hCG: human chorionic gonadotropin, 绒毛膜促性腺激素
- H/H: hemoglobin and hematocrit, 血红素和血细胞比容
- H&P: history and physical examination, 病史和体检
- HPV: human papillomavirus, 人乳头瘤病毒
- HRT: hormone replacement therapy, 激素补充治疗
- HSIL: high-grade squamous intraepithelial lesion, 高度鳞状上皮内病变
- HSG: hysterosalpingogram, 子宫输卵管造影
- HSV: human simplex virus, 单纯疱疹病毒
- HTN: hypertension, 高血压
- IUD: intrauterine device, 宫内节育器
- IUGR: intrauterine growth restriction, 胎儿宫内生长受限
- IUI: intrauterine insemination, 人人工授精
- IVF-ET: in vitro fertilization and embryo transfer, 体外受精和胚胎移植
- L&D: labor and delivery unit, 产房
- LAVH: laparoscopically assisted vaginal hysterectomy, 腹腔镜下辅助阴式子宫切除
- LEEP: loop electrode excisional procedure, 子宫颈环形电切除术
- LH: luteinizing hormone, 黄体生成素
- LMP: last menstrual period or low malignant potential tumor, 末次月经或潜在低度恶性肿瘤
- LMWH: low molecular weight heparin, 低分子肝素
- L/S: lecithin/sphingomyelin ratio, 卵

磷脂/鞘磷脂比值

- LSIL: low-grade squamous intraepithelial lesion, 低度鳞状上皮内病变
- min: minute, 分钟
- MTX: methotrexate, 甲氨蝶呤
- NEJM: N Eng J Med, 新英格兰医学杂志
- NICU: neonatal ICU, 新生儿ICU
- NPO: nothing per mouth, 禁食
- NSAID: non-steroidal anti-inflammatory drug, 非激素类抗炎药
- NST: non-stress test, 非应激试验
- NT: nuchal translucency, 胎儿颈项透明层厚度
- NTD: neural tube defects, 神经管缺陷
- O_2Sat: oxygen saturation, 氧饱和度
- OB: obstetrics, 产科
- OC: oral contraceptive, 口服避孕药
- OG: Obstet Gynecol, ACOG的官方杂志
- OR: operation room, 手术室
- Pap: Papanicolaou smear (cervical cytology), 宫颈刮片、涂片或细胞学
- PCOS: polycystic ovarian syndrome, 多囊卵巢综合征
- PE: pulmonary embolism or physical exam, 肺栓塞或体检
- PID: pelvic inflammatory disease, 盆腔炎
- PMDD: premenstrual dysphoric disorder, 经前焦虑性障碍
- PMS: premenstrual syndrome, 经前期综合征
- PO or po: by mouth, 口服
- PPH: postpartum hemorrhage, 产后出血
- PROM: premature rupture of membrane, 胎膜早破
- PRN or prn: as needed, 必要时

- q: every, 每
- QD or qd: every day or once a day, 每天或每日一次
- Q8h or q8h: every 8 hours, 每8小时
- RBC: red blood cell, 红细胞
- REI: reproductive endocrinology & infertility, 生殖内分泌和不孕症
- ROM: rupture of membrane, 破膜
- SD: shoulder dystocia or standard deviation, 肩难产和标准差
- SLE: systemic lupus erythematosus, 系统性红斑狼疮
- SSRIs: selective serotonin-reuptake inhibitors, 选择性5-羟色胺再摄取抑制剂
- STD: sexually transmitted disease, 性传播性疾病
- TAH: total abdominal hysterectomy, 经腹全子宫切除
- TID or tid: three times daily, 一日3次
- TOL: trial of labor, 阴道试产
- TOT: trans-obturator tape, 经闭孔尿道中断悬吊术
- T&S: type and screen, 血型和抗体筛查
- TSH: thyroid-stimulating hormone, 甲状腺刺激激素
- TVH: total or trans-vaginal hysterectomy, 阴式全子宫切除术
- TVT: trans-vaginal tape, 经阴道尿道中断悬吊术
- UA: urine analysis, 尿常规
- UTI: urinary tract infection, 尿道感染
- VBAC: vaginal birth after cesarean, 剖宫产后阴道分娩
- VIN: vulvar intraepithelial neoplasia, 外阴上皮内瘤变
- VTE: venous thromboembolism, 静脉血栓栓塞
- WBC: white blood cells, 白细胞

索引